全国中医药行业高等教育"十四五"创新教材

中西医结合儿科学

（供中西医临床医学、中医学等专业用）

主 编 刘 潜 刘 英

全国百佳图书出版单位
中国中医药出版社
·北 京·

图书在版编目（CIP）数据

中西医结合儿科学 / 刘潜，刘英主编 . -- 北京：
中国中医药出版社，2025.3. --（全国中医药行业高等
教育"十四五"创新教材）.
ISBN 978-7-5132-7866-9

Ⅰ . R72

中国国家版本馆 CIP 数据核字第 2024NV3961 号

中国中医药出版社出版

北京经济技术开发区科创十三街 31 号院二区 8 号楼
邮政编码　100176
传真　010-64405721
北京联兴盛业印刷股份有限公司印刷
各地新华书店经销

开本 787×1092　1/16　印张 28.75　字数 664 千字
2025 年 3 月第 1 版　2025 年 3 月第 1 次印刷
书号　ISBN 978 - 7 - 5132 - 7866 - 9

定价　89.00 元
网址　www.cptcm.com

服 务 热 线　010-64405510
购 书 热 线　010-89535836
维 权 打 假　010-64405753

微信服务号　**zgzyycbs**
微商城网址　**https://kdt.im/LIdUGr**
官 方 微 博　**http://e.weibo.com/cptcm**
天猫旗舰店网址　**https://zgzyycbs.tmall.com**

如有印装质量问题请与本社出版部联系（010-64405510）

全国中医药行业高等教育"十四五"创新教材

《中西医结合儿科学》编委会

罗珍平（江西中医药大学第二附属医院）
莫　鑫（首都医科大学附属北京儿童医院）
曹祖清（江西省中西医结合医院）
曾思瑶（江西中医药大学）

编写说明

为深入贯彻党的二十大精神及中共中央 国务院《关于促进中医药传承创新发展的意见》，落实教育部、国家卫生健康委员会、国家中医药管理局《关于深化医教协同进一步推动中医药教育改革与高质量发展的实施意见》（教高〔2020〕6号），进一步深化教育教学改革，突出院校办学特色，解决教学实际需求，我们组织编写了《中西医结合儿科学》教材。

本教材坚持理论联系实际，强化经典与临床相融合，重视对学生中医思维的培养。为注重基本知识、基本理论与基本技能的统一，遵循中医儿科人才培养规律，使教学内容更加丰富，加入小儿推拿等诸多特色内容。本教材坚持正确的学术导向，内容精炼，表述严谨，凝聚多所高等医学院校及医院工作者的智慧，在传统教学模式的基础上，对内容加以传承与创新，旨在激发学生的学习兴趣，提高教学成效，培养学生的创新能力和综合素质。

本教材共十七章。第一章、第二章分别为绪论和儿科学基础，第三章至第十五章分别介绍了儿科相关疾病，第十六章为小儿危重症的处理，第十七章为儿科中医病证。教材第一章由刘潜、何媛、杨文波编写；第二章由袁晓军、何媛、罗旺、李琳撰写；第三章由李维彬、朱卫娜撰写；第四章由朱卫娜、陈四文、曹祖清撰写；第五章由刘洋撰写；第六章由钟雪梅、张迪撰写；第七章由张慧中撰写；第八章由曾思瑶、李赵荣、陈四文撰写；第九章由罗珍平撰写；第十章由黎阳、占科撰写；第十一章由刘英撰写；第十二章由莫鑫、石强撰写；第十三章由曾思瑶撰写；第十四章由刘英、占科、石强撰写；第十五章由汪娱撰写；第十六章由李琳撰写；第十七章由范亚国、何美香、张慧中、曾思瑶、陈平、张艳晖、汪娱撰写；附录由易惺钱、陈敏红撰写。

　　本教材在编写过程中得到了诸多支持，但时间有限，难免存在一些问题，敬请广大师生提出宝贵建议，以便修订时提高。

《中西医结合儿科学》编委会

2025 年 3 月

目 录

第一章 绪论 …………………… 1

一、中医儿科学理论体系的形成
和发展 …………………… 1

二、西医儿科学的传入及在我国
的发展 ………………… 4

三、中西医融会贯通，创立中西医
结合儿科学 …………… 5

第二章 儿科学基础 …………… 7

第一节 小儿年龄分期 ………… 7

一、胎儿期 …………………… 7

二、新生儿期 ………………… 7

三、婴儿期 …………………… 8

四、幼儿期 …………………… 8

五、学龄前期 ………………… 8

六、学龄期 …………………… 8

七、青春期 …………………… 8

第二节 小儿生长发育 ………… 9

一、小儿生长发育规律 ……… 9

二、影响小儿生长发育的因素 …10

三、小儿体格生长 …………10

四、骨骼和牙齿的发育 ………11

五、呼吸、脉搏及血压 ………12

六、生殖系统发育 …………13

七、神经发育和心理活动的发展…14

八、变蒸学说 ………………15

第三节 小儿生理、病理及病因
特点 ………………16

一、小儿的生理特点 ………16

二、小儿的病理特点 ………18

三、小儿的病因特点 ………19

第四节 小儿喂养与保健 ………21

一、婴儿喂养 ………………21

二、小儿保健 ………………23

第五节 小儿诊法概要 ………24

一、小儿病史采集 …………24

二、小儿体格检查 …………26

三、中医及西医相关检查 ………26

第六节 小儿辨病辨证概要 ………33

一、辨病概要 ………………34

二、辨证概要 ………………34

三、辨病与辨证相结合 ………37

第七节 小儿治疗概要 ………38

一、治疗原则 ………………38

二、用药特点 ………………39

三、常用中医内治法 ………41

四、常用中医外治法 ………42

五、其他疗法 ………………43

第八节 小儿体液平衡及疗法 ………44

一、小儿体液平衡的特点 ………44

二、水、电解质和酸碱平衡紊乱
………………46

三、儿科液体疗法 ·············53

第三章　新生儿概述及常见疾病
·····················57
第一节　概述 ·············57
一、新生儿分类 ·············57
二、新生儿特点 ·············58
三、新生儿护理 ·············61
第二节　常见疾病 ·············62
一、新生儿黄疸 ·············63
二、新生儿缺氧缺血性脑病 ······69

第四章　小儿呼吸系统概述及相关疾病 ·············75
第一节　概述 ·············75
一、解剖特点 ·············75
二、生理特点 ·············76
三、免疫特点 ·············76
四、常用检查方法 ·············77
五、小儿呼吸系统的特点与中医
"肺常不足"的相关性 ·······77
第二节　相关疾病 ·············78
一、急性上呼吸道感染 ·······78
二、急性支气管炎 ·············82
三、肺炎 ·············85
四、支气管哮喘 ·············95
五、反复呼吸道感染 ·······104

第五章　循环系统疾病 ············109
第一节　小儿心血管系统解剖、
生理特点及相关检查 ··· 109
一、心脏的胚胎发育 ······109
二、胎儿与新生儿血液循环的
转变 ·············109
三、小儿心血管系统解剖、生理
特点 ·············110

四、心血管系统疾病的病史询问
及特殊检查 ············· 110
第二节　相关疾病 ············· 112
一、病毒性心肌炎 ············· 112
二、先天性心脏病 ············· 117

**第六章　小儿消化系统概述及
相关疾病** ············· 129
第一节　概述 ············· 129
一、解剖、生理特点 ············· 129
二、小儿消化系统的解剖、生理
特点与中医"脾常不足"的
相关性 ············· 130
第二节　相关疾病 ············· 131
一、小儿口炎 ············· 131
二、胃炎 ············· 136
三、小儿腹泻 ············· 141

**第七章　小儿泌尿系统概述及
相关疾病** ············· 153
第一节　概述 ············· 153
一、解剖特点 ············· 153
二、生理特点 ············· 153
三、泌尿系统疾病相关检查 ··· 154
四、小儿泌尿系统的生理特点与
中医"肾常虚"的相关性
············· 156
第二节　相关疾病 ············· 156
一、急性肾小球肾炎 ············· 156
二、肾病综合征 ············· 163
三、泌尿道感染 ············· 172

**第八章　小儿神经系统概述及
相关疾病** ············· 178
第一节　概述 ············· 178
一、解剖、生理特点 ············· 178

二、体格检查 …………… 178
三、辅助检查 …………… 181
第二节 相关疾病 …………… 183
一、癫痫 ………………… 183
二、急性细菌性脑膜炎 …… 191
三、病毒性脑炎 ………… 197
四、吉兰 - 巴雷综合征 …… 204
五、脑性瘫痪 …………… 210

第九章 小儿常见心理障碍 …… 217
一、注意缺陷多动障碍 …… 217
二、抽动障碍 …………… 223

第十章 小儿造血系统概述及
相关疾病 …………… 228
第一节 概述 …………… 228
第二节 相关疾病 …………… 231
一、小儿贫血概述 ……… 231
二、营养性缺铁性贫血 …… 232
三、免疫性血小板减少症 … 237

第十一章 小儿内分泌概述及
相关疾病 …………… 242
第一节 概述 …………… 242
一、小儿内分泌系统的生理功能
………………………… 242
二、小儿内分泌系统疾病的分类
………………………… 243
三、中医理论与小儿内分泌系统
的关系 …………… 243
第二节 相关疾病 …………… 244

第十二章 免疫性疾病 …………… 251
一、风湿热 ……………… 251
二、幼年特发性关节炎 …… 259
三、过敏性紫癜 ………… 266

第十三章 营养性疾病 …………… 274
一、单纯性肥胖 ………… 274
二、蛋白质 - 能量营养不良 … 279
三、维生素 D 缺乏病 ……… 285

第十四章 感染性疾病 …………… 294
一、麻疹 ………………… 294
二、幼儿急疹 …………… 300
三、风疹 ………………… 302
四、猩红热 ……………… 306
五、水痘 ………………… 310
六、手足口病 …………… 314
七、流行性腮腺炎 ……… 320
八、中毒型细菌性痢疾 …… 325
九、传染性单核细胞增多症 … 331

第十五章 寄生虫病 …………… 338
一、蛔虫病 ……………… 338
二、蛲虫病 ……………… 343

第十六章 小儿危重症的处理 … 346
一、心搏呼吸骤停与心肺
复苏术 …………… 346
二、脓毒性休克（感染性休克）
………………………… 351
三、充血性心力衰竭 ……… 357

第十七章 儿科中医病证 …………… 363
一、慢性咳嗽 …………… 363
二、乳蛾 ………………… 368
三、鼻衄 ………………… 374
四、腹痛 ………………… 379
五、积滞 ………………… 383
六、厌食 ………………… 386
七、便秘 ………………… 388
八、尿血 ………………… 392

九、遗尿 ……………………… 395

十、尿频 ……………………… 398

十一、惊风 …………………… 401

十二、夜啼 …………………… 408

十三、汗证 …………………… 410

附录 …………………………… 414

一、正常小儿体格发育衡量标准

……………………… 414

二、0～18 岁骨龄图谱 ……… 416

三、小儿临床检验正常参考值

……………………… 419

四、儿童预防接种免疫程序表

……………………… 427

五、小儿推拿疗法 …………… 428

六、方剂名录 ………………… 434

七、中成药名录 ……………… 443

主要参考书目 ………………… 448

第一章 绪 论 ▷▷▷▷

中西医结合儿科学是中西医临床医学专业的重要组成部分，是在我国临床实践中产生和发展起来的一门临床学科，是研究自胎儿至青少年这一时期生长发育、生理及病理、预防保健和疾病诊治的医学科学。

一、中医儿科学理论体系的形成和发展

中医儿科学是以中医学理论体系为指导，应用中医药防治方法，研究小儿生长发育、预防保健及儿科所属病证的病因病机和辨证论治的一门临床医学。中医儿科学的发展可分为四个阶段。

（一）萌芽期（远古至南北朝）

追溯中医儿科学的起源，早在商代甲骨文中就有关于儿科病名的记载，如"龋"（龋齿）、"蛊"（寄生虫）。马王堆出土的《五十二病方》中除了记载"婴儿病痫""婴儿瘛"等疾病外，还简要介绍了治疗的药物和方法。《黄帝内经》对小儿生长发育、生理特点及多种儿科疾病的病因病机、证候和预后进行了论述。《史记·扁鹊仓公列传》记载："扁鹊……入咸阳，闻秦人爱小儿，即为小儿医。"这是我国历史上对儿科医师的最早记载，该书还记述了西汉名医淳于意（仓公）用下气汤治疗小儿气膈，为最早的儿科医案。值得提出的是，张仲景《伤寒杂病论》创立的六经辨证、脏腑辨证学说，对后世儿科辨证理论体系的形成产生了重要的影响。据《隋书·经籍志》记载，南北朝时期的医药书中专门列出了儿科、产科等医事分科，同时也出现了儿科医学专著，如王末钞的《小儿用药本草》、徐叔响的《疗少小百病杂方》等。

（二）形成期（隋朝至宋朝）

隋唐时期，政府设立了太医署，由"医博士"教授医学，其中专设少小科，学制5年，促进了儿科学的发展。这一时期，出现了许多以方书命名的医著，关于儿科学的内容开始以独立篇卷论述。巢元方《诸病源候论·小儿杂病诸候》，论述了儿科诸多病证的病因病机；唐代孙思邈《备急千金要方·少小婴孺方》，载方300余首，从小儿初生养护到伤寒、咳嗽等常见病的治疗，共分9门进行论述。

《颅囟经》是我国现存最早的儿科专著，现存的《颅囟经》是从明代《永乐大典》中辑出，据考证可能成书于唐末宋初时期。书中提出了小儿为"纯阳之体"的观点，还

对小儿脉法及惊、痫、疳、痢等疾病进行了详细论述。

北宋钱乙，是中医儿科学发展史上一位有杰出贡献的医家。现存《小儿药证直诀》，将小儿生理病理特点概括为"脏腑柔弱、易虚易实、易寒易热"。根据这一特点，钱乙用药时注重"柔润"原则，力戒妄攻和蛮补；对儿科四诊，尤重望诊，总结了丰富的痘疹疾病的鉴别方法和面部望诊（"目内证""面上证"）经验；在张仲景辨证论治思想的影响下，钱乙首创小儿五脏辨证体系，提出心主惊、肝主风、脾主困、肺主喘、肾主虚的辨证纲领；他重视脾胃的调理，提出"疳皆脾胃病"的著名论点；在用药上，他善于化裁古方，创制新方，如六味地黄丸、异功散、泻白散、导赤散等。许多方剂不但广泛应用于儿科临床，也被其他学科广为采用。由于钱乙对整个中医儿科学的发展产生了重大影响，因此后世称其为"儿科之圣"。

北宋时期，各地天花、麻疹等时行疾病流行。山东名医董汲擅用寒凉法治疗此类病证，撰写《小儿斑疹备急方论》，提出了用白虎汤、青黛等治疗痘疹的经验。南宋名医陈文中对痘疹的论治，宗钱乙而又有独创，提出用附子、肉桂、丁香等温燥之药，以治痘疹由于阴盛阳虚而出迟或倒塌者。他不仅是痘疹专家，对小儿杂病论治也有丰富的经验，著有《小儿痘疹方论》《小儿病源方论》。在当时，以陈文中为代表的温补学派，与以钱乙、董汲为代表的寒凉派之间的学术争鸣，促进了中医儿科学的发展，为中医儿科学理论体系的形成和辨证论治方法的完善奠定了基础。

南宋时期刘昉等编著的《幼幼新书》，整理、汇集了宋代以前的儿科学术成就，是当时世界上内容较为完备的儿科专著，成为后人研究宋代以前儿科文献的主要著作。同时期还有《小儿卫生总微论方》问世，分门论述了从初生儿至年长儿，以及内、外、五官科等诸多疾病的辨证论治。如其认为新生儿脐风撮口是由于断脐不慎所致，与成人破伤风为同一种疾病，主张用烧灼断脐法治疗该病。

总之，宋代对小儿的生长发育、生理及病理、预防保健、疾病诊治的认识已经比较系统全面，形成了独特的中医儿科学。

（三）发展期（元朝至中华人民共和国成立前）

中医药学在金元时期进入了一个百家争鸣的新时期，以金元"四大家"为首的名家各有所长，对中医儿科学的发展起到了极大的推动作用。

元代名医曾世荣，编著《活幼心书》《活幼口议》，将小儿疾病病因病机、诊治等编成七言四句歌诀，并加以注释，以便初学者理解和记诵。其中对惊风抽搐一证的辨证论治有独到之处，将急惊风归纳为四证八候，提出镇惊、截风、退热、化痰的治法，所拟琥珀抱龙丸沿用至今。

明代儿科医家鲁伯嗣所著的《婴童百问》，将儿科病证设为百问，分条论述，详述病源、证候和治法，所附方剂 800 余首，多为常用良方。

明代薛铠、薛己父子精于儿科，《保婴撮要》为其儿科代表作，论儿科病证 221 种，附有很多验案、验方。薛己对小儿疾病的辨治是以钱乙的五脏辨证为依据，尤重视温补脾肾，对临床参考价值很大。

明代世医万全，著有《育婴家秘》《幼科发挥》《片玉心书》等，在详尽阐述钱乙五脏辨证的基础上，系统地提出"阳常有余，阴常不足""肝常有余，脾常不足""心常有余，肺常不足""肾常虚"等观点，对后世探讨小儿生理病理等有重要指导意义。他十分重视小儿养护，提出"预养以培其元，胎养以保其真，蓐养以防其变，鞠养以慎其疾"的育婴四法；在痘疹治疗方面，他勇于摒弃以往医家的偏见，主张"温补凉泻，各附所宜"；在处方用药方面，他注重固护胃气，提出"五脏有病，或泻或补，慎勿犯胃气"的观点。万全的学术见解和临证经验，对中医儿科学的发展起到了积极推动作用。

清代儿科医家夏禹铸著《幼科铁镜》，他重视望面色、审苗窍，以辨脏腑寒热虚实；运用"灯火十三燋"法治疗脐风、惊风等；重视推拿疗法在中医儿科学的应用。谢玉琼《麻科活人全书》详细阐述了麻疹各期及其并发症的辨证和治疗，是一部有影响力、关于麻疹的专著。陈复正《幼幼集成》，将繁杂的指纹望诊概括为"浮沉分表里、红紫辨寒热、淡滞定虚实"，并以三关测轻重，即"风轻、气重、命危"，至今为临床所采用。

吴塘不仅是温病大家，还是一位儿科专家。其所著《温病条辨·解儿难》提出了"小儿稚阳未充，稚阴未长"的生理特点；易于感触、易于传变的病理特点；稍呆则滞、稍重则伤、稍不对证，则莫知其乡的用药特点；并详述痉（惊）、疳、痘、麻的病因与治法，对儿科临证具有指导意义。

明清时期官方进行了大规模的图书收集和编辑，儿科内容为其重要的组成部分。明代官方组织编著的《普济方·婴孩》一册，共51卷。王肯堂所著《证治准绳·幼科》集众书之长，又参以己见，审证论治，条理清晰。张景岳在《景岳全书》中著"小儿则"等儿科专论8卷，提出小儿"阳非有余"而"阴常不足"的观点，临证用药常注重甘温扶阳。清代官方编著的《医宗金鉴·幼科心法》，将清代以前的中医儿科学内容做了一次全面的整理与总结，内容极为丰富。陈梦雷《医部全录·儿科》分为上、下两册，收录了历代儿科医学文献120余种，内容丰富，影响甚广。

明清时期，麻疹、天花等时行疾病的流行对小儿危害很大。从1368～1840年流传的儿科专著中来看，可考查的有200余种、600余卷，其中120余种、320余卷为痘疹专书，由此可见明清医家对痘疹的防治十分重视。较为著名的著作有胡璆的《秘传痘疹寿婴集》、徐谦的《仁端录》等。郭子章所著《博集稀痘方论》载"稀痘方"、《三冈识略》载"痘衣法"，是预防天花的方法。这些原始的人痘接种法，在明隆庆年间已经盛行各地。至17世纪，人痘接种法先后流传至土耳其、英国、俄罗斯等。我国人痘接种法较英国琴纳发明的牛痘接种法（1796年）早200多年，是世界免疫学发展的先驱。

（四）新时期（中华人民共和国成立后）

中华人民共和国成立后，党和政府十分重视儿童健康，推进多项举措促进中医药传承创新与发展，中医儿科学迎来了快速发展的新时期。在中医儿科学基础理论研究方面，现代中医儿科专家对稚阴稚阳、纯阳学说、五脏"有余""不足"及变蒸学说等进行了深入探讨，认识趋于一致。关于小儿的体质特点，在总结传统认识的基础上，他们明确了小儿体质形成与先天遗传因素和后天环境因素有关，提出了从阴阳、五脏、气血等不同角度划分小儿体质类型的方法，探讨了体质与亚健康、体质与疾病之间的关系，为做好儿科疾病防治提供了新思路。在预防方面，我国古代养胎和护胎优异的实践经验得到了总结和推广，对促进优生发挥了积极作用。在基础研究方面，引入现代科学技术方法，丰富、发展了诊断学，如光电血流容积诊疗仪用于面部望诊及舌诊的判读、闻诊声音分析、脉象仪信号检测等，都为四诊客观化积累了资料。在传统宏观辨证的基础上，运用影像学检查、病理组织学检查、基因检测技术，从器官、组织、细胞、分子、基因水平等方面提供微观辨证依据，从而提高了对"证"的认识水平及层次的深度，为儿科常见证候诊断的客观化、规范化提供了依据。在临床研究方面，采用循证医学的思维和方法对儿科常见病（反复呼吸道感染、肺炎喘嗽、儿童抽动症、小儿肥胖症、性早熟、肾病综合征等）的中医诊疗方法进行了标准化和规范化的研究，并形成了系列诊疗指南、诊疗方案及临床路径，对指导临床实践、促进中医儿科向标准化和规范化方面发展起到了重要作用。近年来，有关小儿病毒性疾病和免疫性疾病的中医治疗、中医预防保健、中医儿科外治法等研究成为中医儿科专家的关注热点，其研究成果将进一步推进中医儿科学的发展。

中医儿科学教育也取得长足的发展，全国各地建立了中医药院校，招收专科、本科、研究生等各个层次的学生，同时也编写了适用于不同教育层次的中医儿科学教材和参考资料，大量学术著作问世。20世纪80年代，王伯岳、江育仁主编的《中医儿科学》集古今儿科之所长，系统论述了中医儿科学基础理论和临床常见病的辨证论治。江育仁、张奇文主编的《实用中医儿科学》，分为基础篇、临床篇、治法篇，是一部紧密结合临床、具有实用价值的学术著作。21世纪初，中医儿科学网络课程的开设，以及一批视听教材、计算机辅助教学课件的出版，促进了由纸质教材向多媒体教材的转变，改进和丰富了中医儿科学的教学方法与教学手段，推动了中医儿科学的学术进步。

在学术方面，1983年中华中医药学会儿科分会成立，使全国中医儿科工作者有了自己的学术团体。2009年，世界中医药学会联合会儿科专业委员会成立，搭建了世界级中医儿科学术交流的平台。2021年，中华中医药学会儿童健康协同创新平台成立，纳入循证医学、药理学等多学科领域的专家，实现多学科交叉融合，促进中西医结合儿科学的多元化发展。

综上所述，中医儿科学的形成和发展已有数千年的历史，现在正朝着现代化的方向发展。在前进的征途中，培养人才是关键，继承学习是基础，科技创新是动力，经过长期不懈的努力，中医儿科学一定能够实现现代化，为儿童健康成长作出更多的贡献。

二、西医儿科学的传入及在我国的发展

西医儿科学是根植于西方文化，应用现代科学技术的各种先进手段，研究自胎儿至青少年这一时期儿童生长发育、保健及疾病诊治的医学科学。西医儿科学的传入，最早应追溯到清代。清代设立了儿科学专业，创办了许多运用西医方法诊治小儿疾病的儿童医院。1943年诸福棠等编写《实用儿科学》，自此，我国开始有了比较完备的西医儿科学参考书。

中华人民共和国成立后，西医儿科学在我国发展迅速。政府成立了各级的妇幼保健医院，形成了健全的儿童保健网。自 20 世纪 50 年代，国家提倡科学接生、科学育儿，从而降低了新生儿的死亡率，自 20 世纪 70 年代，我国推行儿童基础免疫，免费接种疫苗使传染病的发病率大幅下降，如天花、鼠疫等对儿童危害性极大的传染性疾病基本得到控制。先天性心脏病的早期诊断和手术治疗，提高了对该疾病的诊治质量。20 世纪 90 年代以来，循证医学的发展使儿科医师能更好地运用临床研究中的最新科学信息，保证患儿可以得到较好、较适宜的临床处理措施。进入 21 世纪，分子生物学、细胞生物学、生物化学等遗传生物学相关技术的应用，对儿科领域疑难杂症的诊断更加深入，成为儿科学研究的有力工具。

自 20 世纪 50 年代起至今，西医院校建立了儿科系，相关专家出版了《儿科学》等教材，培养了一大批从事西医儿科的专业人才。全国各大城市建立了多所儿童医院，西医儿科医师的数量也在不断增长。总之，西医学的引入，对我国儿童的医疗及预防保健工作的提高起到了十分重要的作用。

三、中西医融会贯通，创立中西医结合儿科学

医学理论和医学技术在很大程度上取决于当时的生产力发展水平及其提供的认识手段，每一种医学都是在当时科学背景和社会条件下人们认识能力和认识水平的反映。中医儿科学的形成与发展，是根植于中国古代哲学"天人合一"的整体观，以辨证论治为其主要诊疗特点，其思维模式是宏观的，是哲理与医理的统一。而西医儿科学的形成则是根植于近代自然科学的唯物观，充分利用了现代科学技术的发展成果，其思维模式偏重于微观，并受近代还原论的较深影响。随着西医儿科学在我国的不断发展及与中医儿科学在临床实践中的结合应用，形成了一门新兴的学科——中西医结合儿科学。

中西医结合儿科学虽然有完全不同的理论体系，但是它们却有着共同的研究对象和研究目标。这就决定了两种医学在价值标准、发展方向和学科属性上必然相通。这种相通就是中西医结合儿科学得以兼容的前提和基础。中西医结合儿科学在诊治疾病时各有所长，两者的结合将取长补短，有效提高疾病诊疗质量。如治疗儿童哮喘，西医学在缓解期吸入糖皮质激素，可减少患儿喘促的反复发作，但只能缓解临床症状，且长期吸入糖皮质激素会带来不同程度的不良反应，部分患儿停药后还会出现病情的反复。如后期采用中医辨证论治法，从整体上调整小儿肺、脾、肾功能，祛除生痰之源，则可有效缩短激素的疗程，促进疾病的痊愈。

中华人民共和国成立以来，中西医结合儿科学在临床实践及科学研究等方面取得了丰硕的成果。

（一）辨病与辨证相结合，加深对疾病的认识和对疗效的评价

"病证结合"已成为目前公认的中西医结合的诊断和疗效评价模式。西医的辨病能从微观角度了解疾病的病因及病理演变情况，但缺乏整体性和个体化；中医辨证反映小儿患病后的整体状态，但缺乏精确性。因此，辨病与辨证相结合，才能有效治疗疾病。

近年来，我国儿科学界对儿童肺炎、支气管哮喘、儿童腹泻、癫痫、病毒性心肌炎、儿童多动综合征、肾病综合征等常见疾病的中医辨证分型进行了规范，并制订了相应的疗效评价标准，使辨病与辨证的结合得以实现，被广泛应用于临床和新药开发领域。

（二）中西医结合儿科学治疗手段的结合，提高了临床疗效

西医辨病与中医辨证的有效结合，使中西医结合治疗手段的结合成为可能。中医和西医治疗手段在临床相结合，可取长补短，优势互补，极大地提高临床疗效。例如，小儿肺炎后期，对肺部湿啰音不消散者应用中药外敷法，可促进湿啰音的吸收，缩短疾病疗程。又如，在采用激素、免疫抑制剂治疗肾病综合征的同时，根据不同时期临床特点结合中医辨证施治法，可减少西药所致的不良反应，提高临床疗效。尤其是中医治疗手段的不断丰富，中药剂型的不断改进，产生了颗粒剂、口服液、滴鼻剂、栓剂、膜剂、注射剂、纳米乳剂等多种剂型，更方便了临床应用，使中西医结合更为普遍。

（三）中西医结合儿科学的科研工作不断深入

中西医结合儿科学在临床上的广泛应用极大地推动了相关科研工作。临床采用大样本、多中心、随机和对照的原则，对单纯中医治疗或单纯西医治疗病例与中西医结合治疗病例的疗效进行客观评价，结果表明，中西医结合治疗某些疾病可明显提高总体疗效或改善临床症状和体征，提高患者的生存质量。与此同时，病证结合动物模型的建立，使应用现代科学技术探讨中医药或中西医结合的治疗机理研究也在不断深入，为中西医结合的科学研究工作奠定了坚实的实验基础。例如，大量临床试验显示，活血化瘀药能改善微循环障碍，对血小板黏附、聚集及释放有抑制作用；清热解毒药物不仅具有抑菌、抗病毒作用，而且能改善人体的免疫状态。

（四）中西医结合儿科学会及杂志引领学术发展

中西医结合学会儿科专业委员会成立于1982年，定期举办学术会议，至今已举行了几十次全国性的学术会议。《中国中西医结合儿科学》杂志于1982年创刊，原名为《中国医学文摘儿科学》，是我国唯一的国家级中西医结合儿科学术刊物，2020年其被评为医学核心期刊。该刊物面向基层儿科，注重临床实践，展示中医和中西医结合的经验成果，内容涉及中西医结合在儿科临床、科研、预防、教学、管理等方面的学术动态。

目前，中医儿科学、西医儿科学虽然没有达到完全的融会贯通，但其结合在临床实践中的优势已越来越引起医学界的重视。国家已经将中西医临床医学专业教育定位在高层次上，许多医学院校都相继开设了该专业。随着西医学的不断发展，在对人类基因全序列的解读和研究过程中，西医学专家已经认识生命网络调控的复杂性，他们也力图摆脱还原论的束缚，开始重视用系统的观点（整体观点）研究人体和自然界，相信在不久的将来，中医学和西医学会在一个更高的层次实现真正的结合，这需要我们共同的努力。

第二章　儿科学基础 ▷▷▷

第一节　小儿年龄分期

小儿生命活动的开始，起于胚胎时期。新生命诞生之后，便处于不断生长发育的动态过程中。由于不同年龄小儿发育成熟的程度不同，在生理、病理、形体、功能活动、心理方面各有特点。古代医家撰写专著早有小儿年龄分期的雏形，《灵枢·卫气失常》曰："十八已上为少，六岁已上为小。"《古今医鉴》曰："初生者曰婴儿，三岁者曰小儿，十岁者曰童子。"随着西医学的融入，临床上将小儿年龄划分为胎儿期、新生儿期、婴儿期、幼儿期、学龄前期、学龄期和青春期共 7 个阶段。

一、胎儿期

从受精卵形成，直到小儿出生统称为胎儿期，从孕妇末次月经的第一天算起为 40 周。妊娠早期（孕 12 周内）是胎儿各器官形成的关键时期，可因各种不利因素，影响胎儿各器官正常分化，从而造成流产或胎儿畸形。妊娠中期（孕 13 ~ 27 周）是胎儿各器官开始完善的时期，包括大脑、骨骼、牙齿、五官和四肢，充足的营养和适宜的环境是此期胎儿健康发育的必备条件。妊娠后期（孕 28 周至分娩）是胎儿快速成长期，不合理的饮食作息、外界刺激、其他疾病影响均可导致胎动不安，甚至早产。因此孕期保健必须从妊娠早期开始。

二、新生儿期

自出生后脐带结扎起至生后 28 天内，称为新生儿期。胎儿出生后，由于其生理调节和适应能力不成熟，受内、外环境的影响较大，早产、产伤、先天畸形、感染、窒息、溶血等因素较为多见，死亡率高。因此，新生儿期保健重点强调合理喂养、保暖及预防感染等。

围生期又称围产期，是指胎龄满 28 周至生后 7 天。这一时期包括了胎儿晚期、分娩过程和新生儿早期，是小儿经历巨大变化、生命遭受最大危险的时期。围生期医学需要遗传学、免疫学、妇产科学和新生儿学等多学科专家协作，才能降低围生期的高死亡率。

三、婴儿期

从出生后 28 天到 1 周岁为婴儿期，亦称乳儿期。婴儿期是小儿生长发育最迅速的时期。正常 1 周岁婴儿与出生时相比，体重增长 3 倍，身长增加 25cm，头围增大 1/3 左右，各脏腑形体功能也在不断完善。猛长期需要摄入足够的能量来维持人体需求，然而婴儿脾胃功能娇嫩，又处于逐渐添加辅食阶段，故应合理喂养，及时添加辅食。出生后 6 个月，来自母体的免疫力逐渐消失，自身免疫尚未健全，肺卫不固，应加强婴儿疾病预防，做好计划免疫。

四、幼儿期

1～3 周岁称为幼儿期。此期幼儿学会了走路，活动范围增大，接触周围事物多，智力发育迅速，语言、思维和感知能力增强。幼儿探知欲望强，识别危险和自我保护能力差，应防止意外因素导致疾病。幼儿乳牙逐渐出齐，饮食应慢慢过渡到半流质、固体食物，以促进牙齿及颌面部发育。

五、学龄前期

3 周岁以后到入学前（6～7 岁）称为学龄前期。此期是小儿塑形期，好奇多问，求知欲旺，模仿性强，具有较大的可塑性。学龄前期，小儿在上幼儿园阶段，容易发生交叉感染，应培养儿童勤洗手等良好的生活习惯。

六、学龄期

从 6～7 岁入学起，到进入青春期之前称为学龄期。学龄期儿童开始步入稳步增长的阶段，发病率始前有所降低，此期注重良好生活习惯的培养：均衡膳食，忌食肥甘厚腻；注意预防近视和龋齿；加强体格锻炼，增加户外运动时间，保证充足的营养和睡眠。随着现代社会的发展，疾病谱发生变化，注意缺陷与多动障碍、抽动障碍等神经类疾病发病率有上升趋势，因此，家长还应注重儿童的心理健康教育，多耐心给予儿童心理正向引导。

七、青春期

女孩的青春期开始年龄和结束年龄比男孩早两年左右。青春期的进入与结束的年龄存在较大的个体差异性，女孩青春期一般从 11～12 岁到 17～18 岁，男孩青春期一般从 13～14 岁到 18～20 岁。此期，青少年迎来第二个生长发育高峰，如果长时间不良的站姿、坐姿、睡姿得不到及时纠正，很容易出现脊柱侧弯的情况。研究显示，目前我国中小学生发生脊柱侧弯的人数已经超过 500 万，因此，规范青少年正确的姿势尤为重要。

青春期生殖系统也趋于成熟，第二性征明显，肾精及肾气的不断充盈，天癸随之产生，女孩月经来潮，男孩精满自溢。由于神经内分泌系统调节功能不稳定，青少年常出现心理、行为和精神方面的波动。在保健方面，除保证供给足够的营养以满足生长发育迅速增长需求外，尚应根据青少年心理和生理的特点，加强教育和引导，帮助他们树立正确的人生观和世界观。

第二节 小儿生长发育

生长是指小儿身体各器官、系统的长大和形态变化，可以用相应测量值表示，是量的变化；发育是指细胞、组织和器官的分化、完善与功能的成熟，是质的改变。小儿只有通过不断的量变、质变，五脏六腑、形体百骸、筋肉骨骼、精血津液从形态和功能上才能逐步成熟。小儿生长发育的动态过程是遵循一定规律进行的。

一、小儿生长发育规律

（一）生长发育具连续性和阶段性

生长发育是一个连续的过程。人体从受精卵到初具人形，到新生儿、婴儿、幼儿、儿童，再到青春期少年，从未停止成长。生长发育是有阶段性的过程，指的是各年龄阶段生长发育并非等速进行。比如，人体有两次身高生长的高峰期，一次是出生后1年，1岁后逐渐进入身高平稳增长期，至青春期迎来第二次生长高峰。

（二）各系统、器官发育不平衡

人体主要由细胞构成，细胞形成组织，组织形成器官，器官构成系统，系统组成人体。人体由九大系统组成，即运动系统、消化系统、呼吸系统、泌尿系统、生殖系统、内分泌系统、免疫系统、神经系统和循环系统。神经系统发育较早；淋巴系统在儿童期生长迅速，于青春期前达到高峰，此后逐渐降至成人水平；其他器官如心、肝、肾和肌肉等增长基本与体格生长平行；生殖系统发育时间如《黄帝内经》描述："女子七岁，肾气盛，齿更发长；二七，而天癸至，任脉通，太冲脉盛，月事以时下，故有子……丈夫八岁，肾气实，发长齿更；二八，肾气盛，天癸至，精气溢泻，阴阳和，故能有子。"生殖系统发育相比于其他系统较迟。

（三）生长发育的一般规律

生长发育遵循由上到下、由近到远、由粗到细、由简单到复杂、从低级到高级的规律。如先抬头、后抬胸，再会坐、立、行；活动从臂到手、从腿到脚；从全掌抓握到手指拾取；先画直线、后画圆圈；从看、听等感性认识发展到记忆、思维等理性认识。

（四）生长发育的个体差异

小儿先天遗传因素，后天营养、疾病、生活环境、自身心理等因素深深影响着其生长发育的个体。小儿体格生长的每个发育水平并非绝对值，而是在一定范围内的正常值。判断小儿生长发育是否异常，必须结合考虑影响个体的各种因素。

二、影响小儿生长发育的因素

（一）遗传因素

人体生长发育的特征、潜力、趋向等都受父母双方遗传因素的影响；种族和家族的遗传信息影响深远，如身材的高矮、性成熟的迟早、对营养的需求量、对传染病的易感性等；遗传性代谢性疾病、内分泌障碍、染色体畸变等严重影响生长发育。

（二）其他因素

1. 营养　充足的营养可使儿童生长潜力得到最好的发挥；孕母宫内营养不足不仅会影响胎儿的生长，还会影响其大脑的发育；出生后营养不良，可影响体格生长，同时使身体的免疫功能、内分泌功能和神经调节功能低下。

2. 疾病　对儿童的生长发育有明显的影响。急性感染后可使儿童体重减轻；长期慢性疾病会影响儿童体重和身长的增长；内分泌疾病可引起骨骼生长和神经系统发育迟缓；先天性疾病，如先天性心脏病、肾小管酸中毒、糖原累积病等均可造成儿童生长迟缓。

3. 性别　男孩、女孩生长发育各有其规律和特点；男孩青春期开始较晚，但其持续时间较长，故最终体格发育明显超越女孩。医师在评估或评价发育水平时，应分别按男、女标准进行。

4. 孕母情况　孕母妊娠早期受病毒感染可导致胎儿先天畸形；孕母接触某些药物、X 线照射、环境中毒物，以及受到精神创伤均可影响胎儿的发育。

5. 生活环境　良好的生活环境包括阳光充足、空气新鲜、水源清洁、无噪声、住房宽敞等。如生活环境不良，可影响儿童的正常生长发育。

三、小儿体格生长

（一）体重

体重为各器官、系统和体液的总重量，是衡量小儿生长发育和营养状况的灵敏指标，也是计算用药剂量及输液量的依据。体重测量的最佳时间是在清晨空腹排尿后。小儿体重随着年龄的增长而减慢其增长速度。正常新生儿出生时的体重平均为 3kg，生后 3 月龄的婴儿体重约为出生时的 2 倍；12 月龄时婴儿体重约为出生时的 3 倍；2 岁时体重约为出生时的 4 倍；2 岁后到 11 ～ 12 岁，每年体重增长约 2kg。为方便临床应用，可按以下公式粗略估计体重。

3 ～ 12 月龄：体重（kg）=［年龄（月）+9］/2

1 ～ 6 岁：体重（kg）= 年龄（岁）×2+8

7 ～ 12 岁：体重（kg）=［年龄（岁）×7-5］/2

正常同年龄、同性别儿童的体重存在个体差异，一般在 10% 左右。体重超过同性别同身高儿童平均值的 20%，可有肥胖症或其他内分泌系统疾病；体重不足，低于体重预计值应考虑疳证或其他慢性疾病。

（二）身高（长）

身高（长）是指头顶到足底的全身长度。小于 3 岁的儿童立位测量身高不准确，应取仰卧位测量，称为身长；3 岁以后取站立位测量为身高，立位与仰卧位测量值相差 1～2cm。测量尽量做到"三同"，即同一人、同一身高尺、同一时间。身高（长）的增长规律与体重相似，与种族、遗传、营养、内分泌、运动和疾病等因素有关，年龄越小，增长越快。正常新生儿出生时的身长平均约为 50cm；第 1 年增长最快，约为 25cm；第 2 年增长稍慢，约为 10cm，2 岁时身长约为 85cm。儿童在进入青春早期时出现第二次增长高峰，身高增长速度达儿童期的 2 倍，持续 2～3 年。2～10 岁身高（长）的估算公式如下。

2～6 岁：身高（长）（cm）= 7× 年龄（岁）+75

7～10 岁：身高（cm）= 6× 年龄（岁）+80

坐高是指头顶到坐骨结节的高度。青春期的身高增长主要是下肢的增长，因此坐高占身高的百分数随着年龄增长而下降。

（三）头围

用软卷尺齐双眉上缘，后经枕骨结节绕头一周的长度为头围。头围大小与脑的发育密切相关。胎儿期脑发育居全身各系统的领先地位，新生儿头围平均为 34cm，在第一年的前 3 个月和后 9 个月头围增长均约 6cm，故 1 岁时头围为 46cm；生后第 2 年头围增长减慢，约为 2cm，2 岁时头围为 48cm，5 岁时为 50cm，15 岁时接近成人为 54～58cm。小儿头围过大常见于脑积水和佝偻病后遗症，头围过小提示脑发育不良。

（四）胸围

用软尺由乳头向后背经肩胛角下缘绕胸一周的长度为胸围，取呼气和吸气时测得的平均值。胸围的大小与肺和胸廓的发育有关。新生儿胸围平均为 32cm，比头围小 1～2cm，1 周岁左右头、胸围相等，以后胸围逐渐大于头围，头、胸围增长曲线形成交叉。其交叉时间与儿童营养和胸廓发育有关，发育较差者，头、胸围交叉时间延后。佝偻病和营养不良者，胸围较小。

四、骨骼和牙齿的发育

（一）颅骨发育

根据头围大小，用骨缝和前、后囟闭合的迟早来衡量颅骨的发育。《医宗金鉴》曰："囟骨者，婴儿顶骨未合，软而跳动之处，名曰囟门。"前囟为顶骨和额骨边缘形成的菱形间隙，大小以对边中点连线长度进行衡量，出生时为 1.0 ～ 2.0cm，以后随颅骨发育而增大，6 个月后逐渐骨化而变小，在 1 ～ 1.5 岁时闭合。后囟在出生时已很小或已闭合，最迟于生后 6 ～ 8 周闭合。颅骨缝在生后 3 ～ 4 个月闭合。检查前囟门对儿科临床很重要。囟门早闭或过小见于小头畸形；囟门迟闭或过大见于佝偻病、先天性甲状腺功能减低症等；前囟饱满常提示颅内压增高，见于脑积水、脑炎、脑膜炎和脑肿瘤等疾病；前囟凹陷则见于脱水或极度消瘦者。

（二）脊柱发育

脊柱的变化反映椎骨的发育。生后第一年脊柱增长快于四肢，以后减退。新生儿时脊柱弯曲不明显，呈轻度后凸；3 个月左右随着抬头动作的发育，出现颈椎前凸；6 个月后会坐时，出现向后凸的胸曲；1 岁会走时，出现腰椎前凸，至 6 ～ 7 岁时，脊柱自然弯曲才被韧带所固定。脊柱的生理弯曲使身体姿势得以平衡。

（三）长骨发育

长骨干骺端的骨化中心随年龄的增长而按一定的顺序和部位有规律地出现，据此可反映骨的发育成熟程度。用 X 线检查测定不同年龄儿童的长骨干骺端骨化中心会出现时间、数目、形态变化，并将其标准化，即为骨龄（bone age）。临床上，婴儿早期应摄膝部 X 线片，年长儿摄左手腕骨的正位片，以了解骨的发育，判断骨龄。出生时腕部无骨化中心，股骨远端及胫骨近端已出现骨化中心，因此婴儿早期不宜采用腕骨 X 线摄片。其次，腕部骨化中心出现的时间次序：3 个月左右有头状骨、钩骨；约 1 岁时出现下桡骨骺；2 ～ 2.5 岁有三角骨；3 岁左右有月骨；3.5 ～ 5 岁出现大、小多角骨；5 ～ 6 岁时有舟骨；6 ～ 7 岁有下尺骨骺；9 ～ 10 岁时出现豆状骨；10 岁后出全，共 10 个。1 ～ 9 岁腕部骨化中心的数目约为其岁数加 1。临床常测定骨龄以协助诊断某些疾病，如患激素缺乏症、甲状腺功能减退症及肾小管酸中毒等，骨龄则明显延后；患中枢性性早熟和先天性肾上腺皮质增生症，则骨龄常超前。

（四）牙齿发育

牙齿可以分为乳牙和恒牙两种，乳牙 20 颗，恒牙 28 ～ 32 颗。自 6 个月起（4 ～ 10 个月）乳牙开始萌出，12 个月尚未出牙者可视为异常，乳牙最晚 2 岁半出齐。2 岁以内乳牙的数量为月龄减 4（或月龄减 6）。6 ～ 7 岁乳牙开始脱落并换恒牙。出牙为生理现象，但个别儿童可有低热、流涎及睡眠不安、烦躁等症状。较严重的营养不良、佝偻病、甲状腺功能减退症和先天愚型等患儿可有出牙迟缓、牙质差等表现。

五、呼吸、脉搏及血压

（一）呼吸和脉搏

应在儿童安静时进行呼吸和脉搏的测量。儿童呼吸频率可通过肺部听诊或观察腹部起伏获得，但应注意呼吸节律及深浅。检查脉搏时应选较浅的动脉，婴幼儿最好检查股动脉或通过心脏听诊检测，应注意脉搏的速率、节律和强弱。各年龄分期儿童呼吸、脉搏正常值的比较，见表 2–1。

表 2–1　各年龄分期儿童呼吸、脉搏正常值的比较

年龄分期	呼吸（次 / 分）	脉搏（次 / 分）	呼吸：脉搏
新生儿期	45 ～ 40	140 ～ 120	1：3
婴儿期	40 ～ 30	130 ～ 110	1：(3 ～ 4)
幼儿期	30 ～ 25	120 ～ 100	1：(3 ～ 4)
学龄前期	25 ～ 20	100 ～ 80	1：4
学龄期	20 ～ 18	90 ～ 70	1：4

（二）血压

测量血压时，应根据不同年龄选择不同宽度的袖带，应为上臂长度的 1/2 ～ 2/3，袖带过宽时测得的血压值较实际较低，过窄时则较实际较高。新生儿和婴幼儿可用多普勒血压测量仪测定收缩压，或用简易的潮红法测量。儿童年龄越小，血压越低。血压升高常见于小儿急性肾炎、颅内压升高等疾病，血压过低常见于严重感染、严重脱水、创伤等。

儿童时期正常血压可用以下公式推算。

收缩压（mmHg）= 2× 年龄（岁）+80。

舒张压（mmHg）= 收缩压 ×2/3。

六、生殖系统发育

生殖系统的发育受内分泌系统下丘脑 – 垂体 – 性腺轴的控制。从出生到青春前期，小儿生殖系统发育处于静止期，进入青春期，性腺开始发育，并出现第二性征。

（一）女性生殖系统的发育

女性生殖系统的发育包括生殖器官的形态和功能发育、第二性征发育。女性生殖器官包括卵巢、子宫、输卵管、阴道。青春前期卵巢发育非常缓慢，月经初潮时卵巢尚未完全成熟，随卵巢成熟，性功能才能逐渐完善。第二性征发育顺序一般是乳房、阴毛、初潮、腋毛。

（二）男孩生殖系统的发育

出生时睾丸大多已降至阴囊，10 岁前睾丸发育很慢，进入青春期睾丸开始迅速生长发育，附睾、阴茎也同时发育。开始分泌的男性激素包括由睾丸分泌的睾酮和肾上腺皮质分泌的雄酮，随即出现阴囊增长，阴茎增长、增粗，继而出现阴毛、腋毛、胡须、

喉结和声音低沉等男性第二性征。

七、神经发育和心理活动的发展

小儿神经发育的规律，较早已被古代医家所认识。唐代孙思邈的《备急千金要方》曰："凡生后六十日瞳子成，能咳笑应和人。百日任脉成，能自反复。百八十日尻骨成，能独坐。二百一十日掌骨成，能匍匐。三百日膑骨成，能独立。三百六十日膝骨成，能行。此其定法，若不能根据期，必有不平之处。"正是这样的神经发育规律，临床医师常以此总结规律"一听二看三抬头，四撑五抓六翻身，七坐八爬九扶立，十二个月左右能独走"。

（一）神经发育

1. 感觉发育 包括视觉和听觉发育。

（1）视觉发育 新生儿已有视觉感应功能，但视觉不敏锐，只能短暂注视较近处（15～20cm）缓慢移动的物体，可出现一时性斜视和眼球震颤，3～4周消失。新生儿后期视觉感知发育迅速，2个月可凝视光源，开始有头眼协调；3～4个月看自己的手；4～5个月认识母亲面容，初步分辨颜色，喜欢红色；1～2岁喜看图画，能区别形状；6岁视深度已充分发育。

（2）听觉发育 出生时中耳鼓膜有羊水潴留，听力较差；3～7日羊水被逐渐吸收，听觉已相当好；3～4个月时头可转向声源，听到悦耳声时会微笑；7～9个月时能确定声源，开始区别语言的意义；1岁时能听懂自己的名字；2岁后能区别不同的声音；4岁听觉发育完善。

2. 运动发育 运动发育又称神经运动发育，可分为大运动（包括平衡）和精细运动两类。运动的发育既依赖于感知等的参与，又影响其他功能区发育。发育的规律：自上而下、由近到远、由不协调到协调、先正向动作后反向动作。

（1）平衡与大运动发育 如抬头、翻身、坐、爬、站立、走、跑、跳等。一般小儿3个月抬头较稳，6个月时能双手向前撑住独坐，8～9个月可用双上肢向前爬，1岁能走，2岁会跳，3岁才能快跑。

（2）精细动作发育 是指手指的精细动作。新生儿两手紧握拳，生后3个月时能有意识地握物，3～4个月时能玩弄手中物体，6～7个月时出现换手、捏与敲等探索性动作，9～10个月能用拇指、食指取细小物品，12～15个月时能取食、乱涂画，2～3岁会用筷子，4岁能自己穿衣、绘画及书写。

3. 语言发育 语言发育经过发音、理解和表达3个过程，具体可分为以下6个阶段：①预备期（0～1岁），又称"先声期"，是咿呀学语和初步理解的阶段。8个月婴儿发声练习达到高峰，并会改变音量和音词以模仿真正的语言。②语言发育第一期（1～1.5岁），这时期的语言特色是说单字，能用手势、表情辅助语言来表达需要；能用动物的声音来代替其名；会模仿自己听到的声音，医学上称为"回音语"。③语言发育第二期（1.5～2岁），又称"称呼期"，这个时期的幼儿开始知道"物各有名"，喜欢问其名称，会说的字句迅速增加。④语言发育第三期（2～2.5岁），能说短句，会用代词你、我、他，会用感叹句来表示感情，用疑问句表示询问等。⑤语言发育第四期（2.5～3岁），又称"好问期"，喜欢提问，会使用复杂句。⑥完备期（3～6岁），说话流利，会用一切词语，并能从成人的言谈中发现语法关系，修正自己错误的暂时性语法，逐渐形成真正的语言。在现代快节奏生活中，儿童往往缺乏丰富的语言环境，及时把握儿童语言发育的关键期，可将其语言潜能发挥至最大程度。

（二）心理活动的发展

人的心理活动包括注意力、记忆、思维、想象、意志、情感情绪和性格等多方面。

1. 注意力的发展　注意可分无意注意和有意注意。无意注意，又称不随意注意，是没有预定目的、不需要意志努力、不由自主地对一定事物产生的注意。有意注意，又称随意注意，是人所特有的一种心理现象，它是有目的、需要一定意志努力的注意。无意注意是自然产生的，没有自觉目的，而有意注意是自觉的、有目的的注意。婴儿期以无意注意为主，随着年龄的增长、语言的丰富和思维能力的发展，逐渐出现有意注意。5～6岁，儿童能较好地控制自己的注意力。

2. 记忆的发展　记忆是将所学得的信息贮存和"读出"的神经活动过程，是人脑对过去认识的反映，凡是见过、听过、吃过、读过、做过和学过的等，都会在大脑留下"痕迹"，并在一定条件下可以恢复，即是记忆。记忆分为形象记忆、逻辑记忆、情绪记忆和动作记忆。婴幼儿期记忆特点是短暂且内容少，对欢乐、惊恐、愤怒的事情易记忆，随着年龄的增长，记忆虽有进步，但易受暗示，精确性差，常被误认为"说谎"，当思维、理解、分析能力的发展成熟时，才有逻辑记忆，一般在学龄期后逐步形成。

3. 思维的发展　思维是应用理解、记忆和综合分析能力来认识事物的本质和掌握发展规律的一种精神活动，是心理活动的高级形式。思维的发展可分为4个阶段：感知动作思维、具体形象思维、抽象逻辑思维和辩证逻辑思维。小儿3岁前只有最初的形象思维，随着年龄的增长，逐渐学会了综合、分析、分类、比较和抽象等思维方法，使思维具有目的性、灵活性和判断性，最后发展成独立思考的能力。

4. 早期的社会行为　儿童的社会行为是各年龄阶段相应的心理发展的综合表现，与家庭经济、文化水平、育儿方式，以及小儿的性格、性别、年龄等有关。

八、变蒸学说

我国古代医家阐述婴幼儿生长发育规律时，提出了"变蒸"学说。西晋王叔和的《脉经》云："变者，变其情态；蒸者，蒸其血脉。"历代许多儿科医家对"变蒸"均有专门论述，至于变蒸周期，提出以生后32日为一变，两变为一小蒸，十变为五小蒸，小蒸毕，共320日。小蒸后是大蒸，前两次各为64日，第3次为128日。大、小蒸共576日。变蒸中，脏腑功能随之变化，也可出现轻重不同的发热等证候。变蒸学说曾在很长的时期，是解释小儿生长发育的理论根据。

变蒸学说的具体内容及应用价值，历来争议颇多。张景岳曰："小儿变蒸之说，古所无也，至西晋王叔和始一言之，继自隋、唐巢氏以来，则日相传演，其说益繁。然以余观之，则似有未必然者，何也？盖儿胎月足离怀，气质虽未成实，而脏腑已皆完，及既生之后，凡长养之机，则如月如苗，一息不容有间，百骸齐到，自当时异而日不同，岂复有此先彼后，如一变生肾，二变生膀胱，及每变必三十二日之理乎？又如小儿之病与不病，余所见所治者，盖亦不少，凡属违和，则不因外感必以内伤，初未闻有无因而病者，岂真变蒸之谓耶？"张景岳认为小儿生后五脏六腑俱全，无变蒸学说中的"一变生肾，二变生膀胱"之说。其次，小儿变蒸过程中时以微发热为临床表现，张景岳认为小儿生病病因只有外感或内伤，不认为小儿微发热没有病因，而是由变蒸引起。清代陈飞霞同样提出："从未见一儿依期作热而变者。"尽管婴幼儿以 32 天为一个周期作热而变，并未被后人证实和接受，但变蒸学说揭示的婴幼儿生长发育规律是符合实际的，对于认识小儿生长发育特点、研究当代儿童的生长发育规律有重要的借鉴价值。

第三节　小儿生理、病理及病因特点

小儿从出生到成人，处于不断生长发育过程中，在形体和生理、病理、病因、对药物治疗的反应等多方面，都与成人有着显著的不同。不能简单地将小儿看成成人的缩影，在不同年龄阶段的小儿有不同的生理、病理、病因特点。掌握小儿相关特点，对指导儿科临床医师的诊疗及保健工作有着重要的意义。

一、小儿的生理特点

（一）脏腑娇嫩，形气未充

脏腑，即五脏六腑；娇嫩，即娇气、嫩弱之意；形，指形体结构，即四肢百骸、筋肉骨骼、精血津液等；气，指生理功能活动，如肺气、脾气、肾气等；充，即充实、完善之意。所谓脏腑娇嫩，形气未充，即小儿时期人体各系统和器官的形态发育及生理功能均未发育完善，处在不断成熟和不断完善的过程中，且年龄越小，这种特点表现越突出。

历代医家对此特点的论述颇多，如《灵枢·逆顺肥瘦》曰："婴儿者，其肉脆、血少、气弱。"《小儿药证直诀·变蒸》曰："五脏六腑，成而未全……全而未壮。"该书原序说："骨气未成，形声未正，悲啼喜笑，变态无常。"《小儿病源方论·养子十法》曰："小儿一周之内，皮毛、肌肉、筋骨、脑髓、五脏六腑、营卫、气血，皆未坚固。"《育婴家秘·发微赋》曰："小儿血气未充……肠胃脆弱……神气怯弱。"这些论述精辟地阐明了小儿，尤其是初生儿和婴儿，具有脏腑娇嫩、形气未充的生理特点。

从脏腑娇嫩的具体内容来看，五脏六腑的形和气皆属不足，其中尤以肺、脾、肾三脏更为突出，故曰小儿"肺常不足""脾常不足""肾常虚"。

"肺常不足"是指小儿在生理情况下，肺脏发育未臻完善，腠理不密，卫外不固，易为邪气所犯。肺常不足主要表现：①小儿呼吸功能发育未完善，小儿肺泡数量少，弹力纤维发育较差，胸廓小而肺脏相对较大，呼吸肌发育差，导致小儿呼吸功能未完善，呼吸储备量较小，表现为呼吸频率快、节律不齐，而且年龄越小，表现越明显。②小儿的呼吸道免疫功能低下，小儿呼吸道短且比较狭窄，黏膜薄嫩，支气管黏膜纤毛运动较差；肺内含血量多，含气量少；血中免疫球蛋白 G（immunoglobulin G，IgG）、免疫球蛋白（Immunoglobulin A，IgA）及呼吸道的分泌型 IgA 均较低；婴儿期由于从母体获得的先天免疫抗体逐渐消失，后天免疫抗体尚未产生。因此，小儿呼吸道的非特异性和特异性免疫功能均较差，易患呼吸道感染。

"脾常不足"是指小儿在生理情况下脾胃功能发育尚未完善，运化能力比较薄弱。脾常不足主要表现：①小儿脾胃运化功能发育未完善：小儿消化道的腺体（唾液腺、胃腺、胰腺等）发育不足，消化酶分泌量少，导致对食物的消化力弱；而消化道的弹力组织和肌肉纤维发育差，食物的传导功能也弱；因肠黏膜薄，屏障功能较弱，肠毒素、消化不全物、过敏原等易于经肠黏膜进入人体而引起疾病。②小儿脾胃的运化功能相对不足，由于小儿生长发育迅速，对水谷精微营养的需求相对较大，胃肠负担过重，脾胃功能相对不足。

"肾常虚"是指小儿之肾阴肾阳均未充盈、成熟。《素问·上古天真论》云："丈夫二八肾气盛，天癸至，精气溢泻，阴阳和，故能有子……女子二七而天癸至，任脉通，太冲脉盛，月事以时下，故有子。"万全云："肾主虚，亦不足也。"小儿肾常虚主要表现：①小儿肾主生长发育的功能尚不足，小儿时期肾的气血未充，骨骼未坚，齿未长或长而未坚。②小儿肾主生殖繁衍的功能不足，青春期前的女孩无"月事以时下"，男孩无"精气溢泻"；小儿生殖系统到青春期才开始迅速发育并逐渐成熟，具备生殖能力。③小儿肾主二便的功能不足，婴幼儿二便不能自控或自控能力弱等。肾中精气不充盛，肾脏对膀胱的开阖约束力弱，临床表现为年龄越小，对二便的控制力越弱。肾为先天之本，主藏精，主水，主纳气。"肾气"升发是推动小儿生长发育、脏腑功能成熟的根本动力。随着小儿年龄的不断增长，至女子"二七"、男子"二八"左右能逐渐成熟完善起来。

古代儿科医家将小儿脏腑娇嫩、形气未充的特点，概括为"稚阴稚阳"。所谓"阴"是指体内的精、血、津液等物质；"稚阴"是指精、血、津液，也包括脏腑、筋骨、脑髓、血脉、肌肤等有形之质，皆未充实、完善。所谓"阳"，是指体内脏腑各种生理功能活动；"稚阳"是指各脏腑功能活动均属幼稚不足和处于不稳定状态。"稚阴稚阳"是说明小儿在物质基础与生理功能上都是幼稚和不完善的，需要不断生长发育，充实完善。

（二）生机蓬勃，发育迅速

生机，指生命力、活力。生机蓬勃，发育迅速，是指小儿在生长发育过程中，无论是在人体的形态结构方面，还是在各种生理功能方面，都在迅速、不断向着成熟完善的方面发展，年龄越小，这种发育的速度越快。

古代医家把小儿生机蓬勃、发育迅速的特点概括为"纯阳之体"或"体禀纯阳"，如《颅囟经·脉法》说："凡孩子三岁以下，呼为纯阳，元气未散。"所谓"纯"，是指小儿未经情欲克伐，胎元之气尚未耗散；所谓"阳"，即以阳为用，说明小儿生机旺盛，发育迅速，好比旭日之初升、草木之方萌，呈现蒸蒸日上、欣欣向荣的蓬勃景象。因此"纯阳"并不等于"盛阳"，更不是有阳无阴或阳亢阴亏。

"稚阴稚阳"和"纯阳之体"的理论，概括了小儿生理特点的两个方面。前者是指小儿人体柔弱，阴阳二气幼稚不足；后者是指小儿在生长发育过程中，生机蓬勃，发育迅速。

二、小儿的病理特点

小儿的病理特点是由其生理特点所决定的。小儿脏腑娇嫩，形气未充，抗病能力较弱，故发病容易、传变迅速；小儿生机蓬勃，发育迅速，故脏气清灵、易趋康复。关于小儿的病理特点，古代儿科医家从各个不同的方面做了论述，归纳起来有"十一易"：隋代《诸病源候论》的"易虚易实"；宋代《小儿药证直诀》的"易寒易热"；金元时期《儒门事亲》的"易饥易饱"；清代《解儿难》的"易于传变，易于感触"；清代《医原》的"易于伤阴"；明代《小儿则》的"一药可愈"，后人将其归纳为"发病容易，传变迅速，脏气清灵，易趋康复"。

（一）发病容易，传变迅速

由于小儿脏腑娇嫩，形气未充，形体和功能均较脆弱，对疾病的抵抗力较差，加之寒暖不能自调，乳食不能自节，一旦调护失宜，则六淫易犯、乳食易伤，故病理上表现为易于发病，易于传变，年龄越小则越显突出。

小儿疾病的发生，病因和临床表现与成人相比均有明显差别，这是小儿的生理特点所决定的，主要包括了两个方面：一是人体正气不足，御邪能力低下；二是对某些疾病有易感性。

1. 从发病原因来看 小儿肌肤疏薄，腠理不密，寒暖衣着不能自理，因此风、寒、暑、湿、燥、火之邪易从皮毛而入，侵犯肺卫，而致肺气失宣，外感疾病较多，故有六淫易犯的特点。小儿元气不足，抗病能力较差，尤其是半岁后，从母体所获的免疫抗体逐渐减少，自身免疫抗体又尚未形成，时疫易从口鼻而入，发生多种传染性疾病，故有时疫易染的特点。小儿脾胃不足，运化功能尚不健全，加之乳食不知自节，易发生多种胃肠道疾病，故有易伤乳食的特点。小儿神志发育未臻完善，心脑功能不全，胆怯神弱，不能忍受外界的强烈刺激，若目触异物、耳闻异声，易发生惊恐、客忤或猝发惊搐等症。若反复惊恐或缺乏安全感，易发生心理行为异常等，故有易受惊恐的特点。小儿年少无知，缺乏自控能力，不知利害关系，容易发生跌仆落水、汤火烧伤等意外事故，故有易发生意外伤害的特点。此外，小儿的发病还与先天禀赋因素及胎产损伤有关。

2. 从常见病证来看 除先天禀赋不足（解颅、"五迟""五软"）和新生儿特有疾病外，小儿外感疾病和脾胃疾病更为多见。小儿肺常不足，肌肤疏薄，腠理不密，加之寒暖不知自调，护理失当，外邪易从口鼻而入，以致肺气失宣，发生感冒、咳嗽、肺炎喘嗽等肺系病证。小儿脾常不足，运化力弱，由于生长发育的需要，力求多摄取营养以供其所需，胃肠负担相对较重，加之小儿乳食不知自节，若稍有调护不当，内伤饮食，易发生呕吐、泄泻、积滞、疳证等脾胃系病证。小儿脏腑经络柔嫩，内脏阴精不足，感邪后邪气易于传变，从阳化热，由温化火，易致热极生风、邪陷心肝而发生惊搐、昏迷等心肝系统病证。小儿肾常虚，精髓未充，骨气未成，先天肾气虚弱，若后天失于调养，影响小儿生长发育，易患五迟、五软、鸡胸、龟背等。肾阳不足，下元虚寒，不耐寒凉攻伐，若用药不慎，易患遗尿、虚损等病证。总之，小儿有"肺娇易病、脾弱易伤、心热易惊、肝胜易搐、肾虚易损"的特点。

3. 从疾病的传变来看　小儿患病后传变迅速，《小儿药证直诀》指出其原因，曰："脏腑柔弱，易虚易实，易寒易热。"小儿发病后寒热虚实容易相互转化或同时并见。

（1）易虚易实　是指小儿一旦患病，则邪气易实而正气易虚。实证往往可迅速转化为虚证，或者转为虚实并见之证；虚证往往兼见实象，出现错综复杂的证候。如感受外邪，化热化火，灼伤肺津，炼液为痰，痰热闭肺，发生肺炎喘嗽（实证）；肺气闭阻，气滞血瘀，心血运行不畅，出现心阳虚衰、阳气外脱之证（虚证）。又如，内伤乳食，发生泄泻（实证），但若暴泻或久泻，津伤液脱，则出现伤阴或阴损及阳、阴阳两伤之证（虚证）。

（2）易寒易热　是由于小儿具有"稚阴稚阳"的特点，患病之后不但寒证易于转化为热证，也容易从热证转化为寒证，尤以寒证转化为热证更为突出。如表寒证不及时疏解，风寒可迅速化热入里，或致阳热亢盛，热盛生风。另外，小儿的生理特点又是"稚阳"，虽然生机旺盛，但其阳气并不充分，因此病理变化上也易于阳虚转寒。如急惊风（实热证），可因正不胜邪瞬即出现面色苍白、脉微肢冷等虚寒危象。临床上小儿病证的寒、热、虚、实的相互转化特别迅速，是小儿病理变化的特点。寒热互见，虚实并存，或寒热虚实错综复杂，也是儿科病证的表现特点。临床上用药需根据辨证，必要时寒温并用，攻补兼施。

（二）脏气清灵，易趋康复

虽然小儿发病容易，传变迅速，但小儿活力充沛，对药物的反应灵敏，病因单纯，忧思较少，精神乐观。小儿发育迅速，人体修复再生能力强，只要诊断正确、辨证准确、治疗及时、处理得当、用药适宜，疾病则容易很快治愈，正如张景岳《小儿则》云："其脏气清灵，随拨随应，但能确得其本而撮取之，则一药可愈。"

三、小儿的病因特点

小儿病因以外感、食伤和先天因素居多，情志因素、意外因素及医源性伤害亦不能忽视。此外，不同年龄小儿对不同病因的易感程度也不相同，如年龄越小对六淫邪气的易感程度越高，年龄越小因乳食所伤患病的情况越多，先天因素致病则常发生于胎儿期。

（一）外感因素

小儿外感因素除了外感六淫、疫疠之邪外，尚有外感寄生虫，如寄生虫卵随污染之饮食或手等经口而入。由于小儿神识未开，未养成良好的卫生习惯，且脏腑娇嫩，形气未充，加之体内湿热、积热蕴结，利于寄生虫之感染及繁衍。寄生虫居于体内，阻塞气机，耗伤气血，游走移客，致患无穷，有消瘦乏力、气血不荣、皮疹瘙痒、腹痛积聚等症。

（二）食伤因素

由于小儿脏腑娇嫩，形气未充，在形体结构上脾胃脆薄，在功能上脾常不足而虚弱。小儿处于迅速生长发育的过程中，生机旺盛，对水谷精微需求相对较大，脾胃负担较重。加之小儿神识未开，饮食不知自节，家长常喂养不当。因此，乳食摄入不节易伤小儿。食伤因素，包括饮食损伤脾胃、饮食不足伤正、饮食营养不均，在小儿病因中占有重要地位。

（三）先天因素

先天因素指禀赋胎产因素，指小儿出生前已形成的病因。上代双亲的身体状况对子代有着重要影响，特别是妊母的健康与否，对胎儿的影响更为突出，包括禀赋因素、体质相传、病证相传等，或父系遗传性疾病基因，或者妊娠期间母病、母弱、母血不壮，或孕母患病治疗用药不当、起居失常等因素，致胎儿宫内发育不良，使小儿先天禀赋薄弱，阴阳不足，气血未充，五脏六腑、肢体筋骨、五官九窍发育不良等，形成胎弱、胎怯、胎惊、胎痫、痴呆，以及各种先天性畸形、遗传代谢性疾病等。

（四）情志因素

由于小儿神识发育逐渐完善，五志已全，七情皆有，亦可过极而致病。家长对孩子的过于溺爱，或教育不得法、责打凌辱，或环境改变，均可引起情志抑郁成疾。七情中，婴幼儿因惊致病更为多见，可形成夜啼、心悸、惊惕、惊风等，威胁小儿的身心健康。所欲不遂，或食时责骂，思虑则伤脾是小儿情志致病的又一常见形式，其发病有厌食、积滞、腹痛、腹胀等。

（五）意外因素

由于小儿神识未开，活动范围增大，且缺乏生活经验和自理能力，对外界一切危险事物和潜在的危险因素缺乏识别和防范，加之生性好奇，以及保育人员的一时失误，意外因素发病的可能性则大为增加。如中毒、误入异物、溺水、触电、毒虫毒蛇咬伤等意外，轻则给小儿带来痛苦，重则可造成伤残，甚至死亡。

（六）其他因素

环境污染、食品污染或农药残留含量超标等，已成为当前社会普遍关心的致病因素。放射性物质损伤，包括对胎儿和儿童的伤害，已引起广泛关注。医源性损害，包括诊断失误、用药不当、药品不良反应、手术损伤、护理不当、院内感染等，有逐年增多的趋势，需引起儿科工作者的重视。

第四节　小儿喂养与保健

一、婴儿喂养

婴儿喂养主要有母乳喂养、部分母乳喂养和人工喂养3种形式。

（一）母乳喂养

1. 母乳喂养的优点

（1）满足营养需要　母乳中含有最适合婴儿生长发育的各种营养素，易于消化和吸收，是婴儿期前4～6个月最理想的食物。如母乳中所含的酪蛋白为β-酪蛋白，凝块小；白蛋白为乳清蛋白，易于消化吸收。另外，母乳含不饱和脂肪酸较多，利于婴儿脑发育。

（2）增强抗病能力　《育婴家秘》提出："儿在母腹之时，赖血以养。既生之后，饮食之乳，亦血之所化也。虽有谷肉，不可与之，以乱其肠胃中和之气。"古代医家认为，母乳由精血所化，可养婴儿之脾胃。母乳中含有丰富的抗体、活性细胞和其他免疫活性物质，可增强婴儿抗感染能力。初乳中含丰富的分泌型免疫球蛋白A（secretory immunoglobulin A，SIgA），在胃中不被消化，在肠道中发挥免疫防御作用；母乳中含丰富的乳铁蛋白，可发挥抑制细菌生长的作用。

（3）哺喂经济方便　母乳温度及泌乳速度适宜，喂哺方便，降低感染风险，省时省力，经济实惠。

（4）促进心理发育　母乳喂养时，子女与母亲的皮肤接触，增加母婴情感，利于婴儿早期智力开发和今后身心健康的发展。

（5）有利母亲健康　母亲产后哺乳，可以刺激泌乳素的产生，从而促进缩宫素的产生，可刺激子宫收缩，促使母亲早日恢复；哺乳期推迟月经复潮，抑制排卵，利于计划生育。并且，母乳喂养还能减少乳母患乳腺癌和卵巢肿瘤的可能性。

2. 保证母乳喂养成功的措施　孕母产前应做好身、心两方面的准备和积极的措施，医护人员对其加强母乳喂养优点的宣传和增强信心的教育；婴儿出生后，尽早开奶；最好母婴同室，按需喂哺婴儿。乳母的营养状况、精神状态及能否有效刺激和排空乳房是维持乳量的主要因素。

3. 断乳　随着婴儿逐渐长大，母乳已不能完全满足其生长发育的需要，同时婴儿的消化功能也逐渐完善，乳牙开始萌出，咀嚼功能加强，可逐步适应非流质饮食。自生后4～6个月时应逐渐添加辅食，当婴儿长到8～12个月时可以完全断乳。断乳指的是婴儿从8～12个月时，完全进食乳品、代乳品及辅食，而停止母乳喂养的方法。从添加辅食到完全断奶的一段时期称为转奶期，在此期间应逐渐减少哺乳次数，增加辅助食品，并试用奶瓶或杯匙喂食。如婴儿患病或遇酷暑、严冬，断奶可延至婴儿病愈、秋凉或春暖季节。

添加辅食时应根据婴儿的实际需要和消化系统成熟程度，遵照循序渐进的原则进行。《备急千金要方》曰："新生三日后，应开肠胃，助谷神，可研米作浓饮，如乳酪浓薄，以豆大与儿咽之，频咽三豆许止，日三与之，满七日可与哺也。儿生十日始哺如枣核，二十日倍之，五十日如弹丸，百儿不胜谷气，令生病，头面身体喜生疮，愈而复发，令儿尪弱难养。三十日后虽哺勿多，若不嗜食，勿强与之，强与之不消，复生疾病。"北宋阎孝忠的《阎氏小儿方论》曰："半年以后，宜煎陈米稀粥，取粥面时时与之，十月以后，渐与稠粥烂饭，以助中气，自然易养少病。唯忌生冷油腻荤茹甜物。"添加辅食的原则：①从少到多，使婴儿有一个适应过程。②由稀到稠，从米汤开始到稀粥，再增稠到软饭。③由细到粗，从菜汁到菜泥，乳牙萌出后可试食碎菜。④由一种到多种，习惯一种食物后再加另一种，不能同时添加几种；出现消化不良时，应暂停喂食该种辅食，待恢复正常后，再从开始量或更小量喂起。⑤天气炎热或婴儿患病时，应暂缓添加新品种。各种辅助食品的添加顺序，见表2-2。

表 2-2　添加辅食的顺序

月龄（月）	食物性状	引入的食物	餐数		
			主餐	辅餐	进食技能
4～6	泥状食物	含铁配方米粉、配方奶、蛋黄、菜泥、水果泥	6次奶	逐渐加至1～2次	用勺喂
7～9	末状食物	粥、烂面、鱼、全蛋、肝、肉末	4次奶	1餐饭、1次水果	学用杯
10～12	碎食物	稠粥、软饭、面条、馒头、碎菜、碎肉、豆制品、带馅食物	3餐饭	2～3次奶、1次水果	断奶瓶、抓食、自用勺

（二）部分母乳喂养

因母乳不足或因其他原因加用牛乳、羊乳或配方乳补充，即为部分母乳喂养。部分母乳喂养时，如母乳哺喂时间不变，每次先哺母乳，将乳房吸空，然后再补充其他乳品，此为补授法。如每日用其他乳品代替一至数次母乳喂养，称为代授法。部分母乳喂养时最好采用补授法，每次先尽量吸空乳房，不足时再添加其他食品，这样可使婴儿多得母乳，且刺激母亲的乳腺，促进其乳汁分泌。不得已采用代授法时，每日母乳次数最好不少于3次，尽量延长每次母亲泌乳时间，否则泌乳量会进一步减少，以致最终只能完全改为人工喂养。

（三）人工喂养

由于各种原因母亲不能喂哺婴儿时，可选用牛、羊乳等，或其他代乳品喂养婴儿，称为人工喂养。人工喂养不如母乳喂养，但如能选用优质乳品或代乳品，调配恰当，供量充足，注意消毒，也能满足小儿营养需要，使其生长发育良好。

牛乳是常用的代乳品，所含蛋白质较多，以酪蛋白为主。但酪蛋白易在胃中形成较大的凝块，不易消化。另外，牛乳中含不饱和脂肪酸少，明显低于人乳。牛乳中乳糖含量也亦低于人乳。在不易获得乳制品的地区或对牛奶过敏的婴儿，还可选用大豆类代乳品进行喂养。

二、小儿保健

（一）新生儿期保健

新生儿期是胎儿出生后生理功能进行有利于生存的重大调整时期。因此，家长必须很好地掌握新生儿的特点，加强护理，保证新生儿健康成长。《诸病源候论》曰："小儿始生，肌肤未成，不可暖衣，暖衣则令筋骨缓弱。宜时见风日，若都不见风日，则令肌肤脆软，便易伤损。皆以故絮着衣，莫用新绵也。天和暖无风之时，令母将抱日中嬉戏，数见风日，则血凝气刚，肌肉硬密，堪耐风寒，不致疾病。"

1. 新生儿护理　出生时应注意保暖，产房室温宜为 25～28℃，新生儿娩出后应迅速清理其口腔内黏液，保证呼吸道通畅；保暖及严格消毒，结扎脐带；记录出生时评分、体温、呼吸、心率、体重与身长；除高危新生儿外，应做到婴儿与母亲的早接触、早开奶。

2. 新生儿保健　新生儿居室内温度宜保持为 22℃，湿度为 55%。时晒太阳，一般在上午 9:00～10:00 和下午 3:00～4:00 较为合适，时间不宜过长。医护人员指导母亲维持良好的乳汁分泌，以满足新生儿生长所需，确实母乳不足或无法进行母乳喂养的婴儿，应正确指导母亲进行科学的人工喂养。保持新生儿皮肤清洁。进行早教，开展婴儿抚触。

（二）婴儿期保健

婴儿期是生长最迅速的时期，需要丰富的营养物质来满足生长发育的需求，而此期婴儿消化功能尚未健全，消化道负担较重，需要合理喂养。婴儿期脏腑柔嫩，对外界环境变化敏感，需要合理喂养和衣着。王肯堂的《证治准绳》曰："古人云：如要小儿安，尝令饥与寒。饥不至于伤脾，寒不至于生热，此非保婴之道乎所谓寒者，亦非使冻之也。惟令尝温，不至于甚暖耳。"喂养不宜过度，衣着不宜过多，留有三分饥与寒。

为了尽早发现并干预部分隐匿性疾病，建议每 3 个月体检 1 次，早期筛查缺铁性贫血、佝偻病、发育异常等；出生 5～6 个月后，来自母体的被动免疫已结束，自身免疫力仍然比较低下，所以容易发生各种疾病，需按计划免疫程序接受基础免疫。

（三）幼儿期保健

幼儿期的小儿体格发育较前减慢，而与周围环境接触增多，语言、动作及思维活动发展迅速。重视小儿语言发育的关键期，引导其勇敢表达。增加小儿直接感触和自己动手的机会，拓展其思维。本时期的保健重点要注意断奶后的合理喂养，培养小儿良好的生活习惯，预防疾病，同时也要注意防止异物吸入、烫伤、跌伤等意外的发生。

（四）学龄前期保健

学龄前期的小儿大脑皮层功能迅速发育，较前更为完善，智力发育快，理解能力逐渐增强，并具有不少抽象的概念，如数字、时间等。开始能用较复杂的语言表达自己的思维和感情，求知欲强、好模仿。学龄前期小儿脏腑功能较前完善，抗病能力有所增强，但接触面广，大多有幼儿园聚集史，感染概率增多，容易发生流行性感冒传染病。本时期的保健重点要重视预防，勤洗手，常通风。

（五）学龄期保健

学龄期儿童求知欲强，除保证营养、注意上述的养护要点外，应培养其具有良好的学习习惯；注意初入学校小儿的心理变化，避免产生过大的心理压力；开展体育锻炼，不仅可增强体质，同时也能培养小儿的毅力和奋斗精神；合理安排生活，预防屈光不正、龋齿等的发生；学习交通规则，减少意外事故的发生。

（六）青春期保健

青春期为体格发育的第二个高峰期，不仅体重、身高有大幅的增长，且第二性征逐渐明显。"肾气盛，天癸至"，生殖器官迅速发育，女孩开始有月经，男孩可发生遗精等。因此，应对青春期孩子进行正确的性教育，培养良好的性格和道德情感，树立正确的人生观。

第五节　小儿诊法概要

诊法是收集临床症状、体征及有关实验室检查资料，对疾病做出诊断的基本方法。中医诊法包括望、闻、问、切，称为四诊。西医的病史采集、体格检查及各种理化检测等现代诊断技能是儿科临证的基础，也是中西医辨病、辨证的主要依据。小儿疾病的诊断，虽然与临床其他各科有类似之处，但由于小儿在生理、病理及疾病的演变过程中具有特殊的表现，小儿疾病的诊察方法也与成人不同，因此要重点掌握儿科诊法的特点。

一、小儿病史采集

病史采集主要通过问诊来实现，问诊是了解病情的重要手段。近代医家何廉臣在《儿科诊断学》中列出"十问歌"，曰："一问寒热，二问其汗，三问头身，四问胸间，五问饮食，六问睡眠，七问饥渴，八问溲便，九问旧病，十问遗传。"儿科问诊对诊断疾病和治疗用药均有十分重要的指导意义。

小儿的病史一般由家长、保育员或老师等提供，因此，小儿病史的询问较成人困难，提供的资料往往不全面、不可靠。在病史询问时，医护人员需要耐心并具有同情心地倾听代述人对病情的描述，不宜轻易打断。年长儿童可让他自己叙述病情，但小儿有时会因害怕各种治疗或因表达能力欠缺而误说病情，应注意分辨真伪。问诊技巧如下。

1. 详细询问小儿确切的年龄、月龄或日龄 小儿的年龄不同，则四诊的内容也有不同，并可作为疾病诊断和鉴别诊断的参考。如新生儿出生后24小时内出现黄疸应视为病理性黄疸，24小时后出现的黄疸则需分辨是生理性黄疸还是病理性黄疸。

2. 详细询问个人史 应详细询问出生史、喂养史和生长发育史：①出生史，记录孕母胎次、婴儿胎龄、孕母分娩方式及过程，以及婴儿出生时有无窒息和产伤、阿普加（Apgar）评分、出生体重。对有神经系统症状、智力发育障碍和疑有先天性畸形的患儿，尤其应详细询问生产史，还应询问母亲孕期的健康和用药史。新生儿病历应将出生史写在现病史的开始部分。②喂养史，询问喂养方式，人工喂养儿要了解乳品种类、调制方式和量。对年长儿，要询问其食欲、饮食习惯、有否偏食等。③生长发育史，应详细询问其体格和智力发育过程。着重了解何时会抬头、会笑、独坐、站立、行走、说话等，前囟门闭合及出牙时间等。对年长儿，应了解其学习成绩、性格、与家人和同学相处关系等。④预防接种史，曾接种过的疫苗种类、时间和次数，是否有不良反应。

3. 详细询问既往史 一般不需要对各系统疾病进行回顾，只需询问一般健康情况和有关疾病史。既往患过哪些疾病，患病的年龄，诊断肯定者可用病名，诊断不肯定者则简述其症状，过去疾病的治疗情况，既往手术情况，是否有后遗症，有无食物或药物过敏史；是否患过小儿常见的传染病（麻疹、水痘、流行性腮腺炎、细菌性痢疾、百日咳等）；传染病流行季节，应认真询问有无传染病的密切接触史。

4. 详细询问家族史 询问家庭中有无其他人员患有类似疾病；家族中有无遗传疾病、过敏性疾病及急慢性传染性疾病的病史；父母年龄、职业和健康状况，是否近亲结婚；母亲历次妊娠及分娩情况等。

5. 问诊围绕主要症状、体征发生的部位及持续的时间 如主诉为咳嗽，《景岳全书》曰："肺咳之状，咳而喘息有音，甚则唾血。心咳之状，咳则心痛，喉中介介如梗状，甚则咽肿喉痹。肝咳之状，咳则两胁下痛，甚则不可以转，转则两胠下满。脾咳之状，咳则右胁下痛，阴阳引肩背，甚则不可以动，动则咳剧。肾咳之状，咳则腰背相引而痛，甚则咳涎。"五脏六腑皆令人咳，详细的咳嗽问诊包括咳嗽发生或加剧的时间、咳时伴随的症状、咳痰的情况、咳嗽的声音等。

询问现病史时，应详细询问从发病到就诊前疾病的发生、发展及诊治的全过程。由于大多数小儿不能直接描述主观症状的性质、程度、特点及伴随症状等，因此，需要掌握一定的问诊技巧。如有无恶寒，可询问是否蜷缩而卧、喜人拥抱等表现；是否有里急后重，可通过询问是否有临厕欲解不遂；有无便前腹痛，可询问有无便前哭闹、便后哭止的表现。尽量使用小儿熟悉的语言，态度和蔼，争取小儿与家长的配合，反复多次地询问小儿病情等。

二、小儿体格检查

体格检查是临床医师的基本诊断技术，儿科体格检查较成人困难。为了获得准确的体格检查资料，儿科医师在检查时应当注意以下几点。

1. 注意与小儿建立良好的关系，态度要和蔼，消除小儿的恐惧感。冬天要将手温暖后再触摸小儿。要顾及年长儿的害羞心理和自尊心。对无法配合查体的小儿，可待其入睡后再检查。

2. 检查时的体位不必强求，婴幼儿可在家长的怀抱中进行，以能使其安静为原则；检查顺序可灵活掌握，一般可先检查呼吸频率、心肺听诊和腹部触诊等；口腔、咽部、眼等易引起小儿反感的部位及主诉疼痛的部位应放在最后检查。

3. 检查者宜勤洗手，听诊器等检查用具要经常消毒，以防交叉感染。

4. 对病情危重的小儿，宜边抢救、边检查，或先检查生命体征和与疾病有关的部位，待病情稳定后再进行全面的体格检查。

三、中医及西医相关检查

（一）望诊

小儿处在生长发育时期，肌肤薄嫩，反应灵敏，一旦患病，内在的病理变化必然比成人更明显地反映在体表，使神色形态等发生异常变化，而望诊不受各种条件的限制，反映的病情较为客观。因此，望诊在儿科疾病的诊断上显得尤为重要，历代儿科医家都把望诊列为四诊之首。

儿科望诊主要包括望神色、望形态、审苗窍、察指纹、辨斑疹、察二便共 6 个方面的内容。

1. 望神色　望神色即观察小儿的精神状态和面部气色。这是儿科临床上整体望诊的重要内容。五脏六腑之气，皆上应于面，而面部又是十二经络汇聚之所，故察面部神色，可了解脏腑气血的病变。

神有广义和狭义之分。广义的神是指人体生命活动总的外在表现，即人的生机和动态；狭义的神是指人的精神意识和思维活动。《灵枢·平人绝谷》曰："神者，水谷之精气也。"即神以阴精为物质基础，故又称"精神"。望神可以判断精气的盈亏，从而得知脏腑的功能状态、病情的轻重及预后。望神应主要从目光的变化、意识是否清楚、反应是否敏捷、躯体动作是否灵活协调等方面去判断患儿有神、失神等不同情况。目光炯炯、意识清楚、反应敏捷、躯体动作灵活协调为有神，反之则为失神。

望色主要是望面部皮肤的颜色和光泽。皮肤颜色分为红、白、黄、青、黑五种，简称五色。皮肤的光泽是指皮肤的荣润和枯槁。色泽的异常变化，是人体的病理反映，不同的病色反映着不同性质和不同部位的病证。正常小儿的面色，不论肤色如何，均应红润有光泽，略带黄色，或虽肤色较白，但白里透红，是气血调和、无病的表现。新生儿面色嫩红，也为正常肤色。若病邪侵入人体而发生了疾病，小儿的面色就会随疾病性质的不同而发生相应的变化。

（1）五色主病 又称五色诊，即按照面色红、白、黄、青、黑五种不同颜色表现来诊察疾病。五色主病与成人基本相同，但青主惊为儿科的特点。

1）面呈红色，多主热证：面红目赤，咽部红肿者，多为外感风热；面红，伴高热，口渴引饮，汗多尿赤者，多为里热炽盛；午后颧红，伴潮热盗汗者，多为阴虚内热；夜间面颊潮红，伴腹胀者，多为食积郁热；重病患儿两颧艳红如妆，伴肢厥，冷汗淋漓者，多为虚阳上越的危重征象。

2）面呈白色，多主寒证、虚证：外感初起小儿面色苍白，无汗者，多为风寒外束；突然出现面色苍白，伴四肢厥冷，汗出淋漓者，多为阳气暴脱；面色淡白，面容消瘦者，多为营血亏虚；面白而虚浮者，多为阳虚水泛；面白而晦滞，伴有出血者，多为气虚血脱。

3）面呈黄色，多主脾虚证或有湿浊：小儿面色萎黄，伴形体消瘦，纳呆腹胀者，多为脾胃气虚；面黄无华，兼有面部虫斑者，或兼有脐周疼痛，夜间磨牙者，多为虫积；面目身黄者，则为黄疸。若黄色鲜明如橘色者，多为湿热熏蒸的阳黄；黄色晦暗如烟熏者，多为寒湿内阻的阴黄；面呈枯黄色者，多为气血枯竭。新生儿在出生不久出现面目黄染，为胎黄，有生理性和病理性之区别。

4）面呈青色，主寒证、痛证、瘀证及惊痫：小儿面色时青时白，愁眉苦脸者，多为里寒腹痛；面唇青紫，伴呼吸气促者，多为肺气闭郁，气滞血瘀；面色青而晦暗，以鼻梁、两眉间及口唇四周尤为明显者，多为惊风之先兆，或癫痫发作之时。但凡小儿面呈青色，病情一般较重，应注意多加观察。

5）面呈黑色，主肾虚、寒证、痛证、瘀证、水饮：面色灰黑晦暗者，多为肾气虚衰；小儿面色青黑，伴四肢厥冷者，多为阴寒内盛；面色黑而晦暗，兼有腹痛、呕吐者，多为药物或食物中毒；面色黧黑，肌肤甲错者，多为血瘀日久所致；两颊暗黑者，多为肾虚水浊之气上泛。若小儿肤色红黑润泽，身体强健，为先天肾气充足之象。

（2）五部配五脏 根据小儿面部不同部位出现的各种色泽变化，结合所属脏腑来推断病变的部位与性质、病情，就是五部配五脏的望诊方法。五部指左腮、右腮、额上、鼻部、颏部。小儿五部与五脏的关系及主病，最早见于《小儿药证直诀·面上证》曰："左腮为肝，右腮为肺，额上为心，鼻为脾，颏部为肾。"古代儿科医家对于五部配五脏的论述，一方面出自五行理论，另一方面也是临床观察、经验积累的结果。五色在面部不同部位的出现，可结合五脏所配，为诊查不同病证提供参考。

2. 望形态 形，指形体；态，指动静姿态和特殊体位。望形态包括望全身形态和局部形态两个方面。小儿某些局部形体和姿态与成人不同，必须在排除先天畸形及不良习惯后，方可定为病态。

望全身形态，即了解患儿全身的一般状态，包括发育、营养等。若小儿全身形态正常，则表现出发育正常、筋骨坚强、肌肉丰满、肤润发泽、姿态活泼，反之则为异常病态。小儿的动静姿态和特殊体位，是小儿健康状况的外在表现。不同的疾病，往往会出现不同的动静姿态和体位。一般来说，"阳主动，阴主静"。凡喜伏卧者，多为内伤饮食；喜蜷卧者，多为内寒盛，或腹痛；仰卧少动，两目无神者，多为重病、久病，体质极虚；端坐呼吸，喉中痰鸣者，多为痰涎壅盛；两目上翻，牙关紧闭，颈项强直，四肢抽搐，角弓反张者，多为肝风内动；翻滚不安，呼叫哭吵，烦闹不安，两手捧腹，起卧颠倒者，多为肠盘气痛、腹痛；一侧或两侧肢体细软无力，活动障碍者，多为气血两虚，肌肉筋脉失养；头摇不能自主者，多为肝风内动的先兆。

望局部形态包括望颅囟、头、项、躯体、四肢、肌肤、毛发、指（趾）甲等部位。注意观察头颅的大小和有无畸形，以及囟门的大小、闭合的早迟和有无凸凹等情况；观察颈项的软、硬、斜、正及活动是否正常，颈部脉络是否显现等；观察胸背、腹（包括脐）、腰各部的外形，以及皮肤状态、肌肉发育等情况，并注意呼吸时患儿胸、腹形态的变化；观察皮肤、肌肉情况，以及四肢的外形和活动情况；观察肌肤的色泽、状态、有无皮疹等，同时结合不同部位肌肤的情况来判别不同的临床意义；观察毛发的色泽及分布的稀密；观察指（趾）甲的外形和色泽等。如头方发稀，囟门宽大、当闭不闭，可见于五迟、佝偻病；头颅增大，前囟宽大，头缝开解，目睛下垂，可见于解颅；前囟及眼窝凹陷，皮肤干燥，可见于婴幼儿泄泻阴伤液脱；胸骨高耸，形如鸡胸，可见于佝偻病、哮喘；肌肉松弛，皮色萎黄，多见于厌食、泄泻脾虚、反复呼吸道感染；腹部膨大，肢体瘦弱，头发稀黄，额上青筋显现，多见于疳积；毛发枯黄，或发竖稀疏，或容易脱落，则为气血虚亏的表现。

3. 审苗窍 苗窍是指目、耳、鼻、口、舌及前后二阴。因舌为心之苗，肝开窍于目，肺开窍于鼻，脾开窍于口，肾开窍于耳及二阴，故苗窍为五脏的外候。审苗窍可得知对应脏腑的病变。正如《幼科铁镜》曰："故小儿病于内必形于外，外者内之著也。望形审窍，自知其病。"

（1）察目 注意眼窝有无凹陷，眼睑有无浮肿、下垂、红肿或瘀黑，结膜是否充血、是否有分泌物、有无干燥征，巩膜有无黄染，角膜有无溃疡及浑浊，检查瞳孔大小、形状和对光反射。黑睛等圆，目珠灵活，目光有神，开阖自如，是肝肾气血充沛之象。目神及瞳仁形态改变是危急重症的重要指征之一，如瞳仁缩小或不等或散大，对光无反应，常属病情危殆。白睛黄染多为黄疸、胎黄。睥轮（睑结膜）色淡与血虚有关。目窠肿多为水肿；目眶凹陷，啼哭无泪，是阴津大伤；目赤肿痛，是风热上攻；目赤畏光，泪水汪汪，须防麻疹；眼睑开阖无力，是元气虚惫；寐时眼睑张开而不能完全闭合，是脾虚气弱之露睛；上眼睑下垂不能提起，是气血亏虚之睑废；两目呆滞，转动迟钝，是肾精不足，或为惊风之先兆；两目直视，睛瞪不活，是肝风内动。

（2）察耳 注意外耳形状，外耳道有无分泌物，提耳时是否疼痛，必要时行耳镜检查鼓膜。耳壳丰厚，颜色红润，是先天肾气充沛的表现；耳壳薄软，耳舟不清，是先天肾气未充的证候；耳内疼痛流脓，为肝胆火盛之证；耳背脉络隐现耳尖发凉，伴身热多泪，目红畏光，可为麻疹先兆；以耳垂为中心的腮部漫肿疼痛，是痄腮之表现。

（3）察鼻 注意鼻翼有无扇动、鼻腔分泌物及通气情况。鼻塞流清涕，为风寒外感；鼻塞流黄浊涕，为风热客肺；长期鼻流浊涕，气味腥臭，多为肺经郁热之鼻渊；晨起或冒风则鼻流清涕、打喷嚏连作，为风痰蕴肺之鼻衄；鼻孔干燥，为肺经燥热伤阴；鼻衄鲜红，为肺热迫血妄行；鼻翼扇动，伴气急喘促，为肺气郁闭；频繁揪鼻，伴眨眼、咧嘴等症，为肝经风甚。乳婴儿鼻塞不乳，若无其他症状，多为风束肺窍。

（4）察口　注意口唇有无苍白、发绀、干燥、糜烂，黏膜、牙龈有无充血、溃疡，有无麻疹黏膜斑、白膜，腮腺管开口处有无红肿及分泌物，口腔内有无异常气味。牙齿的数目和排列，有无龋齿。咽部有无充血、溃疡、疱疹；咽后壁有无脓肿；扁桃体是否肿大，有无充血、分泌物和伪膜。如唇色淡白，为气血不足；唇色淡青，为风寒束表；唇色红赤，为外感热证或脾胃积热；唇色红紫，为瘀热互结；唇色樱红，为暴泻伤阴。面颊潮红，唯口唇周围苍白，是丹痧征象；环口发青，为惊风先兆；唇部肿胀痒疼，日久破裂流水或脱屑蜕皮，或时时用舌舔唇者，称为唇风，多因脾经阴虚伏热生风，或脾胃湿热上蒸所致。

口腔黏膜色淡白，为虚为寒；色红，为实为热。口腔黏膜破溃糜烂，为心脾积热或风热乘脾之口疮；口内白屑成片，状如凝乳，为鹅口疮。两颊黏膜有针头大小的白色小点，周围红晕，为麻疹黏膜斑。上下白齿间腮腺管口红肿如粟粒，按摩肿胀腮部无脓水流出者，为痄腮；有脓水流出者，为发颐。

齿为骨之余，龈为胃之络。牙齿萌出延迟，为肾气不足；齿衄龈痛，为胃火上炎；牙龈红肿，为胃热熏蒸。新生儿牙龈上有白色斑点斑块，称为马牙，不属病态。

咽喉为肺胃之门户。咽红，恶风发热，为外感风热之象；咽红，乳蛾肿痛，为外感风热或肺胃之火上炎；乳蛾溢脓，是热壅肉腐；乳蛾大而不红，是为肥大，多为瘀热未尽，或脾虚痰阻。咽痛微红，有灰白色伪膜附着而不易拭去、强拭创面出血者，为白喉之症；咽部红赤甚或腐烂，软腭处可见点状红疹或出血点，称为黏膜内疹，常见于丹痧；咽弓处见疱疹，常见于疱疹性咽峡炎、手足口病。

（5）察舌　包括观察舌体、舌质和舌苔三个方面。正常小儿舌体柔软、淡红润泽、伸缩自如，舌面有干湿适中的薄苔。小儿舌质较成人红嫩。初生儿舌红无苔和哺乳婴儿的乳白苔，均属正常舌象。观察舌体、舌质、舌苔三方面的变化，综合分析，能给临证辨病和辨证提供重要的依据。注意必须在小儿伸舌姿势正确的情况下方能进行观察，此时能反映舌象的本质。

舌体：舌体胖嫩，舌边齿痕显著，多为脾肾气虚，或有水饮痰湿内停；舌体胖大，色泽青紫，可见于气血瘀滞；舌体强硬，多为热盛伤津；急性热病中出现舌体短缩，舌干绛，为热甚津伤，经络失养；舌体胖大，板硬麻木，转动不灵，甚则肿塞满口，称为木舌，由心脾积热，火热循经上行所致；舌下红肿突起，形如小舌，称为重舌，由心脾火炽，上冲舌本所致；舌体转动伸缩不灵，不能完全伸出唇外，张口时舌尖不能抵达上腭，称为连舌，由舌系带过短、牵连舌尖所致；舌吐唇外，掉弄如蛇，称为弄舌，多为大病之后，心气不足或惊风之先兆；舌吐唇外，缓缓收回，称为吐舌，常由心经有热所致，吐舌不收，心气将绝；若舌常吐于口外，伴见眼距增宽，表情愚钝者，为智力低下之表现。

舌质：正常舌质淡红。舌质淡白为气血虚弱，兼唇白者多为血虚。舌质红绛在杂病中多为阴虚火旺，在温病中提示邪热入营入血；舌质紫暗或紫红，多为气血瘀滞；舌起粗大红刺，状如草莓者，常见于猩红热、皮肤黏膜淋巴结综合征。

舌苔：苔薄白为正常或寒证；苔黄为热证；苔白腻为寒湿内滞或有寒痰食积；苔黄腻为湿热内蕴，或乳食积滞化热。舌苔花剥，边缘清楚，状如地图，时消时现，经久不愈，称为地图舌（花剥苔），多为胃之气阴不足所致；热性病见剥苔，多为阴伤津亏。若舌苔厚腻垢浊不化，称为霉酱苔，伴便秘腹胀者，为宿食内积，中焦气机阻滞。临床上尚有染苔现象，当出现异常苔色时，还要注意是否系染苔所致，应询问是否吃过某种颜色的食物或药品，如吃橄榄、乌梅、铁剂等可使苔色染黑，服青黛可使苔色染青，喝牛奶、豆浆可使苔色染白，吃橘子和蛋黄，服中药汤剂可使苔色染黄，吃有色糖果或药物也可染成相应颜色，染苔颜色比较鲜艳而浮浅不均，与因疾病造成的舌苔变化不同，要注意鉴别。

（6）前后二阴　注意有无畸形。女孩注意阴道有无分泌物，男孩注意有无包皮过长、阴囊鞘膜积液及腹股沟疝等。察二阴，男孩阴囊不紧不松，稍有色素沉着，是肾气充沛的表现；若阴囊松弛，多为体虚或发热；阴囊中睾丸肿大透亮不红，为水疝；阴囊中有物下坠，时大时小，上下可移，为小肠下坠之狐疝；阴囊水肿，常见于阳虚阴水。女孩前阴部潮红灼热，常见于湿热下注，亦需注意是否有蛲虫病。

婴儿肛门周围潮湿，肤红发疹，多由尿布浸渍所致，称为红臀。肛口弛而不张，为元气不足；肛门脱出肛外，为中气下陷之脱肛；肛门开裂出血，多因燥热便秘，热迫大肠。夜间肛门瘙痒，常为蛲虫病。

4. 察指纹　观察指纹是儿科的特殊诊法，适用于 3 岁以下小儿。指纹是从虎口沿食指内侧（桡侧）所显现的脉络（浅表静脉）；以食指三指节横纹分风、气、命三关，食指根（连掌）的第一指节为风关，第二指节为气关，第三指节为命关。观察指纹的方法：先令家长抱患儿于光线充足处。若先诊患儿右手，医师以对侧即左手的拇指、食指握住患儿右手的食指尖，将患儿右手的中指、无名指、小指贴近医师左手的掌心，然后用医师右手的拇指桡侧，从命关到风关，用力适中反复推按。正常小儿的指纹隐约可见，色泽淡紫，纹形伸直，不超过风关。临床根据指纹的浮沉、色泽、推之是否流畅及指纹到达的部位来辨证，并以"浮沉分表里、红紫辨寒热、淡滞定虚实、三关测轻重"作为辨证纲领。

浮沉分表里，浮，为指纹显露；沉，为指纹深隐。以指纹显隐来分辨疾病的表里。红紫辨寒热，红色，即指纹显红色，主寒证；紫色，指纹显紫色，主热证。淡滞定虚实，淡，为推之流畅，主虚证；滞，为推之不流畅，复盈缓慢，主实证。三关测轻重，根据指纹所显现的部位判别疾病的轻重，达风关者病轻，达气关者稍重，达命关者病重。若"透关射甲"，指纹穿过了风、气、命三关达到指甲的部位，则病情危笃。指纹诊法在临床有一定的诊断意义。

5. 辨斑疹　斑和疹是全身性疾患反映于体表的征象，在儿科较为常见。辨斑疹不仅有助于对疾病的诊断及鉴别诊断，同时对判断病情的轻重、顺逆也有重要的意义。斑为出血性皮疹，一般不高出皮肤，按之不退色，其色泽鲜红者，多为热毒炽盛，常见于温热病。斑色紫暗，面白肢冷，多为气不摄血、血溢脉外。疹为充血性皮疹，高出皮面，扪之碍手，按之退色。不同疾病的皮疹可在分布部位、出没时间及出没顺序规律等方面有不同特点。儿科常见的出疹性疾病有麻疹、风疹、猩红热、荨麻疹等。如疹形细小状如麻粒，潮热 3～4 天出疹，口腔颊黏膜出现麻疹黏膜斑者为麻疹；皮疹细小，呈浅红色，身热不甚，常见于风疹；肤红如锦，绸布疹点，伴有发热，舌绛如草莓，常见于猩红热；斑疹、丘疹、疱疹、结痂并见，疱疹内有水液，常见于水痘；疱疹于手掌、足跖、咽部并见，常见于手足口病；斑丘疹大小不一，如云出没，瘙痒难忍，常见于荨麻疹。

6. 察二便 主要观察二便的次数、量、颜色、气味、形态等。婴儿时期因喂养方式不同，正常粪便的特点不一。如新生儿生后 1～2 天首次大便，呈黏稠糊状、墨绿色、无臭气；母乳喂养的婴儿大便次数为每日 2～4 次，颜色金黄，粪质如糊状，便中可有少许不消化的乳凝块，有酸臭味；牛乳或羊乳喂养儿的粪便偏干，粪色淡黄，便中可有不消化的乳凝块，有腐臭味等。当小儿饮食过渡到与成人接近时，大便亦与成人相似。了解婴幼儿正常粪便的特点，是儿科临床判断异常粪便的基础。如大便性状变稀，次数、数量、容积增加，多为泄泻；大便赤白黏胨，常见于痢疾；大便呈果酱样，伴阵阵哭闹，多为肠套叠；大便稀薄，夹有白色凝块，多为内伤乳食；大便色泽灰白不黄，多为胆道阻滞；大便不下，伴呕吐、腹痛等症，多为肠梗阻。

观察小便的次数（包括昼夜）、数量、色泽、清浊、是否带血等，既可作为尿血、淋证、尿频、黄疸、水肿等的重要指标，亦可作为寒热虚实辨证的依据。如小便清澈量多，多为寒；小便色黄量少，为热；尿色深黄，多为湿热内蕴；黄褐如浓茶，多为湿热黄疸。尿色鲜红或暗红，或镜检红细胞增多，为尿血。大体鲜红色，为血热妄行；淡红色，为气不摄血；红褐色，为瘀热内结；暗红色，为阴虚内热。

（二）闻诊

闻诊包括听声音和嗅气味两个方面。

1. 听声音

（1）**啼哭声** 包括听小儿啼哭声、呼吸声、咳嗽声、语言声等。声音与五脏有密切的关系。闻声音也可以帮助诊察小儿脏腑的病变。《素问·阴阳应象大论》云："五脏不和则五声不顺"。又云："闻声音而知所苦。"儿科听声音的基本内容与成人一致，而以闻啼哭声和呼吸声最为重要。

啼哭是小儿的语言，刚出母体时的啼哭，引发肺脏舒张收缩而开始呼吸，若是初生不啼，需要立即抢救。由于饥饿思食、尿布浸湿、包扎过紧等护理不当，小儿常以啼哭表示不适，故小儿啼哭并非一定有病。小儿啼哭有泪，声音洪亮，属正常。但若啼哭声尖锐，忽然惊啼，哭声嘶哑，大哭大叫不止，或常啼无力，声慢而呻吟者，当详察原因。因饥饿引起的啼哭多绵长无力，口为吮乳之状，哺乳后啼哭即止；因其他不适引起的非病态性啼哭，在仔细观察、解除其不适后，如饮水或更换潮湿尿布或衣着后，抱着亲昵走动，顺其心意，啼哭可停止。因疾病痛苦引起的啼哭常见如下表现：头痛引起者，哭声尖厉，急促刺耳；腹痛引起者，哭声尖锐，忽缓忽急，时作时止；肠套叠引起者，啼哭声尖锐阵作，伴呕吐及果酱样或血样大便；哭声嘶哑与语声嘶哑、咳声嘶哑如犬吠，常见于小儿喉炎；夜卧啼哭，睡眠不安，白天如常者，为夜啼。

（2）呼吸声　正常小儿的呼吸均匀调和。乳儿呼吸稍促，用口呼吸，常因鼻塞肺窍不利所致；呼吸气粗有力，多为肺蕴痰热，外感实证；呼吸喘促，喉间哮鸣者，伴痰壅气道，气道挛急，为哮喘；呼吸急迫，甚则鼻扇，咳嗽频作者，为肺气闭郁；呼吸窘迫，面青不咳或呛咳不已者，为异物堵塞气道；呼吸微弱及吸气如哭泣样者，为肺气欲绝之状。

（3）咳嗽声　咳嗽是肺系疾病的主症之一，可从咳嗽的久短、深浅、松紧，咳声的轻扬重浊，咳嗽的姿势和时间，以及其他兼症来加以辨识。咳痰的识辨，应注意分辨痰的色、量、质的变化，以及咳出的易否、味感等，来鉴别病证的寒热虚实性质。就病程而言，咳嗽病程短、急，多属实证、表证，如外感六淫、饮食停滞、肝火犯肺等致肺气宣肃失司；咳嗽急起而咳久者，多属虚证、里证，如肺脾肾虚弱、痰湿阻滞等致肺失宣降，则咳嗽缠绵。就咳之深浅而言，咳声浅者，多初起邪在卫，致肺失宣降，多兼肺卫表证；咳声深者，则多病在肺，致肺气郁闭，多伴抬肩作咳。就咳之声音而言，咳嗽频急，声音重浊，多为外感风寒或痰湿咳嗽，多系外邪或痰浊停聚于肺，肺失宣降；咳嗽频，声音清亮，多为外感风热或痰热咳嗽，多因热邪犯肺。就咳之时间而言，晨起咳嗽，阵阵加剧，或食生冷后咳嗽加重，多为痰湿咳嗽；午后或傍晚咳嗽，声音清轻短促，多为阴虚咳嗽；夜间睡卧咳嗽加重，声音喘促少气，多为虚寒咳嗽；夜间或清晨咳嗽，伴口臭、手足心热、苔腻或垢浊不化，多为食积咳嗽。如痰色白，属风寒或湿；痰色黄，属热。痰质清稀，属寒或湿；痰质黏稠，属热或燥；痰清稀多沫，属湿或脾、肾虚。痰中带血，属燥、热或阴虚；咳吐血痰，多为肺热或阴虚；痰血相兼，多为痰热瘀结之候。咳而少痰、不易咳出，多属燥热、阴虚；咳痰量多、白滑易于咳出，多属痰湿。有热腥味，为痰热；味甜淡，为痰湿；味咸，属肾虚。如干咳无痰或痰少黏稠、不易咳出，多为燥邪犯肺，或肺阴受损；咳声清高鼻塞声重，多为外感；咳嗽频频，痰稠难咳、不易咳出，喉中痰鸣，多为肺蕴痰热，或肺气郁闭。阵作痉咳，以夜咳为主，咳而呕吐，伴鸡鸣样回声，为顿咳。

（4）语言声　小儿语言以清晰响亮为佳。语声低弱，多为气虚的表现；呻吟不休，多为身体不适；突然语声嘶哑、呼吸不利，多为毒结咽喉；高声尖叫惊呼，多为剧痛、惊风；谵语妄言，声高有力，兼神识不清，多为热闭心包；语声謇涩，多为温病伤津，或痰湿蒙闭心包；喃喃自语，多为心气亏虚。

2. 嗅气味　气味包括患儿口中气味、二便气味、呕吐物及分泌物所发出的气味。很多疾病都可有一些特殊的气味，闻之可帮助诊断。

（1）口中气味　口气臭秽者，多属肺胃积热郁蒸，伤食积滞，浊气上蒸；口气血腥，多见于齿龈、肺胃出血；口气腐臭，兼咳吐脓痰带血，常为肺热肉腐，多属肺痈。

（2）大小便气味　大便气味酸腐，多因伤食；臭味不著，下利清谷，完谷不化，多为脾肾阳虚。小便气味臊臭属实热，多属湿热下注；小便清长如水，多属脾肾阳虚。

（3）呕吐物气味 吐物酸腐，多属食滞化热；吐物臭秽如粪，多属肠结气阻，秽粪上逆。

（三）切诊

切诊包括脉诊和按诊两个方面。

1. 脉诊 小儿脉诊与成人脉诊不同，3 岁以下小儿由于其手臂短，难分三部，加之诊病时小儿多有哭闹，影响脉象的真实性，故一般以察指纹诊法代替切脉。3 岁以上小儿用"一指定三关"的方法诊脉，也称为"寸口一指脉"，即一般以一指正按定关脉，向前辗定寸脉，向后辗定尺脉。正常小儿脉象平和，较成人细软而快。小儿平脉次数，年龄越小，脉搏越快。小儿病脉一般不必细分 28 脉，而以浮、沉、迟、数、无力、有力六种基本脉象为纲，以辨疾病的表里、寒热、虚实。对脉诊的临床意义要根据不同年龄的不同情况区别对待，当"脉证不符"时，可"舍脉从证"。

2. 按诊 按诊亦称触诊，是用手按压或触摸颅囟、颈腋、四肢、皮肤、胸腹等，以察其冷、热、软、硬、突、陷、有无癥瘕痞块等情况，从而协助诊断病情。

（1）按头囟 按察小儿头囟的大小、凹凸和闭合的情况，以及头颅的坚硬程度等。囟门隆凸，按之紧张，为囟填，多为风火痰热上攻，肝火上亢，热盛生风；囟门凹陷，为囟陷，常因阴津大伤，若兼头颅骨软者，多为气阴虚损，精亏骨弱；颅骨按之不坚而有弹性感，常为佝偻病。

（2）按颈腋 正常小儿在颈项、腋下部位可触及少数绿豆大小之臖核，活动自如，不痛，不为病态。若臖核增大，按之疼痛，或肿大灼热，为痰热毒结；若仅见增大，按之不痛，质坚，相连成串，则为瘰疬。

（3）按胸腹 左侧前胸心尖冲动处称为"虚里"，是宗气会聚之所。若搏动太强，节律不匀，为宗气内虚外泄；若搏动过速，伴喘促，是宗气不继之证。胸骨高耸如鸡之胸、胸脊后凸如龟之背，是为骨疳；肋骨串珠亦为虚羸之证。按察腹部，右上腹胁肋下触及痞块，或按之疼痛，为肝大；左上腹胁肋下触及有痞块，为脾大，此为气滞血瘀之征。剑突下疼痛，多属胃脘痛；脐周按之痛，可触及团块、推之可散，多为虫证。大凡腹痛喜按，多为虚；腹痛拒按，多为实；腹部胀满，叩之如鼓，为气胀；叩之音浊，侧身则浊音移动，多有腹腔积液；右下腹按之疼痛，兼发热，右下肢拘急，多属肠痈。

（4）按四肢 高热时四肢厥冷，为热深厥甚；平时肢末不温，为阳气虚弱；手足心发热，多为积热内蕴，或阴虚内热。四肢肌肉结实者体壮，松弛软弱者脾气虚弱。

（5）按皮肤 肤冷汗，为阳气不足；肤热无汗，为热闭于内；肤热汗出，为热迫津泄；皮肤干燥失去弹性，为吐泻阴液大伤之证。肌肤肿胀，按之随手而起，属阳水水肿；肌肤肿胀，按之凹陷难起，属水肿。

第六节 小儿辨病辨证概要

辨病就是辨析疾病，以确立疾病的诊断为目的，是根据某种疾病变化的特点和规律，结合主要临床表现及辅助检查，将机体诊断为某一种疾病。辨病是中西医临床共有的诊疗特点。辨证就是在综合分析中医四诊资料的基础上，辨清疾病的病因、病机、病性、病位，判断邪正消长，观察疾病动态变化等，概括判断为某种性质的证。辨证论治是中医认识疾病和治疗疾病的基本原则，是中医学的基本特征之一。辨病与辨证相结合，就是在明确诊断某种疾病的同时，分析中医证候特点及演变规律，将两者有机结合，是指导中西医结合治疗的基础和关键环节。

一、辨病概要

1. 西医病名与中医病名　疾病是机体在一定的条件下，受病因损害作用后，因自稳调节紊乱而发生的异常生命活动过程。西医的病名，多取决于物理诊断和实验诊断。比如，支气管肺炎、病毒性心肌炎、急性肾小球肾炎等。西医的疾病大多从微观角度加以认识，而且大多有国内、国际通用的标准。而中医的病名，或以病因的性质而命名，或以突出的症状而命名，或从病机的所在而命名，如风温、水肿、血虚等。中医的一个病名可能涉及多个西医疾病，如中医小儿惊风可涉及高热惊厥、化脓性脑膜炎、病毒性脑炎等多个西医疾病。

2. 西医辨病与中医辨病　西医主要借助先进的现代化诊断技术辨识疾病，临床上可根据一些特殊检查的结果，对辨病的结论进一步加以验证和核实，这是西医辨病的优势。但辨病也是中医的基本特征之一。目前在临床实践中，大多将中医辨病和西医辨病相结合，即进行中医和西医疾病的双重诊断，以便能更全面地了解疾病的发生、发展和预后情况。辨病时需要掌握疾病诊断和鉴别诊断的依据，依据不充分不能排除诊断时，需进一步完善有关检查或进行必要的诊断性治疗以明确或排除诊断。

3. 先辨病，后辨证　辨病是确立临床治疗疾病总体方案的依据，在中医辨证前应先辨病。辨病可掌握疾病过程的本质和全局，有利于确定正确的治疗原则，再运用辨证思维，确立其当时的证候，然后根据"证候"来确定治则治法和处方遣药，使其后的辨证及选方用药更具针对性。此即通常所说的"以辨病为先，以辨证为主"的临床诊治思维。如儿科临床多种疾病可出现风热表证，若该证在感冒疾病中出现，则治疗以疏风清热解表为主；若在咳嗽中出现，则治疗以疏风清热止咳为主；若在紫癜中出现，则治疗以疏风散邪、清热凉血为主。因此，辨证前正确辨病十分重要。

二、辨证概要

中医儿科的辨证方法在临床实践中多采用八纲辨证、脏腑辨证等方法，对于儿科急性热病、传染病等疾病，多采用卫气营血辨证和三焦辨证等温病辨证方法。

1. 八纲辨证　各种疾病都具有错综复杂的病史、症状和体征。通过四诊收集的资料，再归纳、分析而概括为表、里、寒、热、虚、实、阴、阳8类证候，用以表示疾病的部位、性质及小儿体质强弱和病势的盛衰，这种分析疾病的方法就称为八纲辨证。表里是辨别疾病病位的纲领，寒热是辨别疾病性质的纲领，虚实是辨别人体正气强弱和病邪盛衰的纲领，而阴阳是辨别疾病性质的总纲领。八纲辨证的前列六纲，都可以分别归入阴阳，表、热、实证属于阳证范畴；里、寒、虚证属于阴证范畴。由于小儿生长发育快，新陈代谢旺盛，故患病后，病情发展变化均较迅速，传变也较复杂。因此，必须结合证候仔细辨别。

2. 脏腑辨证　脏腑辨证是按中医五脏六腑的生理功能和病理表现，来分析内脏病变的部位和性质。《素问·至真要大论》已建立了五脏辨证的基础，《金匮要略》创立了根据脏腑病机进行辨证的方法，《小儿药证直诀》则就儿科疾病五脏证治创立了系统的小儿脏腑辨证体系。中医脏腑的名称与西医的脏器名称相同，但它们的生理功能和病理变化方面的意义却不完全相同，甚至完全不同。如中医所指的肺，除指呼吸系统的功能外，对体液、血液循环和水盐代谢也有调节作用。肺与大肠通过经络联系，构成表里关系，肺气肃降则大肠功能正常；大肠功能不正常可影响肺气的肃降。因此，在儿科临床上，脏腑辨证是杂病辨证的基本方法，即使在外感病辨证中也时常应用，被认为是儿科辨证最为重要的辨证方法之一。

（1）肺（与大肠）病辨证　《小儿药证直诀·脉证治法》云："肺主喘。实则闷乱喘促，有饮水者，有不饮水者；虚则哽气，长出气。"肺位于胸中，上通喉咙，开窍于鼻，主气，司呼吸，主宣发肃降，外合皮毛，通调水道，朝百脉，与手阳明大肠经互为表里，对人体水道通调及百脉运行起着十分重要的作用。肺与大肠的病变，主要表现在呼吸功能活动障碍或减退、肺气宣肃不利、通调水道失职、大肠传导失司，以及卫外功能失职等方面，进而出现打喷嚏、鼻塞、流涕、咳嗽、喘促、哽气、长出气、气短、气粗、气紧、气急、痰嘶、哮鸣、鼻衄、面肿、便秘、泄泻、脱肛等症状。常见肺病证候有肺卫的腠理闭塞、表虚不固、营卫不和，气道的邪客气道、痰阻气道、气道挛急，肺的肺气郁闭、气阴亏虚等。凡见气及水调节失常的病变、外感疾病、咽喉鼻部疾病及部分肠道疾病，均可归入肺病证候。由于小儿肺娇尤甚，肺系病证多而且易于传变，致危重症多或缠绵难愈，同时由于小儿体属稚阴稚阳，故临床上小儿肺系病证表现为热证多、夹证多、兼证多、变证多等特点，以及比成人更易出现伤津、伤气、伤阳证候。

（2）脾（与胃）病辨证　《小儿药证直诀·脉证治法》云："脾主困。实则困睡，身热，饮水；虚则吐泻，生风。"脾与胃位于中焦，互为表里，为后天之本、气血生化之源，人体气机升降之枢纽，脾主运化，主统血，主肌肉及四肢，开窍于口，其华在唇。脾主运化，胃主受纳，小肠主受盛和化物；脾主升清，胃主降浊，小肠主泌别清浊；脾喜燥恶湿，胃喜润恶燥。脾胃二者经脉互相络属，共同完成水谷的受纳、腐熟、运化、输布、泌别、传导。脾胃肠病变，主要表现在燥湿不济、纳运失调、升降失司、泌别失常、传导失职等方面，出现厌食、恶心呕吐、嗳气、流涎、腹痛、泄泻、腹胀、水肿、痰涎壅盛、乳食积滞、便秘、便血、唇红、唇裂、唇肿、口疮、牙龈赤肿糜烂等症状。常见脾病证候有脾的运化失调、肝脾不和、脾胃湿热、脾气虚、脾血虚、脾阴虚、脾阳虚，胃的胃气上逆、食滞胃脘，肠的小肠实热、肠道湿热、肠热腑实、大肠津亏等。凡见食物受纳、消化和吸收障碍的病证，人体气机升降失常的病变，诸湿肿满、出血、气血不足诸证，以及肌肉、四肢、口唇的病变均可归属脾病证候。脾与胃在生理上，是纳运结合、升降相宜、燥湿相济，且小儿本身具有脾常不足，以及胃小且弱、容物不多的特点，脾胃病证多见，而且兼证多、夹证多。

（3）心（与小肠）病辨证　《小儿药证直诀·脉证治法》云："心主惊。实则叫哭发热，饮水而搐；虚则卧而悸动不安。"心为君主之官，属阳主火，具有推动血液在全身脉道中运行及主管人的精神意识、思维活动的功能，古人概括为"心主血脉""心藏神"两个主要方面。心的病变主要反映在心脏本身、血脉运行障碍及神志精神活动障碍等方面，出现心悸怔忡、心烦易惊、夜啼多汗、小便赤涩、口疮、吐舌、弄舌、爪甲青紫、神昏、谵语、多梦、惊惕、精神行为异常等症状。常见心病证候有心脉痹阻、心脉瘀阻、心脉失养、心气阴虚、心阳虚衰、心火上炎、痰火扰心、心神不振，还有心窍闭塞、心神失聪。凡见血脉运行异常的病变、神志异常的病变、舌部疾疾、小便的变化等，均可归属心病证候。小儿外感时邪后，邪易内陷心包而出现心经病证。心与小肠病辨证，以虚实为纲，虚在气、血、阴、阳，实在痰、火、瘀，亦多虚实夹杂，临证时需注意辨其兼夹证候。

（4）肝（与胆）病辨证　《小儿药证直诀·脉证治法》云："肝主风。实则目直，大叫，呵欠，项急，顿闷；虚则咬牙，多欠气，热则外生气，湿则内生气。"肝居于胁里，藏血，主疏泄，主筋，开窍于目，其华在爪，与胆相表里。肝的生理功能，古人将其概括为"肝主疏泄"与"肝藏血"两个主要方面，而且肝的特性为将军之官，其性刚强，主动、主升。肝胆病变，主要表现在疏泄功能失常、肝不藏血、筋脉失养、内风扰动等方面，出现动风抽搐、黄疸、口苦吞酸、头晕目眩、目赤、直视、窜视、强直、角弓反张、口眼㖞斜、急躁易怒、胁痛、肢体痿痹等症状。常见肝病证候有热极生风、肝亢生风、阴虚风动、阳虚生风、肝胆湿热、肝胆实热、肝火上炎、肝虚等。凡见风气内动、头目筋脉的病变及气滞、肝郁等情志失常的病变等，均可归属肝病证候。小儿肝常有余，肝的病变具有肝阳易亢、肝阴易亏、肝风易动的倾向，肝病的证候有虚、实、本虚标实之分。

（5）肾（与膀胱）病辨证　《小儿药证直诀·脉证治法》云："肾主虚，无实也。惟疮疹，肾实则变黑陷。"肾为先天之本，水火之脏，元阴元阳寓于其中，主藏精、生髓、主骨、主水、纳气，开窍于耳及前后二阴，其华在发，与膀胱相表里，对小儿生长发育、水液代谢等均起着关键的作用。肾与膀胱病变，主要表现在藏精、纳气、蒸化、开阖失职等功能失常，致使水液潴留、生长发育障碍、脏腑失于濡养温煦等，出现解颅、鸡胸、龟背、水肿、遗尿、小便短少、久喘、生长障碍、发育迟缓等症状。常见肾病证候有肾虚、膀胱湿热等。凡见生长发育、生殖功能、水液潴留、大小便异常等病变，均可归属肾病证候。小儿肾病证候以虚为主，亦有虚实夹杂者，膀胱病变则以实证为主。

这些临床常用的辨证方法都有各自不同的特点和内容，但在临床上又相互联系、相互补充，在具体应用时不可将抽象的原则看作是一成不变的，在实践中不能生搬硬套，必须注意变通和细化、灵活应用。

3. 三焦辨证和卫气营血辨证　温病，即热性病，大多属于感染性疾病的范围，以发病急、进展快、变化多为特点。这类疾病的辨证施治，根据病情发展的规律，多运用三焦辨证和卫气营血辨证进行辨证论治。三焦辨证是以三焦所属部位，将外感温热病的病理变化归纳为上、中、下三焦证候，以区分病程阶段、识别病情传变、明确病变部位、归纳证候类型、分析病机特点、确立治疗原则并推测预后转归的辨证方法；卫气营血辨证是根据外感温病由浅入深或由轻而重的病理过程，分为卫分、气分、营分、血分4个阶段，说明病位深浅、病情轻重和传变规律的辨证方法。这两种辨证方法在温病辨证中相辅相成。

4. 六经辨证　六经辨证是《伤寒论》用于辨别外感疾病发展过程中所出现的各种证候群的分类方法，通过综合分析，归纳其病变部位、寒热趋向、邪正盛衰，而区分为太阳、阳明、少阳、太阴、少阴、厥阴六经病，是对于外感疾病结合经络、脏腑、八纲等各种理论的一种综合性辨证方法。由于小儿脏腑娇嫩，形气未充，故发病容易，传变迅速，易见"合病""并病""传经"等复杂情况。又由于小儿不会语言或表达不准确，所以年龄越小，运用六经辨证的机会就越少。

5. 病因辨证　病因辨证是对四诊收集的资料，进行综合分析、判断，以确定疾病病因的辨证方法。巢元方《诸病源候论·小儿杂病诸候》中有关儿科疾病的论述达255条，特别是陈言《三因极一病证方论》的问世，对儿科病因辨证的发展影响较大，张景岳在《景岳全书·小儿则》说："盖小儿之病，非外感风寒，则内伤饮食，以至惊风吐泻，及寒热疳痫之类，不过数种。"明清时期由于麻疹、天花等时行疾病的流行，医家十分重视病因辨证。现代儿科临床医师在病因辨证的基础上，又常结合合理化检查方法探究疾病的起因。病因是导致疾病发生的原因，病因辨证除外感六淫、疫疠之邪、内伤饮食、七情所伤外，内生性病理产物、脏气不平亦是儿科常见的致病因素。此外，哮喘、癫痫、阴水、抽动障碍、紫癜、反复呼吸道感染等一些内伤病证辨证过程中也要注意辨识诱发疾病的原因，去除诱因对此类疾病的防治亦具有重要的意义。

病因辨证是辨别疾病当前证候的原因，中医历来就有"辨证求因""审证求因"之论，这是其独特的病因说。不同的病因致病往往各有其不同的起病、发展变化、转归预后的规律。病因往往决定疾病的性质，也直接关系治疗方法的确定。病因辨证在儿科中应用广泛。

三、辨病与辨证相结合

近年来，随着科技的进步，中医儿科学术界在坚持中医辨证论治的同时，对辨病和辨证进行了重新审视，从不同程度上提高了临床辨证的准确性及用药的针对性。辨病与辨证相结合论治的表现形式如下。

1. 中医辨病与辨证相结合　病与证是中医基础理论中两个基本的概念，辨病与辨证均为中医的重要组成部分。辨病有助于提高辨证的准确性，重点在全过程；辨证又有助于辨病的具体化，重点在阶段性，故辨病与辨证可以相互补充。只有通过辨病认识疾病的整体特征，才能逐步分析了解疾病在某个阶段的特性。

辨证论治和辨病论治没有层次上的高低之分，它们各有优势，也各有局限。辨病论治对疾病本质的特殊性具有全面深刻的认识，而辨证论治对疾病发展过程中病理层次的认识却比辨病论治要更深刻，从而在针对疾病每一个发展阶段的具体治疗上，更能抓住主要矛盾。如泄泻患儿，只有先确定他患的是泄泻，然后根据他的临床症状，再辨出是风寒泻还是湿热泻，在此基础上立法处方，才能获取疗效。由此可见，中医临证时既要辨证，亦要辨病。

2. 西医辨病与中医辨证相结合　中医和西医是在不同历史条件和文化背景下形成和发展起来的两种医学理论体系，随着中西医结合研究工作的不断深入，取中西医在理论和方法之所长，优势互补，有机结合，达到源于中西医又高于中西医的境界，是医学发展的自然趋势，成为一种常用的临床模式。

疾病的发生与发展都具有阶段性，不同的阶段各有其主要的矛盾，针对不同的矛盾，应该采取不同的方法解决。故辨病与辨证必须根据具体情况加以运用，立足中医，结合西医，辨证不忘辨病，辨病不离辨证，切实做到病、证、治相统一，只有这样，才能促进临床医学的发展，提高中西医临床研究的质量和水平。医学的发展既需要向微观深入，也需要向宏观扩展。儿科领域的中西医结合，不仅是传统与现代的结合，也是宏观辨证与微观辨病的互补和统一，是两种优势的兼容，随着中医与西医的相互交流，儿科临床的辨病与辨证结合也将取得更加丰硕的成果。

第七节　小儿治疗概要

治法，是在辨清证候，审明病机之后，有针对性地采取的治疗法则。中医治法的内容，可归纳为四个层次：第一层次是治疗一切疾病时必须遵循的法则，如扶正祛邪、调整阴阳、三因制宜等；第二层次是具有一定概括性的、针对某一类共性病机所确立的治法，称为治疗大法，如汗、吐、下、和、清、温、消、补等法；第三层次是针对具体证候所确定的治疗方法，如辛温解表、健脾利湿、益气养阴等法；第四层次是针对病证所确立的具体技术、方式与途径，即治疗措施，如中药内服或外用、针灸、推拿等。儿科疾病的治法基本与成人一致，但由于小儿处于不断的生长发育过程中，其生理、病理、病因、证候学特点与成人有异，故在治疗方法、剂量、给药途径上也有其特点，临证应灵活选用。

一、治疗原则

（一）药物治疗原则

1. 发挥中西医优势，取长补短　在儿科疾病的防治中，中药、西药各有所长，中西医结合，优势互补，更利于患儿的治疗与康复。如小儿急惊风是常见的急重症，在神昏、抽搐发作时，中医采用针刺人中、合谷、十宣等穴位以醒神开窍，口服安宫牛黄丸清热开窍，豁痰息风；西医应用镇静药物静脉注射或灌肠给药以抗惊厥。中西医结合进行急救，其疗效优于单用中医或单用西医。又如，治疗小儿免疫性血小板减少症，在应用免疫抑制剂的同时，采用补益气血的中药，可减少药物的不良反应，提高疗效。

2. 治疗要及时、正确和审慎　小儿属于稚阴稚阳之体，脏腑娇嫩，形气未充，发病时有变化迅速、易虚易实、易寒易热的特点。因此必须及时诊断、正确治疗、用药适当、剂量准确，若是失治误治，极易造成轻病转重、重病转危。例如，小儿肺炎发病时，若治疗不及时或治疗不恰当，可转变为变证，合并心力衰竭、呼吸衰竭和感染性休克等危重症。因此，掌握有利治疗时机，及时采取有效的治疗措施十分重要。

3. 中病即止，顾护脾胃　一方面，小儿脏腑柔弱，对药物反应敏感，在疾病治疗过程中，应慎用大苦、大寒及峻下攻伐之品，以免损伤脾胃，故用药应中病即止。另一方面，小儿的生长发育、疾病的恢复均依赖后天脾胃气血之滋养。因此，在疾病后期，应注重调理脾胃，以利于疾病恢复。

4. 注重整体治疗，合理调护　随着医学模式的转变和儿童心理疾病的发病率日益增高，情志因素在小儿疾病中的重要作用日益显著。小儿心神怯弱，心理承受能力差，更应注重身、心两方面的治疗。在疾病治疗过程中，应给予更多的耐心和爱心，促进小儿身心健康的顺利发展。

（二）心理治疗原则

儿童患某些亚急性、慢性非感染性疾病时易出现心理、情绪障碍，如焦虑、退缩、抑郁和恐怖等。心理和情绪障碍既是疾病的后果，又可能是病情加重或是治疗效果不佳的原因之一。儿童的心理治疗或心理干预应该贯穿疾病的诊治过程中。心理因素在儿科疾病的治疗、康复中的作用越来越重要，要求儿科工作者在疾病的治疗中应重视各种心理因素。常用的心理治疗方法包括支持疗法、行为疗法、疏泄疗法等，对初次治疗者要细心了解、观察，不强求小儿改变其行为以适合治疗者的意愿，要尊重小儿有自我改善的潜在能力，以暗示和循循善诱帮助儿童疏泄其内心郁积的压抑，激发其情绪释放，以减轻其心理和精神障碍的程度，促进原发病和心理障碍的康复。

二、用药特点

（一）慎重选择药物

选择用药的主要依据是小儿年龄、病种和病情，同时要考虑小儿对药物的特殊反应、药物在体内的代谢过程及对生长发育的远期影响。无论是中药，还是西药，都应慎重选择。几种药物合并使用时，应注意在体内的相互作用而产生的毒副作用和药效削弱等问题。

1. 抗生素　小儿容易患感染性疾病，故常用抗生素等抗感染药物。但是，它同时也带来了很多严重的不良后果，如细菌耐药性、菌群失调而引起的二重感染、毒性反应和过敏反应等。目前常用的抗生素均有不同程度的不良反应，滥用抗生素造成的耐药性疾病也应日益引起重视。因此，必须强调合理使用抗生素。

2. 镇静药　小儿在高热、过度兴奋、烦躁不安、抽搐及频繁呕吐等情况下可适当选用镇静药，使小儿得到休息，利于病情恢复。常用的药物有苯巴比妥、氯丙嗪、地西泮等。但要注意其对呼吸有一定抑制作用，应谨慎使用。

3. 肾上腺皮质激素　糖皮质激素类药物有抗感染、抗过敏、抗休克及免疫抑制等作用，广泛应用于结缔组织疾病、过敏性疾病、自身免疫性疾病及感染性疾病，但该药物可使机体免疫力、反应性降低，应用后又往往掩盖原发病的性质，虽自觉症状好转，但病情却在发展。若长期使用，对水、盐、蛋白质、脂肪代谢均有影响，影响小儿生长发育，故应谨慎使用。

4. 其他药物　某些药物对成人和儿童是安全的药物，但对某些新生儿和早产儿则不一定安全。如早产儿、新生儿应用维生素 K_3、磺胺类、新霉素等可致高胆红素血症，甚至引起核黄疸；婴儿腹泻时不宜首选止泻药，应采用饮食疗法、控制感染及液体疗法等，应用止泻药后腹泻虽可减轻，但因肠道毒素吸收增加可使全身中毒症状加重；因部分药物可通过乳汁影响小儿，乳母用药尤须慎重。在中药选择应用上，处方宜轻巧灵活，对大苦、大寒、大辛、峻下、过于滋腻及有毒之品，应谨慎应用，中病即止，时时注意顾护脾胃之气；同时切不可乱投补益之品，影响小儿的生长发育，甚至导致性早熟。

（二）常用给药方法

1. 口服法　最常用的给药方法，应根据年龄、病情选用合适剂型。幼儿用汤剂、散剂、颗粒剂、糖浆等较适合；年长儿可选用片剂或丸剂。小儿口服药物易引起恶心、呕吐，应注意喂药方式、方法，避免呛入气管。应鼓励小儿自己服药，服药困难者或较小的婴儿给予喂服。喂服时可采取少量多次，半卧位，用小勺将药液自嘴角慢慢喂入，待咽下后再喂，切勿捏鼻强灌。如药物酸苦，可加白糖、冰糖调味。

2. 注射法　常用肌内注射、静脉注射和静脉滴注。静脉给药吸收最快，药效亦最可靠，对急症、重症或有呕吐者多用此法。肌内注射对小儿刺激大，注射次数过多可造成臀部肌肉挛缩，影响下肢功能，故小儿非病情必需不宜采用。

3. 其他方法　如雾化吸入法、鼻饲法、直肠给药法和外用药法等。雾化吸入法常用于咽喉、口鼻、呼吸道疾病；昏迷患儿可用胃管鼻饲法灌入；直肠给药法如运用栓剂，常用于高热、惊厥、某些肠道疾病和肾脏疾病的治疗；外用药法以膏剂为多，也可用水剂、混悬剂、粉剂等。

（三）药物剂量计算

小儿用药剂量较成人更需准确，计算方法有多种，按体重、体表面积、年龄或按成人剂量折算。

1. 按体重计算　是常用、基本的计算方法。应以实际测得体重为准，或按公式计算获得。每日（次）剂量＝患儿体重（kg）×每日（次）每千克体重需要量。年龄越小，每千克体重剂量相对越大，年长儿按体重计算剂量超过成人量时，以成人剂量为限。

2. 按体表面积计算　此法较按年龄、体重计算更为准确。近年来，临床多主张按体表面积计算。小儿体表面积计算公式：体重小于 30kg 小儿体表面积（m^2）=0.035×体重（kg）+0.1；体重大于 30kg 小儿体表面积（m^2）=0.02×［体重（kg）−30］+1.05。

3. 按年龄计算 适用剂量幅度大，不需要十分精确的药物，如营养类药物可按年龄计算，比较简单易行。

4. 按成人量折算 小儿剂量 = 成人剂量 × [小儿体重（kg）/50]，此法仅用于未提供小儿剂量的药物，所得剂量一般偏小，故不常用。

此外，小儿中药剂量常随年龄大小、个体差异、病情轻重、方剂组合、药味多少、医者经验、季节气候、地域而异。一般新生儿用成人量的 1/6，婴幼儿用成人量的 1/3，幼儿用成人量的 1/2，学龄期儿童用成人量的 2/3 或接近成人量。小儿汤剂的煎服方法，先煎、后下、包煎、烊化等药物的处理与成人相同。汤剂煎煮放水不要太多，一般以浸透后水能略高于药物为宜。煎出的药液总量，要根据年龄大小来掌握，一般新生儿为 10～30mL，婴儿为 60～100mL，幼儿及学龄前儿童为 120～240mL，学龄期儿童为 240～300mL，每日服药次数按照患儿每次服药量和病情特点灵活掌握，可分 2～4 次。

三、常用中医内治法

1. 疏风解表法 主要适用于外邪侵袭所致的表证。使用时需辨明风寒、风热。辛温解表常用荆防败毒散、葱豉汤；辛凉解表常用银翘散、桑菊饮；解暑透表常用新加香薷饮；透疹解表常用宣毒发表汤。小儿应用发汗剂要慎重，不宜量大，不宜反复使用。

2. 止咳平喘法 主要适用于邪郁肺经所致的咳喘证。寒痰内伏，治以温肺散寒，化痰平喘，常用小青龙汤、射干麻黄汤；痰热闭肺，治以清热化痰，宣肺平喘，常用定喘汤、麻杏石甘汤。咳喘久病，多累及于肾，常在止咳平喘方剂中加入温肾纳气的药物，如蛤蚧等。

3. 清热解毒法 主要适用于邪热炽盛的实热证。按邪热之在表在里，属气属血，入脏入腑分别选方。如病邪由表入里，常用清热解毒透邪的栀子豉汤、葛根芩连汤；阳明里热者，常用清热生津的白虎汤；湿热滞留胃肠，常用清热解毒化湿的白头翁汤、茵陈蒿汤；热入营血，常用清热解毒凉血的清营汤、犀角地黄汤、神犀丹；痈、毒、疔、疮常用清火解毒的黄连解毒汤、泻心汤；肝胆火旺，常用清肝解毒泻火的龙胆泻肝汤。此法用药多为寒凉之品，易伤小儿脾阳，应用时须掌握好时机、法度及配伍，不宜久用。

4. 消食导滞法 主要适用于小儿饮食不节、乳食内滞之证，如积滞、疳证等。消乳化积，常用消乳丸；消食化积，常用保和丸；通导积滞，常用枳实导滞丸；健脾消食，常用健脾丸等。临证时还可选择侧重点不同的消积导滞药，如麦芽消乳积、山楂消肉食积、神曲善化谷食积、莱菔子擅消麦面之积，可随证选用并重用。

5. 镇惊开窍法 主要用于小儿抽搐、惊痫等病证。热极生风，项强抽搐者，可选用羚角钩藤汤等清热镇惊；热入营血而神昏、惊厥者，可选用安宫牛黄丸、至宝丹等镇惊开窍，清热解毒；痰浊上蒙，惊风抽搐者，可选用苏合香丸、小儿回春丹等豁痰开窍。

6. 凉血止血法 主要用于各种急慢性出血病证属于血热妄行者。以血热为主者，常用犀角地黄汤、小蓟饮子、十灰散、玉女煎。

7. 利水消肿法 主要适用于水湿停聚，小便短少而致水肿者。阳水，常用五苓散、越婢加术汤；阴水，常用防己黄芪汤、实脾饮、真武汤等。此外，车前子、荠菜花、陈葫芦、玉米须等，也有消肿利尿的作用。

8. 益气健脾法　主要适用于脾胃虚弱之病证，如小儿泄泻日久、疳证及病后体虚等，常用七味白术散、四君子汤、参苓白术散、补中益气汤等。

9. 培元补肾法　主要适用于胎禀不足、肾气亏虚及肾不纳气之证，如解颅、五迟、五软、遗尿、维生素 D 缺乏性佝偻病、哮喘等，常用六味地黄丸、河车大造丸、菟丝子散、金匮肾气丸等。

10. 回阳救逆法　主要适用于阳气虚脱之危重症，常用生脉注射液、四逆汤、回阳救逆汤、参附龙牡救逆汤等。

11. 活血化瘀法　主要用于各种血瘀之证，临床可见口唇青紫，肌肤瘀斑，痛有定处，舌质暗有瘀点等。常用方剂有桃红四物汤、血府逐瘀汤、少腹逐瘀汤等。基于"气为血之帅，气行则血行"的理论，临证时常辅以行气之品。

四、常用中医外治法

1. 推拿疗法　推拿疗法是小儿常用的一种外治疗法。它根据经络腧穴、营卫气血的原理，结合神经、循环、消化、运动等系统解剖生理知识，用手法物理刺激经穴和神经，以达到促进气血运行、通畅经络、调节神经目的，以及增强体质和调和脏腑的作用。常用手法有按法、摩法、推法、拿法、揉法、搓法等，手法应轻快柔和。小儿推拿治疗范围广泛，主要用于治疗小儿泄泻、厌食、疳证、便秘、腹痛、遗尿、肌性斜颈、脑性瘫痪等。

捏脊疗法是通过对督脉和膀胱经的捏拿，调整阴阳、通理经络、调和气血、恢复脏腑功能以防治疾病的一种疗法。常用于治疗疳证、婴儿泄泻及脾胃虚弱的患儿，脊背皮肤感染及有紫癜患儿禁用此法。

2. 针灸疗法　针灸疗法是针刺或温灸一定的穴位或部位，达到通经脉、调气血的目的，使人体阴阳平衡，以治疗疾病的一种外治法。小儿针灸循经取穴基本与成人相同，但一般采用浅刺、速刺、不留针的针法；小儿灸法常适用于慢性虚弱性疾病及以风寒湿邪为患的病证。

打刺疗法，也称皮肤针刺法（梅花针、七星针）。研究认为，用皮肤针刺大脑皮层控制区（运动区、感觉区）或脊柱两侧，可改善其血流，刺激大脑皮层，用于治疗脑瘫后遗症。

刺四缝疗法，四缝是经外奇穴，位于食指、中指、无名指及小指中节横纹中点，是手三阴经所过之处。针刺四缝有解热除烦、通畅百脉、调和脏腑的功效，常用于治疗疳证、厌食。操作方法：皮肤局部消毒后，用三棱针或粗毫针针刺约一分深，刺后用手挤出黄白色黏液少许，每日 1 次。

揿针是目前在儿科使用较多的一种针法，是一种形似图钉状的针，针柄扁平状，针体一至二分长，直径 0.3 ～ 0.9mm，一般多用于皮内针或耳针，在穴位上埋针，通过穴位刺激，起到减轻疼痛、行气活血、疏通经络的作用。根据病情需要，埋针于相应的穴位。用时可将针体揿入皮下，埋针 3 ～ 5 天。

3. 拔罐疗法 本法可促进气血流畅、营卫运行，也有祛风散寒、宣肺止咳、舒筋活络的作用，常用于治疗肺炎喘嗽、哮喘、腹痛、遗尿等，适用于 3 岁以上的小儿。小儿常用口径 4 ～ 5cm 的竹罐或玻璃罐。操作方法：先在局部涂上凡士林，将乙醇棉球点燃，置罐内数秒，迅速取出，将罐紧罩在选定的皮肤上，5 分钟左右后取下。若是高热抽风、水肿、出血、严重消瘦、皮肤过敏、皮肤感染者，不宜采用此法。

五、其他疗法

1. 吸入疗法 是应用超声雾化器的超声波或加压泵吸入，将药液变成微细气雾，随患者吸气而进入呼吸道，以达到治疗的目的，主要用于哮喘、肺炎喘嗽、咳嗽、感冒等。

2. 滴药疗法 是将药液或新鲜药汁点滴于患处，主要用于耳、鼻、眼等五官科疾病。

3. 穴位注射法 又称水针法。将药液注入腧穴内，以充分发挥腧穴和药物对疾病的综合作用，从而达到两者发生协同作用治疗疾病的目的。但对月龄较小而体质又弱的婴儿应慎重使用。常用药物有丹参注射液、柴胡注射液等。

4. 涂敷法与离子导入法 针对不同病证，将药物制成药液，加工调制成糊、泥膏涂于布上，湿敷于体表局部及穴位上，为涂敷法。若应用中频感应电疗机，药物通过皮肤或汗腺而被导入人体，以达到治疗的目的则为离子导入法。常用具有清热解毒、温中止泻、活血消肿等各种功效的药物，离子导入可使用提纯的药物以提高疗效。

5. 热熨法 是将药物或用具经加热处理后，对机体局部进行熨敷的一种外治法。热熨法具有祛风散寒、温经通络、镇痛消肿等作用，可使局部血管扩张，促进血液循环，加强新陈代谢，改变局部营养状态，增强局部机体抵抗力，从而促进疾病好转。热熨法主要用于治疗腹痛、疝气、痹证等。

6. 敷贴法 又称贴敷疗法，是将药物熬制成膏药、油膏后，做成药饼、药膜或将药物研成粉，撒于普通膏药上，敷于局部的一种外治法。敷贴法具有清热解毒、理气活血、止咳平喘、散寒止痛、祛风除湿等功效，常用于发热、咳嗽、哮喘、惊风、疳证、痄腮等。

7. 熏洗疗法 是将药物煎成药液，熏蒸、浸泡、洗涤、沐浴患者局部或全身的治疗方法。如夏日高热无汗，可用香薷煎汤熏洗，发汗退热；麻疹发疹初期，用生麻黄、浮萍、芫荽子、西河柳煎汤后，加黄酒擦洗头部和四肢，以助透疹。

8. 透析疗法 是利用半渗透膜技术去除血液中的代谢废物和多余水分并维持酸碱平衡的一种治疗方法，主要包括腹膜透析和血液透析两种。其适应证：①急性肾功能衰竭；②急性药物或毒物中毒；③慢性肾功能衰竭；④严重水电解质紊乱经一般治疗无效者；⑤肾移植前后（等待移植或排异）、肝昏迷或瑞氏综合征等。腹膜透析和血液透析均为血液净化疗法，在肾衰竭治疗过程中常需互相依靠，互相补充，且在治疗过程中还可交替使用。与血液透析相比，腹膜透析更具有操作简便、不需要复杂设备、费用低、安全和更适合小儿等优点。对年龄＜ 5 岁，血管通路制作及保持有困难，血乙型肝炎表面抗原（HBsAg）阳性及等待肾移植者，应首选腹膜透析。但在腹膜透析过程中如反复发生腹膜炎、腹膜粘连，透析效果不佳时，应及时改为血液透析。特别对各种药物中毒、毒物中毒、高分解代谢的肾衰竭，血液透析能更快缓解症状，透析效果更好。

9. 纤维支气管镜法　通过将纤维气管镜进入支气管以下肺段或亚肺段水平，对其局部进行检测和分析，从而获得下呼吸道病变的特点和活动程度，同时通过钳取、灌洗等技术对病变部位进行干预治疗。因此，纤维支气管镜术在儿科呼吸系统疾病的诊断和治疗方面均发挥了重要作用。支气管镜在治疗方面主要用于取出异物、支气管肺的局部灌洗治疗、气道的局部止血治疗及气道局部成形治疗等。

第八节　小儿体液平衡及疗法

人体内所含液体称为体液。体液是一种溶液，溶剂是水，溶质是葡萄糖、蛋白质及尿素等有机物，以及钠、钾、钙、镁、氯及 HCO_3^- 等无机物。体液不断地与外环境进行物质交换，即新陈代谢，但又通过人体的各种生理调节，始终保持体液的相对稳定，主要是容量、渗透压、酸碱度及各种溶质浓度的稳定，以保证机体的各项生命活动得以正常进行。外环境变化及消化道、呼吸、肾及内分泌等疾病，均可影响体液平衡，当体液紊乱超过人体调节能力时，即可引起体液平衡失调，而体液平衡失调又可导致全身各器官功能的正常运行紊乱，此时常需要进行液体疗法以纠正体液紊乱。由于小儿处于生长发育阶段，代谢旺盛，对水和电解质的需求量相对较多，而调节水、电解质和酸碱平衡的机制尚未发育完善，小儿体液平衡易受疾病和外界环境影响而发生紊乱。因此，水、电解质和酸碱平衡紊乱在儿科临床中极为常见，重者可危及生命。

一、小儿体液平衡的特点

（一）小儿体液的总量及分布特点

体液分布于血浆、组织间隙及细胞内，前两者合称为细胞外液。年龄越小，体液总量相对越多，主要是间质液的比例较高，而血浆和细胞内液量的比例则与成人相近。不同年龄的体液分布见表 2-3。

表 2-3　不同年龄的体液分布（占体重的%）

项目	0～1岁	1岁以上至2岁	2岁以上至14岁	14岁以上
体液总量	78	70	65	55～60
细胞内液	35	40	40	40～45
间质液	37	25	20	10～15
血浆	6	5	5	5

（二）体液中的电解质成分

细胞内液和细胞外液的电解质组成有显著的差别。细胞外液的电解质成分能通过血浆精确测定。正常血浆阳离子主要为 Na^+、K^+、Ca^{2+} 和 Mg^{2+}，其中 Na^+ 占细胞外液阳离子总量的 90% 以上，对维持细胞外液的渗透压起主导作用；血浆主要阴离子为 Cl^-、HCO_3^-。细胞内液的电解质测定较为困难，且不同的组织间有很大的差异。细胞内液阳离子以 K^+、Ca^{2+}、Mg^{2+} 和 Na^+ 为主，其中 K^+ 占 78%，维持着细胞内液的渗透压；阴离子以 HCO_3^-、HPO_4^{2-} 和 Cl^- 等离子为主。新生儿在生后数日内，血 K^+、Cl^- 偏高，血 Na^+、Ca^{2+} 和 HCO_3^- 偏低。

（三）小儿水的代谢特点

尽管健康小儿每天的水和电解质摄入量有很大波动，但体内液体和电解质的含量保持着稳定，即水的摄入量大致等于排泄量。

1. 水的生理需要量 人体水的需要量与新陈代谢、摄入热量、经肾排出溶质量、不显性失水、活动量及环境温度等多种因素有关。小儿生长发育快；活动量大、机体新陈代谢旺盛；摄入热量、蛋白质和经肾排出的溶质量均较高；体表面积相对大、呼吸频率快，使不显性失水多（约为成人的 2 倍）。故按体重计算，年龄越小，每日需水量越多。不同年龄小儿每日所需水量见表 2-4。

表 2-4 不同年龄每日水的需要量

年龄（岁）	需水量（mL/kg）
< 1	120 ～ 160
1 ～ 3	100 ～ 140
4 ～ 9	70 ～ 110
10 ～ 14	50 ～ 90

2. 水的排出 主要通过肾（尿）途径排出水分，其次为经皮肤和肺的不显性失水和消化道（粪）排水，另有极少量的水贮存于体内供新生组织增长。正常情况下，水通过皮肤和肺的蒸发，即不显示失水，主要用于调节体温。汗液属显性失水，也是调节体温的重要机制，与环境温度及机体的散热机制有关。不显性失水常不被引起注意，但对较小的早产儿其量是相当可观的。每天人体产生热量的 1/4 左右是通过皮肤和肺蒸发水分而丧失的，且往往是失去纯水，不含电解质。婴儿，尤其是新生儿和早产儿要特别重视不显性失水量，新生儿成熟度越低、体表面积越大、呼吸频率越快、体温及环境温度越高、环境的水蒸气压越小及活动量大，不显性失水量就多。不显性失水量不受体内水分多少的影响，即使长期不进水，人体也会动用组织氧化产生的和组织中本身含有的水分来抵偿，故在供给水分时应将其考虑在常规补液的总量内。不同小儿的不显性失水量见表 2-5。

表 2-5　不同小儿的不显性失水量

不同小儿或体重	不显性失水量 [mL/（kg·d）]
早产儿或足月新生儿	
750 ～ 1000g	82
1001 ～ 1250g	56
1251 ～ 1500g	46
＞ 1500g	26
婴儿	19 ～ 24
幼儿	14 ～ 17
儿童	12 ～ 14

小儿排泄水的速度较成人快，年龄越小，出入量相对越多。婴儿每日水的交换量为细胞外液量的 1/2，而成人仅为 1/7，故婴儿体内水的交换率比成人快 3 ～ 4 倍。婴儿肾脏浓缩功能有限，对缺水的耐受力差，在病理情况下如果进水不足或有水分继续丢失，将比成人更易脱水。

3. 水平衡的调节　小儿的体液调节功能相对不成熟。正常情况下，水分排出的多少主要依靠肾脏的浓缩和稀释功能调节。肾功能正常时，水分摄入多，尿量就多；水分摄入量少或有额外的体液丢失（大量出汗、呕吐、腹泻）而液体补充不足时，机体即通过调节肾功能，以提高尿比重、减少尿量的方式来排泄体内的代谢废物，最终使水的丢失量减少。小儿年龄越小，肾脏的浓缩和稀释功能越不成熟。因此，小儿在排泄同量溶质时所需水量较成人多，尿量相对较多。当摄入水量不足或失水量增多时，超过肾脏浓缩能力的限度，易发生代谢产物潴留和高渗性脱水。新生儿出生一周后，肾脏稀释能力虽可达成人水平，但由于肾小球滤过率低，水的排泄速度较慢，若摄入水量过多，易发生水肿或低钠血症。年龄越小，肾脏排钠、排酸、产氨能力也越差，因而也容易发生高钠血症和酸中毒。

二、水、电解质和酸碱平衡紊乱

（一）脱水

脱水是指水分摄入不足或丢失过多所引起的体液总量，尤其是细胞外液量的减少，脱水时除丧失水分外，尚有钠、钾和其他电解质的丢失。

1. 脱水程度　常以丢失液体量占体重的百分比来表示，体重的下降常是体液和电解质的丢失而非身体实质部分的减少。临床医师一般根据小儿精神、神志、皮肤弹性、循环情况、前囟、眼窝的凹陷与否、尿量及就诊时体重等综合分析判断。常将脱水分为轻度、中度、重度（表 2-6）。

表 2-6　脱水的症状和体征

项目	轻度（体重的 3% ~ 5%）	中度（体重的 5% ~ 10%）	重度（>体重的 10%）
心率增快	无	有	有
脉搏	稍增快	增快	明显增快、弱
血压	正常	正常或稍降	降低
皮肤灌注	正常	正常	减少，出现花纹
皮肤弹性	正常	差	明显差
前囟	正常或稍凹陷	轻度凹陷	明显凹陷
黏膜	稍干燥	干燥	明显干燥
眼泪	有	有或无	无
呼吸	正常	深，也可快	深和快
尿量	正常或轻度减少	少尿	无尿或严重少尿

（1）轻度脱水　失水量占体重的 3% ~ 5%（30 ~ 50mL/kg）。患儿精神正常或稍差；皮肤稍干燥，弹性尚可；眼窝、前囟轻度凹陷；哭时有泪；口唇黏膜稍干；尿量稍减少。

（2）中度脱水　失水量占体重的 5% ~ 10%（50 ~ 100mL/kg）。患儿精神萎靡或烦躁不安；皮肤干燥，弹力差；眼窝、前囟凹陷；哭时泪少；口唇黏膜干燥；四肢稍凉，尿量明显减少，脉搏增快，血压稍降或正常。

（3）重度脱水　失水量占体重的 10% 以上（100 ~ 120mL/kg）。患儿呈重病容，精神极度萎靡，表情淡漠，昏睡，甚至昏迷；皮肤灰白或有花纹，干燥，失去弹性；眼窝、前囟深度凹陷，闭目露睛；哭时无泪；舌无津，口唇黏膜极干燥；因血容量明显减少可出现休克症状，如心音低钝、脉细而快、血压下降、四肢厥冷、尿极少或无尿等。

2. 脱水性质　常反映水和电解质的相对丢失量，临床常根据血清钠及血浆渗透压水平对其进行评估。常用血清钠含量来判定细胞外液的渗透压，据此将脱水分为等渗性脱水、低渗性脱水和高渗性脱水三种类型。等渗性脱水最为常见，其次为低渗性脱水，高渗性脱水则少见。

（1）等渗性脱水　水和电解质（主要是 Na^+）以血浆含量浓度呈比例丢失，脱水后血浆渗透压在正常范围内，血清钠浓度为 130 ~ 150mmol/L。临床上多由呕吐、腹泻、进食不足等原因所致。损失的体液主要为循环血容量和间质液，细胞内液无明显改变。由于肾脏可以调节水和电解质的平衡，使体液维持在等渗状态，因此临床所见的脱水多属等渗性脱水。

（2）低渗性脱水　电解质的损失量比水多，脱水后血浆渗透压较正常低，血清钠 < 130mmol/L，细胞外液呈低渗状态。临床上多见于营养不良伴慢性腹泻、补液时输入大量非电解质溶液、慢性肾脏疾病、充血性心力衰竭患儿长期禁盐并反复应用利尿

剂，以及大面积烧伤损失血浆过多者。由于细胞外液渗透压低，水向细胞内转移，造成细胞外液容量减少更明显，同时出现细胞内水肿（包括神经细胞水肿）。临床特点为脱水症状比其他两种类型严重，更易发生休克。患儿可有脑细胞水肿、颅内压增高的表现，如烦躁不安、嗜睡、昏迷或惊厥等神经系统症状。

（3）高渗性脱水　电解质损失量比水少（失水比例大于失钠），脱水后血浆渗透压高于正常，血清钠≥150mmol/L，细胞外液呈高渗状态。临床上多见于病程较短的呕吐、腹泻伴高热、不显性失水增多而给水不足（昏迷、发热、高温环境、呼吸加快）、口服或静脉输入过多的等渗或高渗液、垂体性或肾性尿崩症、使用大剂量脱水剂等患儿。由于细胞外液量减少，其渗透压增高，水自细胞内向细胞外转移，使细胞外液量减少得到部分补偿，故在失水量相等的情况下，脱水征较上述两种脱水轻，循环障碍症状也不明显，但在严重脱水时亦可发生休克。由于细胞外液渗透压增高和细胞内脱水，患儿呈现黏膜和皮肤干燥明显、烦渴、高热、烦躁不安、肌张力增高，甚至惊厥；严重者出现神经细胞脱水、皱缩，脑脊液压力降低，脑血管破裂出血，亦可发生脑血栓。

（二）电解质紊乱

1.低钾血症　正常血清钾浓度为3.5～5.5mmol/L。当血清钾<3.5mmol/L时，为低钾血症。钾缺乏时，血清钾常降低，但脱水、酸中毒、组织细胞破坏等因素常能影响细胞内外钾的分布，故血钾高低不与人体钾总量呈绝对相关，细胞外液钾含量也不能完全代表体内钾的量。

（1）病因　①钾摄入量不足：如长期不能进食或进食少，静脉补液内不加或少加钾盐。②经消化道丢失钾过多：如频繁呕吐、腹泻或胃肠造瘘、引流。③经肾脏排钾过多：如长期使用排钾利尿药、肾上腺皮质激素，以及肾小管酸中毒、原发或继发性醛固酮增多症、糖尿病酮症酸中毒、甲状腺功能亢进症等。④钾分布异常：纠正酸中毒过程中，钾由细胞外过多地转入细胞内导致血清钾降低，如家族性周期性低钾麻痹证、胰岛素治疗。⑤各种原因的碱中毒。

（2）临床表现　电解质紊乱不仅取决于血钾的浓度，更重要的是缺钾发生的速度，以及血内其他电解质成分的改变。一般血清钾低于3mmol/L时，可出现以下临床症状：①心血管系统，心脏对缺钾敏感，低钾对心肌的影响最明显，导致心肌收缩无力，表现为心动过速、第一心音低钝、心律失常、心力衰竭、猝死。心电图显示ST段下移、T波增宽、出现U波、Q-T间期延长、室性或室上性心动过速、心室颤动。②神经肌肉系统，神经肌肉兴奋性降低，表现肌无力、腱反射减弱或消失，严重者发生弛缓性瘫痪、呼吸肌麻痹、肠鸣音减弱、腹胀，甚至肠麻痹。③泌尿系统，低血钾使肾脏浓缩功能下降，出现多尿，重者有碱中毒症状；长期低钾可导致肾单位硬化、间质纤维化。④其他：缺钾还可使胰岛素分泌受抑制、糖原合成障碍，易发生高血糖症。

（3）治疗　①积极治疗原发病，防止钾的继续丢失，尽早恢复正常饮食。②轻度低钾血症可多进含钾丰富的食物，可口服氯化钾，剂量为每日 200～300mg/kg，分 4～6 次。③重度低钾血症需静脉补钾，全日总量为 100～250mg/kg，均匀分配于全日静脉输液中，浓度为 27mmol/L（0.2%），不超过 40mmol/L（0.3%），新生儿浓度为 0.15%～0.2%，每日补钾静脉滴注时间不少于 8 小时，治疗期间要严密观察临床症状和体征变化，监测血清钾和心电图，随时调整输入含钾溶液的浓度和速度。由于细胞内钾恢复较慢，治疗低钾血症须持续补钾 4～6 日或更长时间，才能逐步纠正。肾功能损害无尿时，可影响钾的排出，此时补钾有引起高血钾的危险，故必须有尿才能补钾，膀胱内有潴留尿可视为有尿。

2. 高钾血症 血清钾 ≥ 5.5mmol/L 称为高钾血症，但应注意排外由于标本溶血所造成的高钾误差。

（1）病因 ①肾衰竭、肾小管性酸中毒、肾上腺皮质功能低下等使排钾减少。②休克、重度溶血及严重挤压伤等使钾分布异常。③输入含钾溶液速度过快或浓度过高等。

（2）临床表现 ①心电图异常与心律失常：高钾血症时心率减慢而不规则，可出现室性期前收缩和心室颤动，甚至心搏停止。心电图可出现高耸的 T 波、P 波消失或 QRS 波群增宽、心室颤动及心脏停搏等。心电图的异常与否，对决定患者是否需要治疗有很大帮助。②神经、肌肉症状：高钾血症时患儿精神萎靡、嗜睡、手足感觉异常、腱反射减弱或消失，严重者出现弛缓性瘫痪、尿潴留，甚至呼吸麻痹。

（3）治疗 血钾高时，所有的含钾补液及口服补钾必须终止，其他隐性的钾来源，如抗生素、肠道外营养等也应注意。当血钾 > 6～6.5mmol/L 时，必须监测心电图以评估心律失常情况。高血钾治疗有两个基本目标：①防止致死性的心律失常；②去除体内过多的钾。

为了减少心律失常而采取的降低血钾措施往往是快速有效的，但是并不能去除体内过多的钾。快速降低高钾引起的心律失常的措施包括：① 5% NaHCO₃ 3～5mL/kg 治疗，碱化细胞外液可促使 K⁺ 向细胞内转移，减低血钾。②静脉用 10% 葡萄糖加胰岛素（0.5～1g 葡萄糖/千克，每 3～4g 葡萄糖加 1 单位胰岛素）静脉滴注（> 2 小时），促进钾进入细胞内，使血清钾降低，注意监测血糖，防止发生低血糖。③ 10% 葡萄糖酸钙 0.5mL/kg 缓慢静脉注射，使心肌细胞膜稳定，可对抗高钾的心脏毒性作用，但同时必须监测心电图，一旦出现心动过缓，立即停止注射。正采用洋地黄治疗的患者不宜注射钙剂。④采用离子交换树脂（聚磺苯乙烯）、血液透析或腹膜透析或连续血液净化（continuous blood purification，CBP）等，这些措施效果常较明显。⑤此外，对于假性醛固酮增多症，应用氢氯噻嗪常有效。

（三）酸碱平衡紊乱

酸碱平衡是指正常体液保持一定的 H⁺ 浓度，以维持机体正常的生命功能。机体在代谢过程中不断产生酸性和碱性物质（主要是前者）。机体必须通过缓冲系统及肺、肾的调节功能来保持正常的 pH 值，以保证正常代谢和生理功能。健康人的血浆呈微碱性，pH 值为 7.4（7.35～7.45）。pH 值 < 7.35 称为酸中毒，pH 值 > 7.45 称为碱中毒。

血浆 pH 值主要取决于血液中主要的一对缓冲物质，即碳酸氢盐缓冲对 $[HCO_3^-]$ 和 $[H_2CO_3]$，两者含量的比值正常为 20:1。当肺呼吸功能障碍导致 CO_2 排出过少或过多，使血浆中 $[H_2CO_3]$ 的量增加或减少所引起的酸碱平衡紊乱，称为呼吸性酸中毒或碱中毒。若因代谢紊乱使血浆中 $[HCO_3^-]$ 的量增加或减少而引起的酸碱平衡紊乱，则称为代谢性酸中毒或碱中毒。出现酸碱平衡紊乱时，如果机体通过缓冲系统及肺、肾调节，使血液 pH 值仍保持在正常范围内时，则称为代偿性代谢性（或呼吸性）酸中毒或碱中毒。如果 $[HCO_3^-]$ 和 $[H_2CO_3]$ 比值不能维持在 20:1，pH 值低于或高于正常范围，则称为失代偿性代谢性（或呼吸性）酸中毒或碱中毒。小儿各种类型酸碱平衡紊乱的血气分析及 pH 值改变见表 2-7。

表 2-7 小儿各种类型酸碱平衡紊乱的血气分析和 pH 值改变

酸碱平衡紊乱的类型			$[HCO_3^-]/[H_2CO_3]$	pH 值	HCO_3^-（mmol/L）	动脉二氧化碳分压（$PaCO_2$）（mm/Hg）	剩余碱（BE）（mmol/L）	二氧化碳结合力（CO_2CP）（mmol/L）
正常			20/1	7.4（7.35～7.45）	24（22～27）	40（34～45）	±3	22（18～27）
酸中毒	代谢性	代偿性	=	=	↓	↓	- ↑	↓
		失代偿性	< 20/1	↓	↓↓	↓	- ↑	↓↓
	呼吸性	代偿性	=	=	↑	↑	+ ↑	↑
		失代偿性	< 20/1	↓	=↓	↑↑	=或+ ↑	=↑
	呼吸性合并代谢性		< 20/1	↓↓	=↓	↑	=或- ↑	=↓
碱中毒	代谢性	代偿性	=	=	↑	↑	+ ↑	↑
		失代偿性	> 20/1	↑	↑↑	↑	+ ↑	↑↑
	呼吸性	代偿性	=	=	↓	↓	- ↑	↓
		失代偿性	> 20/1	↑	=↓	↓↓	=或- ↑	=↓
呼吸性酸中毒合并代谢性碱中毒			=或> 20/1	=或↑	↑	↑	+或- ↑	↑

注：$PaCO_2$ 为动脉二氧化碳分压；BE 为碱剩余；CO_2CP 为二氧化碳结合力；↑升高；↓下降；=接近正常；+ 正值；- 负值。

1. 代谢性酸中毒 为常见的一种酸碱平衡紊乱，由于细胞外液中 $[H^+]$ 增高或 $[HCO_3^-]$ 降低所致。

（1）病因 ①体内碱性物质丢失过多，常见于腹泻、肠道造瘘、肾小管酸中毒等。②酸性物质摄入过多，如长期服用氯化钙、氯化铵、水杨酸等。③体内酸性代谢产物产生过多或排出障碍，如饥饿性、糖尿病性酮症酸中毒，脱水、缺氧、休克、心搏骤停所致的高乳酸血症，以及肾功能障碍等。在区别单纯性或混合性酸中毒时，测定阴离子间隙值有助于诊断。

（2）临床表现　根据［HCO_3^-］测定值可将酸中毒分为轻度（18～13mmol/L）、中度（13～9mmol/L）、重度（<9mmol/L）。轻度酸中毒的症状不明显，常被原发病所掩盖。轻度酸中毒表现为呼吸深而有力、唇呈樱桃红色、精神萎靡、嗜睡、恶心、频繁呕吐、心率增快、烦躁不安，甚则出现昏睡、昏迷、惊厥等。严重酸中毒，血浆pH值<7.20时，心肌收缩无力，心率转慢，心输出量减少，周围血管阻力下降，致低血压、心力衰竭和心室颤动。酸中毒时，血浆［HCO_3^-］和pH值降低，［H^+］进入细胞与［K^+］进行交换，导致细胞内液的［K^+］降低和细胞外液的［K^+］增高，可促使心律失常。酸中毒时，血浆游离钙增高，在酸中毒纠正后下降，使原有低钙血症的患儿发生手足搐搦或惊厥。半岁以内婴儿呼吸代偿功能差，酸中毒时其呼吸改变可不典型，往往仅有精神萎靡、面色苍白等。

（3）治疗　①积极治疗原发病，除去病因。轻度酸中毒经病因治疗，通过机体的代偿可自行恢复，如脱水酸中毒经过补液后，循环系统和肾功能得以改善，酸中毒得以纠正。②应用碱性药物。对中、重度酸中毒，可用碱性溶液治疗，一般主张当血气的pH值<7.3时可用碱性液。碳酸氢钠液为碱性药物首选，可口服或静脉给药，能直接增加碱储备，中和［H^+］。在无条件测定血气或测定结果尚未出来之前，可先按提高血浆［HCO_3^-］5mmol/L计算，1.4% $NaHCO_3$ 3mL/kg可提高［HCO_3^-］约1mmol/L，必要时2～4小时可重复。有血气测定结果时可按公式计算：所需补充的碱性溶液毫摩尔每升数=|BE|×0.3×体重（kg），因5%碳酸氢钠1mL=0.6mmol，故所需5% $NaHCO_3$ 量（mL）=|BE|×0.5×体重（kg）。一般将5% $NaHCO_3$稀释成1.4% $NaHCO_3$溶液经静脉输入，先给计算总量的1/2，然后根据治疗后的反应决定是否需要继续补液。由于机体的调节作用，大多数患儿无须给足量即可恢复。纠正酸中毒过程中，钾离子进入细胞内使血清钾浓度下降，游离钙也减少，故应注意及时补钾，补钙。

2.代谢性碱中毒　是由体内［H^+］丧失或［HCO_3^-］增加所致，儿科临床比较少见。

（1）病因　①机体内酸性物质大量丢失，如剧烈呕吐或胃管引流丢失大量盐酸引起的低氯性碱中毒，常见于先天性肥厚性幽门狭窄。②用碱性药物过量。③由于血钾降低，肾脏碳酸氢盐的重吸收增加，如原发性醛固酮增多症、库欣综合征。④呼吸性酸中毒时，肾脏代偿性分泌H^+，增加HCO_3^-重吸收，使酸中毒得到代偿，当应用机械通气后，血$PaCO_2$能迅速恢复正常，而血中HCO_3^-含量增高，导致代谢性碱中毒。⑤细胞外液减少及近端肾小管HCO_3^-的重吸收增加。

（2）临床表现　无特征性临床表现，轻症除原发病外可无其他明显症状；重症表现为呼吸慢而浅或暂停、头晕、躁动、手足麻木；当失代偿时，血中游离钙减少，出现低钙性手足搐搦，伴低钾者出现低钾症状。

（3）治疗　①病因治疗：治疗原发病，停用碱性药物，纠正脱水，补充钾、氯、钙。②轻症：静脉滴注 0.9% 氯化钠注射液，可得到纠正。③重症：pH 值 > 7.6，$[HCO_3^-]$ > 40mmol/L，血 $[Cl^-]$ < 85mmol/L 可给予氯化铵治疗，肝、肾功能不全者和呼吸性酸中毒合并代谢性酸中毒者禁用。有低钾、低钙者须相应补给钾、钙剂。

3. 呼吸性酸中毒 是由通气障碍导致体内 CO_2 潴留、H_2CO_3 增高所致，儿科亦较多见。

（1）病因 ①呼吸系统本身疾病：肺炎、肺气肿、支气管哮喘、肺水肿、喉头水肿、呼吸道异物、分泌物堵塞、肺不张、肺萎缩、呼吸窘迫综合征等。②胸部疾病导致呼吸受限：气胸、胸腔积液、创伤和手术等。③呼吸中枢功能减退或受抑制：因呼吸抑制药物过量、缺氧缺血性脑病、颅脑外伤、脑炎、脑膜炎等。④神经 – 肌肉疾病：重症肌无力、多发性神经根炎、脊髓灰质炎、低血钾、破伤风等引起呼吸肌麻痹，换气不足。⑤人工呼吸机使用不当：吸入 CO_2 过多，导致 CO_2 潴留。

（2）临床表现 除原发病表现外，常伴有低氧血症及呼吸困难。高碳酸血症可引起血管扩张，颅内血流增加，致头痛及颅内压增高；严重高碳酸血症可出现呼吸抑制、血 pH 值降低。

（3）治疗 主要是治疗原发病，改善通气和换气障碍，解除呼吸道阻塞，给予低流量氧气吸入，必要时用人工呼吸机以改善缺氧和高碳酸血症，对重症失代偿性呼吸性酸中毒患儿，应行气管插管或气管切开，有呼吸中枢抑制者酌情应用呼吸兴奋剂，一般禁用镇静剂。

4. 呼吸性碱中毒 由肺泡通气过度导致体内 CO_2 过度减少，血浆中 $[H_2CO_3]$ 降低所致。

（1）病因 呼吸性碱中毒是由肺泡通气过度增加致二氧化碳分压降低。其原发病因可为心理因素所致呼吸过度、呼吸机使用不当等导致的 CO_2 排出过多，呼吸系统疾病如肺炎、肺水肿、高山病等所致缺氧；神经系统疾病如脑炎、脑肿瘤、颅脑外伤或呼吸兴奋药物过量导致呼吸中枢兴奋而过度呼吸。另外，低氧、严重贫血、CO 中毒时，呼吸加快，水杨酸中毒（早期）也能出现呼吸性碱中毒。

（2）临床表现 主要为原发性疾病所致的相应症状及体征。急性低碳酸血症可使神经 – 肌肉兴奋性增加和因低钙所致的肢体感觉异常。血气分析见 pH 值增加、$PaCO_2$ 降低、血 $[HCO_3^-]$ 降低、尿液常呈酸性。

（3）治疗 治疗原发病为主，改善呼吸功能后碱中毒可逐渐恢复。纠正电解质紊乱，有手足搐搦者给予钙剂。

5. 混合性酸碱平衡紊乱 当有两种或两种以上的酸碱紊乱分别同时作用于呼吸或代谢系统，则为混合性酸碱平衡紊乱，如呼吸窘迫综合征（RDS）患者有呼吸性酸中毒与代谢性酸中毒同时存在。呼吸系统本身的疾病存在阻碍了以通过降低 $PaCO_2$ 的代偿机制，结果使 pH 值下降显著。当慢性呼吸性酸中毒伴有充血性心力衰竭时，如过度使用利尿剂可出现代谢性碱中毒，此时血浆 $[HCO_3^-]$ 和 pH 值将高于单纯的慢性呼吸性酸中毒。肝衰竭时可出现代谢性酸中毒与呼吸性碱中毒，此时 pH 值可能变化不大，但血浆 $[HCO_3^-]$ 和 $PaCO_2$ 显著降低。

混合性酸碱平衡紊乱的治疗包括：①积极治疗原发病，保持呼吸道通畅，纠正缺氧，必要时给予人工辅助通气，使 pH 值正常；②控制感染，改善循环，仅少数患者需补碱性药物。碱性药物应在保证通气的前提下使用，pH 值明显低下时应立即用碱性药物。

三、儿科液体疗法

（一）常用溶液

1. 非电解质溶液 5% 和 10% 葡萄糖液输入人体后很快被氧化为水和 CO_2，同时供给能量或转变成糖原贮存体内，故为无张力溶液，仅用于补充水分和部分热量，不能起到维持渗透压的作用。

2. 电解质溶液 电解质溶液用于补充液体容量、纠正电解质和酸碱平衡失调，包括氯化钠、氯化钾、碳酸氢钠和氯化铵等，以及它们的不同配制液。

（1）氯化钠溶液

1）0.9% 氯化钠溶液（生理盐水）：为等渗电解质液，Na^+ 含量与血浆相当，可用于扩张血容量，补充电解质，但 Cl^- 含量比血浆含量（103mmol/L）高 1/3，大量输入可使血氯升高，血〔HCO_3^-〕被稀释而加重酸中毒。故酸中毒时应配碱性电解质溶液使用。

2）3% 氯化钠：每毫升含 Na^+ 0.5mmol，用于纠正低钠血症。

（2）碱性溶液

1）碳酸氢钠：制剂为 5% 的高渗液（1mL=0.6mmol），使用时为 1.4% 的溶液，为等渗液。有呼吸性酸中毒 CO_2 潴留者慎用。使用时应注意防止注入血管外造成组织坏死或反复使用使细胞外液渗透压增高。

2）乳酸钠：需在有氧条件下经肝脏代谢产生 HCO_3^- 而起缓冲作用，显效较缓慢，在休克、缺氧、肝功能不全、新生儿或乳酸潴留性酸中毒时不宜使用。制剂为 11.2%，其等渗液为 1.87%（11.2% 乳酸钠稀释 6 倍为 1.87% 等张液）。

（3）氯化钾 制剂为 10% 的溶液，用于补充钾，使用时要严格掌握稀释浓度，不能直接静脉推注，否则有发生心肌抑制和死亡的危险。

（4）混合溶液 根据病情为适应治疗需要，将上述溶液按一定比例，可配制成不同成分和张力的混合液，可避免或减少单一成分的缺点，以适用于不同补液阶段中不同情况的需要。儿科常用的几种混合液的简易协定配制见表 2–8。

表 2–8 常用混合液的配制

溶液	每 100mL 含溶质或液量	Na^+	K^+	Cl^-	碳酸氢根 / 乳酸根	Na^+/Cl^-	渗透压或相对于血浆的张力
血浆		142	5	103	24	3/2	300mOsm/L
① 0.9% 氯化钠	0.9g	154	—	154	—	1/1	等张

续表

溶液	每 100mL 含溶质或液量	Na⁺	K⁺	Cl⁻	碳酸氢根/乳酸根	Na⁺/Cl⁻	渗透压或相对于血浆的张力
② 5%或 10%葡萄糖	5g 或 10g	—	—	—	—	—	—
③ 5%碳酸氢钠	5g	595			595	—	3.5 张
④ 1.4%碳酸氢钠	1.4g	167	—	—	167	—	等张
⑤ 11.2%乳酸钠	11.2g	1000			1000	—	等张
⑥ 1.87%乳酸钠	1.87g	167			167	—	等张
⑦ 10%氯化钾	10g	—	1342	1342			8.9 张
⑧ 0.9%氯化铵	0.9g	NH₄⁺167		167			等张
1:1 含钠液	① 50mL+ ② 50mL	77	—	77	—		1/2 张
1:2 含钠液	① 35mL+ ② 65mL	54		54			1/3 张
1:4 含钠液	① 20mL+ ② 80mL	30		30		—	1/5 张
2:1 等张含钠液	① 65mL+ ④ / ⑥ 35mL	158	—	100	58	3/2	等张
2:3:1 含钠液	① 33mL+ ② 50mL+ ④ / ⑥ 17mL	79		51	28	3/2	1/2 张
4:3:2 含钠液	① 45mL+ ② 33mL+ ④ / ⑥ 22mL	106		69	37	3/2	2/3 张

（5）口服补液盐（oral rehydration salts，ORS） 是世界卫生组织（WHO）在 1971年推荐用于治疗急性腹泻合并脱水的一种溶液。其理论基础是基于小肠的 Na⁺−葡萄糖偶联转运吸收机制，即小肠上皮细胞刷状缘的膜上存在 Na⁺−葡萄糖的共同载体，此载体上有 Na⁺ 和葡萄糖两个结合位点，只有 Na⁺ 和葡萄糖同时与载体结合，才能转运，并显著增加钠和水的吸收。

WHO 在 2004 年推荐的低渗口服补液盐（口服补液盐Ⅲ）配方为氯化钠 2.6g，枸橼酸钠 2.9g，氯化钾 1.5g，无水葡萄糖 13.5g，加温开水 1000mL 制成溶液的电解质浓度为 Na⁺ 75mmol/L、K⁺ 20mmol/L、Cl⁻ 65mmol/L、枸橼酸根 10mmol/L、葡萄糖 75mmol/L，总的渗透压为 245mOsm/L。ORS 具有纠正脱水、酸中毒及补钾的作用，一般适用于轻度或中度脱水无严重呕吐者，具体用法：轻度脱水 50mL/kg、中度脱水 100mL/kg，在 4 小时内用完；继续补充量根据腹泻的继续丢失量而定，一般每次大便后给 10mL/kg。在用于补充继续损失量和生理需要量时，ORS 需适当稀释。

（二）方法

补液是纠正水、电解质和酸碱紊乱，恢复和维持血容量及人体的体液平衡，以保证人体的正常生理功能。在补液前要全面掌握患儿的情况，包括病史、症状、体征及必要的实验室检查，进行综合分析。正确判断患者脱水和电解质紊乱的性质、程度，并在此基础上制订出合理有效、切实可行的补液计划，包括补液量、液体成分（其中包括各阶段成分）、步骤和给液速度等。由于体液成分失衡的原因和性质非常复杂，在输液过程中要密切观察病情变化，并根据病情随时调整。液体疗法包括补充累积损失量（治疗前水、电解质总损失量）、继续损失量（治疗过程中，由于病因未完全解除，而造成体液继续异常丢失量）和生理需要量（维持基础代谢所需）3 个部分。

1. 补充累积损失量

（1）定量　补液量根据脱水的程度决定：婴幼儿轻度脱水需补 30 ～ 50mL/kg，中度脱水需补 50 ～ 100mL/kg，重度脱水需补 100 ～ 120mL/kg，先给计算总量的 1/2 ～ 2/3。学龄前期及学龄期小儿体液组成已接近成人，补液量应酌减 1/4 ～ 1/3。

（2）定性　给液种类根据脱水性质决定。原则先盐后糖，即先补充电解质后补充糖液。通常对低渗脱水应补给 2/3 张含钠液，等渗脱水补给 1/2 张含钠液，高渗脱水补给 1/3 ～ 1/5 张含钠液。若临床上判断脱水性质有困难时，可先按等渗性脱水补充。

（3）定速　补液速度取决于脱水程度，原则上先快后慢。对伴有循环不良和休克的重度脱水患儿，开始应快速输入等张含钠液（生理盐水或 2∶1 等张含钠液），按 20mL/kg（总量不超过 300mL）于 30 ～ 60 分钟静脉输入，以迅速改善循环血量和肾功能；其余累积损失量于 8 ～ 12 小时输完。但对高渗性脱水患儿的输注速度宜稍慢，因为低渗液体输入过快，水分易进入细胞引起脑细胞水肿，甚至发生惊厥，使病情突然恶化。

（4）纠正酸中毒　严重酸中毒需补给碱性溶液，待循环改善、酸中毒纠正、见尿后应及时补钾，出现低钙、低镁症状者亦需相应补充。

2. 补充继续损失量　在开始补液时，原发造成脱水的原因大多继续存在，如腹泻、呕吐、胃肠引流等，以致体液继续丢失，如不及时补充又成为新的累积损失，应给予补充。此种丢失量依原发病而异，且每日有变化，必须根据实际损失量用类似的溶液补充。如临床常见的婴儿腹泻，在早期严格禁食的情况下，体液继续损失量一般为每日 10 ～ 40mL/kg，可选用 1/3 ～ 1/2 张含钠液。各种体液损失成分见表 2-9。

表 2-9　各种体液损失成分表

体液	Na^+（mmol/L）	K^+（mmol/L）	Cl^-（mmol/L）	蛋白（g/dL）
胃液	20 ～ 80	5 ～ 20	100 ～ 150	—
胰液	120 ～ 140	5 ～ 15	90 ～ 120	—
小肠液	100 ～ 140	5 ～ 15	90 ～ 130	—
胆汁液	120 ～ 140	5 ～ 15	50 ～ 120	—
回肠造瘘口损失液	45 ～ 135	5 ～ 15	20 ～ 115	—
腹泻液	10 ～ 90	10 ～ 80	10 ～ 110	—
出汗（正常）	10 ～ 30	3 ～ 10	10 ～ 25	—
烫伤	140	5	110	3 ～ 5

3. 补充生理需要量　补充生理需要量包括热量、水和电解质 3 个方面的需要量。生理需要量取决于尿量、大便丢失及不显性失水。由于 25% 的水是通过不显性失水丢失的，热量的产生必然会影响水的丢失，故正常生理需要量的估计可按热量需求计算，一般按每代谢 100kcal 热量需 100 ～ 150mL 的水，年龄越小，需水相对越多。电解质的需求包括每日出汗、正常大小便、生理消耗的电解质等，变化很大。平均钾、钠、氯的消耗量为 2 ～ 3mmol/100kcal。生理需要量应尽可能口服补充，不能口服或口服量不足者可静脉滴注 1/5 ～ 1/4 张含钠液，同时给予生理需要量的钾。发热、呼吸加快的患儿应适当增加进液量。长期输液或合并营养不良者，应注意热量和蛋白质的补充，必要时用部分或全静脉营养。

4. 其他处理

（1）补钙　补液过程中出现抽搐、手足搐搦者，可用 10% 葡萄糖酸钙 5 ～ 10mL，用等量葡萄糖液稀释后静脉滴注。心力衰竭患儿在用洋地黄制剂时慎用。

（2）补镁　在补钙后，手足搐搦不见好转或反而加重时要考虑低镁血症，可测定血镁浓度，同时用 25% 硫酸镁，每次 0.2 ～ 0.4mL/kg，深部肌内注射，每日 2 ～ 3 次，症状消失后停用。

第 2 天的补液需根据病情重新估计脱水情况来决定补液量，一般只需补充继续损失量和生理需要量，能口服者应尽量口服。

第三章 新生儿概述及常见疾病 ▷▷▷▷

第一节 概 述

新生儿（neonate）系指从脐带结扎开始到生后 28 天内的婴儿。绝大多数新生儿为足月分娩，即胎龄大于 37 周，出生体重大于 2500g，无任何疾病。研究新生儿生理、病理、疾病防治及保健等方面的学科称为新生儿学（neonatology）。

一、新生儿分类

1. 根据胎龄分类 胎龄（gestational age，GA）是从末次月经开始的第 1 天起到分娩时为止，通常为 280 天，共计 40 个孕周。

（1）足月儿 7 周 ≤ GA < 42 周（26～293 天）的新生儿。

（2）早产儿 GA < 37 周（≤ 259 天）的新生儿，其中 GA < 28 周为极早早产儿，GA < 24 周为超早早产儿。

（3）过期产儿 GA ≥ 42 周（≥ 294 天）的新生儿。

2. 根据出生体重分类 出生体重（birth weight，BW）指出生 1 小时内第一次称得的体重。

（1）正常出生体重儿 BW 为 2500～3999g。

（2）低出生体重儿 BW < 2500g，其中 BW < 1500g 称为极低出生体重儿，BW < 1000g 称为超低出生体重儿。

（3）巨大儿 BW ≥ 4000g。

3. 根据出生体重和胎龄的关系分类

（1）适于胎龄儿 出生体重在同胎龄儿平均体重的第 10 至第 90 百分位数。

（2）小于胎龄儿 出生体重在同胎龄儿平均体重的第 10 百分位数以下，其中足月儿出生体重小于 2500g，又称足月小样儿。

（3）大于胎龄儿 出生体重在同胎龄儿平均体重的第 90 百分位数以上。

4. 根据出生后周龄分类

（1）早期新生儿 出生后 1 周以内的新生儿。

（2）晚期新生儿 出生后第 2～4 周的新生儿。

5. 高危新生儿（high risk infant） 指已经发生或可能发生危重情况，需要密切观察和监护的新生儿，常见以下情况。

（1）孕母存在高危因素（含以下其一或多种） 孕母年龄＞40岁或＜16岁，有慢性疾病如糖尿病、肾脏疾病、心脏疾病、肺部疾病、恶性肿瘤、高血压、贫血、血小板减少症等，羊水过多（＞2000mL）或过少（＜300mL），孕期有阴道流血、羊膜早破和感染、酗酒或吸毒史。

（2）出生过程存在高危因素 如早产或过期产，急产或滞产，胎位不正，臀位分娩，羊水粪染，脐带过长（＞70cm）或过短（＜30cm）或脐带断裂、脱垂或被压迫，胎监有明显异常，剖宫产。

（3）胎儿和新生儿存在高危因素 如多胎、胎儿心率或节律异常，有严重先天性畸形，Apgar评分低于7分，新生儿出生时面色苍白或青紫，呼吸异常，低血压，出血。

二、新生儿特点

正常足月儿是指出生时37周≤GA＜42周，2500g≤BW＜4000g，无畸形或疾病的活产婴儿。早产儿又称未成熟儿，母亲孕期患疾病、受外伤、过度劳累、精神紧张、子宫及其附属组织出现异常、绒毛膜炎、多胎及胎儿畸形等均是引起早产的原因。

1.正常足月儿和早产儿外观特点 各具特点，见表3-1。

表3-1 正常足月儿与早产儿外观特点

部位	早产儿	足月儿
皮肤	胎脂多、绛红、水肿发亮	胎脂少、红润、皮下脂肪丰满
头发	细、乱而软	头发分条清楚
耳壳	软、缺乏软骨、耳舟不清楚	软骨发育好、耳舟成形、直挺
指、趾甲	甲软，未达到指、趾端	达到或超过指、趾端
跖纹	足底纹理少	足纹遍及整个足底
乳腺	无结节或结节＜4mm	结节＞4mm，平均7mm
外生殖器（男婴）	睾丸未降或未完全降至阴囊	睾丸已降至阴囊
外生殖器（女婴）	大阴唇不能遮盖小阴唇	大阴唇遮盖小阴唇

2.正常足月儿和早产儿生理特点

（1）呼吸系统 胎儿肺内充满液体，足月儿为30～35mL/kg，出生时经产道挤压，约1/3肺液由口鼻排出，其余在建立呼吸后被肺间质内毛细血管和淋巴管吸收。新生儿呼吸频率较快，安静时为40～60次/分，呼吸主要靠膈肌的升降，呈腹式呼吸。早产儿呼吸中枢及呼吸器官发育未成熟，呼吸浅表且节律不规则，易出现周期性呼吸及呼吸暂停。呼吸停止＜20秒，不伴有心率减慢及发绀者称为周期性呼吸；呼吸停止＞20秒，伴心率＜100次/分及发绀者称为呼吸暂停。胎龄越小，原发性呼吸暂停发生率越高。早产儿因肺泡表面活性物质少，肺泡表面张力增加，易发生呼吸窘迫综合征。

（2）循环系统 出生后血液循环变化：①脐带结扎后，胎盘－脐血循环终止。②随着呼吸建立和肺膨胀，肺循环阻力下降，肺血流增加。③肺血管阻力降低后，右心压力降低而左心压力增高，使卵圆孔关闭。④动脉氧分压的增高，动脉导管收缩，继而关闭，完成胎儿循环向成人循环的转变。新生儿心率波动范围较大，通常为 90～160 次 / 分，有时可出现一过性的心率波动。足月儿血压平均为 70/50mmHg。早产儿心率偏快，血压较低，动脉导管关闭常常会延迟，部分可伴有动脉导管持续开放。

（3）泌尿系统　足月儿出生时已具有与成人相同数量的肾单位，但组织学上还不成熟，滤过面积不足，肾小管容积更不足，导致其肾小球滤过功能低下。肾稀释功能虽与成人相似，但其浓缩功能很差，故对浓缩乳或牛乳喂养的新生儿应补足水分。新生儿一般在生后 24 小时内开始排尿，如 24 小时仍不排尿应做进一步检查。

早产儿有效肾单位较成熟儿少，肾小球滤过率低；抗利尿激素缺乏，肾小管远端对水的重吸收减少，早产儿肾浓缩功能更差；葡萄糖阈值低，易发生尿糖；早产儿肾脏保留碳酸氢盐、肾小管排泄酸和氨的能力弱，容易导致代谢性酸中毒。总之，早产儿肾小球和肾小管不成熟，处理水、糖、电解质和酸性物质能力较成熟儿差。

（4）消化系统　足月儿吞咽功能已经完善，但食管下部括约肌松弛，胃呈水平位，幽门括约肌较发达，易发生溢乳。肠管壁较薄、通透性高，有利于吸收乳汁中的营养物质，但肠腔内毒素也容易进入血液循环，引起中毒症状。消化道已能充分分泌大部分消化酶，但胰淀粉酶在生后 4 个月才能达到成人水平，因此不宜过早喂淀粉类食物。通常生后 10～12 小时开始排胎便，3～4 天排完。胎便由胎儿肠道分泌物、胆汁及咽下的羊水等组成，呈糊状，为墨绿色。若生后 24 小时仍不排胎便，应检查是否有肛门闭锁或巨结肠等先天性畸形。因新生儿肝内葡萄糖醛酰转移酶不足，多数生后第 2 天开始出现不同程度的生理性黄疸，同时对多种药物代谢处理能力（葡萄糖醛酰化）低下，易发生药物中毒。

早产儿吸吮力差，吞咽反射弱，贲门括约肌松弛，胃容量小，更易发生溢乳、呛咳、反流，消化能力弱而发生呕吐、腹胀、腹泻。消化酶含量接近足月儿，但胆汁酸分泌少，脂肪的消化吸收较差。肝内酶的量及活力比足月儿更低，生理性黄疸较重，持续时间较长。肝脏合成蛋白能力差，常发生低蛋白血症和水肿，白蛋白减少也可使血清游离胆红素增加，易引起病理性黄疸，甚至出现核黄疸。糖原储备少，易发生低血糖。

（5）血液系统　足月儿血容量与是否延迟结扎脐带有关，平均为 85mL/kg（50～100mL/kg）。出生时红细胞、网织红细胞和血红蛋白含量较高，血红蛋白中胎儿血红蛋白占 70%～80%，5 周后降到 55%，随后逐渐被成人型血红蛋白取代。白细胞计数生后第 1 天平均为 $18\times10^9/L$ [（15～20）$\times10^9/L$]，3 天后明显下降，5 天后接近婴儿值；分类中以中性粒细胞为主，1 周末与淋巴细胞相近，以后淋巴细胞占优势。血小板出生时已达成人水平。由于胎儿肝脏维生素 K 储存量少，凝血因子Ⅱ、凝血因子Ⅶ、凝血因子Ⅸ、凝血因子Ⅹ活性低，故生后常规肌内注射维生素 K_1。

早产儿血容量为 89～105mL/kg，周围血有核红细胞较多，白细胞计数和血小板计数稍低于足月儿。由于早产儿红细胞生成素水平低下、先天性铁储备少、血容量增加迅速，"生理性贫血"出现早，而且胎龄越小，贫血持续时间越长，程度越重。

（6）神经系统　足月儿大脑皮层兴奋性低，睡眠时间长，觉醒时间一昼夜仅为2～3小时。大脑皮层对下级中枢抑制较弱，纹状体发育尚未完善，且神经髓鞘没有完全形成，常出现不自主和不协调动作，以及兴奋泛化现象。新生儿出生时已具备多种暂时性的原始反射，常见的原始反射如下：①吸吮反射，将乳头或奶嘴放入新生儿口内，甚至上下唇间，即可引出唇及舌的吸吮动作，而且有一点强度、节律；②觅食反射（寻觅反射），用手指触摸新生儿口周皮肤，头部转向刺激侧出现寻找动作；③握持反射，将物品或手指放入新生儿手心中，可感觉新生儿手的抓握动作；④拥抱反射，新生儿仰卧，头处于正中位时，检查者拉住小儿双手并向上提拉，当颈部离开台面2～3cm时，检查者突然松开小儿双手，恢复仰卧位，可见新生儿双臂伸直外展，双手张开，然后上肢屈曲内收呈拥抱状。上述反射生后数月可自然消失，如新生儿期这些反射减弱或消失，提示有神经系统疾病。由于前囟和颅缝尚未闭合，有颅内病变时，脑膜刺激征多不明显。新生儿脑相对大，但脑沟、脑回仍未完全形成。

早产儿觉醒时间更短，胎龄越小，原始反射越难引出或反射不完全，肌张力低。此外，早产儿，尤其是极低出生体重儿脑室管膜下存在着发达的胚胎生发层基质，该基质与脑发育密切相关，但其对脑血流的波动、缺氧、高碳酸血症及酸中毒极为敏感，当受到一些病理因素刺激极易发生脑室管膜下出血及脑室周围白质软化。

（7）体温　足月儿体温调节中枢功能尚不完善，皮下脂肪薄，体表面积相对较大，容易散热。寒冷时无寒战反应，主要靠棕色脂肪代偿产热。生后环境温度显著低于宫内温度，散热增加，因此适宜的环境温度对新生儿至关重要。如环境温度过低，可发生低体温、低氧、低血糖和代谢性酸中毒等；如环境温度高，新生儿通过皮肤水分蒸发来散热，导致水分不足，血液溶质过多，发生脱水热。环境温度一般应维持为20～22℃，适宜的环境湿度为50%～60%。

早产儿体温调节中枢功能不完善，皮下脂肪更薄，并且胎龄越小，棕色脂肪越少，代偿产热的能力也越差，同时体表面积相对大，使散热机会增加，更不易维持体温。如环境温度低时，更易发生低体温，常因寒冷而导致硬肿症的发生。合理的保暖可以提高早产儿的存活率。因早产儿汗腺发育差，体液量少，如环境温度高时，体温也易升高。

（8）免疫系统　足月儿非特异性免疫功能和特异性免疫功能均不成熟。皮肤屏障功能差，黏膜薄嫩易擦破，脐部开放，细菌易进入血液。由于血中补体水平低，缺乏趋化因子，免疫球蛋白A（immunoglobulin A，IgA）和免疫球蛋白M（immunoglobulin M，IgM）不能通过胎盘，因此易患细菌感染，尤其是革兰氏阴性杆菌；分泌型IgA缺乏，易患呼吸道和消化道感染。

早产儿体液免疫和细胞免疫均不成熟，缺乏来自母体的抗体，免疫球蛋白G（immunoglobulin G，IgG）含量少，皮肤的屏障功能差，对感染抵抗力弱，容易引起败血症。此外，频繁的医护侵入性操作也增加了感染的概率。

（9）能量及体液代谢　足月儿每日基础热量消耗为45～50kcaL/kg，每日共需热量为100～110kcaL/kg。体内含水量占体重的70%～80%，随日龄增加而逐渐减少。由于体内水分丢失较多，生后1周内可有生理性的体重下降，一般约10天后恢复到出生体重。

早产儿常需更高的热量需求以维持生长，每日共需热量 105 ~ 115kcaL/kg，胎龄、体重越小，需要能量越多；对糖、氨基酸、脂肪的需求较足月儿更多，因早期吃奶量少，常需肠外营养支持，根据每日血糖水平、体重、出量等指标来调整静脉营养策略。

（10）常见的几种特殊生理状态

1）生理性黄疸：参见相关内容。

2）"马牙"和"螳螂嘴"：在硬腭中线或齿龈上可见由上皮细胞堆积或为黏液包裹的黄白色小颗粒，俗称"马牙"，数周后可自然消退。新生儿两侧颊部各有一隆起的脂肪垫，俗称"螳螂嘴"，有利于吸吮乳汁。不可挑破"马牙"和"螳螂嘴"，以免发生感染。

3）乳腺肿大或假月经：新生儿生后 4 ~ 7 天常见有单侧或双侧乳腺增大，如蚕豆大小，或见黑色乳晕区及泌乳，2 ~ 3 周可消退，不可挤压以防感染；部分女婴生后 5 ~ 7 天阴道流出灰白色黏液或少许血性分泌物，可持续两周，俗称"假月经"，因来自母体的雌激素突然中断所致。

4）新生儿红斑及粟粒疹：生后 1 ~ 2 天，在头部、躯干及四肢常出现大小不等的多形性斑丘疹，称为"新生儿红斑"，1 ~ 2 天后可自然消失。因皮脂腺堆积在鼻尖、鼻翼、颜面部形成针头样黄白色的粟粒疹，称为"新生儿粟粒疹"，脱皮后可自然消失。

三、新生儿护理

1. 保温 新生儿生后应注意保温，采取各种保温措施，使婴儿处于适中环境温度中，在此温度下身体耗氧量减少，蒸发散热量较少，新陈代谢较慢。新生儿的适中环境温度与胎龄、日龄和体重有关，胎龄越小，体重越低，所需要的适中环境温度越高，且随日龄增加而逐渐降低（表3-2）。尤其是低出生体重儿或伴低体温者，应置于自控式开放式辐射台上或温箱中，并根据体重、日龄选择适中环境温度，使腹壁温度维持在 36.5℃左右。

表3-2 新生儿的适中环境温度

体重（kg）	适中环境温度			
	35℃	34℃	33℃	32℃
1.0	≤10天	>10天	>3周	>5周
1.5	—	≤10天	>10天	>4周
2.0	—	≤2天	>2天	>3周
>2.5	—	—	≤2天	>2天

2. 喂养 足月儿生后半小时即可哺母乳，以促进乳汁分泌，提倡按需哺乳。配方乳可每 3 小时 1 次，每日 7 ~ 8 次。喂奶前应清洗乳头，喂奶后将婴儿竖立抱起、轻拍背部，以排出咽下的空气，防止溢奶。合理的喂养可实现理想的体重增长（15 ~ 30g/d）。

早产儿也应以母乳喂养为宜，必要时可用早产儿配方奶或添加母乳强化剂。无绝对禁忌证的情况下，提倡尽早开奶，以后根据胎龄、出生体重、喂养后耐受情况及体重增长情况调整哺乳量。如无法开奶可暂行非营养性吸吮，以促进吸吮、吞咽及消化功能的发育。胎龄越小，出生体重越低，每次哺乳量越少，喂奶间隔时间也越短。哺乳量不能满足所需热量者，应辅以静脉营养支持。

足月儿出生后应给予维生素 K_1 1mg 肌内注射，早产儿可连续肌内注射 3 天维生素 K_1，每天 1 次，每次 1mg，以预防新生儿出血症。由于新生儿的特殊护理环境，皮肤接受光照不足，内源性维生素 D 生产很少，需要外源性补充，然而人乳和牛奶的维生素 D 含量都很少，需要单独口服补充。足月儿的维生素 D 需要量为 400IU/d，通常生后 2 周开始口服，可持续到 2 岁；早产儿的维生素 D 需要量为 500 ~ 800IU/d，可在生后 1 周开始补充。

3. 呼吸管理　保持呼吸道通畅，早产儿仰卧时可在肩下放置软垫，避免颈部弯曲、呼吸道梗阻。出现发绀时应查找原因，同时予以吸氧，吸氧流量或浓度以维持动脉血氧分压 50 ~ 70mmHg 或经皮血氧饱和度 90% ~ 95% 为宜。切忌给早产儿常规吸氧。如出现呼吸暂停，轻者经弹、拍打足底或刺激皮肤等可恢复呼吸；重者需经面罩或气管插管正压通气复苏，同时应去除原发病因并转入新生儿重症监护病房（neonatal intensive care unit，NICU）进行监护和治疗。对反复发作者，可给予氨茶碱或咖啡因静脉注射。

4. 预防感染　建立新生儿室消毒隔离制度，严格执行，并做好手卫生，同时需做到以下几方面：①保持呼吸道通畅，清除呼吸道分泌物，生后数小时内，使婴儿处于侧卧位，有助于残存在呼吸道内的黏液自然流出。②保持脐带残端清洁和干燥：每日用乙醇棉签擦拭脐带残端和脐窝部。如有肉芽组织，可用硝酸银烧灼局部；如有化脓感染，用过氧化氢或碘酒消毒。必要时全身应用抗生素。③保持皮肤清洁，每日用温水清洗头、面、臀及会阴部。清洗后，皮肤皱褶处，如颈部、腋窝、腹股沟处涂抹少许滑石粉或痱子粉，以保持干燥，防止尿布疹的发生。

5. 预防接种　生后 3 天内接种卡介苗；生后 1 天、1 个月、6 个月应各注射乙型肝炎疫苗 1 剂。母亲为乙型肝炎病毒携带者或乙型肝炎患者，婴儿出生后应立即肌内注射乙型肝炎免疫球蛋白（hepatitisbimmunoglobulin，HBIG）100 ~ 200IU，同时换部位注射乙型肝炎疫苗 1 剂。

6. 开展新生儿疾病筛查　生后 72 小时在足跟采血，开展先天性甲状腺功能减退症、苯丙酮尿症、葡萄糖 -6- 磷酸脱氢酶（glucose 6-phosphatedehy drogenase，G-6-PD）缺乏症及先天性肾上腺皮质增生症等先天性疾病的筛查工作。

第二节　常见疾病

新生儿常见疾病有新生儿黄疸、新生儿缺氧缺血性脑病等。

一、新生儿黄疸

新生儿黄疸（neonatal jaundice）是因血清胆红素在体内积聚而引起的皮肤黏膜或其他器官黄染。新生儿血中胆红素超过85μmol/L（5mg/dL）可出现肉眼可见的黄疸。当血中非结合胆红素过高时，可引起胆红素脑病（核黄疸），造成神经系统的永久性损害，常留有后遗症，表现为智力低下、脑瘫及核黄疸四联症（包括手足徐动、眼球运动障碍、听觉障碍及牙釉质发育不良），严重者可导致死亡，早产儿因血脑屏障功能更差，尤其应警惕胆红素脑病。

新生儿黄疸分为生理性黄疸与病理性黄疸，属中医学"胎黄""胎疸"范畴。

【西医病因、发病机制与中医病因病机】

1. 西医病因及发病机制

（1）新生儿胆红素代谢特点

1）胆红素生成过多：胎儿在宫内处于低氧环境，刺激促红细胞生成素的产生，红细胞生成相对较多，出生后血氧分压升高，过多的红细胞被破坏；新生儿红细胞寿命短（早产儿低于70天，足月儿约80天，成人约120天），而且胎儿血红蛋白的分解速度是成人的2倍；新生儿肝脏和其他组织中的血红素及骨髓红细胞前体较多。以上原因均可导致新生儿胆红素生成增多。

2）血浆白蛋白联合胆红素的能力不足：胆红素进入血循环，与血浆中白蛋白联结后，运送到肝脏进行代谢。刚娩出的新生儿常有不同程度的酸中毒，可使胆红素与白蛋白联结减少；早产儿胎龄越小，白蛋白含量越低，其联结胆红素的量也越少。

3）肝细胞处理胆红素能力不足：非结合胆红素进入肝细胞后，与Y、Z蛋白结合，在光面内质网，主要通过尿苷二磷酸葡萄糖醛酰转移酶和葡萄糖醛酸转移酶的催化，形成水溶性、不能透过半透膜的结合胆红素，经胆汁排泄至肠道。新生儿出生时肝细胞内Y蛋白含量极微（生后5~10天达到正常），尿苷二磷酸葡萄糖醛酰转移酶和葡萄糖醛酸转移酶含量不足，只有成人的1%~2%，以后逐渐成熟，6~12周接近正常水平，因此，生成结合胆红素的能力低下。出生时肝细胞排泄结合胆红素到肠道的能力不足，早产儿更为明显，可出现暂时性肝内胆汁淤积。

4）肠肝循环特点：肠道内的结合胆红素，被细菌还原成尿胆原及其氧化产物，其中大部分随粪便排出，小部分结合胆红素被肠道的 β-葡萄糖醛酸苷酶水解为非结合胆红素，后者被肠道吸收后，极少量由肾脏排泄，余下的经门静脉至肝脏重新转变为结合胆红素，再经胆道排泄到肠道，即胆红素的"肠肝循环"。新生儿肠蠕动性差，肠道菌群尚未完全建立，肠腔内 β-葡萄糖醛酸苷酶活性相对较高，可将更多的结合胆红素转化为非结合胆红素，后者又被肠道吸收经门脉而达肝脏，致使肠肝循环增加，血胆红素水平升高。此外，胎粪含胆红素80~200mg，如排泄延迟，也可使胆红素重吸收增加。

（2）病理性黄疸的常见原因

1）感染因素：①新生儿肝炎，多由宫内病毒感染引起，常见的病毒有乙型肝炎病毒、巨细胞病毒、风疹病毒、单纯疱疹病毒及肠道病毒等。起病较缓而隐匿，常在生后数天至数周渐见黄疸，在不受注意中持续或加剧，或生理性黄疸消退而又再度出现黄疸，可伴有食欲下降、呕吐、肝脏轻度至中度增大，脾脏肿大不显著。风疹病毒、巨细胞病毒引起的肝炎，常伴有先天畸形或宫内生长障碍。②新生儿败血症，产前孕母有细菌感染史，经胎盘血行感染胎儿，少见；产时孕母有泌尿生殖系感染史，消毒不严，羊膜早破及产程延长；产后有挑"马牙"、刮"猪毛风"等皮肤黏膜损伤史或脐部、呼吸道、消化道感染史；还有医源性插管、机械通气等病史。常见的病原体为细菌，也可为霉菌、病毒或原虫等。早期症状不典型，表现为进奶量减少或不吃、发热或体温过低、病理性黄疸、哭声低、嗜睡或烦躁不安等；若出现肝脾轻、中度肿大，出血倾向，休克，多脏器功能衰竭等，应高度怀疑本病的发生。

2）非感染因素：①新生儿溶血病，系指母、子血型不合引起的同族免疫性溶血。我国以 ABO 血型不合最常见，其次为 Rh 血型不合引起的溶血病。ABO 溶血病主要发生在母亲 O 型而胎儿 A 型或 B 型。在 Rh 溶血病中，以 RhD 溶血病最常见，其次为 RhE 溶血病。②胆管阻塞，胆道闭锁和先天性胆总管囊肿，使肝内或肝外胆管阻塞，结合胆红素排泄障碍，导致病理性黄疸；肝和胆道的肿瘤也可压迫胆管造成阻塞。③母乳性黄疸，喂母乳后发生非结合胆红素增高，发病机制尚未完全明确。临床特点为患儿一般情况较好，暂停母乳 3～5 天黄疸减轻，在母乳喂养条件下，黄疸完全消退需 1～2 个月。④其他，遗传疾病，如葡萄糖 -6- 磷酸脱氢酶（G-6-PD）缺乏症、球形红细胞增多症、半乳糖血症等；药物因素，如维生素 K_3、维生素 K_4 等可引起黄疸。

2. 中医病因病机　本病主要为先天胎禀湿蕴，或由后天感受湿邪（湿热或寒湿）所致。湿热或寒湿之邪，蕴结于中焦脾胃，兼初生儿脾胃薄弱，易阻滞气机，则肝失疏泄，胆汁外溢，发为胎黄，病位在脾、胃、肝、胆。《灵枢·经脉》曰："脾所生病者……溏瘕泄，水闭，黄疸。"《金匮要略》说"脾色必黄"，说明黄疸病位在脾、胃；《灵枢·经脉》言："肾所生病，……黄疸肠癖。"其认为黄疸与肾相关；《扁鹊心书·黄疸》言："又一种胆黄证，因大惊卒恐，胆伤而汁泄于外，为病最重，惟觉之早，重用温补者，尚可挽回。"其认为黄疸与肝、胆相关。

（1）湿热熏蒸　孕母素蕴湿盛或内蕴湿热之毒，遗于胎儿，或胎产之时，或出生之后，婴儿感受湿热邪毒。湿热邪毒蕴结脾胃，熏蒸肝胆，以致胆汁外溢皮肤、面目，发为胎黄。湿热熏蒸，黄色鲜明如橘，烦躁多啼，属于阳黄。

（2）寒湿阻滞　若孕母体弱多病，气血素亏，可致胎儿先天禀赋不足，脾阳虚弱，寒浊内生；或生后为湿邪所侵，蕴于脾胃，脾阳受困，湿从寒化。寒湿阻滞，气机不畅，以致肝失疏泄、胆液外溢而发病。因湿邪阻滞，脾阳受遏，故黄色晦暗，神疲肢凉，腹胀食少，大便稀溏，属阴黄之候。

（3）气滞瘀积　先天缺陷，胆道阻塞，或湿邪蕴结肝胆日久，气血郁阻，肝胆疏泄失常，络脉瘀积而致黄色晦暗无华，多伴肚腹鼓胀，血瘀内阻故右胁下结成痞块质硬，或见青筋显露，唇色暗红，舌见瘀点，苔黄。

（4）变证　若热毒炽盛，湿热化火，内陷厥阴，可出现黄疸加深、神昏、抽搐等胎黄动风之危象；若邪毒炽盛，正气不足，气阳虚衰，出现面色苍白、四肢厥冷、呼吸急促、脉微等胎黄虚脱之证。

【临床表现】

1. 生理性黄疸 足月儿生后 2 ～ 3 天出现黄疸，4 ～ 5 天达高峰，一般无症状，黄疸持续 7 ～ 10 天消退，早产儿因其生理特性，黄疸持续时间长，可延续到 2 ～ 4 周，无其他并发症。

2. 病理性黄疸 黄疸出现早（出生 24 小时内），进展快，黄疸程度重，黄色明显，也可消退后再次出现，或黄疸出现迟，持续不退，日渐加重。可见肝脾肿大、精神倦怠、不欲吮乳等。

3. 胆红素脑病 因血液中未结合胆红素增多，通过血脑屏障进入中枢神经系统导致神经细胞的中毒性病变，又称核黄疸，是严重的并发症。初期表现为嗜睡、吸吮减弱、肌张力减低；痉挛期表现为凝视、高热、哭声高尖、抽搐、角弓反张、呼吸衰竭、脑出血，甚至死亡；恢复期痉挛减轻，吸吮、反应、肌张力等逐渐恢复，约持续 2 周。本病多遗留核黄疸后遗症。

【诊断与鉴别诊断】

1. 诊断

（1）生理性黄疸 ①一般情况良好。②足月儿生后 2 ～ 3 天出现黄疸，4 ～ 5 天达高峰，5 ～ 7 天消退，最迟不超过 2 周；早产儿黄疸多于生后 3 ～ 5 天出现，5 ～ 7 天达高峰，7 ～ 9 天消退，最长可延迟到 2 ～ 4 周。③未结合胆红素增高为主，且在日龄相对应的生理性胆红素水平范围内。简易判断：血清胆红素足月儿 < 221μmol/L（12.9mg/dL），早产儿 < 257μmol/L（15mg/dL）。符合以上 3 项，并在排除病理性黄疸后方可确定为生理性黄疸。

（2）病理性黄疸 ①生后 24 小时内出现黄疸，血清胆红素足月儿 > 102μmol/L（6mg/dL）。②血清胆红素足月儿 > 221μmol/L（12.9mg/dL），早产儿 > 257μmol/L（15mg/dL），或每日上升超过 85μmol/L（5mg/dL）。③黄疸持续时间：足月儿 > 2 周，早产儿 > 4 周。④黄疸退而复现。⑤血清结合胆红素 > 26μmol/L（1.5mg/dL）。具备上述任何一项者均可诊断为病理性黄疸。

2. 鉴别诊断 主要对导致病理性黄疸的发病原因进行鉴别，由于新生儿黄疸产生原因较多且发病机制复杂，需详细询问病史、行全面体格检查和必要的影像学、实验室检查以明确病因。

【治疗】

重视病因治疗；对症治疗，降低血中非结合胆红素水平，防止胆红素脑病的发生。中医以利湿退黄为主要原则。中医退黄有温和、可操作性强、经济安全等优势。

1. 西医治疗

（1）病因治疗

1）新生儿感染性肝炎：感染可能发生于宫内，多由病毒引起，包括嗜肝病毒（肝炎病毒）和非嗜肝病毒［巨细胞病毒、风疹病毒、单纯疱疹病毒、肠道病毒、人类免疫缺陷病毒（human immunodificiency virus，HIV）等］。以保肝治疗为主，必要时加用抗病毒药物、糖皮质激素（抗炎减轻肝细胞损伤、纤维化）等，补充充足的糖、蛋白质、必需脂肪酸及多种维生素。禁用对肝脏有毒的药物。

2）先天性胆道闭锁：强调早期诊断、早期手术治疗，因为新生儿胆汁性肝硬化程度是能否耐受手术的关键。手术时日龄不超过60天者，疗效较好。

3）新生儿败血症：一般应联合应用抗生素静脉给药治疗，要早用药、足疗程，同时注意药物的不良反应。

4）其他：注意防止低血糖、低体温、缺氧、贫血、水肿和心力衰竭等。

（2）对症治疗

1）光照疗法：简称光疗，是降低血清非结合胆红素简单而有效的方法。非结合胆红素在光的作用下，转变成水溶性的异构体，经胆汁和尿液排出。

指征：一般足月儿血清总胆红素 > 205μmol/L（12mg/dL），可给予光疗；由于早产儿的血脑屏障尚未发育成熟，胆红素更易引起神经系统损害，因此对于高危新生儿可放宽指标，对超低、极低出生体重儿可行预防性光疗。

注意事项：①光照时，婴儿双眼用黑色眼罩保护，以免损伤视网膜；长时间高强度光疗有致生殖器皮肤鳞癌的风险，故外生殖器需用尿布遮盖，其余均裸露，照射时间以不超过3天为宜。②光疗后小儿可出现发热、腹泻和皮疹，但多不严重，可继续光疗，停止光疗可恢复正常。③蓝光可分解体内核黄素，故光疗时应补充核黄素（以维生素 B_2 口服为主，光疗时每次5mg，每日3次；光疗后每日1次，连服3日）。④当血清结合胆红素 > 68μmol/L（4mg/dL）时，可使皮肤呈青铜色，即青铜症，此时可停止光疗，青铜症则自行消退。此外，光疗时不显性失水增加，应适当补充水分。

2）药物疗法：①补充白蛋白，输血浆每次10mL/kg或白蛋白1g/kg，以增加其与非结合胆红素的联结和转运，促进非结合胆红素的消退，减少胆红素脑病的发生。②益生菌，促进肠道菌群的建立，减少胆红素的肠肝循环。③肝酶诱导剂，能增加葡萄糖醛酸转移酶的生成，提高肝脏清除胆红素的能力。常用苯巴比妥每日5～10mg/kg，分2～3次口服，共4～5日，或肌内注射10mg/kg，每日1次，使用天数根据黄疸情况决定。④免疫球蛋白，与网状内皮系统相关受体结合，阻断溶血过程，减少胆红素的形成，常仅输注1次，1g/kg，6～8小时持续静脉滴入。⑤纠正代谢性酸中毒，利于非结合胆红素与白蛋白的联结。

3）换血疗法：主要是换出部分血中游离抗体和致敏红细胞，减轻溶血；换出血中大量胆红素，防止发生胆红素脑病；纠正贫血，改善携氧，防止心力衰竭。

符合下列条件之一者应考虑换血：①产前已明确为新生儿溶血病者，出生时脐血血红蛋白低于120g/L，伴水肿、肝脾肿大和心力衰竭。②存在早期胆红素脑病证状者。③早期新生儿血清胆红素水平显著升高，以未结合胆红素升高为主，24小时内 ≥ 256.5μmol/L（15mg/dL），24～48小时 ≥ 342μmol/L（20mg/dL），48～72小时及以上 ≥ 427.5μmol/L（25mg/dL）；早产儿或前一胎有死胎病史的孕母分娩的新生儿，可酌情降低换血标准。④光疗效果不佳，且进行性加重者。

2. 中医治疗

（1）辨证论治　本病辨证首辨阴阳，再辨轻重虚实。黄疸色泽鲜明如橘皮，尿黄如橘汁，烦躁多啼，舌红苔黄腻者，为阳黄；黄疸色泽晦暗，日久不退，神疲肢冷，腹胀拒乳，便溏色白，舌淡苔腻者，为阴黄。轻者见面目、皮肤发黄，黄而不剧，黄可自退，食纳可体重增，精神尚可；重者见黄疸急剧加重，通体皆黄，黄不自退，胁下痞块迅速增大，甚则神昏、抽搐。湿热郁蒸者病程短，脾阳初困，多属实证。寒湿阻滞者病程长，中阳不振，多属虚证。瘀积发黄，伴腹胀青筋显露，多属于虚中夹实之证。黄疸急剧加深，四肢厥冷，脉微欲绝者，为胎黄虚脱证；若黄疸显著，伴有尖叫抽搐，角弓反张者，为胎黄动风证。

胎黄治疗，以利湿退黄为基本法则。无论寒热，利湿以健脾助运、疏肝利胆为要务，肝、脾功能如常则黄自退。若湿热熏蒸者，治以清热利湿退黄；寒湿阻滞者，治以温中化湿退黄；瘀积发黄者，治以化瘀消积。出现变证者，或胎黄动风，或胎黄虚脱，随证施治。疾病后期，正虚或邪恋，湿热郁积所余无几，宜疏肝养肝，益气健脾，扶正，兼清余邪。论治黄疸，张仲景谓："诸病黄家，但利其小便。"阴黄治以温阳化湿，阳黄治以清热利湿。施苦寒清利当中病即止，而顾脾之法，必当贯彻始终，本着顾脾不碍邪的原则灵活运用。

1）常证

①湿热熏蒸

证候：目黄、身黄，颜色鲜明如橘，精神疲倦或烦躁啼哭，不欲吮乳，或有呕吐，或有发热，大便秘结，小便短黄，舌质红，苔黄腻，指纹紫滞。

辨证：本证为阳黄，起病急，多见于胎黄初期。临床以黄色鲜明如橘，烦躁啼哭，大便秘结，小便短黄，苔黄腻等湿热壅盛之象为特征。新生儿溶血性黄疸、肝细胞性黄疸多表现为此证型。病情重者易发生胎黄动风和胎黄虚脱之变证。

治法：清热利湿退黄。

方药：茵陈蒿汤加味。呕吐者，加陈皮、制半夏、竹茹、藿香降逆止呕；小便短黄者，加车前草、泽泻、白茅根清热利湿；腹胀者，加枳实、厚朴、莱菔子理气导滞。

②寒湿阻滞

证候：目黄、身黄，色泽晦暗，黄疸持久不退，精神倦怠，四肢欠温，不欲吮乳，易呕吐，大便溏薄，或便色灰白，舌质淡，苔白腻，指纹色淡。

辨证：本证为阴黄，一般起病缓，病程长。临床以黄色晦暗，精神倦怠，四肢欠温，苔白腻为特征。

治法：温中化湿退黄。

方药：茵陈理中汤加味。湿重呕吐者，加苍术、藿香、薏苡仁、砂仁化湿和胃止呕；寒重肢冷者，加干姜、吴茱萸、肉桂、小茴香温阳散寒；络脉瘀阻，肝脾肿大者，加丹参、当归、川芎、红花活血化瘀。

③瘀积发黄

证候：面目皮肤发黄，颜色晦滞，日益加重，腹部胀满，右胁下痞块，神疲纳呆，小便短黄，大便不调或灰白，舌紫暗有瘀斑、瘀点，苔黄或白，指纹紫滞。

辨证：此证病程较长，属于阴黄证。临床以黄疸逐渐加重，皮肤黄疸色泽晦暗无华，伴有肝脾肿大为特征。

治法：化瘀消积退黄。

方药：血府逐瘀汤加减。若大便干结者，加大黄、栀子通腑泄热；大便稀溏者，加党参、白术、山药补气健脾。瘀积之证多因湿邪未解，气血瘀滞所致，治以清除湿邪，疏通肝胆，化瘀消积，治疗中应注意疏泄不可太过，以防伤正，可适时加用扶正之品。

2）变证

①胎黄动风

证候：黄疸迅速加重，嗜睡，神昏，抽搐，或见角弓反张，舌质红，苔黄腻，指纹紫滞。

辨证：此证多由湿热熏蒸所致黄疸发展而来，来势急骤，病情危重。临床以黄疸迅速加深，伴神昏、抽搐为特征。

治法：平肝息风，利湿退黄。

方药：羚角钩藤汤加减。可鼻饲安宫牛黄丸或紫雪丹清热凉营，开窍息风。

②胎黄虚脱

证候：黄疸急剧加深，面色苍黄，气促，汗出，神昏，四肢厥冷，胸腹欠温，舌淡苔白，指纹淡。

辨证：本证为阳气欲脱之危证。临床以黄疸加重的同时突然出现神昏、四肢厥冷为特点。

治法：大补元气，温阳固脱。

方药：参附汤合生脉散加减。

（2）中成药疗法　目前有茵栀黄口服液、茵栀黄颗粒、清肝利胆口服液、茵陈五苓糖浆等运用于临床，多用于湿热熏蒸证。

（3）中药外治法　黄柏30g，艾叶15g，茵陈20g，苦参10g，金银花20g，栀子20g，野菊花20g，黄芩10g，蒲公英20g，白茅根10g。煎水去渣，水温适宜时，让患儿浸浴，反复擦洗10分钟，每日2次，主要适用于湿热熏蒸证。

（4）推拿疗法　胎黄初现，治以清补脾经，平肝经，清胃经，摩腹；日久兼虚者，治以按揉外劳宫、足三里，清补脾经，平肝经，清胃经，摩腹。阳黄：分手阴阳，清肝经，补脾经，运内八卦，清小肠；阴黄：脾经先清后补，清大肠，运内八卦，分腹阴阳，按揉肝俞、脾俞、胃俞。

3. 其他疗法

（1）食疗　乳母可以通过食疗改变母乳的性味达到利湿退黄的效果，如黄柏、茵陈、泽泻等利湿退黄中药与瘦肉或其他食物同煮，喝汤食肉，新生儿通过食用此种母乳可以促进黄疸消退。

（2）新生儿抚触　促进大便的排出以达到退黄作用。

【预防与调护】

1. 预防

（1）妊娠期及哺乳期母亲，饮食应清淡、营养丰富，忌饮酒及过食辛热、油腻、生冷食物。如孕母有乙型肝炎病史，患儿生后应及时接种乙型肝炎疫苗联合肌内注射乙型肝炎免疫球蛋白阻断垂直传播。曾产育病理性黄疸婴儿或孕产有高危因素者，胎儿出生后应密切监测经皮胆红素水平，及时干预治疗。

（2）应注意新生儿保暖，尽早频繁有效吸吮，促进胎便顺利排出，减少高胆红素血症的发生。

（3）保持新生儿脐部、臀部等处皮肤清洁，避免感染或损伤。

（4）生活中防止交叉感染，保持空气流通，适当接受自然光照。

2. 调护

（1）注意观察黄疸患儿的全身情况，有无吮乳困难、嗜睡、精神萎靡、两目斜视、四肢强直或抽搐等，以便早期诊治。

（2）加强新生儿抚触，背部抚触可刺激背部皮肤神经，反射性地引起脊髓排便中枢兴奋，从而加快胎粪尽早排泄；腹部抚触可刺激胃肠蠕动，促进胃肠功能建立，加快胎便排出，减少胆红素的肠肝循环。

二、新生儿缺氧缺血性脑病

缺氧缺血性脑病（hypoxic-ischemic encephalopathy，HIE）是指由于围生期窒息引起的脑缺氧缺血性损害，从而导致胎儿或新生儿脑损伤。HIE 是引起新生儿急性死亡和慢性神经系统伤残的主要原因之一。本病的发病率早产儿明显高于足月儿，但由于足月儿在活产新生儿中占绝大多数，故临床以足月儿多见。本病属于中医学"惊风""胎惊""胎痫"等范畴。

【西医病因、发病机制与中医病因病机】

1. 西医病因及发病机制

（1）病因　围生期窒息是引起 HIE 的主要原因。另外，出生后患肺部疾患、心脏病变及严重失血或贫血也可造成脑损伤。

（2）发病机制　缺氧缺血性脑损伤机制十分复杂，人体遭受缺氧后，神经系统发生一系列病理生理变化，包括血流动力学变化、能量代谢障碍、炎症反应发生，导致神经细胞死亡，主要有以下几方面。

1）脑血流改变：胎儿、新生儿发生严重缺氧后，很快出现全身代偿性血流重新分布，即心、脑、肾上腺血流增加，肺、肾、胃肠道、皮肤血流减少。首先保证脑的血液供应，脑血流量明显增加。随着缺氧、缺血时间延长，代偿机制丧失，心功能受损导致全身血压下降，使脑血流减少。由于脑内血流的自身调节作用，使有限的血液首先保证代谢最旺盛的部位，如脑干、丘脑及小脑的血供，而大脑皮质矢状旁区及其下部的白质（大脑前、中、后动脉的边缘带）最易受损，这些易于被损伤的部位称为选择性易损区。足月儿的易损区在大脑矢状旁区的脑组织；早产儿的易损区位于脑室周围的白质区。如为急性完全性缺氧缺血，则代偿机制不会发生，脑损伤可发生在基底神经节等代谢最旺盛的部位。同时新生儿脑的自主调节功能尚未发育完善，缺氧和高碳酸血症可导致脑血管自主调节功能障碍，形成"压力被动性脑血流"，即脑血流灌注完全随全身血压的变化而波动。当血压升高时，脑血流过度灌注可致颅内血管破裂出血；当血压下降、脑血流减少时，则引起缺血性脑损伤。

2）脑组织代谢改变：缺氧时无氧糖酵解增加，乳酸增加，腺嘌呤核苷三磷酸（adenosine-triphosphate，ATP）产生减少，细胞膜钠泵、钙泵功能不足，使钠、钙离子与水进入细胞内，造成细胞毒性脑水肿。而钙离子则不断导致细胞不可逆性的损害，还可以激活某些受其调节的酶，引起胞浆膜磷脂成分分解，进一步破坏脑细胞膜的完整性及通透性。血液再灌时还可产生自由基，加重细胞损伤；脑缺氧缺血时一些兴奋性氨基酸浓度增高，也可造成钠、钙离子内流，诱发上述生化反应，最终导致神经元发生水肿、凋亡和坏死。

（3）病理　病变范围、分布和类型主要取决于损伤时脑成熟程度、损害程度及持续时间。病理改变主要包括弥漫性脑水肿、选择性神经元死亡（坏死、凋亡等）和梗死、脑白质软化和脑出血等；足月儿主要病变在脑灰质；早产儿主要表现为脑室周围白质软化和脑室周围-脑室内出血。

2. 中医病因病机　本病的病因主要为父母精血亏损，或孕期调护失宜，损伤胎元之气，或分娩不顺，导致窒息，使胎儿颅脑损伤。病机是气血不足，血脉不充，心神失养。病位主要以脾、肝、肾，脾肾虚损为主，肝风内动为标。

本病与五脏虚损有关，以脾、肝、肾三脏关系最为密切。脾乃后天之本，气血津液生化之源，主肌肉四肢，藏意。脾气虚，不能上荣于心，神失所养，智能不开，思维迟钝，则体格生长发育及智能发育均滞后；肝藏血，主筋，主谋略。肝血不足，血不养脑，神志失职，则谋虑失常，肝失濡养，筋弱失养，虚风内动则筋脉拘急或弛缓；肾主骨生髓，上充于脑，藏志，为生长发育之根本。肾气虚损，脑髓空虚，大脑失养，临床上则可表现为大脑反应迟钝、目光呆滞、肢体活动不协调。

【临床表现】

本病主要表现为意识障碍、肌张力及原始反射异常、惊厥、脑水肿、颅内压升高、脑干受损等神经系统症状。惊厥常发生在出生后 24 小时内，脑水肿、颅内高压在 24 ～ 72 小时最明显。临床上一般可分为轻度、中度、重度。重度者一般在出生后 3 天内病情恶化而导致死亡。HIE 临床分度见表 3-3。

表 3-3　HIE 临床分度

临床表现	分度		
	轻度	中度	重度
意识	兴奋抑制交替	嗜睡	昏迷
肌张力	正常或稍增加	减低	松软或间歇性伸肌张力增高
拥抱反射	活跃	减弱	消失

续表

临床表现	分度		
	轻度	中度	重度
吸吮反射	正常	减弱	消失
惊厥	可有肌阵挛	常有	有或持续状态
中枢性呼吸衰竭	无	有	明显
瞳孔改变	正常或扩大	常缩小	不对称或扩大，对光反射迟钝
前囟张力	正常	正常或稍饱满	饱满明显增高
脑电图（EEG）	正常	低电压，可有痫样	放电爆发抑制，等电位
病程及预后	症状在 72 小时内消失，预后好	症状在 14 天内消失，可能有后遗症	症状可持续数周，病死率高，存活者多有后遗症

【辅助检查】

1. 血清酶活性测定 脐带血的血气分析，如果 pH 值 ≤ 7.25 和（或）乳酸值 ≥ 2mmol/L，提示胎儿宫内窘迫，血清磷酸肌酸激酶脑型同工酶（creatine kinase-brain band，CK-BB）主要存在于脑和神经组织中（正常值 < 10U/L），脑组织受损时 CK-BB 值升高。

2. 神经元特异性烯醇化酶检查 主要存在于神经元和神经内分泌细胞中，发生 HIE 时，血浆中此酶活性升高（正常值 < 6μg/L）。

3. B 超检查 主要对脑水肿早期（72 小时内）诊断较敏感，但对矢状旁区的损伤不敏感。

4. CT 检查 头部 CT 检查有助于对病变范围和预后的判断，最适检查时间为生后 4 ～ 7 天。

5. 磁共振（MRI）检查 是判断足月儿和早产儿脑损伤的类型、范围、严重程度及评估预后的重要影像学依据，特别是弥散加权磁共振（diffusion weighted imaging，DWI）为早期缺血脑组织损伤的诊断提供了重要信息。

6. 脑电图检查 脑电图异常在中、重度 HIE 患儿较常见。在生后 1 周检查，表现为脑电活动延迟（落后于实际胎龄）、放电异常、缺乏变异、背景活动异常（以低电压和爆发抑制为主）等。

【诊断与鉴别诊断】

1. 诊断 根据围生期窒息史、神经系统表现及影像学检查可做出诊断。

2. 鉴别诊断 本病应与颅内出血、宫内感染、严重电解质紊乱、遗传代谢性疾病等引起的神经系统异常相鉴别。

【治疗】

早期干预，采用有效的支持疗法及对症疗法，减少后遗症的发生，同时配合中医内、外治法。

1. 西医治疗

（1）支持疗法 ①维持良好的通气换气功能，保持 $PaO_2 \geqslant 7.98 \sim 10.64kPa$（$60 \sim 80mmHg$），$PaCO_2$ 和 pH 值在正常范围；②维持良好的循环功能，使心率、血压保持在正常范围，以保证人体各器官的血流灌注；③维持血糖在正常高值范围 $4.16 \sim 5.55mmol/L$（$75 \sim 100mg/dL$），以维持神经细胞代谢所需能量来源，但也不可过高，防止由于过高导致组织酸中毒。

（2）控制惊厥 首选苯巴比妥，用量 $15 \sim 20mg/kg$，于 $15 \sim 30$ 分钟缓慢静脉滴注，若不能控制惊厥，1 小时后可再加用 $10mg/kg$；$12 \sim 24$ 小时给予维持量，每日 $3 \sim 5mg/kg$，静脉滴注或肌内注射。顽固性抽搐者，加用地西泮，每次 $0.1 \sim 0.3mg/kg$ 静脉滴注或加用水合氯醛 $50mg/kg$ 灌肠。

（3）降颅内压力 如有颅内压升高表现，可及时应用甘露醇，宜小剂量，每次 $0.25 \sim 0.5g/kg$，静脉推注，酌情 $6 \sim 12$ 小时静脉推注 1 次，必要时加用呋塞米，每次 $0.5 \sim 1mg/kg$。争取 $2 \sim 3$ 天使颅内压明显下降。

（4）消除脑干症状 当重度 HIE 者临床出现呼吸节律异常、瞳孔改变时，可应用纳洛酮，剂量 $0.05 \sim 0.1mg/kg$，静脉注射，无效应及时予以恰当的呼吸支持措施。

（5）保护大脑 主要采用亚低温治疗，通过降低脑细胞的代谢率，减少脑细胞三磷酸腺苷（ATP）的消耗和乳酸堆积，阻断或延迟继发性能量衰竭的发生，从而进一步减少炎症介质的大量聚集，减轻细胞凋亡的发生。脑部温度每下降 1℃，脑的代谢率可降低 5%。目前多项循证医学研究均显示，亚低温治疗能显著降低新生儿缺氧缺血性脑病的伤残率且具有安全性。

（6）脑功能康复 病情稳定后应及早进行智能及体能的康复训练，减少后遗症。

2. 中医治疗

（1）辨证论治 本病为本虚标实之证，治以补益脾肾，安神定惊。病情轻者，以风邪内动为主；病情重者，以虚为主，当注意辨气虚和阳虚。风邪内动者，治以安神定惊；气虚胎惊者，治以益气定惊；阳气衰脱者，治以开窍定惊，回阳救逆。

1）风邪内动

证候：生后即哭闹不安，物动则惊，声响即动，肢体拘紧，下颌抖动，吮乳如常，舌质淡红，指纹在风关内。

辨证：本证多见于轻度缺氧缺血性脑病。临床以物动则惊，肢体拘急，下颌抖动为特征。

治法：安神定惊。

方药：钩藤汤加减。

2）气虚胎惊

证候：生后嗜睡，对外反应低下，肢体松软，时而手足抽搐、翻眼、肌紧握拳，面青缩腮，前囟稍填，舌质暗红，指纹达风关以上。

辨证：本证多见于中度缺氧缺血性脑病，临床以生后嗜睡，反应低下，肢体松软，时而手足抽搐为特征。

治法：益气定惊。

方药：参蛤散加减。

3）阳气衰脱

证候：生后昏迷状，肢体松软或拘紧，惊搐频作，四肢厥冷，舌质淡白或紫暗，指纹可达命关。

辨证：本证多见于重度缺氧缺血性脑病。临床以生后昏迷，肢体松软或拘紧，四肢厥冷为特征。病情危重，急需救治。

治法：开窍定惊，回阳救逆。

方药：苏合香丸合参附汤加味。惊搐频作者，加钩藤、天麻息风止痉。

（2）针灸疗法 ①体针：循经取穴，上肢瘫，取肩髃、臂臑、手三里、合谷；下肢瘫，取环跳、髀关、阳陵泉、悬钟、解溪。配穴，上肢，取曲池、三间；下肢，取足三里陷谷。对症取穴，剪刀步，取髀关、风市；尖足，取解溪、太白；足内翻，取丘墟、昆仑、承山外1寸；足外翻，取商丘、太溪、承山内1寸；颈项软瘫，取天柱、大椎、列缺；腰部软瘫，取肾俞、命门、腰阳关；二便失禁，取上髎、次髎、中极、关元穴；智力低下，取百会、四神聪、智三针；语言障碍，取通里、廉泉；流涎，取上廉泉、地仓；吞咽困难，取廉泉、天突。根据肢体瘫痪部位的不同，分别针刺华佗夹脊穴的不同节段。肌力低下患儿，针刺后加艾灸。②头针：取运动区、足运感区。若上肢瘫痪，取对侧顶额前斜线中2/5；下肢瘫痪，取对侧顶颞前斜线上1/5及顶旁线。

（3）推拿疗法 采用循经推按点穴的基本手法作用于患肢，遵循"以柔克刚，以刚制柔"的原则，即肌张力较高时手法宜轻柔，肌力较低时手法宜重。应用摇、扳、拔、伸等手法改善肌腱的挛缩，使患肢尽量恢复于功能位。在推拿过程中配以点按穴位，头部取头维、百会、四神聪等穴；手部取阳溪、曲池和肩贞等穴；足部内、外翻取丘墟、太溪、商丘、昆仑等穴以缓解痉挛，降低肌张力，增强肌力。背部推拿的"捏脊疗法"和"脊背六法"，即在背部督脉、华佗夹脊穴及膀胱经第一侧线各脏腑俞穴采取推脊法、捏脊法、点脊法、叩脊法、拍脊法和收脊法六种手法，以提高背部核心肌群稳定性与协调性，促进运动发育。

3. 其他疗法 临床上还有应用高压氧疗法，以及配合使用复方丹参、醒脑注射液、神经节苷脂、奥拉西坦、磷酸肌酸钠、左卡尼汀注射液等治疗，但疗效尚待进一步证实。

【预防与调护】

1. 预防

（1）加强围生期保健和产儿科合作，积极推广新生儿复苏，防止围生期窒息。

（2）做好产前检查，正确指导孕妇分娩，加强对产程的监控，防止产伤。

2. 调护

（1）本病预后与病情严重程度、抢救是否正确和及时等因素有关，注意观察患儿的精神反应、体温、肌张力、奶量、大小便等情况，保持呼吸道通畅，注意保暖。

（2）病情严重，惊厥、意识障碍、脑干症状持续时间超过1周，血清CK-BB和脑电图持续异常者预后差，应合理喂养，保证患儿饮食营养，家庭护理中注意勤洗手，预防交叉感染。

（3）幸存者常留有不同程度的运动和智力障碍、癫痫等后遗症，对遗留后遗症的患儿，待病情稳定后应尽早进行合理的功能训练，有利于促进脑功能的恢复，减轻后遗症。

第四章　小儿呼吸系统概述及相关疾病 ▷▷▷▷

第一节　概　述

小儿呼吸系统分为上、下呼吸道，通常以环状软骨下端为界划分，上呼吸道包括鼻、鼻窦、咽、咽鼓管、会厌及喉；下呼吸道包括气管、支气管、毛细支气管、呼吸性毛细支气管、肺泡管及肺泡。与成人相比，小儿的呼吸系统有以下特点及检查方法。

一、解剖特点

1. 上呼吸道　婴幼儿后鼻道狭窄，缺少鼻毛，鼻黏膜柔嫩，血管组织丰富，感染后易发生充血肿胀，使鼻道更加狭窄而出现鼻塞。年长儿常可累及鼻窦，以上颌窦及筛窦感染多见。鼻腔的顶壁最狭窄，板壁薄而脆，是重要的危险区，感染可由此传入颅内。小儿鼻泪管短，开口接近于内眦部，瓣膜尚在发育中，故鼻腔感染常易侵入眼结膜引起炎症，咽鼓管较宽、直、短，呈水平位，故鼻咽炎症易致中耳炎。鼻咽部淋巴组织丰富，包括咽扁桃体及腭扁桃体。咽扁桃体（腺样体）在 6～12 个月时发育，位于鼻咽顶与后壁交界，肥大时可堵塞鼻孔，影响呼吸。严重的腺样体肥大是小儿阻塞性睡眠呼吸暂停的重要原因。腭扁桃体位于两腭弓之间，1 岁末逐渐增大，4～10 岁发育达高峰，14～15 岁时又逐渐退化，故扁桃体炎多见于学龄期儿童，婴儿则少见。小儿的喉腔呈漏斗状，软骨柔软，黏膜柔嫩而富有血管及淋巴组织，轻微的炎症可引起喉头狭窄，出现呼吸困难。

2. 下呼吸道　气管呈树枝状分布，右侧支气管短粗，左侧支气管从气管的侧方分出，故支气管异物多见于右侧。婴幼儿的气管和支气管腔较成人狭窄，软骨柔软，黏膜血管丰富，黏液腺分泌较少，黏膜纤毛运动较弱，不能很好地将微生物和黏液清除，故易发生感染，感染后又可因黏膜肿胀和分泌物阻塞导致呼吸道狭窄及阻塞。

小儿肺弹力组织发育较差，血管丰富，间质发育旺盛，肺泡数量较少，整个肺脏含血量相对较多而含气量较少，故易感染，感染时易致黏液阻塞，引起间质性炎症，并易引起肺不张、肺气肿及肺的后下方坠积性淤血等。肺泡表面活性物质是一种磷脂蛋白复合物，位于肺泡及呼吸道内壁，具有调整肺泡表面张力大小和稳定肺泡内压力的作用，在呼气期（肺泡缩小）能防止肺泡萎陷，在吸气期（肺泡扩张）能防止肺泡过度膨胀。小儿患病毒性肺炎时，可使肺泡表面活性物质减少，易出现肺不张。

3. 纵隔与胸廓　小儿纵隔相对较大，周围组织松软，故在胸腔积液或气胸时易致纵隔移位。婴幼儿胸廓较短，肋骨呈水平位，膈肌位置较高，胸腔小而肺脏相对较大，故在吸气时肺的扩张受到限制，不能充分地进行气体交换，呼吸储备能力较小，易因缺氧及二氧化碳潴留而出现青紫的现象。

二、生理特点

1. 呼吸频率和节律　小儿肺脏容量按体表面积计算约为成人的 1/6，而新陈代谢旺盛，需氧量接近成人，为满足人体代谢的需要，只能以增加呼吸频率来进行代偿；加之受小儿胸廓解剖特点的限制，故年龄越小，呼吸频率越快。同时情绪波动、哭闹、活动、发热、贫血、呼吸系统和循环系统疾病均可导致呼吸加快。婴幼儿由于呼吸中枢发育尚未完善，呼吸调节功能差，容易出现呼吸节律不整，可有间歇、暂停等现象，早产儿或新生儿更为明显。

2. 呼吸类型　婴幼儿呼吸肌发育未完善，呼吸时肺主要向膈肌方向移动，呈腹式呼吸。此后随小儿站立行走，膈肌与腹腔器官下移，呼吸肌也随年龄增长而渐发达，开始出现胸腹式呼吸，7 岁以后逐渐接近成人。

3. 呼吸功能

（1）肺活量　指一次深呼吸的气量，代表肺脏扩张和回缩的能力。它受呼吸肌强弱、肺组织和胸廓弹性，以及气道通畅程度的影响，同时也与年龄、性别、身材等因素有关。在安静时，小儿肺活量为 50～70mL/kg，年长儿仅用肺活量的 12.5% 来呼吸，而婴儿则需用 30% 左右。

（2）潮气量　指安静呼吸时每次吸入或呼出的气量。小儿潮气量为 6～10mL/kg。年龄越小，潮气量越少。小儿肺容量小，潮气量常按体表面积计算，安静呼吸时其潮气量仅为成人的 1/2。

（3）每分通气量　指潮气量与呼吸频率的乘积。正常婴幼儿由于呼吸频率较快，虽然潮气量小，每分通气量如按体表面积计算，则与成人相接近。

（4）气道阻力　气道阻力的大小取决于管腔大小与气体流速等。由于小儿气管管径细小，气道阻力大于成人，故小儿发生喘息的机会较多。婴幼儿患肺炎时，气道管腔黏膜肿胀、分泌物增加、支气管痉挛等易使管腔更为狭窄，气道阻力增大。

总之，小儿各项呼吸功能还不完善，呼吸的储备能力较低，较易发生气喘和呼吸衰竭。

三、免疫特点

呼吸道的防御机制始于鼻，鼻毛能阻挡外来的较大异物。鼻黏膜血管丰富，可产生湿化作用，从而使吸水性颗粒增大，以利细胞吞噬，而婴儿不仅缺乏鼻毛，鼻道黏膜下层血管又较为丰富，易充血肿胀而阻塞鼻道。气管黏膜上皮细胞均有纤毛突起，纤毛一致不断地向后摆动，将有病原体等异物的黏液排出呼吸道，而婴幼儿此种防御机制发育不够成熟，故痰容易堵塞气道。婴幼儿时期肺泡巨噬细胞功能不足，辅助性 T 细胞功能暂时低下，使分泌型 IgA、IgG 含量低微，故易患呼吸道感染。因此小儿呼吸道的非特异性及特异性免疫功能均较差。

四、常用检查方法

1. 体格检查

（1）望诊 ①呼吸频率改变：呼吸频率加快是呼吸困难的第一征象，年龄越小，表现越明显。研究发现，呼吸加快是儿童肺炎的主要表现。呼吸急促是指婴幼儿 < 2 个月，呼吸 ≥ 60 次 / 分；2 ～ 12 个月，呼吸 ≥ 50 次 / 分；1 ～ 5 岁，呼吸 ≥ 40 次 / 分。呼吸频率减慢和节律不规则是呼吸系统出现的危险征象。②发绀：肢端发绀为末梢性发绀，舌、黏膜的发绀为中心性发绀。中心性发绀比末梢性发绀出现晚，但更有临床意义。③吸气时胸廓凹陷：婴幼儿上呼吸道梗阻或严重肺实变时，胸骨上窝、锁骨上窝及肋间隙软组织凹陷，称为三凹征。④其他：小婴儿呼吸困难时常表现为鼻扇、口吐白沫等。

（2）听诊 ①哮鸣音：常于呼气相明显，提示细小支气管梗阻。②喘鸣音：吸气性喘鸣是指吸气时出现喘鸣音的同时伴吸气延长，是上呼吸道梗阻的表现；呼气性喘鸣是指呼气时出现喘鸣音的同时伴呼气延长，是下呼吸道梗阻的表现。③湿啰音：不固定的中、粗湿啰音常来自小支气管的分泌物；吸气相，特别在深吸气末听到固定不变的细湿啰音，提示肺泡内存有分泌物，常见于肺炎。

2. 血气分析

由于婴儿对肺活量、每分通气量等常规检查不合作，故目前多采用测定血液气体分析来检测婴幼儿的呼吸功能。小儿动脉血液气体分析正常值见表 4-1。

表 4-1 小儿动脉血液气体分析正常值

项目	新生儿	～ 2 岁	2 岁以上
pH 值	7.35 ～ 7.45	7.35 ～ 7.45	7.35 ～ 7.45
PaO_2（kPa）	8 ～ 12	10.6 ～ 13.3	10.6 ～ 13.3
$PaCO_2$（kPa）	4.00 ～ 4.67	4.00 ～ 4.67	4.67 ～ 6.00
SaO_2（%）	90 ～ 97	95 ～ 97	96 ～ 98
HCO_3^-（mmol/L）	20 ～ 22	20 ～ 22	22 ～ 24
BE（mmol/L）	–6 ～ +2	–6 ～ +2	–4 ～ +2

五、小儿呼吸系统的特点与中医"肺常不足"的相关性

小儿具有"肺常不足"的生理特点。肺主气，司呼吸，主宣发肃降，开窍于鼻，外合皮毛。小儿肺脏尤娇，从小儿呼吸系统解剖、生理特点和免疫功能来看，其呼吸功能发育不完善，储备能力较差，患肺脏疾病后更易引起呼吸衰竭。另外，小儿特异免疫和非特异免疫功能也未发育至成人水平，若调护失宜或感受外邪，导致肺失宣肃，容易发生感冒、咳嗽、肺炎喘嗽、哮喘等肺系病证和时行疾病。肺与大肠相表里，肺气清肃下降，气机调畅，并布散津液，能促进大肠的传导、糟粕的排出。若患肺脏疾病，肺气壅

塞，失于肃降，气不下行，津不下达，引起腑气不通，肠燥便秘。若大肠实热，传导不畅，腑气阻滞，也可影响肺的宣降。因此，在治疗肺系疾病时，应用通腑泄热的药物可使腑气通畅，有利于肺气的肃降。

第二节　相关疾病

儿科呼吸系统常见疾病有急性上呼吸道感染、急性支气管炎、支气管哮喘、反复呼吸道感染等。

一、急性上呼吸道感染

急性上呼吸道感染（acute upper respiratory infection，AURI），是指各种病原体侵犯鼻腔、咽或喉部的急性感染，包括急性鼻咽炎、急性咽炎、急性扁桃体炎。本病一年四季均可发生，以气候骤变及冬春季节发病率较高。任何年龄小儿皆可发病，婴幼儿更为多见。本病属于中医学"感冒"范畴。《幼科释迷》解释感冒为"感者触也，冒其罩乎"，是指感受外邪、触罩肌表全身，概括其病名及含义。

【西医病因、发病机制与中医病因病机】

1.西医病因及发病机制　以病毒为主，占原发性上呼吸道感染的90%以上，常见鼻病毒、柯萨奇病毒、流行性感冒（以下简称流感）病毒、副流感病毒、呼吸道合胞病毒、冠状病毒、单纯疱疹病毒、埃可病毒及腺病毒等。非典型病原体在呼吸道感染中所占比例也呈逐渐升高趋势，其中以肺炎支原体、肺炎衣原体、嗜肺军团菌为多见。细菌较少见，多为继发，溶血性链球菌、肺炎球菌、流感嗜血杆菌及葡萄球菌等多见。

婴幼儿期上呼吸道解剖和免疫特点使其易患本病。此外，缺乏锻炼或过度疲劳、营养不良、维生素D缺乏性佝偻病、维生素A缺乏症、过敏体质、原发性或后天获得性免疫功能低下的患儿，也易患本病。

2.中医病因病机　小儿感冒发生的原因，以感受风邪为主，常兼寒、热、暑、湿、燥等。小儿肺常不足，当人体抵抗力低下时，外邪易于乘虚侵入而发为感冒。外邪客于肺卫，导致卫阳受遏，肺气失宣，因而出现发热、恶风、鼻塞流涕、打喷嚏及咳嗽等。因此，小儿感冒的病机关键为肺卫失宣。病变部位主要在肺卫，亦常累及肝、脾等脏。

（1）感受风寒　风寒之邪，由口鼻或皮毛而入，束于肌表，郁于腠理。寒主收引，致使肌肤闭郁，卫阳不得宣发，导致发热、恶寒、无汗；寒邪束肺，肺气失宣，气道不利，则致鼻塞、流清涕、咳嗽；寒邪郁于太阳经脉，经脉拘急收引，气血凝滞不通，出现头痛、身痛、肢节酸痛等症。小儿发病之后易于传变，外感风寒，寒易化热，或表寒未解，已入里化热，形成寒热夹杂之证。

（2）感受风热　风热之邪，侵犯肺卫，邪在卫表，卫气不畅，则致发热较重、恶风、微有汗出；风热之邪上扰，则致头痛；热邪客于肺卫，肺气失宣，则致鼻塞、流浊涕、打喷嚏、咳嗽；咽喉为肺胃之门户，风热上乘咽喉，则致咽喉肿痛等。

（3）感受暑湿　夏令冒暑，长夏多湿，暑为阳邪，暑多夹湿，暑湿之邪束于肌表，而致暑邪感冒。暑邪外袭，卫表失宣，则致发热、无汗；暑湿郁遏，清阳不升，则致头晕或头痛；湿邪遏于肌表，则身重困倦；湿邪困于中焦，阻碍气机，脾胃升降失司，则致胸闷、泛恶、食欲不振，甚至呕吐、泄泻。

（4）感受时邪 外感时疫毒邪，犯于肺、胃二经。疫毒性烈，易于传变，故起病急，病情重。邪犯肺卫，郁于肌表，则初起发热、恶寒、肌肉酸痛；毒热上炎，则目赤咽红；邪毒犯胃，胃气上逆，则见恶心、呕吐等症。

由于小儿肺脏娇嫩，感邪之后，肺气失宣，气机不利，津液不得输布而内生痰液，痰壅气道，则咳嗽加剧，喉间痰鸣，此为感冒夹痰；小儿脾常不足，感邪之后，脾运失司，稍有饮食不节，致乳食停滞，阻滞中焦，则脘腹胀满，不思乳食，或伴呕吐、泄泻，此为感冒夹滞；小儿神气怯弱，感邪之后，热扰心肝易致心神不宁，睡卧不实，惊惕抽搐，此为感冒夹惊。

【临床表现】

病情轻重程度相差较大，与年龄、感染病原体和人体抵抗力有关。轻症病例仅有局部症状；重症病例可引起很多并发症，如中耳炎、风湿热、心包炎、骨髓炎等疾病。本病潜伏期多为 2～3 天或更久。

1. 普通型上呼吸道感染 婴幼儿可骤然起病，高热、咳嗽、食欲差，可伴有恶心、呕吐、腹泻、烦躁，甚至高热惊厥。婴幼儿常易呕吐和腹泻。年长儿症状较轻，常见鼻塞、流涕、打喷嚏、发热、咽痛或不适等；有时在发病早期出现阵发性脐周疼痛，可能由肠痉挛所致，如持续性脐周腹痛，多为并发急性肠系膜淋巴结炎。体检可见咽部充血，扁桃体肿大，颌下淋巴结肿大、触痛等；肺部听诊一般正常；肠道病毒感染者可见不同形态的皮疹，病程 3～5 天。

2. 特殊型上呼吸道感染

（1）疱疹性咽峡炎 由柯萨奇 A 组病毒所致，好发于夏秋季节，表现为急性发热，体温大多在 39℃以上，伴有流涎、咽痛等。体检时可见咽部红肿，在咽腭弓、悬雍垂、软腭等处可见 2～4mm 的疱疹，周围红晕，疱疹破溃后形成小溃疡。病程约为 1 周。

（2）咽 – 结合膜热 由腺病毒 3 型、腺病毒 7 型所致，好发于春夏季节，多有高热、咽痛、眼痛。体检时可见咽部充血，一侧或两侧滤泡性眼结膜炎，颈部、耳后淋巴结肿大。病程为 1～2 周。

【辅助检查】

病毒感染时白细胞计数正常或偏低；细菌感染时白细胞计数及中性粒细胞计数均升高。C 反应蛋白（CRP）和前降钙素（PCT）检查，有助于鉴别细菌感染。咽拭子检测或鼻咽分泌物病毒分离、血清特异性抗体检测，可明确病原体；链球菌感染者，血中抗链球菌溶血素"O"（ASO）滴度升高。

【诊断与鉴别诊断】

1. 诊断 根据临床症状及体征，本病不难诊断。

2. 鉴别诊断 需与以下疾病相鉴别。

（1）急性传染病早期 多种急性传染病的早期都有类似感冒的症状，如麻疹、百日咳、水痘、幼儿急疹、传染性非典型肺炎、流行性脑脊髓膜炎等，应根据流行病史、临床表现、实验室检查资料及其演变特点等加以鉴别。

（2）过敏性鼻炎　某些患儿临床表现流涕、打喷嚏持续超过2周或反复发作，而其他症状较轻，应考虑过敏性鼻炎的可能，鼻拭子涂片嗜酸性粒细胞增多有助于诊断。

（3）流感　由流感病毒、副流感病毒引起，有明显的流行病史，局部症状较轻，全身症状较重，常有高热、头痛、四肢肌肉酸痛等，病程较长。

【治疗】

急性上呼吸道感染大多以中医辨证治疗为主，以疏风解表为原则。若合并有细菌或肺炎支原体感染者，根据病原体的不同，选择适当的抗生素。感冒兼有夹惊者，及时予以对症处理。

1. 西医治疗

（1）一般治疗　注意休息，多饮水；注意隔离，预防并发症。

（2）病因治疗　病毒感染者，可选用利巴韦林抗病毒治疗，每日10mg/kg，疗程3～5天。如继发细菌感染，则选用抗生素。

（3）对症治疗　高热，可口服布洛芬或对乙酰氨基酚，亦可采用冷敷、温水浴等物理降温方法。高热惊厥，需按儿科急症处理，予以镇静、止惊处理。

2. 中医治疗

（1）辨证论治　本病重在辨外感病邪性质，有风寒、风热、暑湿、疫毒之不同。冬春季节多为风寒、风热感冒；夏季多为暑邪感冒，应注意辨热重还是湿重。感冒可采用辛温解表、辛凉解表、清暑解表、清热解毒等治疗方法。治疗兼证，应在解表的基础上，分别佐以化痰、消导、镇惊之法。

1）常证

①风寒感冒

证候：发热，恶寒，无汗，头痛，鼻塞，鼻流清涕，打喷嚏，咳嗽，口不渴，咽部不红肿，舌淡红，苔薄白，脉浮紧或指纹浮红。

辨证：本证多由风寒外袭所致。临床以恶寒无汗，鼻流清涕为特征。若风寒证不及时治疗，易出现入里化热之象。

治法：辛温解表。

方药：荆防败毒散加减。头痛明显者，加葛根、白芷、藁本散寒止痛；恶寒无汗者，加桂枝、麻黄散寒；外寒里热者，加黄芩、石膏、板蓝根清热泻火。咳嗽者，加前胡、杏仁；痰多者，加半夏、陈皮、紫苏子；呕吐者，加半夏、生姜；腹泻色淡质稀者，加苍术、炮姜、肉豆蔻。

②风热感冒

证候：发热，恶风，有汗或少汗，头痛，鼻塞，鼻流浊涕，喷嚏，咳嗽，痰稠色白或黄，咽红肿痛，口干渴，舌质红，苔薄黄，脉浮数或指纹浮紫。

辨证：本证由风热外袭所致。临床以发热恶风，咽红肿痛，鼻流浊涕为特征。

治法：辛凉解表。

方药：银翘散加减。高热者，加石膏、黄芩清热；咽红肿痛者，加射干、板蓝根清热利咽；鼻塞明显者，加辛夷、苍耳子通窍；口臭和手足心热者，加黄连、黄芩；咽红肿痛者，加板蓝根、马勃、山豆根、玄参。

③暑邪感冒

证候：发热，无汗或汗出热不解，头晕，头痛，鼻塞，身重困倦，脘痞泛恶，心烦，食欲不振，或有呕吐、泄泻，小便短黄，舌质红，苔黄腻，脉数或指纹紫滞。

辨证：本证见于夏季。临床以发热身重，脘痞呕恶，舌苔白腻为特征。偏热，表现为高热，无汗，头痛，口渴心烦，小便短黄；偏湿，表现为发热有汗，汗出热不解，身重困倦，脘痞泛恶，食欲不振。

治法：清暑解表。

方药：新加香薷饮加减。偏热重者，加黄连、栀子以清热；偏湿重者，加佩兰、藿香祛暑化湿；呕吐者，加半夏、竹茹降逆止呕；泄泻者，加葛根、黄芩、黄连、苍术清肠化湿。

④时邪感冒

证候：起病急骤，全身症状重，高热，恶寒，无汗或汗出热不解，头痛，目赤咽红，肌肉酸痛，或腹痛，或恶心呕吐，舌质红，舌苔黄，脉数。

辨证：本证临床以起病急骤，全身症状重，高热恶寒，无汗或汗出热不解，目赤咽红，全身肌肉酸痛为特征。

治法：清热解毒。

方药：银翘散合普济消毒饮加减。高热者，加柴胡、葛根清热解表；恶心呕吐者，加竹茹、半夏降逆止呕；腹痛者，加延胡索、白芍理气缓急止痛。

2）兼证

①夹痰：感冒兼见咳嗽较剧，痰多，喉间痰鸣。风寒夹痰者，治以辛温解表，宣肺化痰，用三拗汤合二陈汤；风热夹痰者，治以辛凉解表，清肺化痰，合用桑菊饮加减。

②夹滞：感冒兼见脘腹胀满，不思饮食，呕吐酸腐，口气秽浊，大便酸臭，或腹痛泄泻，或大便秘结，小便短黄，舌苔厚腻，脉滑。治以解表兼消食导滞，合用保和丸加减。若大便秘结，小便短黄，壮热口渴，治以通腑泄热，表里双解，用凉膈散加减。

③夹惊：感冒兼见惊惕哭闹，睡卧不宁，甚至骤然抽搐，舌质红，脉浮弦，治以解表兼清热镇惊，合用镇惊丸加减。

（2）中成药疗法

1）正柴胡饮冲剂：用于风寒感冒。每次1～2岁为1/4袋，3～6岁为1/3袋，7～9岁为1/2袋，10～14岁为1袋，每日3次，温开水冲服。

2）小儿豉翘清热颗粒：用于风热感冒证和感冒夹滞证。每次6个月～1岁为1～2g，1⁺～3岁为2～3g，4～6岁为3～4g，7～9岁为4～5g，10岁以上为6g，每日3次，温开水冲服。

3）藿香正气口服液：用于暑湿感冒。每次1岁以下为1mL，1～6岁为2～3mL，7～14岁为5～10mL，每日2～3次，温开水冲服。

4）四季抗病毒合剂：用于时邪感冒。每次 2 ～ 5 岁为 5mL，5⁺ ～ 7 岁为 5 ～ 10mL，每日 3 次，温开水冲服。

（3）推拿疗法　开天门，推坎宫，揉太阳，清肺经，分阴阳，揉肺俞，用于感冒常证。风寒者，加揉外劳宫，掐阳池；风热者，加推天柱，清天河水，退六腑；夹滞者，加补脾，清胃，摩腹；夹痰者，加按揉天突，揉膻中；夹惊者，加清肝经，清天河水，掐五指节。

（4）针灸疗法　①针法：取大椎、曲池、外关、合谷。头痛者，加太阳；咽喉痛者，加少商。用泻法，每日 1 ～ 2 次。用于风热感冒。②灸法：取大椎、风门、肺俞。用艾炷 1 ～ 2 壮，依次灸治，每穴 5 ～ 10 分钟，以表面皮肤潮热为宜，每日 1 ～ 2 次。用于风寒感冒。

（5）其他疗法　刺络，少商穴每日 1 次，有退热作用。生姜 3 ～ 5 片，浓煎后加红糖适量，用于风寒轻证。葱白 2 ～ 3 根，煎水温服，以通鼻窍。

【预防与调护】

1. 预防

（1）经常呼吸新鲜空气，多到户外运动，多晒太阳，加强体育锻炼。

（2）避免与感冒患者接触，感冒流行期间少去公共场所，接触患者后要洗手。

（3）居室保持空气流通、新鲜，必要时可进行空气消毒。

2. 调护

（1）发热期间多饮温水。

（2）宜食易消化、清淡的食物，忌食辛辣、冷饮和油腻食物。

二、急性支气管炎

急性支气管炎（acute bronchitis）是支气管黏膜的急性炎症，常累及气管，故又称急性气管支气管炎。本病临床以咳嗽、咳痰为主要症状，在婴幼儿时期发病较多、较重，多继发于上呼吸道感染之后，或为麻疹、百日咳、伤寒等急性传染病的一种临床表现。冬春季节发病较多，3 岁以内小儿多见。本病属中医学"咳嗽"的范畴。

【西医病因、发病机制与中医病因病机】

1. 西医病因及发病机制　病因为多种病原微生物感染。能引起上呼吸道感染的病原体都能引起支气管炎。环境污染、空气污浊或经常接触有毒气体亦可刺激支气管黏膜引发炎症。营养不良、佝偻病、免疫功能失调及特异性体质等均为本病的诱发因素。慢性鼻炎及咽炎等皆可为本病诱因。急性感染早期病理表现为支气管黏膜充血、肿胀，继而浅层纤毛上皮损伤、脱落，黏液腺肥大，分泌物增加，黏膜下层有炎性细胞浸润。

2. 中医病因病机　以感受外邪为主，病位在肺。风邪犯肺，肺失肃降，肺气上逆则咳嗽。肺主通调水道，肺失清肃，则肺不布津，凝聚为痰则咳痰。风易兼夹外邪而为病，夹寒则伴见鼻塞声重、流清涕等风寒表证；夹热则伴见鼻咽干燥、流浊涕等风热表证；夹燥则伴见干咳少痰或无痰等风燥犯肺之证。故临床有风寒、风热、风燥之不同。若咳嗽日久不愈，耗伤肺之气阴，则可转为内伤咳嗽。

【临床表现】

小儿发病大多先有上呼吸道感染症状，也可忽然出现频繁而较深的干咳，以后渐有支气管分泌物。在胸部可闻干湿啰音，以不固定的中等水泡音为主，偶尔可限于一侧。婴幼儿不会咳痰，多经咽部咽下。症状轻者无明显病容，重者发热 38～39℃，偶尔达40℃，多 2～3 天退热。感觉疲劳、影响睡眠和食欲，甚至有呕吐、腹泻、腹痛等消化道症状。年长儿可诉头痛及胸痛。咳嗽一般延续 7～10 天，有时迁延 2～3 周，或反复发作。如不经适当治疗可引起肺炎。身体健壮的小儿少见并发症，但在营养不良、免疫功能低下、先天呼吸道畸形、慢性鼻咽炎、佝偻病等患儿中，易并发肺炎、中耳炎、喉炎、副鼻窦炎等。听诊时肺部呼吸音粗糙，也可听到不固定的散在干湿啰音。

【辅助检查】

血常规白细胞计数正常或偏低，由细菌引起或合并细菌感染时可出现白细胞计数升高、中性粒细胞计数升高、C 反应蛋白升高。X 线胸部摄片多正常，或为肺纹理增粗。

【诊断与鉴别诊断】

1. 诊断 依据病史、临床症状、体征及辅助检查可明确诊断。

2. 鉴别诊断 注意与肺炎早期相鉴别。肺炎早期常有发热、咳嗽、呼吸急促，双肺听诊吸气末可闻及固定细湿啰音或捻发音，胸部 X 线检查可见斑片状阴影。

【治疗】

西医学主要控制感染，对症治疗。中医学以疏散外邪、宣通肺气为基本治疗原则。一般尽量不用镇咳剂或镇静剂，以免抑制咳嗽反射，影响黏痰咳出。

1. 西医治疗

（1）控制感染 根据致病微生物种类选用相应药物，考虑有细菌感染时，可适当选用抗生素。

（2）对症治疗 ①化痰：痰稠者可使用黏液溶解剂，应用氨溴索每次 0.15～0.3mg/kg，每日 2 次，口服。N–乙酰半胱氨酸可使痰液的黏蛋白中的双硫键断裂，降低痰液黏稠度，每次 0.1g，依照年龄大小每日 2～4 次。②止咳平喘：可酌情选用 β_2 受体激动剂等药物吸入治疗。

2. 中医治疗

（1）辨证论治 本病辨证关键在于辨别病邪性质。根据咳嗽的声音，痰的色、质、量、味辨寒热。一般咳声较急或咳声重浊，有少量白色稀痰者，多属风寒；咳嗽不爽，痰黄黏稠，不易咳出，伴口渴咽痛者，多属风热；咳嗽痰少，不易咳出，或痰中带有血丝，鼻燥咽干者，多属风燥。风寒咳嗽治以疏风散寒，宣肺止咳；风热咳嗽治以疏风清热，宣肺止咳；风燥咳嗽治以疏散表邪，润肺化痰。

1）风寒咳嗽

证候：咳嗽频作，咽痒声重，痰白质稀，鼻流清涕，恶寒无汗，或有发热，舌淡红，苔薄白，脉浮紧。

辨证：本证临床以咳嗽声重，痰白质稀，恶寒无汗为特征。

治法：疏风散寒，宣肺止咳。

方药：杏苏散加减。若痰多者，加金沸草、紫苏子化痰止咳；若风寒束表重者，加荆芥、防风、麻黄解表散寒；若风寒夹热或寒包热者，加黄芩、石膏清里热；咳嗽重者，加紫菀、款冬花。

2）风热咳嗽

证候：咳嗽不爽，吐黄色黏稠痰，不易咳出，口渴咽痛，鼻流浊涕，伴发热恶风，汗出头痛，舌质红，苔薄黄，脉浮数。

辨证：本证临床以咳嗽不爽，痰黄黏稠，口渴咽痛为特征。

治法：疏风清热，宣肺止咳。

方药：桑菊饮加减。热重者，加生石膏、知母清热；痰多者，加川贝母、瓜蒌化痰；咳重者，加枇杷叶、前胡、桑白皮宣肺止咳；口渴者，加天花粉、芦根；喘促明显者，合用麻杏石甘汤宣肺平喘。

3）风燥咳嗽

证候：干咳痰少，不易咳出，或痰中带血，鼻燥咽干，咳甚则胸痛，或有发热，舌尖红，苔薄黄欠润，脉浮数。

辨证：本证临床以干咳痰少，不易咳出，鼻燥咽干为特征。

治法：疏散表邪，润肺化痰。

方药：桑杏汤加减。伤津较重者，加麦冬、玉竹养阴生津；咽痛者，加玄参、马勃利咽；咳嗽频作者，加桑白皮、枇杷叶；痰中带血者，加白茅根、藕节炭；鼻衄者，加生地黄、牡丹皮、白茅根凉血止血。

（2）中成药疗法

1）杏苏止咳冲剂：用于风寒咳嗽。每次1～3岁为1/3袋，4～7岁为1/2袋，8～14岁为1袋，每日3次，温开水冲服。

2）急支糖浆：用于风热咳嗽。每次1～3岁为5mL，4～6岁为10mL，7～9岁为15mL，10～14岁为20mL，每日3次，口服。

3）金振口服液，每服5～10mL，每日2～3次。用于痰热壅肺。

4）橘红痰咳液，每服5～10mL，每日3次。用于痰湿咳嗽。

5）养阴清肺糖浆，每服5～20mL，每日2次。用于阴虚肺热。

（3）拔罐疗法 取身柱、风门、肺俞，用三棱针点刺大椎穴位，以微出血为佳，然后用中型火罐拔于穴位上，以侧卧横拔为宜，5～10分钟起罐，隔日1次。用于外感咳嗽各证型。

（4）推拿疗法 主穴：开天门，推坎宫，清肺经，分推膻中，揉肺俞、膻中，补脾经、肾经，运内八卦等；用于风寒咳嗽。清肺经，开天门，推坎宫，揉太阳，退六腑，清天河水，揉掌小横纹；用于风热咳嗽。

（5）针灸疗法 取穴：天突、肺俞、定喘、大椎。风热者，加曲池、风门等穴；风寒者，加热敏灸灸大椎及肺俞等穴。用泻法，每日1次。

（6）中药外治法 ①鱼腥草15g，青黛、海蛤壳各10g，葱白3根，冰片0.3g。将前三味研末，取葱白、冰片与药末捣烂如糊状，外敷脐部，适用于风热咳嗽。②白芥子、半夏、细辛各 3g，麻黄、肉桂各 5g，丁香 0.5g。共研细末，外敷脐部，适用于风寒咳嗽。

（7）其他疗法 ①穴位贴敷：可选用宣肺止咳中药，研成粉末状，用温水或醋调成糊状，敷贴于肺俞穴、膻中及天突等穴。每日 1 次，每次 2 ~ 4 小时，年长者可适当延长敷贴时间。②耳穴压豆：取肺、气管、咽喉、神门。耳穴局部消毒后，贴压王不留行籽，每次贴单耳，3 ~ 5 天后再贴另侧，两侧耳穴交替使用。

【预防与调护】

1. 预防

（1）注意气候变化，尤其在秋冬季节，注意保暖，防止受凉感冒。

（2）改善居住环境，保持室内空气流通，避免煤气、尘烟等刺激。

（3）注意合理喂养，加强户外锻炼，增强小儿抗病能力。

2. 调护

（1）饮食宜清淡，避免辛辣、油腻之品，多饮水。

（2）经常变换体位及拍背部，以促进痰液排出。

（3）注意背部、腹部保暖。

三、肺炎

肺炎（pneumonia）系由不同病原体或其他因素所致的肺部炎症，临床以发热、咳嗽、气促、呼吸困难及肺部固定湿啰音为主要临床表现。本病一年四季均可发生，但多见于冬春季节；任何年龄均可患病，年龄越小，发病率越高，病情越重。肺炎是导致我国婴儿死亡的第一位原因，因此，加强对本病的防治十分重要。本病相当于中医学"肺炎喘嗽"。肺炎喘嗽的命名首见于谢玉琼的《麻科活人全书》，俗称"马脾风"。本节将重点讲述儿科常见的支气管肺炎。

【分类】

1. 按病理分类 按解剖部位分为小叶性肺炎（支气管肺炎）、节段性肺炎、大叶性肺炎、间质性肺炎、毛细支气管炎等。其中以支气管肺炎最为多见。

2. 按病因分类 由于微生物学的进展，许多肺炎可以得到病原学的证据。按病因可分为以下类型。

（1）细菌性肺炎 由肺炎链球菌、流感嗜血杆菌、金黄色葡萄球菌、大肠埃希菌、肺炎杆菌、铜绿假单胞菌等，还有军团菌及厌氧菌等所致。

（2）病毒性肺炎 常由呼吸道合胞病毒所致，其次为腺病毒（3 型、7 型、11 型、21 型）、甲型流感病毒、副流感病毒（1 型、2 型、3 型）、巨细胞病毒、麻疹病毒、肠道病毒及鼻病毒等。

（3）肺炎支原体肺炎 由肺炎支原体所致。

（4）衣原体肺炎 由肺炎衣原体、沙眼衣原体所致。

（5）真菌性肺炎 由白色念珠菌、曲霉菌、球孢子菌、隐球菌、组织胞质菌、毛霉菌等所致。

（6）原虫性肺炎 以卡氏肺囊虫肺炎为主。

（7）非感染因素引起的肺炎 有吸入性肺炎、坠积性肺炎、嗜酸性细胞性肺炎等。

3. 按病程分类 急性肺炎，病程 ≤ 1 月；迁延性肺炎，病程 1 ~ 3 个月；慢性肺炎，病程 > 3 月。

4. 按病情分类

（1）轻症 以呼吸系统症状为主，无全身中毒症状。

（2）重症 除呼吸系统受累外，其他系统亦受累，且全身中毒症状明显。

5. 按感染地点分类

（1）社区获得性肺炎（community acquired pneumonia，CAP） 原本健康的儿童在医院外或住院 48 小时以内发生的感染性肺炎，包括感染了具有明确潜伏期的病原体而在入院后潜伏期内发病的肺炎。

（2）医院获得性肺炎（hospital acquired pneumonia，HAP） 又称医院内肺炎（nosocomial pneumonia，NP），指患儿入院时不存在、也不处于潜伏期而在入院 ≥ 48 小时发生的感染性肺炎，包括在医院内感染、出院 48 小时内发生的肺炎。

【西医病因、发病机制及病理与中医病因病机】

1. 西医病因、发病机制及病理

（1）病因 肺炎的病因主要为感染因素和非感染因素。

1）感染因素：常见的病原微生物为细菌和病毒。发达国家中小儿肺炎病原体以病毒为主，发展中国家则以细菌为主。其中肺炎链球菌、金黄色葡萄球菌、流感嗜血杆菌是重症肺炎的主要病因。近几年，由肺炎支原体导致的重症难治性肺炎有增多趋势。此外，临床上小儿肺炎病毒与细菌混合感染者并不少见。

2）非感染因素：常见吸入性肺炎、坠积性肺炎、过敏性肺炎等。

（2）发病机制 病原体常由呼吸道入侵，少数经血行入肺。当炎症蔓延到细支气管和肺泡时，支气管黏膜充血、水肿，管腔变窄，导致通气功能障碍；肺泡壁充血水肿，炎性分泌物增多，导致换气功能障碍。通气不足引起缺氧和 CO_2 潴留，导致动脉血氧分压（PaO_2）降低和动脉血二氧化碳分压（$PaCO_2$）增高；换气功能障碍主要引起缺氧，导致 PaO_2 降低。患儿呼吸频率加快，呼吸深度加强，呼吸辅助肌参与活动，出现鼻翼扇动和三凹征，同时心率也加快。

缺氧、CO_2 潴留和毒血症，可导致人体其他系统器官的功能障碍和代谢紊乱，这时的肺炎被称为重症肺炎。常见的受累系统如下。

1）循环系统：病原体和毒素侵袭心肌，可引起心肌炎；缺氧时肺小动脉反射性收缩，肺循环压力增高，肺动脉高压，使右心负担增加。肺动脉高压和中毒性心肌炎是诱发心力衰竭的主要原因。重症患者常出现微循环障碍、休克，甚至弥散性血管内凝血（DIC）。

2）中枢神经系统：缺氧和 CO_2 潴留使血与脑脊液 pH 值降低，CO_2 向细胞内和中枢神经系统弥散；高碳酸血症使脑血管扩张，血流减慢，血管通透性增加，致使颅内压增高。严重缺氧可使脑细胞无氧代谢增加，造成乳酸堆积、ATP 生成减少和钠钾泵运转功能障碍，导致脑细胞内水钠潴留，形成脑水肿。病原体毒素作用亦可引起脑水肿。

3）消化系统：低氧血症或酸中毒，使胃肠黏膜出现糜烂、出血和上皮细胞坏死脱落等应激性反应，导致黏膜屏障功能被破坏，使胃肠功能紊乱，出现厌食、恶心、呕吐及腹泻等症状，严重者可引起中毒性肠麻痹或消化道出血。

4）代谢系统：严重缺氧时体内需氧代谢障碍、酸性代谢产物增加，加上高热、饥饿、吐泻等因素，常可引起代谢性酸中毒；而 CO_2 潴留又可导致呼吸性酸中毒。重症肺炎可出现混合性酸中毒。缺氧和 CO_2 潴留可致肾小动脉痉挛而引起水钠潴留，且发生重症肺炎时常有抗利尿激素（ADH）分泌增加，加上缺氧使细胞膜通透性改变、钠泵功能失调，使钠离子进入细胞内，造成稀释性低钠血症。

（3）病理　支气管肺炎的病理变化，以肺组织充血、水肿、炎性浸润为主。肺泡内充满渗出物，形成点片状炎症灶。若病变融合成片，可累及多个肺小叶或更广泛。当小支气管、毛细支气管发生炎症时，可致管腔部分或完全阻塞，引起肺不张或肺气肿。不同病原所致的肺炎病理变化不同：细菌性肺炎以肺实质受累为主；肺炎支原体肺炎和病毒性肺炎多以间质受累为主，常可累及肺泡。临床上支气管肺炎与间质性肺炎常同时并存。由金黄色葡萄球菌引起的支气管肺炎，以广泛的出血性坏死、多发性小脓肿为特点。

2. 中医病因病机　小儿肺炎喘嗽发生的原因，主要有外因和内因两类。外因责于感受风邪，或由其他疾病传变而来；内因责于小儿形气未充，肺脏娇嫩，卫外不固。

外感风邪，由口鼻或皮毛而入，侵犯于肺，致肺气郁闭；肺失宣降，闭郁不宣，化热灼津炼液成痰，阻于气道，肃降无权，从而出现咳嗽、气喘、痰鸣、鼻扇等肺气闭塞的证候，发为肺炎喘嗽。疾病初起，外邪由口鼻、皮毛而入，首先侵犯肺卫，致肺气失于宣发，清肃之令失行，出现发热、咳嗽、鼻塞、气促等。此时，若小儿正气充实，病邪轻浅，调治得当，则正胜邪退，是谓初期或轻症。邪毒化热化火，痰热互结，闭阻肺络，壅盛于肺，出现高热持续，咳喘加重，甚至张口抬肩、喉间痰鸣、声如拽锯、舌质红绛或紫暗，是肺炎的重症。肺炎恢复期，痰热渐退，肺络得通，肺的宣发肃降功能逐步恢复正常，表现为正虚邪恋的阴虚肺热证或肺脾气虚之证。

（1）**风寒闭肺**　风寒之邪外侵，寒邪束肺，肺气郁闭，失于宣降，肺气上逆，则致呛咳气急；卫阳为寒邪所遏，阳气不得敷布全身，则见恶寒发热而无汗；肺气郁闭，水液输化无权，凝而为痰，则见痰涎色白而清稀。

（2）**风热闭肺**　风热之邪外侵，热邪闭肺，肺气郁阻，失于宣肃，则致发热，咳嗽；热邪闭肺，水液输化无权，凝聚为痰，加之温热之邪，灼津炼液为痰，痰阻气道，壅盛于肺，则见咳嗽剧烈，喉间痰鸣，气急鼻扇。

（3）**痰热闭肺**　邪热闭阻于肺，导致肺失于宣肃，肺津因之熏灼凝聚，痰热胶结，闭阻于肺，则致咳嗽，气急鼻扇，喉间痰鸣；痰堵胸宇，胃失和降，则胸闷胀满，泛吐痰涎；肺热壅盛，充斥内外，则致发热，面赤口渴；肺气郁闭不解，气滞则血瘀，致口唇发绀。

（4）**毒热闭肺**　肺热炽盛，郁滞不解，蕴生毒热，热深毒亦深，闭阻于肺，则出现高热、咳剧、烦躁、喘憋等重症的表现；毒热耗灼阴津，津不上承，清窍不利则见涕泪俱无，鼻孔干燥。

（5）阴虚肺热　小儿肺脏娇嫩，久热久咳，邪热耗伤肺阴，则见干咳，无痰，舌红乏津。余邪留恋不去，则致低热盗汗，舌苔黄，脉细数。

（6）肺脾气虚　体质虚弱儿或伴有其他疾病者，感受外邪后易累及于脾，导致病情迁延不愈。若病程中肺气耗伤太过，正虚未复，余邪留恋，则发热起伏不定；肺虚气无所主，则致咳嗽无力；肺气虚弱，营卫失和，卫表失固，则动辄汗出；脾虚运化不健，痰湿内生，则致喉中痰鸣，食欲不振，大便溏；肺脾气虚，气血生化乏源，则见面色无华，神疲乏力，舌淡，苔薄，脉细无力。

小儿肺脏娇嫩，或素体虚弱，感邪之后，病情进展，常由肺而涉及其他脏腑。肺主气而朝百脉，如肺为邪闭，气机不利，气为血之帅，气滞则血瘀，心血运行不畅，可致心失所养，心气不足，甚则心阳不能运行敷布全身，则致面色苍白，口唇青紫，四肢厥冷；肝为藏血之脏，右胁为肝脏之位，肝血瘀阻，故右胁下出现痞块；心主血脉，心阳虚，运血无力，则脉微弱而数，此为心阳虚衰之变证。小儿感受风温之邪，易化热化火，内陷厥阴，邪热内陷手厥阴心包经，则致壮热，烦躁，神志不清；邪热内陷足厥阴肝经，则热盛动风，致两目窜视，口噤项强。小儿肺失肃降，可引起脾胃升降失司，以致浊气停聚，大肠之气不得下行，出现腹胀和便秘。肺炎喘嗽的病机关键为肺气郁闭，痰热是其主要病理产物，病变部位主要在肺，常累及心、肝。

【临床表现】

1. 一般症状　起病急骤或迟缓。骤发的有发热、拒食或呕吐、嗜睡或烦躁、喘憋等症状。发病前可先有轻度的上呼吸道感染数日。早期体温多为 38 ～ 39℃，亦可高达 40℃左右，大多为弛张型或不规则发热。弱小婴儿大多起病迟缓，发热不高，咳嗽和肺部体征均不明显，常见拒食、呛奶、呕吐或呼吸困难。

2. 呼吸系统症状及体征　咳嗽及咽部痰声，一般早期就很明显。呼吸加快，可达 40 ～ 80 次 / 分，呼吸和脉搏的比例自 1∶4 上升为 1∶2。常见呼吸困难，严重者呼气时有呻吟声、鼻翼扇动、三凹征、口周或甲床发绀。有些患儿头需向后仰，以使呼吸通畅。若患儿被动地向前屈颈时，抵抗很明显。这种现象应与颈肌强直相区别。

胸部体征早期常不明显，或仅有呼吸音变粗或稍减低，之后可听到中、粗湿啰音，有轻微的叩诊浊音。数天后，可闻细湿啰音或捻发音。病灶融合扩大时，可听到管状呼吸音，并有叩诊浊音。如果发现一侧肺叩诊实音或（和）呼吸音消失，则应考虑有无合并胸腔积液或脓胸。

WHO 特别强调，呼吸加快是肺炎的主要表现。呼吸急促：＜ 2 个月，呼吸 ≥ 60 次 / 分；2 ～ 12 个月，呼吸 ≥ 50 次 / 分；1 ～ 5 岁，呼吸 ≥ 40 次 / 分。重症肺炎征象为激惹或嗜睡、拒食、胸壁吸气性凹陷及发绀。呼吸加快与放射学诊断的肺炎有高度的敏感性（74%）和特异性（67%），这为基层医务人员和初级卫生保健工作者提供简单可行的诊断依据，值得推广。

3. 重症肺炎

（1）循环系统　常见心肌炎和心力衰竭。心力衰竭的表现：①心率突然加快，超过

180 次 / 分；②呼吸突然加快，超过 60 次 / 分；③突然发生极度烦躁不安，明显发绀，皮肤苍白发灰，指（趾）甲微血管再充盈时间延长；④心音低钝，有奔马律，颈静脉怒张；⑤肝脏迅速增大；⑥颜面、眼睑或下肢水肿，尿少或无尿。具有前 5 项者即可诊断为心力衰竭（以上表现不包括新生儿）。重症革兰氏阴性杆菌感染还可发生微循环衰竭。

（2）神经系统　常见烦躁不安、嗜睡，或两者交替出现，继而出现昏迷、惊厥、前囟隆起、呼吸不规则、瞳孔对光反应迟钝或消失及有脑膜刺激征。

（3）消化系统　常见食欲不振、呕吐、腹泻、腹胀等。呕吐常发生在强烈的咳嗽之后。重症肺炎可见中毒性肠麻痹、肠鸣音消失，腹胀严重时致使膈肌上升，压迫胸部，使呼吸困难加重。

4. 并发症　早期正确治疗者并发症很少见。若延误诊断或病原体致病力强，可引起并发症。细菌性肺炎最易出现的并发症为脓胸、脓气胸及肺大疱。

【辅助检查】

1. 外周血检查

（1）白细胞检查　细菌性肺炎白细胞计数和中性粒细胞计数多升高，甚至可见核左移，胞质有中毒颗粒；病毒性肺炎白细胞计数正常或降低，淋巴细胞计数升高，有时可见异型淋巴细胞。

（2）C 反应蛋白（CRP）检查　细菌感染时，CRP 升高；非细菌感染时，则 CRP 升高不明显。

（3）降钙素原（PCT）检查　是目前临床广泛用于诊断细菌感染和脓毒血症的血清标志物，PCT 升高的程度与疾病的严重程度及预后密切相关。

2. 病原学检查

（1）细菌培养和涂片　采取痰液、肺泡灌洗液、胸腔穿刺液或血液等进行细菌培养，可明确病菌，同时应进行药物敏感试验。亦可做涂片染色镜检，进行初筛试验。

（2）病毒分离　应于起病 7 日内取鼻咽或气管分泌物标本做病毒分离，阳性率高，但需时间较长，不能做早期诊断。其他病原体分离，如肺炎支原体、沙眼衣原体及真菌等均可通过特殊的分离培养方法检测。

（3）病原特异性抗原及抗体检测　检测出某种病原体的特异性抗原可作为相应病原体感染的证据，对诊断价值很大。发病早期血清中主要为 IgM 抗体，但持续时间较短；后期或恢复期抗体产生较多，以 IgG 为主，持续时间较长。因此，急性期特异性 IgM 测定有早期诊断价值；急性期与恢复期双份血清特异性 IgG 检测 4 倍以上增高或降低，对诊断有重要意义。

（4）聚合酶链反应（PCR）或杂交检测　通过病原体特异性核酸（RNA 或 DNA）技术或特异性基因探针检测，此法特异、灵敏，可进行微量检测。

3. 血气分析　对患重症肺炎有呼吸困难的患儿，可做 PaO_2、$PaCO_2$ 及血 pH 值测定，以此了解缺氧、酸碱失衡的类型及程度，有助于诊断、治疗和判断预后。

4. X 线检查　支气管肺炎可表现为点状或小斑片状肺实质浸润阴影，以两肺下野、心膈角区及中内带较多；也可见小斑片病灶部分融合在一起成为大片状浸润影，甚至可见类似节段或大叶肺炎的形态。肺不张可见均匀致密的阴影，阴影无结构，肺纹理消失；肺气肿可见病侧肋间距较大，透明度增强；并发脓胸可见肋膈角变钝，积液多可见一片致密阴影，肋间隙增大，纵隔、心脏向健侧移位，肺大疱时则见完整的薄壁、多无液平面的大疱影。

【诊断与鉴别诊断】

1. 诊断　根据临床有发热、咳嗽、气促或呼吸困难，肺部有较固定的中、细湿啰音，一般不难诊断。胸片有斑片影，可协助诊断。确诊后，应进一步判断病情的轻重，有无并发症，并做病原学诊断，以指导治疗和评估预后。

2. 鉴别诊断

（1）急性支气管炎　以咳嗽为主，一般无发热或仅有低热，肺部听诊呼吸音粗糙或有不固定的干、湿啰音。

（2）支气管异物　吸入异物可继发感染引起肺部炎症。根据异物吸入史，突然出现呛咳及胸部 X 线检查可予以鉴别，支气管纤维镜检查可确定诊断。

（3）肺结核　婴幼儿活动性肺结核的临床症状及 X 线影像改变与支气管肺炎有相似之处，但肺部啰音常不明显。应根据结核接触史、结核菌素试验、血清结核抗体检测、胸部 X 线检查随访观察加以鉴别。

【治疗】

对于肺炎，应采取中西医结合内外合治的综合疗法。轻症肺炎，应积极控制感染，同时予以中医辨证治疗，尽量减少并发症的发生；重症肺炎或有并发症者，则以西医急救治疗为主，也可配合中成药静脉滴注；迁延性、慢性肺炎，以中医治疗为主，以扶正祛邪为基本治疗原则。正确使用中医的外治疗法可有效改善肺部症状和体征，缩短疗程。

1. 西医治疗

（1）病因治疗　根据不同病原体，选择合适的药物。

细菌感染者，宜采用抗生素治疗。抗生素使用原则：①有效和安全是选择抗生素的首要原则。②根据病菌选择相应的敏感药物；在使用抗生素前应采集合适的呼吸道分泌物或血液标本进行细菌培养或药敏试验，以指导治疗；在未获培养结果前，可根据经验选择敏感药物。③选用的药物在肺组织中应有较高的浓度。④适宜剂量，疗程合适。⑤轻症患者口服抗生素有效且安全，对重症肺炎或因呕吐等致口服难以吸收者，可考虑胃肠道外抗生素治疗。⑥重症患儿宜静脉联合用药。根据不同的病菌，选择不同的抗生素。若为肺炎链球菌感染，首选大剂量青霉素或阿莫西林；若为金黄色葡萄球菌感染，对甲氧西林敏感者首选苯唑西林钠或氯唑西林钠，耐药者选用万古霉素或联用利福平；若为流感嗜血杆菌感染，首选阿莫西林加克拉维酸（或加舒巴坦）；若为大肠埃希菌和肺炎杆菌感染，首选头孢曲松或头孢噻肟；若为绿脓杆菌肺炎，首选替卡西林加克拉维酸。若为肺炎支原体、衣原体感染，选用大环内酯类抗生素，如红霉素、罗红霉素、阿奇霉素等。用药时间应持续至体温正常后 5～7 天，或临床症状基本消失后 3 天。肺炎支原体肺炎至少用药 2～3 周，以免复发。葡萄球菌肺炎疗程宜长，一般于体温正常后继续用药 2 周，总疗程≥6 周。

病毒感染目前尚无理想的抗病毒药物，临床可选用利巴韦林每日 10mg/kg，肌内注射或静脉滴注，亦可采用超声雾化吸入药物，对呼吸道合胞病毒、腺病毒有效；干扰素抑制病毒在细胞内复制，早期使用疗效好。

（2）对症治疗　①氧疗：凡有呼吸困难、喘憋、口唇发绀、面色苍白等低氧血症表现者，应立即给氧。多采取鼻前庭给氧，氧流量为每分钟 0.5～1L，氧浓度不超过 40%，氧气宜湿化，以免损伤气道纤毛上皮细胞和使痰液变黏稠。缺氧严重者可用面罩给氧，氧流量为每分钟 2～4L，氧浓度为 50%～60%。若出现呼吸衰竭，则需用人工呼吸器。②保持呼吸道通畅：及时清除鼻咽分泌物和吸痰，可雾化吸入祛痰剂；保证液体摄入量，有利于痰液排出。喘憋严重者选用支气管解痉剂。③腹胀的治疗：低钾血症引起者，需及时补钾。若为中毒性肠麻痹，应禁食、胃肠减压，用酚妥拉明，每次 0.5mg/kg，加入 10% 葡萄糖 20～30mL，静脉滴注。④肺炎合并心力衰竭的治疗：镇静，给氧，增强心肌收缩力，减慢心率，增加心搏出量减轻心脏负荷。

（3）糖皮质激素的应用　糖皮质激素可减少炎性渗出，解除支气管痉挛，改善血管通透性，降低颅内压，改善微循环。适应证：①中毒症状明显；②严重喘憋；③伴有脑水肿、中毒性脑病；④伴有感染中毒性休克、呼吸衰竭等；⑤胸膜有渗出者，可用甲泼尼龙每日 1～2mg/kg、琥珀酸氢化可的松每日 5～10mg/kg，或地塞米松每日 0.1～0.3mg/kg，静脉点滴，疗程 3～5 天。

（4）并存症和并发症的治疗　对并存佝偻病、营养不良者，应给予针对原发性疾病治疗措施。对并发脓胸、脓气胸者，应及时抽脓、抽气。对年龄小、中毒症状重，或脓液黏稠、经反复穿刺抽脓不畅者，或张力性气胸者，宜考虑行胸腔闭式引流术。部分经常规治疗仍病情严重的重症肺炎病例，可考虑采用纤维支气管镜进行灌洗治疗和进一步诊断。

2. 中医治疗

（1）辨证论治　病初多有表证，应分清风热还是风寒，但此期为时短暂，很快入里化热，表现为痰热闭肺，应注意辨热重还是痰重，热重者高热稽留不退，面红唇赤，痰重者喉中痰声辘辘，胸高气急。若高热炽盛，喘憋严重，多为毒热闭肺证，属于本脏重症。若出现心阳虚衰或邪陷厥阴，伴见肢厥脉微或神昏抽搐，为邪毒炽盛的危重变证。

肺炎喘嗽治疗，以清肺开闭、化痰平喘为基本法则。清肺开闭以恢复肺气宣发肃降的功能为要务，宣肃如常，则咳喘自平。若痰多壅盛者，治以降气涤痰；喘憋严重者，治以平喘利气；肺与大肠相表里，壮热炽盛时，可加通下药以通腑泄热；气滞血瘀者，治以活血化瘀。出现变证者，或温补心阳，或平肝息风，随证施治。疾病后期，正虚或邪恋，治疗以扶正为主，兼清解余热。

1）常证

①风寒闭肺

证候：恶寒发热，无汗，呛咳气急，痰白而稀，口不渴，咽不红，舌质不红，舌苔薄白或白腻，脉浮紧，指纹浮红。

辨证：本证多见于肺炎初期，由风寒之邪外袭于肺所致。临床以恶寒发热，呛咳气急，痰白而稀为特征。

治法：辛温开闭，宣肺止咳。

方药：华盖散加减。若恶寒身痛重者，加桂枝、白芷温散表寒；痰多，苔白腻者，加半夏、莱菔子止咳化痰。若寒邪外束，内有郁热，伴见发热口渴，面赤心烦，苔白，脉数者，则宜用大青龙汤，表里双解。若咳嗽较重，甚至伴有呕吐者，加枇杷叶、半夏、前胡、生姜；痰涎壅盛者，加浙贝母、紫菀、款冬花；胸闷腹胀者，加枳壳、厚朴、豆蔻；头痛者，加白芷、羌活、川芎、葛根。

②风热闭肺

证候：发热恶风，微有汗出，咳嗽气急，痰多，痰黏稠或黄，口渴咽红，舌红，苔薄白或黄，脉浮数。病情严重者可见高热，咳嗽微喘，气急鼻扇，喉中痰鸣，面赤，便干尿黄，舌红，苔黄，脉滑数，指纹浮紫或紫滞。

辨证：本证可由风寒闭肺证化热转化而来，也可由风热袭肺所致。临床以发热恶风，咳嗽气急，痰黄黏稠为特征。

治法：辛凉开闭，清肺止咳。

方药：银翘散合麻杏石甘汤加减。咳剧痰多者，加川贝母、瓜蒌皮、天竺黄清化痰热；热重者，加黄芩、栀子、板蓝根、鱼腥草清肺泄热；大便黏腻不爽者，加厚朴、陈皮、茯苓、薏苡仁；夹有积滞者，加莱菔子、全瓜蒌化痰通腑。

③痰热闭肺

证候：发热，烦躁，咳嗽喘促，气急鼻扇，喉间痰鸣，口唇青紫，面赤口渴，胸闷胀满，泛吐痰涎，舌质红，舌苔黄腻，脉弦滑。

辨证：本病多见于肺炎极期。临床以发热面赤，咳嗽痰壅，气急鼻扇为特征。

治法：清热涤痰，开肺定喘。

方药：五虎汤合葶苈大枣泻肺汤。痰盛者，加浙贝母、天竺黄、鲜竹沥液清化痰热；热甚者，加栀子、虎杖、黄芩、大青叶清泄肺热；热盛便秘，痰壅喘急者，加生大黄，或用牛黄夺命散涤痰泻火；面唇青紫者，加丹参、赤芍、川芎活血化瘀。

④毒热闭肺

证候：高热持续，咳嗽剧烈，气急鼻扇，喘憋，涕泪俱无，鼻孔干燥，面赤唇红，烦躁口渴，小便短黄，大便秘结，舌红而干，舌苔黄，脉滑数。

辨证：本证多见于肺炎极期，本脏重症阶段。临床以高热不退，咳嗽喘憋，烦躁口渴为特征。

治法：清热解毒，泻肺开闭。

方药：黄连解毒汤合麻杏甘石汤加减。热重者，加虎杖、蒲公英、败酱草清热解毒；腹胀大便秘结者，加生大黄、玄明粉通腑泄热；口干鼻燥，涕泪俱无者，加生地黄、玄参、麦冬润肺生津；咳嗽重者，加前胡、款冬花宣肺止咳；烦躁不安者，加白芍、钩藤清心宁神。

⑤阴虚肺热

证候：病程较长，干咳少痰，低热盗汗，面色潮红，五心烦热，舌质红乏津，舌苔花剥、少苔或无苔，脉细数。

辨证：本证见于肺炎后期，病程迁延，常由痰热闭肺或毒热闭肺证转化而来。临床以干咳少痰，低热盗汗，舌红少津为特征。

治法：养阴清肺，润肺止咳。

方药：沙参麦冬汤加减。余邪留恋，低热起伏者，加地骨皮、知母、黄芩、鳖甲、青蒿滋阴清热；久咳者，加百部、枇杷叶、百合、诃子敛肺止咳；汗多者，加煅龙骨、煅牡蛎、酸枣仁、五味子敛阴止汗。

⑥肺脾气虚

证候：咳嗽无力，喉中痰鸣，低热起伏不定，面白少华，动辄汗出，食欲不振，大便溏，舌质偏淡，舌苔薄白，脉细无力。

辨证：本证见于肺炎后期，病程迁延。临床以咳嗽无力，动辄汗出，面白少华为特征。

治法：补肺健脾，益气化痰。

方药：人参五味子汤加减。咳嗽痰多者，去五味子，加半夏、陈皮、杏仁化痰止咳；咳嗽重者，加紫菀、款冬花宣肺止咳；动辄汗出重者，加黄芪、龙骨、牡蛎固表止汗；汗出不温者，加桂枝、白芍温卫和营；食欲不振者，加山楂、神曲、麦芽健胃助运；久泻不止者，加扁豆、山药、煨木香、煨诃子健脾止泻。

2）变证

①心阳虚衰

证候：突然面色苍白，口唇青紫，呼吸困难，或呼吸浅促，额汗不温，四肢厥冷，烦躁不安，或神萎淡漠，肝脏迅速增大，舌质略紫，苔薄白，脉细弱而数，指纹青紫，可达命关。

辨证：本证多见于婴幼儿肺炎极期，在喘憋症状严重时易出现。临床以突然面色苍白，四肢厥冷，肝脏迅速增大为特征。

治法：温补心阳，救逆固脱。

方药：参附龙牡救逆汤加减，也可用独参汤或参附汤少量频服以救急。气阴两竭者，加麦冬、西洋参益气救阴；肝脏增大者，可酌加红花、丹参活血化瘀。

②邪陷厥阴

证候：壮热烦躁，神昏谵语，四肢抽搐，口噤项强，两目窜视，舌质红绛，指纹青紫，可达命关，或透关射甲。

辨证：本证多见于婴幼儿肺炎极期，由邪热炽盛，内陷心肝所致。临床以壮热烦躁，神昏谵语，四肢抽搐为特征。

治法：平肝息风，清心开窍。

方药：羚角钩藤汤合牛黄清心丸加减。若昏迷痰多者，加石菖蒲、胆南星、竹沥豁痰开窍；高热神昏抽搐者，可选加紫雪丹、安宫牛黄丸和至宝丹开窍息风。

（2）中成药疗法

1）通宣理肺口服液：用于风寒闭肺证。每次3～7岁儿童服8mL，7岁以上儿童服 10mL，每日 2 ～ 3 次。

2）小儿咳喘灵泡腾片：用于风热闭肺证。每次 ≤ 2 岁为 1 片，3 ～ 4 岁为 1.5 片，5 ～ 7 岁为 2 片，每日 3 ～ 4 次，温开水泡腾溶解后口服。

3）小儿肺热咳喘颗粒：用于痰热闭肺证。每次 3 岁及以下为 4g，每日 3 次；每次 3 岁以上为 4g，每日 4 次；每次 7 岁以上为 8g，每日 3 次，口服。

4）养阴清肺口服液：用于阴虚肺热证。每次 6 岁以内为 3mL，7 ～ 10 岁为 5mL，11 ～ 14 岁为 10mL，每日 2 次，口服。

5）玉屏风颗粒：用于肺脾气虚证。每次 < 1 岁为 2g，1 ～ 5 岁为 2.5 ～ 5g，6 ～ 14 岁为 5g，每日 3 次，口服。

6）喜炎平注射液：用于风热闭肺证和痰热闭肺证。

（3）针灸疗法

1）隔姜灸百会、神阙、气海，有回阳固脱等作用。用于肺炎心阳虚陷。

2）取大椎、陶道、肺俞、合谷、曲池、少商。胸闷气促者，配内关、太溪；呕吐者，配中脘；腹泻者，配天枢、足三里；惊厥、昏迷者，配人中、涌泉。大椎、陶道直刺 0.3 ～ 1 寸，徐徐提插 3 ～ 5 下后出针，少商点刺出血，肺俞向下斜刺 0.3 ～ 0.5 寸，人中向上斜刺 0.3 寸，均用提插捻转手法，对惊厥昏迷患儿持续行针至苏醒后出针。余穴均直刺 0.3 ～ 0.5 寸，捻转手法，不留针，每日针 2 ～ 3 次。

（4）推拿疗法

1）运内八卦，清肺经，平肝经，清天河水，清胃经。用于早期（外寒里热）。

2）运内八卦，清肺经，平肝经，退六腑，揉小横纹。用于中期（痰热闭肺）。惊厥者，加捣小天心；呕吐者，加清胃经；正虚体弱者，加揉二马。治疗后体温下降、咳喘减轻，改用运内八卦，清肺经，平肝经，推四横纹，清天河水。

3）补脾经，揉二马，清肺，清天河水。用于恢复期（正虚邪恋）。

（5）拔罐方法　取双侧肩胛下部，拔火罐。每次 5 ～ 10 分钟，每日 1 次，5 日为 1 个疗程。适用于肺炎湿啰音久不消退者。

（6）中药外治法　主要采用敷贴疗法，用于肺炎后期迁延不愈或痰多、两肺湿啰音经久不消失者。

1）白芥子末、面粉各 30g，加水调和，用纱布包后，敷贴背部，每日 1 次，每次约 15 分钟，直至出现皮肤发红，连敷 3 日。

2）大黄、芒硝、大蒜各 15 ～ 30g，调成膏状，纱布包，敷贴背部，如皮肤未出现刺激反应，可连用 3 ～ 5 日。

3）取麻黄 4g、杏仁 5g、薄荷 4g、桔梗 6g 等药，研成粉状，用醋或温水调成糊状，放入无纺布贴片内，置于肺俞、定喘、天突、膻中，每日 1 次，每次贴 2 ～ 4 小时。

【预防与调护】

1. 预防

（1）积极锻炼身体，预防急性呼吸道感染。

（2）加强营养，防止佝偻病及营养不良是预防重症肺炎的关键。

2. 调护

（1）保持室内空气流通，室温以 18 ～ 20℃为宜，相对湿度为 60%。

（2）呼吸急促时，应保持气道通畅，随时吸痰。

（3）咳嗽剧烈时可抱起小儿轻拍其背部，伴呕吐时应防止呕吐物吸入气管。

（4）重症肺炎患儿要加强巡视，监测呼吸、心率等，密切观察病情变化。

四、支气管哮喘

支气管哮喘（bronchial asthma），简称哮喘，是小儿时期常见的慢性呼吸道疾病。哮喘是多种细胞（嗜酸性粒细胞、肥大细胞、T 淋巴细胞、中性粒细胞及气道上皮细胞等）和细胞组分共同参与的气道慢性炎症性疾病，这种慢性炎症导致气道反应性的增加，通常出现广泛多变的可逆性气流受限，并引起反复发作性的喘息、气促、胸闷或咳嗽等症状，常在夜间和（或）清晨发作或加剧，多数患儿在接受规范治疗后可缓解或自行缓解。

哮喘可发生在任何年龄，以 1 ～ 6 岁多见，一年四季均可发生，但有明显的季节性，春、秋、冬季及气候骤变时易于发作。据 WHO 估计，全球约有 3 亿人罹患哮喘，发达国家患病率高于发展中国家，城市高于农村。多年来，我国儿童哮喘的患病率呈明显上升趋势，全国城市 14 岁以下儿童哮喘的累计患病率为 3.02%。70% ～ 80% 的儿童哮喘发病于五岁以前，约 20% 的患者有家族史。特应质（过敏体质）对本病的形成关系很大，多数患者有婴儿湿疹、变应性鼻炎和（或）食物、药物过敏史。儿童哮喘若诊治不及时，随病程的延长可产生气道不可逆性狭窄和气道重塑，部分患者可迁延至成年。因此早期防治至关重要。

本病相当于中医学"哮喘"，哮喘的命名见于《丹溪心法》，亦称"哮证"等。

【西医病因、发病机制、病理中医病因病机】

1. 西医病因、发病机制及病理

（1）病因　本病的病因复杂，受遗传和环境的双重因素影响。

1）遗传因素：哮喘具有明显遗传倾向，为多基因遗传性疾病。患儿及其家庭成员患过敏性疾病者明显高于正常人群。

2）环境因素：目前公认的环境致病因素有接触或吸入尘螨、蟑螂、霉菌、皮毛、花粉等过敏原；而呼吸道感染（肺炎支原体感染、肺炎衣原体感染、合胞病毒感染等）也是诱发儿童哮喘的重要危险因素。此外，药物及食物过敏、冷空气、过度情绪激动和剧烈运动等因素也可不同程度诱发哮喘。

（2）发病机制　气道慢性（变应性）炎症是哮喘的基本病变，由此引起的气流受限、气道高反应性是哮喘的基本特征。

1）免疫因素：目前研究认为，哮喘患儿 Th_1/Th_2 免疫细胞功能失衡，表现为 Th_1 减少而 Th_2 细胞增多，后者促进 B 细胞产生大量 IgE，刺激细胞（上皮细胞、内皮细胞、嗜酸性粒细胞、肥大细胞等）产生炎症介质（白三烯、前列腺素等），导致气道慢性炎症。

2）神经、精神和内分泌因素：哮喘患儿气道的 β 肾上腺素能神经受体功能低下、迷走神经张力亢进、非肾上腺素能和非胆碱能神经的兴奋和抑制功能失调，均可使气道反应性增高。

3）神经信号通路：研究发现，在哮喘患儿体内存在丝裂素活化蛋白激酶（MAPK）等神经信号通路调控着细胞因子、黏附因子和炎性介质对人体的作用，参与气道炎症和气道重塑。

（3）病理　哮喘主要的病理变化是气道慢性炎症（炎性反应），其特征表现：支气管黏膜及黏膜下层组织内有大量的嗜酸性粒细胞、淋巴细胞、巨噬细胞、肥大细胞等炎性细胞浸润；支气管上皮细胞变性、脱落、坏死；杯状上皮细胞和黏膜下腺体增生，气道的分泌物增多，形成黏液栓；气道平滑肌增厚和收缩。

气流受阻是哮喘病理生理改变的核心，急性支气管痉挛、气道壁炎性肿胀、黏液栓形成和气道重塑是引起气流受阻的主要原因。

2. 中医病因病机　哮喘发病既有外因，又有内因，是外因作用于内因的结果。内因责之于素体肺、脾、肾三脏不足，导致津液调节失常，水湿停聚，聚湿生痰，痰饮留伏，成为哮喘之根源；外因责之于感触外邪（接触异物、异味及嗜食咸酸等）。感受外邪，导致肺气不利，触动伏痰，痰随气升，气因痰阻，相互搏结，阻塞气道而出现咳嗽、喘促、喉中哮鸣音。由于感邪的性质不同和体质上的差异，在急性发作期，病性上又有寒热的区别。若素体阳虚，或外感风寒，内伤生冷，引动伏痰，则发为寒性哮喘；若素体阴虚，或感受风热，痰热蕴肺，则发为热性哮喘；在急性发作后，若邪伤正虚，外邪夹痰留伏，又可出现痰邪恋肺、虚实夹杂之慢性持续期；由于肺、脾、肾三脏不足，痰饮留伏，哮喘反复发作，又导致肺之气阴耗伤、脾之气阳受损、肾之阴阳亏虚，因而形成缓解期肺脾气虚、肾气虚弱、肺肾阴虚的不同证候。发作期以邪实为主，迁延期以邪实正虚为主，缓解期以正虚为主，形成三期邪正虚实演变转化的复杂证候。

【临床表现】

1. 典型表现　咳嗽和喘息呈阵发性反复发作，并常于夜间或清晨加重。发作前可有流涕、打喷嚏和胸闷，发作时呼吸困难，呼气相延长伴有喘鸣声。严重病例呈端坐呼吸，恐惧不安，大汗淋漓，面色青灰。体格检查可见桶状胸、三凹征，肺部满布呼气相哮鸣音；严重者气道广泛堵塞，哮鸣音反而减弱甚至消失，称为"闭锁肺"或"沉默肺"，是哮喘最危险的体征。

哮喘急性发作经合理使用支气管舒张剂和糖皮质激素等哮喘缓解药物治疗后，仍有严重或进行性呼吸困难者，称为哮喘持续状态；如支气管阻塞未及时得到缓解，可迅速发展为呼吸衰竭，直接威胁生命。

2. 咳嗽变异性哮喘　儿童哮喘可无喘息症状，仅表现为反复和慢性咳嗽，称为咳嗽变异性哮喘，常在夜间和清晨发作，运动可加重咳嗽，部分患儿最终发展为典型哮喘。

【辅助检查】

1. 肺通气功能检测　肺通气功能检测是诊断哮喘的重要手段，也是评估哮喘病情严重程度和控制水平的重要依据，主要用于 5 岁以上患儿。对于第一秒用力呼气量（FEV_1）≥正常预计值 70％的疑似哮喘患儿，可选择支气管激发试验测定气道反应性；对于 FEV_1 <正常预计值 70％的疑似哮喘患儿，选择支气管舒张试验评估气流受限的可逆性，支气管激发试验阳性、支气管舒张试验阳性均有助于确诊哮喘。呼气峰流速（PEF）的日间变异率是诊断哮喘和反映哮喘严重程度的重要指标。如 PEF 日间变异率≥13％有助于确诊为哮喘。

2. 变应原检测 用多种吸入性或食物性过敏原提取液所做的变应原皮肤点刺试验是诊断变态反应性疾病的首要方法，可提示患者对该变应原过敏与否。吸入变应原致敏是儿童发展为持续性哮喘的主要危险因素。血清特异性 IgE 测定也有助于了解患儿过敏状态，协助哮喘诊断。血清总 IgE 测定只能反映是否存在特应质。

3. 气道炎症指标检测

（1）诱导痰嗜酸性粒细胞分类计数 诱导痰嗜酸性粒细胞水平增高程度与气道阻塞程度及其可逆程度、哮喘严重程度，以及过敏状态相关。

（2）呼出气一氧化氮（FeNO）检测 FeNO 由气道细胞产生，其浓度与炎症细胞数目高度相关，可作为气道炎症的生物标志物。这些指标的连续监测有助于评估哮喘的控制水平和指导优化哮喘治疗方案的制定。

4. 胸部影像学检查 对哮喘诊断评估，在没有相关临床指征的情况下，不建议进行常规胸部影像学检查。反复喘息或咳嗽儿童，怀疑哮喘以外其他疾病，有影像学检查指征时，依据临床线索所提示的疾病选择进行胸部 X 线或 CT 检查。急性期胸部 X 线影像正常或呈间质性改变，可有肺气肿或肺不张。

5. 支气管镜检查 反复喘息或咳嗽儿童，经规范哮喘治疗无效，怀疑其他疾病，或哮喘合并其他疾病，如气道异物、气道局灶性病变（气道内膜结核、气道内肿物等）和先天性结构异常（先天性气道狭窄、食管 - 气管瘘）等，应考虑予以支气管镜检查以进一步明确诊断。

6. 血气分析 对重症哮喘患儿，监测 PaO_2、$PaCO_2$ 及血 pH 值，有利于掌握患儿哮喘病情，指导治疗。

【诊断与鉴别诊断】

1. 诊断 参照 2016 年中华医学会儿科分会呼吸学组制定的《儿童支气管哮喘诊断与防治指南》。

（1）哮喘诊断标准 主要依据呼吸道症状、体征及肺功能检查，证实存在可变的呼气气流受限，并排除可引起相关症状的其他疾病。

1）反复喘息、咳嗽、气促、胸闷，多与接触变应原、呼吸道感染、运动及过度通气（大笑和哭闹）等有关，常在夜间和（或）凌晨发作或加剧。

2）发作时，双肺可闻及散在或弥漫性、以呼气相为主的哮鸣音，呼气相延长。

3）上述症状和体征经抗哮喘治疗有效，或自行缓解。

4）除外其他疾病引起的喘息、咳嗽、气促和胸闷。

5）临床表现不典型者（无明显喘息或哮鸣音），应至少具备以下 1 项：①证实存在可逆性气流受限。支气管舒张试验阳性，吸入速效 β_2 受体激动剂（沙丁胺醇压力定量气雾剂 200～400μg）后 15 分钟 FEV_1 增加 ≥ 12%。经抗感染治疗后，肺通气功能改善，给予吸入糖皮质激素和（或）抗白三烯药物治疗 4～8 周，FEV_1 增加 ≥ 12%。②支气管激发试验阳性。③最大呼气峰流量（PEF）日间变异率（连续监测 2 周）≥ 13%。

符合第 1～4 条或第 4、第 5 条者，可诊断为哮喘。

（2）小于 6 岁儿童哮喘的诊断线索 儿童哮喘多起始于 3 岁前，具有肺功能损害的持续性哮喘患者，其肺功能损害往往开始于学龄前期。因此，从喘息的学龄前儿童中，把可能发展为持续性哮喘的患儿识别出来并进行有效早期干预是必要的。但是目前尚无特异性的检测方法和指标可用于对学龄前喘息儿童做出哮喘的确定诊断。喘息儿童如具有以下临床症状特点时，应高度提示哮喘的诊断：①多于每月 1 次的频繁发作性喘息；②活动诱发的咳嗽或喘息；③非病毒感染导致的间歇性夜间咳嗽；④喘息症状持续至 3 岁以后；⑤抗哮喘治疗有效，但停药后又复发。

哮喘预测指数能有效地用于预测 3 岁内喘息儿童发展为持续性哮喘的危险性。哮喘预测指数：在过去 1 年喘息 ≥ 4 次，具有 1 项主要危险因素或 2 项次要危险因素。主要危险因素包括：①父母有哮喘病史；②经医师诊断为特应性皮炎；③有吸入变应原致敏的依据。次要危险因素包括：①有食物变应原致敏的依据；②外周血嗜酸性粒细胞 ≥ 4%；③与感冒无关的喘息，如哮喘预测指数阳性，建议按哮喘规范治疗。

（3）咳嗽变异性哮喘（cough variant asthma，CVA）的诊断

1）咳嗽持续 > 4 周，常在运动、夜间和（或）凌晨发作或加重，以干咳为主，不伴有喘息。

2）临床上无感染征象，或经较长时间抗生素治疗无效。

3）抗哮喘药物治疗有效。

4）排除其他原因引起的慢性咳嗽。

5）支气管激发试验阳性和（或）PEF 日间变异率（连续监测 2 周）≥ 13%。

6）个人或一、二级亲属过敏性疾病史，或变应原检测阳性。

以上第 1～4 条为诊断基本条件。

（4）哮喘分期与分级

1）哮喘的分期：根据临床表现，哮喘可分为急性发作期（acute exacerbation）、慢性持续期（chronic persistent）和临床缓解期（clinical remission）。急性发作期是指突然发生喘息、咳嗽、气促、胸闷等症状，或原有症状急剧加重。慢性持续期是指近 3 个月内不同频度和（或）不同程度地出现过喘息、咳嗽、气促、胸闷等症状；临床缓解期是指经过治疗或未经治疗症状、体征消失，肺功能恢复到急性发作前水平，并维持 3 个月以上。

2）哮喘的分级：哮喘的分级包括急性发作严重度分级、病情严重程度分级和哮喘控制水平分级。哮喘急性发作严重度分级主要是根据哮喘急性发作时的症状、体征、肺功能及血氧饱和度等情况，进行严重度分级，以确定发作期的治疗方案。病情严重程度

分级是通过评估过去 4 周的哮喘症状进行病情分级，为制定治疗方案提供依据。哮喘控制水平分级是用于评估已规范治疗的哮喘患儿是否达到治疗目标，并作为治疗方案调整的依据。

2. 鉴别诊断

（1）毛细支气管炎 多由呼吸道合胞病毒及副流感病毒所致，常见于 2 岁以下婴幼儿，尤以 2～6 个月婴儿最为多见，寒冷时多发。常于上呼吸道感染后 2～3 天出现咳嗽、发热、呼吸困难，喘憋来势凶猛，但中毒症状轻微。血清病毒抗体检测或咽拭子检测有助于诊断。部分毛细支气管炎患儿日后可发生反复喘息发作，甚至发展为哮喘。

（2）喘息性支气管炎 多见于 3 岁以内，临床见发热、咳嗽伴喘息，经抗感染治疗后，喘息症状消失，但应密切注意或随访，警惕为支气管哮喘的早期。

（3）支气管淋巴结结核 该病是由于肿大淋巴结压迫支气管或因结核病变损伤支气管壁导致部分或完全阻塞，临床表现为阵发性、痉挛性咳嗽，喘息，伴疲乏、低热、盗汗等症状，结核菌素试验可协助诊断。

（4）呼吸道异物 有异物吸入史，剧烈呛咳，胸部 X 线检查、支气管镜检可有助于确诊。

（5）急性喉炎 以突然发作的气急、声嘶、喉鸣、犬吠样咳嗽、吸气性呼吸困难为主症，肺部听诊可闻及吸气相喉传导音。

（6）支气管肺炎（肺炎喘嗽） 以发热、咳嗽、痰壅、气急、鼻扇为主症。肺部听诊可闻及细湿啰音，以脊柱两旁及肺底部为多。胸部 X 线片可见斑点状或片状阴影。

【治疗】

哮喘控制治疗应尽早开始，要坚持长期、持续、规范、个体化治疗原则。朱丹溪在《丹溪心法·喘论》中提出："未发以扶正气为主，既发以攻邪气为急。"治疗包括：①急性发作期，快速缓解症状，如平喘、抗感染治疗。②慢性持续期和临床缓解期，防止症状加重和预防复发，如避免触发因素、坚持长期抗炎、降低气道高反应性、防止气道重塑。中医学在急性发作期以祛邪治标为主，慢性持续期则标本兼顾，临床缓解期则扶正固本。若哮喘持续发作，出现重危现象，须中西医结合积极参与抢救治疗。

1. 西医治疗

（1）急性发作期治疗

1）氧疗：有低氧血症者，采用鼻导管或面罩吸氧，以维持血氧饱和度在 94%以上。

2）吸入速效 β_2 受体激动剂：是治疗儿童哮喘急性发作的一线药物。如具备雾化给药条件，雾化吸入应为首选。可使用氧驱动（氧气流量 6～8L/min）或空气压缩泵雾化吸入。雾化吸入沙丁胺醇或特布他林，体重 ≤ 20kg，每次 2.5mg；体重 > 20kg，每次 5mg；严重哮喘发作时，第 1 小时内可每 20 分钟吸 1 次，以后根据治疗反应逐渐延长给药间隔，根据病情每 1～4 小时可重复吸入治疗。

如不具备雾化吸入条件时，可使用压力型定量气雾剂经储雾罐吸药，每次单剂喷药，连用 4～10 喷（<6 岁 3～6 喷），用药间隔与雾化吸入方法相同。

3）糖皮质激素：全身应用糖皮质激素是治疗儿童哮喘重度发作的一线药物，早期使用可以减轻疾病的严重度，给药后 3～4 小时即可显示明显的疗效。可根据病情选择口服或静脉途径给药方式。

给药方式及剂量：①口服，泼尼松或泼尼松龙每日 1～2mg/kg，疗程 3～5 天。口服给药效果良好，不良反应较小，但对于依从性差、不能口服给药或危重患儿，可采用静脉途径给药。②静脉注射，甲泼尼龙每次 1～2mg/kg 或琥珀酸氢化可的松每次 5～10mg/kg，根据病情可间隔 4～8 小时重复使用。若疗程不超过 10 天，可无须减量直接停药。③吸入，早期应用大剂量吸入用糖皮质激素（ICS）可能有助于哮喘急性发作的控制，可选用雾化吸入布地奈德混悬液每次 1mg，或丙酸倍氯米松混悬液每次 0.8mg，每 6～8 小时 1 次。但病情严重时不能以吸入治疗替代全身糖皮质激素治疗，以免延误病情。

4）抗胆碱能药物，短效抗胆碱能药物（SAMA）是儿童哮喘急性发作联合治疗的组成部分，可以增加支气管舒张效应，其临床安全性和有效性已确立，尤其是对 β_2 受体激动剂治疗反应不佳的中重度患儿应尽早联合使用。药物剂量：体重 ≤ 20kg，异丙托溴铵每次 250μg；体重 > 20kg，异丙托溴铵每次 500μg，加入 β_2 受体激动剂溶液中雾化吸入，间隔时间同吸入 β_2 受体激动剂。

5）茶碱，在哮喘急性发作的治疗中，一般不推荐静脉使用茶碱。如哮喘发作经上述药物治疗后仍不能有效控制时，可酌情考虑使用，但治疗时需密切观察，并监测心电图、血药浓度。氨茶碱负荷量 4～6mg/kg（≤250mg），缓慢静脉滴注 20～30 分钟，继而根据年龄持续滴注维持剂量每小时 0.7～1mg/kg，如已用口服氨茶碱者，可直接使用维持剂量持续静脉滴注。亦可采用间歇给药方法，每 6～8 小时缓慢静脉滴注 4～6mg/kg。

经合理联合治疗，但症状持续加重，出现呼吸衰竭征象时，应及时给予辅助机械通气治疗。在应用辅助机械通气治疗前，禁用镇静剂。

（2）慢性持续期和临床缓解期治疗　根据哮喘的病情严重度分级，确定治疗方案。每 1～3 个月审核 1 次方案，根据病情控制情况进行调整。如哮喘控制，应维持至少 3 个月，治疗方案可考虑降级，直至确定维持哮喘控制的最低剂量；如部分控制或未控制，则考虑升级治疗。但升级治疗前必须考虑影响治疗的其他因素，如检查患儿吸药技术、过敏原回避情况、遵循治疗方案的依从性等。

2. 中医治疗

（1）辨证论治　本病急性发作期，以邪实为主，治疗时当攻邪以治其标，并应分辨寒热，随证施治，正虚明显时亦可补虚祛邪同时进行；慢性持续期以正虚邪恋为主，当标本兼顾；缓解期以正虚为主，当扶正以治其本，调节肺、脾、肾功能，消除伏痰夙根。

1）急性发作期

①寒性哮喘

证候：咳嗽气促，喉间哮鸣，痰白清稀，形寒无汗，面色晦滞带青，四肢不温，口不渴，或渴喜热饮，舌质淡红，舌苔薄白或白腻，脉象浮滑或指纹红。

辨证：本证多见于哮喘发作初期因外感风寒引起。临床以咳喘哮鸣，痰白清稀，形寒无汗为特征。若诊治不及时，常可化热，转变为寒热夹杂或热性哮喘。

治法：温肺散寒，化痰定喘。

方药：小青龙汤合三子养亲汤加减。咳喘甚者，加射干、地龙、僵蚕解痉祛痰平喘；气逆者，加代赭石降气。若外寒不甚，寒饮阻肺者，可用射干麻黄汤加减；若表寒未解，已有入里化热之象，兼见口渴发热，烦躁汗出，舌苔转黄，脉象滑数者，此为寒热夹杂，可在原方中加生石膏、黄芩清热；若寒喘日久，寒邪易伤阳气，兼见哮喘剧烈，张口抬肩，面色苍白，多汗肢冷，脉微细之阳虚内寒之证，宜合用黑锡丹摄纳肾气，并用附子、肉桂，治以壮火益元，虚实兼顾。

②热性哮喘

证候：咳喘哮鸣，声高息涌，痰稠色黄，发热面红，胸闷膈满，渴喜冷饮，小便黄赤，大便干燥或秘结，舌质红，舌苔黄腻，脉象滑数或指纹紫。

辨证：本证常因感受热邪或寒邪入里化热所致。临床以咳喘哮鸣，痰黄黏稠，面赤口渴为特征。

治法：清热化痰，止咳定喘。

方药：麻杏石甘汤或定喘汤加减。麻杏石甘汤偏于辛凉宣肺，适用于哮喘肺热有表证者；定喘汤清热化痰，止咳定喘，适用于哮喘痰热在里者。痰多者，可加天竺黄、葶苈子清化痰热；喘急者，加地龙清热解痉，涤痰平喘；热重者，加栀子、虎杖、鱼腥草清热解毒；如肺阴已伤，痰热未清，去麻黄，加入沙参、麦冬、玉竹、川贝母清肺养阴；咽喉红肿者，加重楼、山豆根、板蓝根解毒利咽；便秘者，加瓜蒌子、枳实、大黄降逆通腑。

2）慢性持续期

①痰邪恋肺，肺脾气虚

证候：早晚轻喘或动则发喘，晨起痰咳，遇寒作嚏，自汗懒言，神疲纳差，大便黏腻不爽，舌质淡，苔白腻，脉沉滑或指纹淡。

辨证：此证为哮喘病势已缓，典型急性发作的气喘哮鸣症状已解除，但因正气虚弱，风痰残留所致。临床以咳喘减而未平，咳嗽痰多，面白少华，舌质淡，苔白腻为主要特征。

治法：补虚纳气，化湿除痰。

方药：金水六君煎加减。痰多色黄难咳者，加瓜蒌皮、鱼腥草清热化痰；肺气虚弱者，加黄芪、白术补肺益气；汗多者，加浮小麦固涩止汗；脾气虚弱者，加党参、神曲健脾益气；便溏者，加薏苡仁、砂仁渗湿止泻；肾虚不纳者，加芡实、菟丝子、山药、山茱萸补肾纳气。

②痰邪恋肺，肾虚不纳

证候：病程长，喘促迁延不愈，动则喘甚，面白少华，形寒肢冷，尿频或小便清长，伴见咳嗽痰多，喉间痰鸣，舌质淡，舌苔白或腻，脉细弱或指纹淡滞。

辨证：此证病程长，缠绵难愈，常由久病及肾，肾不纳气所致。临床以咳嗽喘促迁延不愈，动则喘甚，面白少华为特征。

治法：降气化痰，补肾纳气。

方药：偏上盛者，紫苏子降气汤加减；偏下虚者，射干麻黄汤合都气丸加减。痰盛者，加厚朴、陈皮燥湿化痰；咳痰黄稠者，加黄芩、鱼腥草清热化痰；痰多色白，屡吐不绝者，加白果、芡实补肾健脾化痰；形寒肢冷者，加肉桂、附子、淫羊藿温阳散寒；畏寒腹满者，去生姜加干姜、厚朴、紫苏子温中除满；动则气短难续者，加胡桃仁、紫石英、诃子、蛤蚧摄纳补肾。

3）临床缓解期

①肺脾气虚

证候：无喘促发作，面白少华，气短自汗，神疲懒言，形瘦或面黄，纳差便溏，易于感冒，晨起咳嗽，咳嗽无力，时有痰鸣，舌质淡，苔白腻，脉细缓。

辨证：本证为哮喘哮鸣已消，气喘症除，但因肺气耗伤，表虚不固，平素多汗易感，常因感冒而引发哮喘。临床以面白少华，自汗，易于感冒，神疲纳差，舌质淡，苔薄白为主要特征。

治法：益气固表。

方药：人参五味子汤合玉屏风散加减。汗多者，加煅龙骨、煅牡蛎固涩止汗；喷嚏频作者，加辛夷、蝉蜕祛风通窍；痰多者，加地龙、紫苏子化痰止咳；咽干、舌红少津者，加麦冬、玄参、沙参养阴润肺利咽；纳谷不香者，加焦山楂、谷芽、砂仁醒脾开胃消食；腹胀者，加木香、枳壳理气；便溏者，加苍术、砂仁、炮姜温运脾阳，化湿止泻；痰多，苔白腻者，加白芥子、姜半夏、厚朴燥湿化痰。

②肾气虚弱

证候：无喘促发作，面色淡白无华，畏寒肢冷，动则气短，神疲乏力，大便清稀，遗尿或夜尿增多，舌质淡，苔薄，脉沉细或指纹淡。

辨证：本证由久哮伤肾，肾气不足所致。临床以动则气短，畏寒肢冷，夜尿增多，舌淡苔薄为特征。

治法：补肾纳气。

方药：金匮肾气丸加减。咳嗽者，加款冬花、紫菀止咳化痰；畏寒肢冷，肾阳虚明显者，加补骨脂、淫羊藿、鹿角胶温肾阳；夜尿多者，加益智仁、菟丝子、桑螵蛸补肾固摄；动则气短者，加蛤蚧、冬虫夏草补肾纳气。

③肺肾阴虚

证候：无喘促发作，时有咳嗽，干咳或咳痰不爽，面色偏红，形体消瘦，口干心烦，多语多动，手足心热、便干尿赤，舌红少津，舌苔花剥，脉细数或指纹淡紫。

辨证：本证见于素体阴虚或病久长期使用温阳之品，暗耗肺肾之阴者。临床以干咳，面色偏红，形体消瘦，口干心烦，舌红少津，舌苔花剥，脉细数为特征。

治法：滋阴补肾。

方药：六味地黄丸加减。干咳少痰者，加沙参、麦冬滋阴润肺；舌苔花剥者，加石斛、乌梅滋养阴津，酸甘敛阴；便干者，加肉苁蓉以滋阴润肠通便；盗汗甚者，加知母、黄柏养阴清热；呛咳不爽者，加百部、南沙参、款冬花润肺止咳；潮热者，加鳖甲、地骨皮清虚热。

（2）中成药疗法

1）小青龙口服液：用于寒性哮喘。

2）小儿咳喘灵泡腾片（浓缩型）：用于热性哮喘。

3）玉屏风口服液：用于肺脾气虚证。

（3）敷贴疗法 白芥子、延胡索各20g，甘遂、细辛各12g。共研细末，分成3份，每隔10天使用1份。用时取药末1份，加生姜汁调稠如1分钱硬币大小，分别贴在肺俞、定喘、膈俞、膻中，贴0.5～2小时揭去。若贴后皮肤发红，局部出现小疱疹，可提前揭去。三伏贴贴药时间为每年夏天的初伏、中伏、末伏，连用3年。

（4）针灸疗法

1）发作期：取定喘、天突、内关。咳嗽痰多者，加膻中、丰隆。针刺，每日1次。

2）缓解期：取大椎、肺俞、足三里、肾俞、关元、脾俞。每次取3～4穴，轻刺，隔日1次。

（5）耳针 选喘点、内分泌。用于哮喘发作期。

（6）推拿疗法 ①运内八卦，揉外劳宫，推四横纹，清肺经。用于寒性哮喘。②运内八卦，清天河水，推四横纹。用于热性哮喘。③揉二马，清补脾经，运内八卦。用于缓解期哮喘。

（7）食疗 宜多食用补肺、健脾、培肾的食物，如杏仁、核桃仁、枸杞子、茯苓等。此外，饮食宜清淡，可选择猪瘦肉、鸡蛋、豆类等含优质蛋白质的食物，多吃富含维生素的蔬菜和水果，以提高小儿的抗病力。此外，应根据过敏原检测结果避开过敏食物，少食海腥发物，如海虾、蟹、鱼等；寒冷、辛辣可能成为本病的诱因，尽量避免辛辣及寒性食物，以免病情加重。

【预防与调护】

1. 预防

（1）注意气候变化，随时增减衣服，冬季外出防止受寒，预防外感诱发哮喘。

（2）避免接触过敏原，如花粉、尘螨等致敏物质。在无法避免接触过敏原或药物治疗无效时，可考虑针对过敏原进行特异性免疫治疗，需要在有抢救措施的医院进行。

（3）饮食要有节制，不宜过饱，不食过甜、过咸及生冷之品。

（4）加强自我管理教育，将防治哮喘的知识教给患儿及其家属，调动他们的抗病积极性，更好地配合治疗和预防。

2. 调护

（1）发作时应保持安静，尽量减轻紧张情绪；室内空气要新鲜；饮食宜清淡、易消化，可少量多次进食。

（2）缓解期须注意营养，循序渐进地增加户外活动，多晒阳光，以增强体质，加速恢复。坚持长期规范化治疗。

五、反复呼吸道感染

反复呼吸道感染（recurrent respiratory tract infections，RRTIs）是指一年内发生呼吸道感染次数过于频繁，超过一定范围的一种临床现象。根据感染部位，可分为反复上呼吸道感染和反复下呼吸道感染。反复呼吸道感染患儿简称"复感儿"。其发病率有逐年上升的趋势，我国儿科呼吸道感染者占门诊患儿的 80%，其中 30% 为反复呼吸道感染。本病多见于 6 个月～6 岁的小儿，1～3 岁的小儿最为多见，至学龄期发病次数明显减少。反复呼吸道感染一年四季均可发病，以冬、春两季及季节转换、气候急剧变化时为多。

【西医病因、发病机制与中医病因病机】

1. 西医病因及发病机制 感染的部位主要在鼻咽部、扁桃体、喉、气管、支气管及肺泡。发病除与能引起呼吸道感染的病原体直接相关外，可能与下列因素有关：先天免疫缺陷或后天免疫功能低下；呼吸系统先天畸形；环境因素；饮食因素；维生素 D 代谢异常；精神因素；慢性疾病的影响等。反复上呼吸道感染与鼻咽部慢性病灶有关，如鼻炎、鼻窦炎、腺样体肥大、慢性扁桃体炎等。对于反复肺炎，应认真寻找导致反复肺炎的基础病变，如先天性气道发育异常，先天性肺实质、肺血管发育异常、先天性心脏畸形、气管内阻塞或管外压迫、支气管扩张及反复吸入等。

2. 中医病因病机 小儿反复呼吸道感染多因正气不足，卫外不固，造成屡感外邪、邪毒久恋，稍愈又作，形成往复不已之势。其常见发病原因有禀赋不足、体质柔弱，喂养不当、调护失宜，少见风日、不耐风寒，用药不当、损伤正气，正虚邪伏、遇感乃发。总之，本病病机责于虚实两端，虚者正气不足，卫外不固；实者邪气内伏，遇感乃发。病位在肺，常涉及脾、肾。

【诊断标准与鉴别诊断】

1. 诊断标准 根据年龄、潜在的发病原因及部位的不同，将反复呼吸道感染分为反复上呼吸道感染和反复下呼吸道感染，反复呼吸道感染的诊断见表 4-2。

表 4-2 反复呼吸道感染诊断

年龄（岁）	反复上呼吸道感染（次/年）	反复下呼吸道感染（次/年）	
		反复气管支气管炎	反复肺炎
0～2 岁	7	3	2
2⁺～5 岁	6	2	2
5⁺～14 岁	5	2	2

注：①两次感染间隔时间至少 7 天以上。②若上呼吸道感染次数不够，可以将上、下呼吸道感染次数相加，反之则不能。但若反复感染是以下呼吸道为主，则应定义为反复下呼吸道感染。③确定次数需连续观察 1 年。④反复肺炎是指 1 年内反复患肺炎 2 次，肺炎需由肺部体征和影像学证实，两次肺炎诊断期间肺炎体征和影像学改变应完全消失。

2. 鉴别诊断

（1）过敏性咳嗽　表现为刺激性干咳，多为阵发性，白天或夜间咳嗽，常伴有咽喉发痒，油烟、灰尘、冷空气等容易诱发。通气功能正常，诱导痰细胞学检查嗜酸性粒细胞比例不高。抗生素治疗无效。

（2）变应性鼻炎　多见于晨起鼻痒、鼻塞、流涕、打喷嚏，常因接触发物而致病。常诉咽喉部异物感、口腔黏液附着、频繁清喉、咽痒不适等。抗组胺药治疗有效。

【治疗】

西医主要是针对引起患儿复感的病因进行治疗，酌情配合免疫调节剂，以消除易感因素，在清除异物、手术治疗支气管肺畸形等方面具有一定的优势。在急性期需明确诊断细菌感染或病毒感染，避免抗生素的过度使用；缓解期需结合疫苗、免疫调节、生活方式的干预等综合预防管理措施，减少复发。中医在缓解期的治疗上具有明显的优势，以扶正固本为主，调整脏腑功能，提高患儿抗病能力，有效预防复发。

中医治疗

（1）辨证论治　本病的辨证重在明察邪正消长变化，以八纲辨证及脏腑辨证为主。正虚者，以肺、脾、肾虚损为主，邪实者，以肺胃实热居多。虚证当补虚固本为要，健脾益气，补肺固表；或扶正固表，调和营卫；或温补肾阳，健脾益气；或养阴润肺，益气健脾；实证以清热泻火，通腑泄热。除内服药物治疗外，还可予推拿、艾灸、敷贴等疗法。要在缓解期抓住补益的时机，充其正气，使御邪能力增强，以达到减轻、减少发作的效果。

1）肺脾气虚

证候：反复外感，面黄少华，动则多汗，少气懒言，形体消瘦，肌肉松弛，厌食，或大便溏薄，口唇色淡，舌质淡红，脉无力，或指纹淡。

辨证：本证多见于后天失调、喂养不当、乏乳早断之小儿，或久病耗气者。临床以易感，面白或黄，动则多汗，少气懒言，纳差，便溏为特征。

治法：健脾益气，补肺固表。

方药：玉屏风散加减。余邪未清者，加大青叶、黄芩、连翘清其余热；汗多者，加五味子、浮小麦固表止汗；纳少者，加鸡内金、炒谷芽、生山楂开胃消食；便溏者，加炒薏苡仁、茯苓健脾化湿；便秘积滞者，加莱菔子、枳壳消积导滞；晨起打喷嚏流涕者，加辛夷、苍耳子散风宣窍；喉蛾红肿者，加马勃、玄参、桔梗利咽消肿。

2）营卫失调

证候：反复外感，恶风畏寒，平时多汗、汗出不温，肌肉松弛，面色少华，四肢不温，舌淡红，舌苔薄白，脉无力，或指纹淡红。

辨证：本证多见于素体卫阳不足小儿，或在外感后屡用解表发汗药过剂汗多伤阳，以致卫阳失于固护、营阴失守外泄，外邪极易入侵。临床以恶风畏寒，多汗易汗，汗出多而不温为特征。

治法：扶正固表，调和营卫。

方药：黄芪桂枝五物汤加减。汗多者，加麻黄根、煅龙骨、煅牡蛎固表止汗；畏风打喷嚏流涕者，加辛夷、苍耳子、白芷祛风宣窍；形寒肢冷者，加生姜、细辛，重者加附子温振阳气；兼有咳嗽者，加百部、杏仁、款冬花宣肺止咳；身热未清者，加青蒿、连翘、银柴胡清宣肺热。

3）脾肾两虚

证候：反复外感，面白无华，肌肉松弛，多汗易汗，食少纳呆，大便溏烂，或食后即泻；立、行、发、齿、语迟，或鸡胸龟背，腰膝酸软，形寒肢冷，夜尿多，或五更泄泻，舌苔薄白，脉数无力。

辨证：本证多见于先天禀赋不足、后天调养失宜，或多病久病之小儿。临床以面黄少华，形体消瘦，纳呆便溏，发育迟缓，腰膝酸软，形寒肢冷为特征。

治法：温补肾阳，健脾益气。

方药：金匮肾气丸合理中丸加减。五迟者，加鹿角霜、补骨脂、生牡蛎补肾壮骨；汗多者，加黄芪、煅龙骨益气固表；低热者，加鳖甲、地骨皮以清虚热。

4）肺胃阴虚

证候：反复外感，面色潮红，或颧红少华，皮肤不润，唇干口渴，盗汗自汗，手足心热，大便干结，舌质红，舌苔少或花剥，脉细数，或指纹淡红。

辨证：本证多见于素体阴虚，或者屡患热病、嗜食辛热燥性食品伤阴者。临床以面色潮红，皮肤不润，唇干口渴，大便干结为特征。

治法：养阴润肺，益气健脾。

方药：生脉散合沙参麦冬汤加减。舌质干红者，加生地黄、玄参、地骨皮养阴清热；大便干结者，加瓜蒌仁、柏子仁、郁李仁润肠通便；盗汗者，加五味子、酸枣仁、糯稻根敛阴止汗；干咳阵作者，加桑白皮、百合、百部润肺止咳。

5）肺胃实热

证候：反复外感，咽微红，口臭，口舌易生疮，汗多而黏，夜寐欠安，大便干，舌质红，舌苔黄，脉滑数。

辨证：本证常见于平时嗜食肥甘辛辣或素体内热者。临床以口臭，易生口疮，便干为特征。

治法：清热泻火，通腑泄热。

方药：凉膈散加减。咽易红者，加胖大海、金果榄清热利咽；扁桃体肿大者，加玄参、赤芍；口舌生疮者，加栀子、通草清泻心火；舌苔厚者，加焦山楂、鸡内金消积化滞。

（2）中成药疗法

1）玉屏风口服液（颗粒）：用于肺脾气虚证偏肺气虚者。口服液：每次1岁以下为5mL，2～5岁为5～10mL，5岁以上为10mL，每日3次，口服。颗粒：每次1岁以下为2g，1～5岁为2.5～5g，6～14岁为5g，每日3次，口服。

2）馥感啉口服液：用于气虚感冒证。每次1岁以下为5mL，每日3次；1～3岁为10mL，每日3次；4～6岁为10mL，每日4次；7～12岁为10mL，每日5次。

3）龙牡壮骨颗粒：用于脾肾两虚证。每次＜2岁为5g，2～7岁为7g，＞7岁为

10g，每日 3 次，冲服。

4）槐杞黄颗粒：用于肺胃阴虚证。每次 1 ～ 3 岁为 5g，3 ～ 12 岁为 10g，每日 2 次，口服。

（3）小儿推拿　开天门，推坎宫，揉太阳，揉耳后高骨，按总筋，分阴阳，清肺经、心经、肝经，补脾经；虚则补脾经、肺经、肾经，推三关，清肝经，清天河水，打马过天河，揉膻中，分推膻中，揉肺俞，工字搓背，拿肩井。

（4）针灸疗法　取大椎、肺俞、足三里、肾俞、关元、脾俞，每次取 3 ～ 4 穴，先刺后灸 10 分钟，隔日 1 次。在好发季节前用于预防性治疗。

（5）耳穴压豆　咽喉、气管、肺、大肠、脾、肾、内分泌、皮质下、神门、脑干、耳尖（放血）。

（6）穴位注射　黄芪注射液，每次 1mL，双足三里穴位注射，每周 1 次，连用 4 周。用于肺脾气虚证。

（7）穴位贴敷　选用白芥子、甘遂、细辛、麻黄、延胡索等药物研末，用鲜榨生姜（或凡士林）调膏，以无菌敷料制成敷贴，贴于背俞穴和募穴（大椎、肺俞、心俞、膈俞、天突、膻中等）每次 2 ～ 4 小时，一年共 6 次，3 年为 1 个疗程。亦可通过在贴敷前以生姜擦揉皮肤，加热敷贴，借助药物导入仪器，联合推拿、点刺四缝穴治疗等方式，加强穴位敷贴有防治小儿呼吸道感染的作用。

（8）膏方治疗　生黄芪 60g，白术 20g，防风 20g，生牡蛎 60g，黄芩 30g，党参 30g，陈皮 20g，茯苓 30g，补骨脂 20g，桑白皮 20g，连翘 30g，鸡内金 30g，山楂 25g，桃仁 20g，栀子 20g，瓜蒌 20g。将上述药物制作成膏脂，每次取膏 10g，用温开水冲匀服用，早晚两次服用。2 个月 1 疗程，共 2 个疗程。

（9）食疗

1）复方红根粳米粥：将红根草根 15g，土人参 15g，粳米、水适量，加生姜 1 片，文火熬煮，并将煮熟的稀粥加油、盐少许。每天 1 次，共服 3 个月。本品可建中补脾，益肺固表，强身健体。

2）山药八宝粥：怀山药、炙黄芪、党参、莲子、麦芽、茯苓、薏苡仁各 10g，大枣（去核）5 枚，粳米 100g，加水煮粥，去黄芪和党参的药渣，加砂糖适量。本品可健脾益气。

3）银耳雪梨粥：银耳 20g，雪梨 1 个，粳米 100g，将银耳水发，雪梨去皮切块，与粳米一起加水熬粥，粥成后放入适量冰糖。本品可养阴润肺。

4）黑芝麻饼：黑芝麻、核桃仁、山药各 50g，三者炒香研碎，加入适量红糖，用面包裹，烤制小饼。本品可温补脾肾。

5）萝卜粥：白萝卜 200g（切小块），半夏 6g，茯苓、白术、陈皮各 10g，水煎 1 小时，取汁 1000mL，加粳米 100g，熬粥，白糖适量，每日 1 次。本品可健脾燥湿，下气化痰，消积宽中。

【预防与调护】

1. 预防

（1）适时增减衣物，防寒保暖。感冒期间勿去公共场所，去人员聚集处应佩戴口罩。

（2）保持心情舒畅，劳逸相当。

（3）加强儿童的自我管理教育与宣传教育，增强患儿及家属的防治知识与抗病积极性。按时接种疫苗。

2. 护理

（1）饮食多样而富有营养，不偏嗜冷饮。

（2）注意环境卫生，避免污染，室内空气流通，适当户外活动，多晒太阳。

（3）汗出较多时，用干毛巾擦干，勿吹风着凉，洗澡时尤应注意。

（4）经常用银花甘草水或生理盐水漱口，每日2～3次，直至病情基本稳定。

第五章 循环系统疾病 ▷▷▷▷

第一节 小儿心血管系统解剖、生理特点及相关检查

心血管系统由心脏、动脉、静脉及毛细血管组成，心脏是心血管系统的枢纽。小儿心血管系统随年龄的增长而逐渐成熟健全。

一、心脏的胚胎发育

心脏的胚胎发育主要在胚胎期第 2 ～ 8 周形成。胚胎第 2 周末，原始心脏为一对并行的血管源性管状结构，之后经过融合、收缩、膨大、扭转等过程，形成动脉干、心球、心室、静脉窦与瓣膜等复杂结构。原始心脏约于第 4 周起有循环作用，至第 8 周房室间隔已长成，成为四腔心脏。在此过程中容易出现先天性心血管畸形。

二、胎儿与新生儿血液循环的转变

1. 正常胎儿的血液循环 胎儿心脏在解剖上和功能上都与成人不同。胎儿时期的营养代谢和气体交换，是通过脐血管连接胎盘与母体之间以弥散方式进行交换的。由胎盘而来的饱含氧气的动脉血经脐静脉进入胎儿体内，至肝脏下缘分成两支：一支入肝与门静脉吻合，经肝脏后入下腔静脉；另一支经静脉导管入下腔静脉，与下半身的静脉血混合，共同流入右心房。来自下腔静脉的混合血（以动脉血为主）入右心房后，约三分之一经卵圆孔入左心房，再经左心室流入升主动脉，主要供应心脏、脑及上肢，其余的血液流入右心室。从上腔静脉回流的、来自上半身的静脉血，入右心房后绝大部分流入右心室，与来自下腔静脉的血一起进入肺动脉。右心室的血流入肺动脉后，由于肺的压缩状态，只有少量流到肺，大部分经动脉导管进入降主动脉（以静脉血为主），供应腹腔器官及下肢，最终经脐动脉流回胎盘，换取营养及氧气。

2. 出生后小儿血液循环的改变 出生后脐血管阻断，呼吸开始建立，肺脏进行气体交换，因此由开始的一个循环变成两个循环，即体循环和肺循环。由于肺泡扩张，肺小动脉管壁肌层逐渐退化，管壁变薄、扩张，肺循环压力下降，从右心经肺动脉流入肺的血流增多，使肺静脉回流至左心房的血量亦增多，左心房压力因而增高。当左心房压力超过右心房时，卵圆孔瓣膜发生功能上关闭，到出生后 5 ～ 7 个月，解剖上也大多关闭。同时由于肺循环压力的降低和体循环压力的升高，流经动脉导管的血流逐渐减少，最后停止，形成功能性关闭。此外，因血氧增高，致使导管壁平滑肌收缩，导管也逐渐

闭塞。约 80% 婴儿于生后 3 个月、95% 婴儿于生后 1 年内形成解剖上的关闭。

三、小儿心血管系统解剖、生理特点

1. 心脏位置　新生儿心脏位置较高且呈横位，心尖冲动在左第 4 肋间隙锁骨中线外，心尖部分主要为右室。2 岁后，横位心逐渐变成斜位，心尖冲动下移至第 5 肋间隙，心尖部分主要为左室。

2. 房室发育　婴儿时期心房相对较大，心室在婴儿期后增长迅速。新生儿左右心室壁厚度几乎相等，为 5mm。出生以后左心室壁厚度增长明显，6 岁时达 10mm，右心室壁厚度达 6mm。15 岁时，左心室壁厚度约为 13mm，右心室壁厚度为 7～8mm。

3. 心率　新生儿期窦性心律极不稳定。由于新陈代谢旺盛的原因，年龄越小，节律越快；交感神经功能占优势，使心搏易于加速；而吸吮、恶心、呕吐等动作可引起心动过缓，大约至 1 岁以后才发育稳定。

4. 假腱索　是连接于室间隔和乳头肌之间，跨越左心室腔，且不附着于二尖瓣的条索状结构，出现率儿童为 63%、成人为 71%，含有传导组织，可视为心室内的一种正常结构。

5. 瓣膜反流　小儿时期心脏各瓣膜口生理性反流很常见，发生率由高到低依次为三尖瓣反流、二尖瓣反流、肺动脉瓣反流、主动脉瓣反流。其机制为瓣膜关闭时逆向撞击前进的血流造成的一种超声伪像，并非真正血流反流。

四、心血管系统疾病的病史询问及特殊检查

1. 病史询问及检查　在小儿心血管疾病的诊断中，详细的病史询问和体格检查能获得大量信息，可以对许多心血管病做出大致诊断，缩小鉴别诊断的范围，使进一步的影像学检查更具针对性。

（1）病史询问　儿童时期的心血管疾病以先天性心脏病为主，其次为川崎病合并冠状动脉病变、心肌病等。病史应注意询问母亲妊娠早期有无病毒感染、放射线接触和使用影响胎儿生长发育的药物等。重点询问患儿有无呼吸困难，发绀时间、轻重及与哭闹的关系，昏厥，声音嘶哑，喂养困难（吸奶暂停、呛咳、呕吐等），体格发育和活动情况等。既往史中有无反复呼吸道感染、心力衰竭及咽痛、关节痛、皮肤黏膜改变、舞蹈病等。了解家族中有无类似先天性心脏病或风湿性心脏病的患者。

（2）一般体格检查　除测量体温、呼吸、脉搏、血压等生命体征和生长发育指标外，重点检查有无特殊面容（先天愚型等）、皮肤黏膜颜色（苍白、发绀程度及分布）、呼吸困难、环形红斑、皮下结节、水肿、颈动脉异常搏动、颈静脉怒张、肝脏大小、肝颈静脉回流征、杵状指（趾）等，仔细检查四肢脉搏的强弱和是否对称。应常规测量血压，必要时测量下肢血压。

（3）心脏检查　①望诊：心前区有无隆起（右室增大）、心尖搏动的强弱和范围。②触诊：进一步明确心尖搏动位置、强弱、范围、心前区有无抬举感及震颤。有震颤者注意位置、时期（收缩期或舒张期）、强度和传导方向。震颤的位置有助于判断杂音的

来源。③叩诊：可粗略估计心脏的位置和大小，小儿胸壁薄，叩诊手法宜轻，1 岁以下婴儿因横膈较高的原因，心左界可在乳腺外 1cm 左右。④听诊：听诊时注意心率、节律、心音强度、心脏杂音和心包摩擦音，必要时变换体位或在运动前后对比听诊。心脏的杂音是发现心脏畸形和瓣膜疾病的重要体征，需注意其位置、性质、响度、时相及传导方向。

（4）动脉血压（简称血压）检查　小儿年龄越小，血压越低，一般收缩压低于 75 ～ 80mmHg 为低血压，收缩压在 120mmHg、舒张压在 80mmHg 以上为高血压。

2. 心电学检查

（1）心电图　是心血管系统检查的重要方法，对心律失常的诊断有特异性，对房室肥大、传导阻滞、电解质紊乱及药物中毒等具有明显的提示作用。与成人相比，小儿心电图具有以下特点：①心率相对较快；②各时间间期相对较短，随年龄增大而逐渐延长；③反映右室优势的胸前导联 QRS 电压较高；④心律失常，以窦性心律失常多见；⑤年龄越小，心电轴右偏越明显，婴儿心电轴为 $+10° ～ +140°$，$1 ～ 17$ 岁为 $0° ～ +120°$；⑥ T 波方向一般与 QRS 主波方向一致，Ⅲ、aVL、aVF 导联 T 波方向不恒定，Ⅰ、Ⅱ、V_5、V_6 导联 T 波不应低于 0.2mV，V_3 导联 T 波可倒置或双向，V_4 导联 T 波 5 岁之前可倒置、11 岁之前可双向，V_5、V_6 导联 T 波出生 24 小时以后应直立。

（2）动态心电图　可发现并记录受检者在各种状态（活动、服药、出现症状等）下通常在短暂心电图检查时难以捕捉的心电变化，为临床诊断和治疗提供重要依据。

3. 影像学检查

（1）X 线检查　常用检查方法有透视及心脏摄片，后者 X 线剂量小。通过 X 线检查，可了解心房、心室及大血管的位置、形态、轮廓和搏动情况，肺血流分布、有无肺门"舞蹈"及肺水肿等情况。必要时可通过吞钡来做食道检查，观察食道有无压迹、移位等现象，以判定房室的增大程度。检查中，要注意正常婴儿胸部 X 线的特点，如胸腺可明显增大、心胸比例可达 55%、新生儿心脏可呈球形等。

（2）超声心动图检查　超声心动图是非常重要的无创性、无辐射的心血管检查技术，能对绝大多数先天性心脏病做出准确判断。由于小儿组织结构较纤细，故需用较高分辨率的探头。常用的有以下几种：① M 型超声心动图，最早的超声心动图诊断技术，常用于测量心腔、血管内径。②二维超声心动图，能显示心脏内很大面积的实时活动图像。通过多个标准切面，观察心腔、瓣膜、间隔、大血管等形态和结构，是目前各种超声心动图检查的基础。③多普勒彩色血流显像，根据红细胞运动产生的声波频率的改变，实时显示血流方向和相对速度，提供心脏和大血管内血流时间和空间信息。④三维超声心动图，是在二维超声心动图基础上，经计算机叠加处理做三维图像，能从任意平面、角度进行切割、旋转，动态从不同方向观察心脏各个结构的形态、位置、大小、走向、空间关系、活动状态，以及心脏与大血管的连接关系等。⑤冠状动脉内径，应用超声心动图可测量左冠状动脉主干（LCA）、左前降支（LAD）、左回旋支（LCX）及右冠状动脉主干（RCA）内径，与体表面积呈线性相关。一般 LCA：年龄 ≤ 3 岁，LCA < 2.5mm；3 岁＜年龄 ≤ 9 岁，LCA < 3mm；9 岁＜年龄 ≤ 14 岁，LCA < 3.5mm。

（3）磁共振成像（MRI）检查　具有无电离辐射损伤、多剖面成像能力等特点，常用于主动脉弓等心外大血管畸形的诊断，是复杂畸形诊断的重要补充手段，但成像速度较慢。

（4）计算机断层扫描（CT）检查　尤其是电子束CT和螺旋式CT，在诊断心脏瓣膜病变、心包和血管壁的钙化、心血管腔内血栓和肿块、大动脉及其分支病变、冠状动脉病变、心包缩窄、心肌病等方面具有较高的价值。

（5）心脏导管检查和心血管造影检查　对于复杂的先天性心脏病及心内复杂畸形往往需要借助侵入性心导管检查和心血管造影来决定最后诊断。

第二节　相关疾病

小儿呼吸系统相关疾病有病毒性心肌炎、先天性心脏病等。

一、病毒性心肌炎

病毒性心肌炎（viral myocarditis，VMC）是由病毒侵犯心脏引起的一种心肌局灶性或弥漫性炎性病变，部分患儿可伴有心包或心内膜炎症改变，临床以神疲乏力、面色苍白、心悸、气短、肢冷、多汗为特征，严重者出现心力衰竭、心源性休克或心脑综合征。本病好发于春、秋两季，以3～10岁小儿为多见，临床表现轻重不一，轻者可无明显的自觉症状，仅表现心电图改变；重者出现心律失常、心脏扩大，少数发生心源性休克或急性心力衰竭，甚至猝死。如能及早诊断和治疗，预后大多良好，一般半年至一年可恢复，少数迁延不愈可致顽固性心律失常或扩张性心肌病。"病毒性心肌炎"病名在古代医籍中无专门记载，根据本病的主要临床症状，属于中医学"风温""心悸""怔忡""胸痹""猝死"等记载。

【西医病因、发病机制、病理与中医病因病机】

1. 西医病因、发病机制及病理

（1）西医病因　引起病毒性心肌炎的病毒种类较多，以肠道病毒和呼吸道病毒最常见，其中柯萨奇B组（1～6型）病毒是本病主要病原。其次，柯萨奇A组病毒、埃可病毒、脊髓灰质炎病毒、腺病毒、流感病毒、副流感病毒，以及麻疹、风疹、水痘、带状疱疹、单纯疱疹、肝炎等病毒也可致病。新生儿期柯萨奇病毒B组感染可导致群体流行，其死亡率可高达50%以上。

（2）发病机制　病毒性心肌炎的发病机制尚不完全清楚。但随着分子病毒学、分子免疫学的发展，揭示病毒性心肌炎发病机制涉及病毒对被感染的心肌细胞的直接损害和病毒触发人体自身的免疫反应而引起的心肌损害。本病急性期，病毒通过心肌细胞的相关受体侵入心肌细胞，在细胞内复制，直接损害心肌细胞，导致变性、坏死和溶解。而严重的慢性持久的心肌病变与病毒持续存在及病毒感染后介导的免疫损伤密切相关。一方面是引起被感染的心肌溶解、破坏；另一方面是自身反应性T淋巴细胞破坏了未感染的心肌细胞，引起心肌损伤。

（3）病理　本病心脏受损程度不一，病变可呈局灶性、散发性或弥散性分布。轻者肉眼及光学显微镜观察可无明显异常，但能分离出病毒。较重者心肌细胞溶解、水肿、坏死，间质有炎性细胞浸润，晚期心肌纤维化形成瘢痕。严重者病变广泛，心脏苍白，呈灰色条纹状或大片坏死，心肌软弱，缺乏弹性，心脏扩张，重量增加。病变可累及传导系统、心瓣膜、冠状血管及心包。

2. 中医病因病机　小儿正气亏虚是本病发生的内因，感受风热或湿热邪毒是引发该病的外因。

小儿肺常不足，脾常虚，易受风热或湿热之邪侵袭。外感风热之邪，首先犯于肺卫；外感湿热邪毒，蕴郁肠胃。邪毒由表入里，留而不去，内舍于心，导致心脉痹阻，心血运行不畅，心失所养而出现心悸、怔忡等症；邪毒化热，耗伤气阴，导致心之气阴不足，心气不足，运血无力，气滞血瘀而见心悸、胸痛等症；心阴亏虚，心脉失养，阴不制阳，可见心悸不宁；若患儿素体阳虚，或气损及阳，可导致心阳受损，心脉失于温养，可见怔忡不安、畏寒肢冷等症。素体肺脾气虚，或久病伤及肺脾，常致病情迁延，肺虚则治节无权，水津不布，脾虚则运化失司，水湿内停，导致痰湿内生，与瘀血互结，阻滞脉络，可见胸闷、胸痛等症。少数患儿因正气不足，感邪较重，使正不胜邪，出现心阳虚衰，甚则心阳暴脱而发生猝死。

总之，本病以外感风热、湿热邪毒为发病主因，瘀血、痰浊为主要病理产物，气阴耗伤、血脉受阻为主要病理变化。病变部位主要在心，常涉及肺、脾、肾。病程中或邪实正虚，或以虚为主，或虚中夹实，病机演变多端，特别要警惕心阳暴脱变证的发生。

【临床表现】

1. 症状　临床表现轻重不一，取决于年龄和感染的急性或慢性过程。大部分患儿在心脏症状出现前有呼吸道或肠道感染症状，继而出现心脏症状，主要表现为心悸、气短、胸闷、明显乏力、面色苍白、头晕、多汗、善太息、心前区疼痛、手足冰凉；部分患者起病隐匿，仅有乏力等非特异性症状；部分患者呈慢性进程，演变为扩张性心肌病；少数重症患者可发生心力衰竭、严重心律失常、心源性休克，甚至猝死。新生儿患病时病情进展快，常见高热、反应低下、呼吸困难和发绀，常有神经系统、肝脏和肺的并发症。

2. 体征　心尖区第一心音减弱、低钝，心动过速，或过缓，或有期前收缩、房室传导阻滞等心律失常，部分有奔马律，心脏扩大。危重病例可见脉搏微弱及血压下降，两肺出现湿啰音及肝、脾肿大。

【辅助检查】

1. 血清酶的测定　血清谷草转氨酶（SGOT）、乳酸脱氢酶（LDH）、α-羟丁酸脱氢酶（α-HBDH）、肌酸磷酸激酶（CK）及同工酶（CK-MB）在急性期均可升高。CK-MB 是心肌特异性胞质同工酶，正常患儿血清含微量，故其血清水平升高对心肌损伤诊断意义较大。LDH 在体内分布较广，特异性差，但 LDH 同工酶对心肌早期损伤的分析价值较大。

2. 肌钙蛋白（Tn）的测定　近年来观察发现，心肌肌钙蛋白（cTnI 或 cTnT）的变化对心肌炎的诊断特异性更强，急性期患儿血清中 4～6 小时开始升高，18～24 小时达高峰，1 周内恢复。

3. 病毒病原学的检测 疾病早期可从咽拭子、粪便、血液、心包液中分离出病毒，但需结合血清抗体测定才更有意义。恢复期血清抗体滴度比急性期有 4 倍以上增高，病程早期血液中特异性 IgM 抗体滴度在 1∶128 以上。利用聚合酶链反应或病毒核酸探针原位杂交，在血液或心肌组织中查到病毒核酸可作为某一型病毒存在的依据。

4. 心电图检查 具有多变性、多样性及易变性特点。常见 ST–T 段改变，T 波低平、双向或倒置；Q–T 间期延长；各种心律失常，如窦房、房室、室内传导阻滞；各种期前收缩、阵发性心动过速及心房扑动或颤动等。以上改变虽为非特异性，但极为常见，是临床诊断的重要依据。

5. X 线检查 轻型病例心影一般在正常范围，伴心力衰竭或心包积液者可见心影扩大，少数病例胸腔可见少量积液。

6. 超声心动图检查 可显示心房、心室的扩大，心室收缩功能受损程度，探查有无心包积液及瓣膜功能。轻者可正常，重者心脏可有不同程度增大，以左心室为主，搏动减弱。严重者有心功能不全，左室的舒张末期和收缩末期内径增大，左室射血分数和短轴缩短率下降，左室游离壁运动不协调。

【诊断与鉴别诊断】

1. 临床诊断依据

（1）心功能不全、心源性休克或心脑综合征。

（2）心脏扩大（X 线检查、超声心动图检查）。

（3）心电图改变，以 R 波为主的 2 个或 2 个以上的主要导联（Ⅰ、Ⅱ、aVF、V_5）的 ST–T 改变持续 4 天以上伴动态变化，窦房传导阻滞、房室传导阻滞，完全性右束或左束支阻滞，成联律、多形、多源、成对或并行性期前收缩，非房室结及房室折返引起的异位性心动过速，低电压（新生儿除外）及异常 Q 波。

（4）CK–MB 升高或心肌肌钙蛋白（cTnI 或 cTnT）阳性。

2. 病原学诊断依据

（1）确诊指标 自患儿心内膜、心肌、心包（活检、病理）或心包穿刺液检查，发现以下之一者可确诊：①分离到病毒；②用病毒核酸探针查到病毒核酸；③特异性病毒抗体呈阳性。

（2）参考依据 ①自患儿粪便、咽拭子或血液中分离到病毒，且恢复期血清同型抗体滴度较第 1 份血清升高或降低 4 倍以上；②病程早期患儿血中特异性 IgM 抗体阳性；③用病毒核酸探针自患儿血中查到病毒核酸。

3. 确诊依据

（1）具备临床诊断依据 2 项，可临床诊断为心肌炎。发病同时或发病前 1～3 周有病毒感染的证据者支持诊断。

（2）同时具备病原学确诊依据之一，可确诊为病毒性心肌炎；具备病原学参考依据之一，可临床诊断为病毒性心肌炎。

4. 鉴别诊断

（1）风湿性心肌炎　病前 1 ～ 3 周有链球菌感染史，有风湿症状，如发热、关节炎、环形红斑、皮下结节、心肌炎（几乎都有病理性杂音，多有心脏扩大）、红细胞沉降率增快、C 反应蛋白阳性、抗链球菌溶血素"O" > 500U、心电图多表现为 P-R 间期延长。

（2）良性期前收缩（单纯性期前收缩）　无任何临床症状及阳性心脏体征，偶尔发现单源性、配对时间固定的期前收缩。运动后期前收缩减少或消失，属良性期前收缩，预后良好。

（3）中毒性心肌炎　有细菌感染的原发病，中毒症状明显、高热、面色苍白、精神萎靡、白细胞及中性粒细胞计数升高。

【治疗】

轻症病例以中医辨证为主，同时配合营养心肌及支持疗法；重症病例应中西医并重；危重病例应以西医抢救治疗为主，监测生命体征，中医以回阳救逆为治疗原则。

1. 西医治疗

（1）休息　急性期需卧床休息，以减轻心脏负荷及减少耗氧量，一般为 2 ～ 3 个月；心脏扩大及并发心力衰竭者应至少休息 3 ～ 6 个月，病情好转可适当活动。

（2）抗病毒治疗　对于仍处于病毒血症阶段的早期患者，可选用抗病毒治疗，但疗效不确定。

（3）应用营养心肌药物　①维生素 C：促进受损心肌细胞修复。100mg/（kg·d），加入 5% 葡萄糖液 100 ～ 150mL，静脉慢滴。②辅酶 Q_{10}：有改善心肌代谢、保护细胞膜完整和抗氧自由基作用。1mg/（kg·d），分 2 次口服。③ 1,6- 二磷酸果糖口服液：可改善心肌能量代谢，促进受损细胞的修复。每次 5 ～ 10mL，每日 2 次，口服。④磷酸肌酸钠：是心肌和骨骼肌的化学能量储备，在肌肉收缩的能量代谢中发挥重要作用，每次 0.5 ～ 1g，每日 1 ～ 2 次，静脉滴注。

（4）应用肾上腺糖皮质激素　主要用于心源性休克、致死性心律失常（Ⅲ°房室传导阻滞、室性心动过速）等严重病例的抢救。心肌活体组织检查证实，慢性自身免疫性心肌炎症反应者应足量、早期应用。

（5）应用大剂量丙种球蛋白　通过免疫调节作用减轻心肌细胞损害，总剂量 2g/kg，2 ～ 3 天分次静脉滴注。

（6）控制心力衰竭　抗心衰治疗可根据病情联合应用利尿剂、洋地黄、血管活性药物。应特别注意应用洋地黄时的饱和量，较常规剂量减少，并注意补充氯化钾，以避免洋地黄中毒。

2. 中医治疗

（1）辨证论治　本病采用八纲辨证，要注意辨清疾病的虚实。急性期，病程短，多为实证；恢复期，病程较长，多为虚证。若病情反复，常虚实夹杂。治疗原则为扶正祛邪。病初邪毒犯心，以祛邪为主；恢复期正气损伤，以扶正为要。

1）风热犯心

证候：心悸，胸闷胸痛，发热，鼻塞流涕，咽红肿痛，咳嗽，肌肉酸楚疼痛，舌红苔薄，脉数或结代，指纹浮紫。

辨证：本证由外感风热邪毒，客于肺卫，袭肺损心所致。临床以风热表证并见头晕乏力，心悸气短，胸闷胸痛为特征。

治法：疏风清热，宁心复脉。

方药：银翘散加减。邪毒炽盛者，加黄芩、生石膏清热泻火；胸闷胸痛者，加瓜蒌皮、丹参、红花、郁金活血散瘀；心悸，脉结代者，加五味子、柏子仁养心安神。

2）湿热侵心

证候：心慌胸闷，寒热起伏，腹痛腹泻，全身肌肉酸痛，肢体乏力，舌红，苔黄腻，脉濡数或结代。

辨证：本证由湿热邪毒蕴于脾胃，留滞不去，上犯于心所致。临床以心慌胸闷，肢体乏力，腹痛腹泻为特征。

治法：清热化湿，宁心安神。

方药：葛根黄芩黄连汤加减。胸闷者，加瓜蒌、薤白理气宽胸；肢体酸痛者，加独活、羌活祛湿通络；心慌，脉结代者，加丹参、珍珠母、龙骨宁心安神；恶心呕吐者，加生姜、半夏化湿和胃止呕；腹痛腹泻者，加木香、扁豆、车前子行气化湿止泻。

3）痰瘀阻络

证候：心悸不宁，胸闷憋气，善太息，心前区痛如针刺，脘闷呕恶，舌体胖，舌质紫暗，或舌边尖见有瘀点，舌苔腻，脉滑或结代。

辨证：本证由于病程迁延，痰瘀阻滞心络所致。临床以心悸不宁，胸闷憋气，心前区刺痛为特征。

治法：豁痰化瘀，宁心通络。

方药：瓜蒌薤白半夏汤合失笑散加减。心前区痛甚者，加丹参、郁金、降香、赤芍理气散瘀止痛；咳嗽痰多者，加白前、款冬花化痰止咳；夜寐不宁者，加远志、酸枣仁宁心安神。

4）气阴两虚

证候：心悸不宁，活动后尤甚，少气懒言，神疲倦怠，头晕目眩，五心烦热，夜寐不安，舌红少苔或花剥苔，脉细数无力或促或结代。

辨证：本证由热毒犯心，病久耗气伤阴，气阴亏虚所致。临床以心悸气短，五心烦热，舌红少苔或花剥苔为特征。

治法：益气养阴，宁心复脉。

方药：炙甘草汤合生脉散加减。心脉不整者，加磁石、珍珠母镇心安神；便秘者，应重用麻仁，加瓜蒌仁、柏子仁、桑椹养血润肠；夜寐不安者，加柏子仁、酸枣仁宁心安神。

5）心阳虚弱

证候：心悸怔忡，神疲乏力，畏寒肢冷，面色苍白，头晕多汗，甚则肢体浮肿，呼吸急促，舌质淡胖，或淡紫，脉缓无力或结代。

辨证：本证由病久外邪损伤心阳，或素体虚弱，复感外邪，心阳不振所致。临床以心悸怔忡，畏寒肢冷，脉缓无力为特征。

治法：温振心阳，宁心复脉。

方药：桂枝甘草龙骨牡蛎汤加减。神疲乏力者，加人参、黄芪补益元气；形寒肢冷者，加熟附子、干姜温阳散寒；头晕失眠者，加酸枣仁、五味子养心安神；阳气暴脱者，人参、熟附子、干姜、麦冬、五味子回阳救逆，益气敛阴。

（2）中成药疗法

1）复方丹参片：用于痰瘀阻络证。每次 5 ～ 8 岁为 1 片，8⁺ ～ 14 岁为 2 片，每日 3 次，口服。

2）参麦口服液：用于气阴两虚证。每次 6 岁以下为 3 ～ 5mL，6 ～ 12 岁为 5 ～ 8mL，12 岁以上为 10mL，每日 2 次，口服。

3）生脉饮口服液：用于气阴两虚证。每次 10mL，每日 3 次，口服。

（3）针灸疗法

1）主穴取心俞、间使、神门，配穴取内关、足三里、三阴交（温针灸）。留针 15 ～ 20 分钟，每日 1 次。用于心律失常。

2）耳针：取心、交感、神门、皮质下，隔日 1 次；或用王不留行籽压穴，用胶布固定，每日按压 2 ～ 3 次。

【预防与调护】

1. 预防

（1）增强体质，积极预防呼吸道或肠道病毒感染。

（2）适度运动，饮食营养丰富，易消化。

（3）避免过度劳累，不宜剧烈运动。饮食宜营养丰富且易消化，少量多餐。忌食过于肥甘厚腻或辛辣之品。防止精神刺激。

2. 调护

（1）患儿应尽量保持安静，烦躁不安时给予镇静剂，以减轻心脏负担。

（2）密切观察患儿病情变化，发现心率明显增快或减慢、严重心律失常、呼吸急促、面色青紫，应积极抢救治疗。

二、先天性心脏病

（一）房间隔缺损

房间隔缺损（atrial septal defect，ASD）是由原始心房间隔发育异常所致，占先天性心脏病发病总数的 5%～ 10%，是成人常见的先天性心脏病之一，男女性别比例为 1∶2。

【病理解剖】

根据胚胎发生，房间隔缺损可分为以下 4 个类型。

1. 原发孔型　也称为Ⅰ孔型房间隔缺损，约占15%，缺损位于房间隔与心内膜垫交界处。常合并二尖瓣或三尖瓣裂缺，此时又称为部分型房室间隔缺损。

2. 继发孔型　最为常见，约占75%。缺损位于房间隔中心卵圆窝部位，亦称为中央型。

3. 静脉窦型　约占5%，分为上腔型和下腔型。上腔静脉窦型缺损位于上腔静脉入口处，右上肺静脉常经此缺损异位引流入右心房。下腔静脉型缺损位于下腔静脉入口处，常合并右下肺静脉异位引流入右心房，此种情况常见于弯刀综合征。

4. 冠状静脉窦型　约占2%，缺损位于冠状静脉窦上端与左心房间，造成左心房血流经冠状静脉窦缺口分流入右心房。此型缺损常合并左侧上腔静脉残存、左右侧房室瓣狭窄或闭锁、完全性房室间隔缺损、无脾综合征、多脾综合征等。

【病理生理】

房间隔缺损表现为左向右分流，分流量与缺损大小、两侧心房压力差，尤其与心室的顺应性有关。生后初期左、右心室壁厚度相似，顺应性也相近，故分流量不多。随年龄增长，肺血管阻力及右心室压力下降，右心室壁较左心室薄，右心室充盈阻力也较左心室低，故右心房充盈右心室比左心房充盈左心室更容易，所以心室舒张时，左心房血流通过缺损向右分流。由于右心血流量增加，舒张期负荷加重，故右心房、右心室增大。肺循环血量增加，早期引起动力学压力增高，晚期则可导致肺小动脉肌层及内膜增厚，管腔狭窄，引起梗阻性肺动脉高压使左向右分流减少，甚至出现右向左分流，临床出现青紫。

【临床表现】

症状出现的早晚和轻重取决于缺损的大小。缺损小的可无症状，仅在体格检查时发现胸骨左缘第2～3肋间有收缩期杂音。缺损较大时，分流量也大，导致肺充血。由于肺循环血流增多而易反复发生呼吸道感染，严重者早期发生心力衰竭。另外，体循环血流量不足，表现为体形瘦长、面色苍白、乏力、多汗、活动后气促和生长发育迟缓。多数患儿在婴幼儿期无明显体征，以后心脏增大，前胸饱满，搏动活跃，少数大缺损分流量大者可触及震颤。听诊有以下4个特点：①第一心音亢进，肺动脉第二心音增强；②由于右心室容量增加，收缩时喷射血流时间延长，肺动脉瓣关闭落后于主动脉瓣，且不受呼吸影响，因而第二心音呈固定分裂；③由于右心室增大，大量的血流通过正常肺动脉瓣时形成相对狭窄，故在左第2肋间近胸骨旁可闻及2～3级喷射性收缩期杂音；④当肺循环血流量超过体循环达1倍以上时，则在三尖瓣听诊区可出现三尖瓣相对狭窄的短促与低频的舒张早中期杂音。随着肺动脉高压的进展，左向右分流可逐渐减少，第二心音增强，固定性分裂消失，收缩期杂音缩短，舒张期杂音消失，但可出现肺动脉瓣及三尖瓣关闭不全的杂音。

【辅助检查】

1. X 线检查　表现对分流较大的房间隔缺损具有诊断价值。心脏外形轻至中度增大，以右心房及右心室为主，心胸比大于0.5。肺动脉段突出，肺野充血明显，主动脉影缩小。透视下可见肺动脉总干及分支随心脏搏动而一明一暗的"肺门舞蹈"征，心影略呈梨形。原发孔型房间隔缺损伴二尖瓣裂缺者，左心房及左心室增大。

2. 心电图　一般为窦性心律，年龄较大者可出现交界性心律或室上性心律失常。大多有右心室增大伴不完全性右束支传导阻滞的图形。电轴右偏，右心房和右心室肥大。PR 间期延长，V1 及 V3R 导联 QRS 波群呈 rS 或 rsR 等。分流量较大者，R 波可出现切迹。原发孔型房间隔缺损常见于电轴左偏及左心室肥大者。

3. 超声心动图检查　M 型超声心动图可以显示右心房、右心室增大及室间隔的矛盾运动。二维超声可以显示房间隔缺损的位置及大小，结合彩色多普勒超声可以提高诊断的可靠性并能判断分流的方向，应用多普勒超声可以估测分流量的大小，估测右心室收缩压及肺动脉压力。年龄较大的肥胖患者经胸超声透声较差，可选用经食管超声心动图。实时三维超声心动图可以从左心房侧或右心房侧直接观察缺损的整体形态，观察缺损与毗邻结构的立体关系及其随心动周期的动态变化，有助于提高诊断的正确率。

4. 心导管检查　一般不需要做心导管检查，当合并肺动脉高压、肺动脉瓣狭窄或肺静脉异位引流时，可行右心导管检查。检查右心导管时，导管易通过缺损由右心房进入左心房，右心房血氧含量高于腔静脉血氧含量，右心室和肺动脉压力正常或轻度增高，并按所得数据可计算出肺动脉阻力和分流量大小。对合并肺静脉异位引流者，应探查异位引流的肺静脉。必要时结合心血管造影，将造影剂注入右上肺静脉，可见其通过房间隔缺损迅速由左心房进入右心房。

【西医治疗】

小型继发孔型房间隔缺损有 15% 的自然闭合率，大多发生在 4 岁之前，特别是 1 岁以内。鉴于较大的缺损在成年后发生心力衰竭和肺动脉高压的潜在风险，宜在儿童时期进行修补。外科手术修补疗效确切，但创伤较大，恢复时间较长。在排除其他合并畸形、严格掌握指征的情况下，房间隔缺损可通过导管介入封堵。年龄大于 2 岁，缺损边缘至上腔静脉、下腔静脉、冠状静脉窦、右上肺静脉之间距离 25mm，至房室瓣距离 27mm，可以选择介入治疗。

（二）室间隔缺损

室间隔缺损（ventricular septal defect，VSD）由胚胎期室间隔发育不全所致，是最常见的先天性心脏病，约占我国先天性心脏病的 50%。约 40% 合并其他先天性心血管畸形。

【病理解剖】

室间隔缺损种类很多，通常根据缺损在室间隔的部位及其与房室瓣、主动脉瓣的关系分为以下类型。

1. 膜周型　最常见，占 60%～70%，位于室上嵴下室间隔膜部，向与之接触的流入道、流出道或小梁肌部延伸。

2. 肌部型　占 10%～20%，缺损边缘均为肌部，而膜部完整，可位于肌小梁部、流入道肌部或流出道肌部。

3. 动脉下型　较少见，缺损位于流出道部，上缘为主动脉瓣环和肺动脉瓣环连接部。

【病理生理】

病理生理与缺损大小及肺血管阻力有关。左心房血液进入左心室后，一部分从左心室到主动脉至体循环，为有效循环，另一部分则自左心室经室间隔缺损分流入右心室到肺循环，为无效循环。此时两个循环量不再相等，肺循环血流量大于体循环血流量，可分为 3 种情况。

1. 小型室间隔缺损　缺损直径< 5mm 或缺损面积< 0.5cm^2/m^2 体表面积，左向右分流量少，血流动力学变化不大，可无症状。

2. 中型室间隔缺损　缺损直径 5 ～ 10mm 或缺损面积 0.5 ～ 1.0cm^2/m^2 体表面积，分流量较多，肺循环血流量可达体循环的 1.5 ～ 3.0 倍以上，但因肺血管床有很丰富的后备容受量，肺动脉收缩压和肺血管阻力可在较长时期不增高。

3. 大型室间隔缺损　缺损直径> 10mm 或缺损面积> 1.0cm^2/m^2 体表面积，大量左向右分流量使肺循环血流量增加，当超过肺血管床的容量限度时，出现容量性肺动脉高压，肺小动脉持续出现反应性痉挛，之后肺小动脉中层和内膜层渐增厚，管腔变小、梗阻。随着肺血管病变进行性发展，则渐变为不可逆的阻力性肺动脉高压。当右心室收缩压超过左心室收缩压时，左向右分流逆转为双向分流或右向左分流，出现发绀，即艾森曼格综合征。

【临床表现】

小型缺损可无症状，一般活动不受限制，生长发育不受影响，仅体格检查时听到胸骨左缘第 3、第 4 肋间响亮的全收缩期杂音，常伴震颤，肺动脉第二心音正常或稍增强。缺损较大时左向右分流量多，患儿多生长迟缓，体重不增，有消瘦、喂养困难，活动后乏力、气短、多汗，易患反复呼吸道感染，易导致充血性心力衰竭等。有时因扩张的肺动脉压迫喉返神经，引起声音嘶哑。心脏搏动活跃，胸骨左缘第 3、第 4 肋间可闻及Ⅲ～Ⅳ级粗糙的全收缩期杂音，向四周广泛传导，可触及收缩期震颤。分流量大时，在心尖区可闻及二尖瓣相对狭窄的较柔和的舒张中期杂音。大型缺损伴有明显肺动脉高压时（多见于儿童或青少年期），右心室压力显著升高，逆转为右向左分流，出现青紫，并逐渐加重，此时心脏杂音较轻而肺动脉第二心音显著亢进。

【辅助检查】

1. X 线检查　小型缺损心肺 X 线检查无明显改变，或肺动脉段延长或轻微突出，肺野轻度充血。中型缺损心影轻度到中度增大，左、右心室增大，以左心室增大为主，主动脉弓影较小，肺动脉段扩张，肺野充血。大型缺损心影中度以上增大，左、右心室增大，多以右心室增大为主，肺动脉段明显突出，肺野明显充血。当肺动脉高压转为双向或右向左分流时，出现艾森曼格综合征，主要特点为肺动脉主支增粗，而肺外周血管影很少，宛如枯萎的秃枝，此时心影可基本正常或轻度增大。

2. 心电图检查　小型缺损心电图可正常或表现为轻度左心室肥大；中型缺损主要为左心室舒张期负荷增加表现，V6 导联 R 波升高伴深 Q 波，T 波直立高尖对称，以左心室肥大为主；大型缺损为双心室肥大或右心室肥厚，可伴有心肌劳损。

3. 超声心动图检查 二维超声可从多个切面显示缺损的部位、数目与大小等。彩色多普勒超声可显示分流束的起源、部位、数目、大小及方向。频谱多普勒超声可测量分流速度，计算跨隔压差和右心室收缩压，估测肺动脉压。还可通过测定肺动脉瓣口和二尖瓣口血流量计算肺循环血流量；测定主动脉瓣口和三尖瓣口血流量，计算体循环血流量，借此可计算左向右分流量大小。

4. 心导管检查 心导管检查和造影大多在需要获取更多信息对病情进行全面评估时才被采用，可进一步证实诊断及进行血流动力学检查，准确评价肺动脉高压的程度，计算肺血管阻力及分流量等。造影还可示心腔形态、大小及心室水平分流束情况，除外其他并发畸形等。

【西医治疗】

室间隔缺损易并发呼吸道感染、充血性心力衰竭及感染性心内膜炎等，应及时诊治。20%～50%的膜周部和肌部小梁部缺损在5岁以内有自然闭合的可能，但大多发生于1岁内。双动脉下型和流出道肌部缺损很少能自然闭合，且易发生主动脉脱垂致主动脉瓣关闭不全，故应早期处理。大中型缺损和有难以控制的充血性心力衰竭者，肺动脉压力持续升高超过体循环压的1/2或肺循环与体循环血流量之比大于2∶1时，或年长的儿童合并主动脉瓣脱垂或反流等，均应及时手术处理。

（三）动脉导管未闭

动脉导管未闭（patent ductus arteriosus，PDA）为小儿先天性心脏病常见类型之一，占先天性心脏病发病总数的10%。胎儿期动脉导管开放是血液循环的重要通道，出生后，大约15小时发生功能性关闭，80%在生后3个月解剖性关闭。到出生后1年，在解剖学上完全关闭。若持续开放，称为动脉导管未闭。动脉导管未闭大多单独存在，但有10%的病例合并其他心脏畸形，如主动脉缩窄、室间隔缺损、肺动脉狭窄。在某些先天性心脏病中，如肺动脉闭锁，未闭的动脉导管是患儿生存的必需血流通道，一旦关闭可致死亡。

未成熟儿动脉导管平滑肌发育不良，更由于其平滑肌对氧分压的反应低于成熟儿，故早产儿动脉导管未闭发生率高，占早产儿的20%，且常伴呼吸窘迫综合征。

【病理解剖】

未闭的动脉导管的大小、长短和形态不一，一般分为三型。

1. 管型 导管连接主动脉和肺动脉两端，粗细一致。

2. 漏斗型 近主动脉端粗大，向肺动脉端逐渐变窄，临床多见。

3. 窗型 导管很短，但直径往往较大。

【病理生理】

动脉导管未闭引起的病理生理学改变主要是通过导管引起的分流，分流量的大小与导管的直径，以及主、肺动脉的压差有关。由于主动脉在收缩期和舒张期的压力均超过肺动脉，因而通过未闭的动脉导管左向右分流的血液连续不断，使肺循环及左心房、左心室、升主动脉的血流量明显增加，左心负荷加重，其排血量达正常时的2～4倍。长期大量血流向肺循环的冲击，肺小动脉可有反应性痉挛，形成动力性肺动脉高压；继而管壁增厚、硬化，导致梗阻性肺动脉高压，此时右心室收缩期负荷过重，右心室肥厚甚至衰竭。当肺动脉压超过主动脉压时，左向右分流明显减少或停止，产生肺动脉血流逆向分流入降主动脉，患儿呈现差异性发绀，下半身青紫，左上肢可有轻度青紫，而右上肢正常。

【临床表现】

动脉导管细小者临床上可无症状。导管粗大者在婴幼儿期可有咳嗽、气急、喂养困难、体重不增、生长发育落后等，分流量大者可有心前区突出、鸡胸等现象。胸骨左缘上方闻及连续性"机器"样杂音，占整个收缩期与舒张期，常伴有震颤，杂音向左锁骨下、颈部和背部传导，当肺血管阻力增高时，杂音的舒张期成分可能减弱或消失。分流量大者因相对性二尖瓣狭窄而在心尖部可闻及较短的舒张期杂音。肺动脉瓣区第二心音增强，新生儿期因肺动脉压力较高，主、肺动脉压力差在舒张期不显著，因而往往仅听到收缩期杂音，当合并肺动脉高压或心力衰竭时，多有收缩期杂音。由于舒张压降低，脉压增宽，可出现周围血管征，如水冲脉、枪击音、指甲床毛细血管搏动等。

早产儿动脉导管未闭时，出现周围动脉搏动宏大，锁骨下或肩胛间区闻及收缩期杂音（偶闻及连续性杂音），心前区搏动明显，肝脏增大，气促，并易发生呼吸衰竭而依赖机械辅助通气。

【辅助检查】

1. X 线检查　动脉导管细者心影可正常。大分流量者心胸比率增大，左心室增大，心尖向下延伸，左心房亦轻度增大。肺血增多，肺动脉段突出，肺门血管影增粗。当婴儿有心力衰竭时，可见肺淤血表现，透视下左心室和主动脉搏动增强。肺动脉高压时，肺门处肺动脉总干及其分支扩大，而远端肺野肺小动脉狭小，左心室有扩大肥厚征象。主动脉结正常或突出。

2. 心电图检查　分流量大者可有不同程度的左心室肥大，电轴左偏，偶有左心房肥大，肺动脉压力显著增高者，左、右心室肥厚，后期甚至可见右心室肥厚。

3. 超声心动图检查　二维超声心动图可以直接探查到未闭合的动脉导管。脉冲多普勒在动脉导管开口处可探测典型的收缩期和舒张期连续性湍流频谱。叠加彩色多普勒可见红色血流信号出自降主动脉，通过未闭导管沿肺动脉外侧壁流动区；在重度肺动脉高压时，当肺动脉压超过主动脉，可见蓝色血流信号自肺动脉经未闭导管进入降主动脉。

4. 心导管检查　当肺血管阻力增加或怀疑有其他合并畸形时，有必要施行心导管检查，可发现肺动脉血氧含量较右心室为高。有时心导管可以从肺动脉通过未闭导管插入降主动脉。逆行主动脉造影对复杂病例的诊断有重要价值，在主动脉根部注入造影剂可见主动脉与肺动脉同时显影，同时也能显示未闭的动脉导管情况。

【西医治疗】

为防止心内膜炎，有效治疗和控制心功能不全和肺动脉高压，一般主张动脉导管应及时手术或经介入方法予以关闭。外科手术疗效确切，但目前大多首选介入治疗，可选择螺旋弹簧圈或蘑菇伞等封堵器关闭动脉导管。在有些病例中，如完全性大血管转位、肺动脉闭锁、三尖瓣闭锁、严重的肺动脉狭窄中，动脉导管为依赖性者，对维持患婴生命至关重要，此时应该应用前列腺素 E_2 或放置支架以维持动脉导管开放。

早产儿动脉导管未闭的处理视分流大小、呼吸窘迫综合征情况而定。症状明显者，需治疗心力衰竭，生后 1 周内使用吲哚美辛治疗，但仍有 10% 的患者需手术治疗。

（四）肺动脉瓣狭窄

肺动脉瓣狭窄（pulmonary stenosis，PS）是一种常见的先天性心脏病，单纯性肺动脉瓣狭窄约占先天性心脏病的 10%，另外约有 20% 的先天性心脏病合并肺动脉瓣狭窄。

【病理解剖】

广义的肺动脉狭窄包括漏斗部、瓣膜、肺动脉干及肺动脉分支狭窄。肺动脉瓣狭窄可分为两种类型。

1. 典型肺动脉瓣狭窄 肺动脉瓣三个瓣叶交界处互相融合，使瓣膜开放受限，瓣口狭窄；只有两个瓣叶的交界处融合为肺动脉瓣二瓣化畸形；瓣叶无交界处，仅中心部留一小孔，为单瓣化畸形。瓣环正常，肺动脉干呈狭窄后扩张，有时可延伸到左肺动脉。

2. 发育不良型肺动脉瓣狭窄 肺动脉瓣叶形态不规则且明显增厚或呈结节状，瓣叶间无粘连，瓣叶启闭不灵活，瓣环发育不良，肺动脉干不扩张或发育不良，此病常有家族史。

【病理生理】

右心室向肺动脉射血遇到瓣口狭窄的困阻，右心室的血流进入肺脏虽有困难，但全身所有静脉血仍必须完全进入肺循环，因此右心室必须提高收缩压才能向肺动脉泵血，其收缩压提高的程度与狭窄的严重性成正比。因室间隔无缺损，所以严重狭窄时右心室的压力可以超过左心室。如狭窄严重，右心室壁极度增厚，使心肌供血不足，可导致右心衰竭。

在宫内，肺动脉瓣狭窄使胎儿右心室的心肌肥厚，右心室排血量仍可维持正常，对胎儿循环无多大影响；如果狭窄很重，右心室排血量大减，腔静脉血回右心房后大多通过卵圆孔或房间隔缺损流入左心房、左心室，则右心室发育偏小。

【临床表现】

轻度狭窄可完全无症状；中度狭窄在 2～3 岁无症状，但年长后劳力时即感易疲乏及气促；严重狭窄者于中度体力劳动时，亦可出现呼吸困难和乏力，可有昏厥，甚至猝死。亦有患者活动时感胸痛或上腹痛，可能由于心排血量不能相应提高，致使心肌供血不足或心律失常所致，提示预后不良。

生长发育多正常，半数患儿面容硕圆，大多无青紫，面颊和指端可能暗红；狭窄严重者可有青紫大，多由卵圆孔的右向左分流所致，如伴有大型房间隔缺损，可有严重青紫，并有杵状指（趾）及红细胞增多，但有蹲踞者很少见。颈静脉有明显的搏动者提示狭窄严重，该收缩期前的搏动在肝区亦可触及。心前区可较饱满、搏动弥散，左侧胸骨旁可触及右心室抬举搏动，胸骨左缘第 2、第 3 肋间可闻及 IV 或 VI 级以上喷射性收缩期杂音，向左上胸、心前区、颈部、腋下及背面传导。第一心音正常，轻中度狭窄者可听到收缩早期喀喇音，狭窄越重，喀喇音出现越早，甚至与第一心音相重，使第一心音呈金属样。喀喇音系由于增厚但仍具弹性的瓣膜在开始收缩时突然绷紧所致。第二心音分裂，分裂程度与狭窄。

【辅助检查】

1. X 线检查　轻中度狭窄时心脏大小正常；重度狭窄时如心功能尚可，心脏仅轻度增大；如有心力衰竭，心脏则明显增大，主要为右心室和右心房扩大。狭窄后的肺动脉扩张为本病特征性的改变，有时扩张延伸到左肺动脉，但在婴儿期扩张多不明显。

2. 心电图检查　显示电轴右偏、右心房扩大、P 波高耸、右心室肥大。右胸前导联显示 R 波高耸，狭窄严重时出现 T 波倒置、ST 段压低。

3. 超声心动图检查　二维超声心动图可显示肺动脉瓣的数目、厚度、收缩时开启情况及狭窄后的扩张。多普勒超声可检测肺动脉口血流速度，较可靠地估测肺动脉瓣狭窄的严重程度，彩色血流显像还可观察心房水平有无分流。

4. 心导管检查　右心室压力明显增高，可与体循环压力相等，而肺动脉压力明显降低，心导管从肺动脉向右心室退出时的连续曲线显示明显的无过渡区的压力阶差。右心室造影可见明显的"射流征"，同时可显示肺动脉瓣叶增厚和（或）发育不良及肺动脉总干的狭窄后扩张。心导管术通常用于介入治疗时。

【西医治疗】

一般认为，右心室收缩压超过 50mmHg 时，可导致心肌损害，因此需要行狭窄解除手术。球囊瓣膜成形术是大多数患儿的首选治疗方法。严重肺动脉瓣狭窄（右心室收缩压超过体循环压力）治疗也首选球囊瓣膜成形术，如无该术适应证，则应接受外科瓣膜切开术。严重肺动脉瓣狭窄可伴有漏斗部狭窄，但大多患儿一旦肺动脉瓣狭窄被解除，漏斗部肥厚将自行消退。

（五）法洛四联症

法洛四联症（tetralogy of Fallot，TOF）是婴儿期后常见的青紫型先天性心脏病，约占所有先天性心脏病的 12%。1888 年法国医师详细描述了该病的病理改变及临床表现，故而得名。25% 为右位主动脉弓，还可合并其他心血管畸形如左上腔静脉残留、冠状动脉异常、房间隔缺损、动脉导管未闭、肺动脉瓣缺如等。

【病理解剖】

法洛四联症由以下 4 种畸形组成，其中右心室流出道狭窄是决定患儿的病理生理、病情严重程度及预后的主要因素。狭窄可随时间推移而逐渐加重。

1. 右心室流出道梗阻　狭窄范围可自右心室漏斗部入口至左、右肺动脉分支，可为漏斗部狭窄、动脉瓣狭窄或两者同时存在。常有肺动脉瓣环、肺动脉总干发育不良和肺动脉分支非对称性狭窄。狭窄的严重程度差异较大。

2. 室间隔缺损　为膜周型缺损，向流出道延伸，多位于主动脉下，可向肺动脉下方延伸，为对位不良型室间隔缺损。

3. 主动脉骑跨　主动脉根部粗大且顺时针向旋转右移并骑跨在室间隔缺损上，骑跨范围在 15%～95%。

4. 右心室肥厚　一般认为其属于继发性病变。

【病理生理】

由于室间隔缺损为非限制性，左、右心室压力基本相等。因右心室流出道狭窄程度不同，心室水平可出现左向右、双向甚至右向左分流。肺动脉狭窄较轻者，可由左向右分流，此时患者可无明显青紫；肺动脉狭窄严重时，出现明显的右向左分流，临床出现明显的青紫。杂音由右心室流出道梗阻所致，而非室间隔缺损所致。右心室流出道梗阻使右心室后负荷加重，引起右心室的代偿性肥厚。

由于主动脉骑跨于两心室之上，主动脉除接受左心室的血液外，还直接接受一部分来自右心室的静脉血，输送到全身各部，因而出现青紫。同时因肺动脉狭窄，肺循环进行气体交换的血流减少，更加重了青紫的程度。此外，由于进入肺动脉的血流减少，增粗的支气管动脉与肺血管之间形成侧支循环。

在动脉导管关闭前，肺循环血流量减少程度较轻，青紫可不明显，随着动脉导管的关闭和漏斗部狭窄的逐渐加重，青紫日益明显，并出现杵状指（趾）。由于缺氧，刺激骨髓代偿性产生过多的红细胞，血液黏稠度高，血流缓慢，可引起脑血栓，若为细菌性血栓，则易形成脑脓肿。

【临床表现】

1. 青紫　为其主要表现，其程度和出现时间早晚与肺动脉狭窄程度及动脉导管是否关闭有关。青紫多见于毛细血管丰富的浅表部位，如唇、指（趾）甲床、球结膜等。因血氧含量下降，活动耐力差，稍一活动，如啼哭、情绪激动、体力劳动、寒冷等，即可出现气急及青紫加重。

2. 蹲踞症状　患儿多有蹲踞症状，每于行走、游戏时，常主动下蹲片刻。蹲踞时下肢屈曲，使静脉回心血量减少，减轻了心脏负荷，同时下肢动脉受压，体循环阻力增加，使右向左分流量减少，缺氧症状暂时得以缓解。不会行走的小婴儿常喜欢大人抱起，双下肢呈屈曲状。

3. 杵状指（趾）　发绀持续 6 个月以上，出现杵状指（趾），乃是长期缺氧使指（趾）端毛细血管扩张增生，局部软组织和骨组织也增生肥大，表现为指（趾）端膨大如鼓槌状。

4. 阵发性缺氧发作　多见于婴儿，发生的诱因为吃奶、哭闹、情绪激动、贫血、感染等。表现为阵发性呼吸困难，严重者可引起突然昏厥、抽搐，甚至死亡。其原因是在肺动脉漏斗部狭窄的基础上突然发生该处肌部痉挛，引起一时性肺动脉梗阻，使脑缺氧加重。年长儿则常诉头痛、头晕。

生长发育一般均较迟缓，智能发育亦可能稍落后于正常同龄儿。心前区略隆起，胸骨左缘第 2～4 肋间可闻及 Ⅱ～Ⅲ 级粗糙喷射性收缩期杂音，此为肺动脉狭窄所致，一般无收缩期震颤。肺动脉第二心音减弱。部分患儿可听到单一、亢进的第二心音，乃由右跨的主动脉传来。狭窄极严重者或在阵发性呼吸困难发作时可听不到杂音。有时可听到侧支循环的连续性杂音。

常见的并发症为脑血栓、脑脓肿及感染性心内膜炎。

【辅助检查】

1. 血液检查　周围血红细胞计数和血红蛋白浓度明显增高，红细胞可达（5.0～8.0）×10^{12}/L，血红蛋白为170～200g/L，血细胞比容也增高，为53%～80%。血小板降低，凝血酶原时间延长。

2. X线检查　心脏大小一般正常或稍增大，典型者前后位心影呈"靴状"，即心尖圆钝上翘，肺动脉段凹陷，上纵隔较宽，肺门血管影缩小，两侧肺纹理减少，透亮度增加，年长儿可因侧支循环形成，肺野呈网状纹理，25%的患儿可见到右位主动脉弓。

3. 心电图检查　电轴右偏，右心室肥大，狭窄严重者往往出现心肌劳损，可见右心房肥大。

4. 超声心动图检查　二维超声可见到主动脉内径增宽，骑跨于室间隔之上，室间隔中断，并可判断主动脉骑跨的程度、右心室流出道及肺动脉狭窄。此外，右心室、右心房内径增大，左心室内径缩小。彩色多普勒血流显像可见右心室直接将血液注入骑跨的主动脉内。

5. 心导管检查　对外周肺动脉分支发育不良及体肺侧支存在的患者应做心导管检查和造影，选择性左心室及主动脉造影可进一步了解左心室发育的情况及冠状动脉的走向。

【西医治疗】

1. 一般护理　平时应经常饮水，预防感染，及时补液，防治脱水和并发症。婴幼儿则需特别注意护理，以免引起阵发性缺氧发作。

2. 缺氧发作的治疗　发作轻者使其取胸膝位即可缓解；重者应立即吸氧，给予去氧肾上腺素，每次0.05mg/kg，静脉注射，或普萘洛尔，每次0.1mg/kg。必要时也可皮下注射吗啡，每次0.1～0.2mg/kg。纠正酸中毒，给予5%碳酸氢钠1.5～5.0mL/kg，静脉注射。以往有缺氧发作者，可口服普萘洛尔1～3mg/（kg·d）。平时应去除引起缺氧发作的诱因，如贫血、感染，尽量保持患儿安静，经上述处理后仍不能有效控制发作者，应考虑急症外科手术修补。

近年来随着外科手术水平的不断提高，本病根治术的死亡率不断下降。轻症患者可考虑于学龄前行一期根治手术，但临床症状明显者应在生后6个月内行根治术。对重症患儿也可先行姑息手术，待一般情况改善，肺血管发育好转后，再行根治术。目前常用的姑息手术有锁骨下动脉–肺动脉分流术。

（六）完全性大动脉换位

完全性大动脉换位（transposition of the great arteries，TGA）是新生儿期常见的青紫型先天性心脏病，占先天性心脏病总数的5%～7%，男女患病之比为（4～2）:1。

【病理解剖】

正常情况下，肺动脉瓣下圆锥发育，肺动脉位于左前上方与右心室连接；主动脉瓣下圆锥萎缩，主动脉位于右后下方与左心室连接。大动脉换位时，主动脉瓣下圆锥发达，未被吸收，主动脉位于右前上方与右心室连接；肺动脉瓣下圆锥萎缩，肺动脉位于左后下方与左心室连接。主动脉瓣下因有圆锥存在，与三尖瓣间呈肌性连接；肺动脉瓣下无圆锥结构存在，与二尖瓣呈纤维连接。常见的合并畸形有房间隔缺损或卵圆孔未闭、室间隔缺损、动脉导管未闭、肺动脉狭窄、冠状动脉畸形等。

【病理生理】

完全性大动脉换位若不伴其他畸形，则形成两个并行循环。上、下腔静脉回流的静脉血通过右心射至转位的主动脉供应全身，而肺静脉回流的氧合血则通过左心射入转位的肺动脉到达肺部。患者必须依靠心内交通（卵圆孔未闭、房间隔缺损、室间隔缺损）或心外交通（动脉导管未闭、侧支血管）进行血流混合。本病血流动力学改变取决于是否伴随其他畸形，通常包括以下三种情况。

1. 完全性大动脉换位伴室间隔完整 右心室负荷增加而扩大肥厚，随正常的肺血管阻力下降，左心室压力降低，室间隔常偏向左心室。两者仅靠未闭的卵圆孔及动脉导管沟通混合，故青紫、缺氧严重。

2. 完全性大动脉换位伴室间隔缺损 可使左右心血液沟通混合较多，使青紫减轻，但肺血流量增加可导致心力衰竭。

3. 完全性大动脉换位合并室间隔缺损及肺动脉狭窄 血流动力学改变类似法洛四联症。

【临床表现】

1. 青紫 出现早，半数出生时即存在，绝大多数始于1个月内。随着年龄增长及活动量增加，青紫逐渐加重。青紫为全身性，若同时合并动脉导管未闭，则出现差异性发绀，上肢青紫较下肢重。

2. 充血性心力衰竭 生后3～4周的婴儿出现喂养困难、多汗、气促、肝大和肺部细湿啰音等进行性充血性心力衰竭等症状。

3. 体征表现 患儿常发育不良。生后心脏可无明显杂音，但有单一、响亮的第二心音，是出自靠近胸壁的主动脉瓣关闭音。若伴有大的室间隔缺损或大的动脉导管或肺动脉狭窄等，则可听到相应畸形所产生的杂音。如合并动脉导管未闭，可在胸骨左缘第2肋间听到连续性杂音。合并室间隔缺损，可在胸骨左缘第3、第4肋间听到全收缩期杂音。合并肺动脉狭窄，可在胸骨左缘上方听到收缩期喷射性杂音。杂音较响时，常伴有震颤。一般伴有大型室间隔缺损者早期出现心力衰竭伴肺动脉高压，但伴有肺动脉狭窄者则发绀明显，而心力衰竭少见。

【辅助检查】

1. X线检查 ①由于主、肺动脉干常呈前后位排列，因此正位；②心影进行性增大；③大多数患者肺纹理增多，若合并肺动脉狭窄者肺纹理减少。

2. 心电图检查 新生儿期可无特殊改变。婴儿期显示电轴右偏，右心室肥大，有时尚有右心房肥大。肺血流量明显增加时则可出现电轴正常或左偏，左、右心室肥大等。

3. 超声心动图检查 二维超声显示房室连接正常，心室大动脉连接不一致，主动脉常位于右前，发自右心室；肺动脉位于左后，发自左心室。彩色及频谱多普勒超声检查有助于心内分流方向、大小的判定及合并畸形的检出。

4. 心导管检查 导管可从右心室直接插入主动脉，右心室压力与主动脉相等。也有可能通过卵圆孔或房间隔缺损到左心腔再入肺动脉，肺动脉血氧饱和度高于主动脉。选择性右心室造影时可见主动脉发自右心室，选择左心室造影时可见肺动脉发自左心室，选择升主动脉造影时可显示大动脉的位置关系，并有助于判断是否合并冠状动脉畸形。

【西医治疗】

完全性大动脉换位若不治疗，约 90% 的患者在 1 岁内死亡。诊断明确后首先纠正低氧血症和代谢性酸中毒等，如无适当大小的房间隔缺损，可保持动脉导管开放直到手术。

1. 姑息性治疗方法

（1）球囊房间隔造口术 缺氧严重而又不能进行根治手术时，可行球囊房间隔造口或房间隔缺损扩大术，使血液在心房水平大量混合，提高动脉血氧饱和度，使患儿存活至适合根治手术。

（2）肺动脉环缩术 伴大型室间隔缺损者，可在 6 个月内行肺动脉环缩术，预防充血性心力衰竭及肺动脉高压引起的肺血管病变。

2. 根治性手术

（1）解剖纠正手术 室间隔完整者可在生后 2 周内进行，即主动脉与肺动脉互换及冠状动脉再植，达到解剖关系上的纠正。手术条件：左心室与右心室压力比 > 0.85，左心室射血分数 > 0.45，左心室舒张末期容量 > 正常值的 90%，左心室后壁厚度 > 4mm，室壁张力 < 12000 达因/厘米。伴室间隔缺损者可在 6 个月内实施根治手术。

（2）生理纠治术 可在生后 1 ~ 12 个月进行，即用心包膜及心房壁在心房内建成板障，将体循环的静脉血导向二尖瓣口而入左心室，并将肺静脉的回流血导向三尖瓣口而入右心室，形成房室连接不一致及心室大血管连接不一致，以达到生理上的纠治。流量之比大于 2:1 时，或年长的儿童合并主动脉瓣脱垂或反流等应及时手术处理。

【中医治疗】

中医文献中无特定病名和特异治疗方法。本病中医辨证多属气虚、阳虚、血虚、血瘀、痰浊等证，可采用扶正固本的中药方剂，如玉屏风散、参苓白术散等，提高患儿的体质和抗病能力。本病患儿易合并呼吸道感染，可辨病与辨证相结合治疗。

第六章　小儿消化系统概述及相关疾病 ▷▷▷

第一节　概　述

小儿时期生长发育快，新陈代谢旺盛，但消化系统尚未发育完善，故易出现消化功能紊乱和营养代谢障碍，在解剖、生理上有自身的特点。

一、解剖、生理特点

1. 口腔　足月的新生儿出生时吸吮和吞咽功能已建立，双颊有发育良好的脂肪垫，有助于吸吮活动。但婴幼儿口腔黏膜薄嫩，唾液腺发育不够完善，口腔黏膜较干燥，易受损伤和感染。3 月龄以下小儿唾液中淀粉酶低下，故不宜喂淀粉类食物。3 月龄后小儿唾液分泌开始增加，但吞咽功能不完善，尚不能及时吞咽所分泌的全部唾液，可发生生理性流涎。

2. 食管　新生儿和婴儿的食管呈漏斗状，黏膜纤弱、腺体缺乏，弹力组织及肌层尚不发达。食管下段括约肌发育不完善，控制能力差，故易发生胃食管反流。吮奶时常因吞咽过多空气发生溢奶。食管有三个生理性狭窄，分别为食管开口处（咽与食管交界处）、第 4～5 胸椎体水平（主动脉弓与左主支气管横跨压迫处）、膈食管裂孔处，这些狭窄是异物容易嵌顿处。

3. 胃　新生儿胃容量为 30～60mL，1～3 个月时为 90～150mL，1 岁时为 250～300mL，5 岁时为 700～850mL，成人约为 2000mL。婴幼儿的胃多呈水平位，3 岁以后接近成人。胃分泌的盐酸和各种酶的分泌均较成人少，且酶活性低下，消化功能差；由于胃幽门括约肌发育良好，而贲门和胃底部肌张力低，易引起幽门痉挛而出现呕吐。胃排空时间随食物种类不同而异：水的排空时间为 1.5～2 小时；母乳的排空时间为 2～3 小时；牛乳的排空时间为 3～4 小时。早产儿胃排空速度慢，易发生胃潴留。

食物进入胃至粪便排出时间因年龄而异：母乳喂养的婴儿粪便排出时间平均为 13 小时，人工喂养者粪便排出时间平均为 15 小时，成人粪便排出时间平均为 18～24 小时。各喂养方式形式的粪便如下。

（1）母乳喂养儿粪便　为黄色或金黄色，多为均匀的膏状或带少许黄色粪便颗粒，有酸味，不臭，偶有细小乳凝块或较稀薄绿色，呈酸性反应（pH 值 4.7～5.1），每日 2～4 次，在添加辅食后粪便常变稠，每日 1～2 次。

（2）人工喂养儿粪便　呈淡黄色或灰黄色，较干，大多成形，含乳凝块较多、较大，量多，因牛乳含蛋白质比较多，粪便有明显的蛋白质分解产物的臭味，呈中性或碱性反应（pH 值 6.7～8），每日 1～2 次，易发生便秘。

（3）混合喂养儿粪便　与单纯喂牛乳者相似，但较软、黄色；添加淀粉类食物可使大便增多，质软、暗褐色，有臭味；添加蔬菜水果等辅食后，粪便渐近成人，每日排便 1 次。

4. 肠　婴幼儿肠道相对较长，为身长的 5～7 倍（成人仅为 4 倍），有利于消化吸收。但由于升结肠与后壁固定差，加上肠系膜柔软而长，容易发生肠套叠或肠扭转。早产儿的肠蠕动协调能力差，易发生粪便滞留甚至功能性肠梗阻。婴幼儿肠黏膜屏障功能较差，肠壁薄，血管丰富且通透性高，肠内细菌及其毒素、消化不全产物和过敏原等可经肠黏膜进入体内，引起全身感染和变态反应性疾病。婴幼儿结肠较短，不利于水分吸收，故婴儿大便多不成形而为糊状。小儿直肠相对较长，肌肉发育不良，固定差，易发生脱肛。又由于小儿大脑皮层功能发育不完善，进食时常引起胃－结肠反射，产生便意，故小儿大便次数多于成人。

婴幼儿期是肠道菌群建立和发展的关键时期，肠道菌群稳定性差，受影响因素很多，如孕母分娩方式、饮食结构、环境因素、应用药物等。母乳喂养婴儿以双歧杆菌占优势；而配方奶喂养的婴儿肠道菌群具有多样化，可能含较多的梭菌、双歧杆菌、葡萄球菌和其他肠道细菌。断乳后，小儿肠道菌群也逐渐变化，发展为以厌氧菌占优势的稳定菌群。正常肠道菌群对侵入肠道的致病菌有一定的拮抗作用，但如果大量使用广谱抗生素，可使正常菌群的平衡失调，发生消化功能紊乱。另外，消化道功能紊乱时，肠道细菌大量繁殖，可进入小肠甚至胃内而成为致病菌。

5. 肝　婴幼儿在右锁骨中线肋缘下可触及肝下缘，边缘钝，质地柔软，无压痛，不超过 2cm。学龄期儿童肋缘下一般不应触及肝脏。婴幼儿肝脏结缔组织发育较差，肝细胞再生能力强，不易发生肝硬化，但易受各种不利因素的影响，如缺氧、感染、药物中毒等均可使肝细胞发生肿胀、脂肪浸润、变性坏死、纤维增生而肿大，影响其正常功能。肝糖原贮备少，易因饥饿诱发低血糖。婴儿胆汁分泌少，对脂肪的消化和吸收的功能较差。

6. 胰腺　婴幼儿出生时可分泌少量胰液，各种胰腺酶的活性都比较低，故对脂肪和蛋白质的消化和吸收均不够完善；出生后 3～4 个月胰腺发育较快，胰腺酶分泌量也随之增加。胰腺酶的分泌量随年龄增长而增加，酶类出现的顺序：胰蛋白酶最先，然后是糜蛋白酶、羧基肽酶、脂肪酶，最后是胰淀粉酶。婴幼儿胰液及其消化酶的分泌易受炎热天气和各种疾病的影响而被抑制，容易发生消化不良。

二、小儿消化系统的解剖、生理特点与中医"脾常不足"的相关性

早在《难经·四十四难》提出消化系统的"七冲门"之说，"唇为飞门，齿为户门，会厌为吸门，胃为贲门，太仓下口为幽门，大肠小肠会为阑门，下极为魄门"。食物通过此"七冲门"，便完成了人体消化吸收营养物质和糟粕排出的全过程。此七门是消化道的 7 个关口，任何一关发生病变，都会影响受纳、消化吸收和排泄功能。小儿消化系

统中，多个脏腑参与了饮食的受纳、消化吸收和排泄功能，但关系最为密切的当属脾胃。脾胃为后天之本，主运化和输布精微物质，为气血生化之源。饮食的消化吸收，与全身的气血充盛、四肢肌肉的正常运动及小儿生长发育均有密切关系。小儿脾胃的结构和运化功能均未健全，但由于其生长发育迅速，对营养物质的需求较高，比成人迫切，相对而言，脾胃功能较难满足机体营养摄入的需要，古代医家把这种特点称为"脾常不足"。这一认识与西医学消化系统解剖特点是一致的，如新生儿的胃容量较小，结肠短，故婴儿粪便多不成形而为糊状，且排出快、次数多；新生儿和婴幼儿不仅胃酸分泌较少，胃酸和胃蛋白酶活性也较低，不利于杀灭病原体，各种胰腺酶的活性都比较低，对脂肪和蛋白质的消化吸收功能均不够完善，故易患泄泻、积滞、呕吐及疳证等消化系统疾病。

第二节　相关疾病

小儿消化系统相关疾病有小儿口炎、胃炎、小儿腹泻等。

一、小儿口炎

口炎（stomatitis）是指口腔黏膜由于各种感染引起的炎症，常由细菌、病毒、真菌等感染导致。本病好发于婴幼儿，可单独发生，也可继发于全身疾病，如腹泻、营养不良、久病体弱、维生素 B、维生素 C 缺乏等。临床常见以下几种不同炎症。

（一）鹅口疮

鹅口疮（thrush，oral candidiasis）是白色念珠菌感染所致的口腔疾病，以患儿口腔及舌上有白屑或白膜满布，状如鹅口为临床特征。本病多见于新生儿及久病体弱的婴幼儿，腹泻、营养不良、长期使用广谱抗生素或糖皮质激素的患儿也易患此病，一年四季均可发生。本病属中医学"鹅口疮"范畴，因其色白如雪，又称"雪口"。

【西医病因、发病机制与中医病因病机】

1. 西医病因及发病机制　本病由白色念珠菌引起。新生儿可在出生时由产道感染致病，或被污染的乳具感染而致病；婴儿常因体质虚弱、营养不良、腹泻或长期使用广谱抗生素或糖皮质激素，导致消化道菌群失调，白色念珠菌繁殖，故常在发生霉菌性肠炎的同时并发鹅口疮。

2. 中医病因病机

（1）心脾积热　胎热内蕴，传于胎儿；或口腔不洁，感受秽毒之邪，致心脾积热，邪热循经上乘，熏灼口舌则发为本病。

（2）虚火上炎　胎禀不足；或后天调护失宜；或久病、久泻伤阴，肾阴不足，水不制火，虚火循经上炎，发为本病。本病病位在心脾肾，因少阴之脉通于舌，太阴之脉通于口，火热循经上扰而发病。

【临床表现】

口腔黏膜表面覆盖白色或灰白色乳凝块样白膜。初起时，呈点状和小片状，可逐渐融合成大片，白膜界线清楚，不易拭去。如强行剥落后，可见充血、糜烂创面，局部黏膜潮红粗糙，可有溢血，但不久又为新生白膜覆盖。重症可波及咽、喉、气管、肺或食管、肠管，甚至引起全身性真菌病，出现呕吐、吞咽困难、声音嘶哑或呼吸困难。

【辅助检查】

取少许白膜涂片，加10%氢氧化钠1滴，在显微镜下可见白色念珠菌孢子和菌丝。

【诊断与鉴别诊断】

1. 诊断　多见于新生儿、久病体弱者，或长期使用抗生素或糖皮质激素患者。舌上、颊内、牙龈或上腭散布白膜，可融合成片。重者可向咽喉处蔓延，影响吸吮与呼吸，偶可累及气管、食管、肠道等。白膜涂片，显微镜下见白色念珠菌孢子和假菌丝即可确诊。

2. 鉴别诊断

（1）残留乳块　其状虽与鹅口疮相似，但以温开水或棉签轻拭，即可去之。

（2）白喉　由白喉杆菌引起的急性传染病，多在咽、扁桃体，甚至鼻腔、喉部形成灰白色的假膜，坚韧，不易擦去，若强力擦除则易致出血。全身中毒症状严重，伴有发热、咽痛、进行性喉梗阻、呼吸困难、疲乏等症状，病情严重。

【治疗】

本病采取以中西医结合的综合疗法为主，保持口腔局部碱性环境，必要时可适当应用抗真菌药物，同时补充维生素及采取全身支持疗法。中医以清热泻火为主要治疗原则。

1. 西医治疗　用2%碳酸氢钠溶液，于哺乳前后清洗小儿口腔。病变广泛者，用制霉菌素甘油或制霉菌素混悬液（10万～20万 U/mL）涂患处，每日2～3次；亦可口服肠道微生态制剂，纠正肠道菌群失调，抑制真菌生长；还可适当加服维生素 B_2、维生素 C。有原发病者应积极治疗原发病。

2. 中医治疗

（1）辨证论治　本病需辨虚实。实证多见于休壮儿，起病急，病程短，口腔白屑较多，周围黏膜红赤，多伴发热、面赤、心烦口渴、尿赤、便秘等症；虚证多见于早产、久病体弱儿，或大病之后，起病缓，病程长，常迁延反复，口腔白屑稀散，周围黏膜色淡，常伴消瘦、神疲虚烦、面白颧红或低热等虚羸之象。本病由邪热熏灼口舌所致，治以清热泻火。实证者，治以清泄心脾积热；虚证者，治以滋阴降火。轻症可以采取外治疗法，重症则应内治法、外治法兼施。

1）心脾积热

证候：口腔舌面布满白屑，面赤唇红，烦躁不安，吮乳啼哭，大便干结，小便短黄，舌红，苔薄白，脉滑数或指纹紫滞。

辨证：此证见于鹅口疮实证。临床以口腔舌面白屑较多，周围黏膜红赤，伴全身邪热炽盛症状为特征。

治法：清心泻脾。

方药：清热泻脾散加减。大便干结者，加生大黄通腑泄热；口干喜饮者，加石斛、玉竹养阴清热。

2）虚火上炎

证候：口舌白屑稀散，周围红晕不著，口干不渴，颧红，手足心热，虚烦不寐，大便干结，舌红少苔，脉细数或指纹淡紫。

辨证：此证多见于大病、热病之后，病程较长，反复迁延。临床以白屑散在，周围红赤不著，舌红苔少，伴阴虚内热症状为特征。

治法：滋阴降火。

方药：知柏地黄丸加减。食欲不振者，加乌梅、焦三仙健脾开胃；便秘者，加火麻仁润肠通便。

（2）推拿疗法

1）清心，清胃，揉小天心，按揉小横纹，掐揉四横纹，清天河水，退六腑。用于心脾积热证。

2）揉二马，补肾经，推小横纹，清天河水，水底捞明月，揉涌泉。用于虚火上炎证。

（3）中药外治法

1）生石膏 2.4g，青黛、黄连、乳香、没药各 0.9g，冰片 0.3g。共研细末，瓶装贮存。每次取少许涂患处，每日 5～6 次。用于心脾积热证。

2）冰硼散吹敷口腔，每次少许，每日 3～4 次。用于心脾积热证。

【预防与调护】

1. 预防

（1）加强孕母孕期卫生保健，及时治疗阴道霉菌病。

（2）注意哺乳卫生，保持患儿口腔清洁，喂奶器具及时煮沸消毒。

（3）提倡母乳喂养，及时添加辅食，避免不必要的口腔擦拭，防止损伤口腔黏膜。

（4）注意患儿营养，积极治疗其所患的原发病，避免长期使用广谱抗生素或糖皮质激素。

2. 调护

（1）及时清洗患儿口腔，用消毒纱布或棉签蘸冷开水清洗口腔，每日 2～3 次。

（2）注意观察口腔黏膜白膜变化，如患儿发生吞咽或呼吸困难，应立即处理。

（二）疱疹性口炎

疱疹性口炎（herpetic stomatitis）是由单纯疱疹病毒 I 型感染所致，临床以口腔内出现单个或成簇小疱疹，迅速破溃后形成黄白色溃疡为主要临床特征的口腔炎症。本病多见于 1～3 岁小儿，传染性较强，常在集体托幼机构引起小范围流行，发病无明显季节差异。

本病属中医学"口疮"范畴。口疮是指口腔黏膜出现淡黄色或灰白色溃疡，疼痛流涎。病损仅在口唇内侧及齿龈处较局限者，称为"燕口疮"；若溃疡面积较大，弥漫全口，全身症状较重者，称为"口糜"。

【西医病因与中医病因病机】

1. 西医病因 本病主要由感染单纯疱疹病毒Ⅰ型（HSV-1）所致。

2. 中医病因病机 本病多由风热乘脾，心脾积热，或虚火上炎所致。外感风热之邪，内应于脾胃，风热夹毒上乘于口而发为口疮；或调护失宜，喂养不当，恣食肥甘、煎炒之品，邪热内积心脾，循经上炎，外发为口疮。或素体虚弱，或久病久泻，气阴两虚，虚火上炎，熏灼口舌而生疮。

【临床表现】

疱疹性口炎多急性起病，起病时发热可达38～40℃,1～2天后，齿龈、唇内、舌、颊黏膜等部位口腔黏膜发生成簇的小水疱和散在的单个水疱，壁薄而透明，周围绕以红晕。水疱很快溃破，形成浅表溃疡，上覆黄白色纤维素性渗出物。由于疼痛剧烈，常伴有拒食、流涎、烦躁，以及颌下淋巴结肿大、有压痛等。疱疹性口炎病程为1～2周。

【诊断与鉴别诊断】

1. 诊断 1～3岁小儿多见，发热，拒食，流涎，烦躁，舌、唇、颊黏膜可见疱疹，周围有红晕，破后呈浅表小溃疡，常伴齿龈红肿与颌下淋巴结肿大。用棉拭子取口腔黏膜糜烂面或用针头刺破水疱取疱液进行病毒分离，鉴定出单纯疱疹病毒型即可确诊。

2. 鉴别诊断

（1）疱疹性咽峡炎 由柯萨奇病毒引起，常骤起发热、咽痛，病损的分布限于口腔后部，如软腭、悬雍垂等处，为丛集成簇的小水疱，溃破形成溃疡，损害很少发于口腔前部，牙龈不受损害。

（2）细菌感染性口炎 由致病的链球菌、金黄色葡萄球菌、肺炎链球菌感染引起，多见于抵抗力低下的婴幼儿。初起口腔黏膜充血水肿，随后发生糜烂和溃疡，可融合成片，覆盖有灰白色、边界清楚的假膜，涂片染色可见大量细菌。

【治疗】

1. 治疗原则 本病以中西医结合治疗为主。西医以对症支持治疗为主；中医治以清热泻火或滋阴降火，同时配合外治疗法。

西医治疗保持口腔清洁，禁用刺激性药物。饮食以微温或凉的流质为宜，多补充蛋白质及维生素类。炎症处涂2.5%～5%金霉素鱼肝油，或局部可喷西瓜霜、锡类散等。症状严重者给予全身支持疗法。合并细菌感染时可用抗生素治疗。

2. 中医治疗

（1）辨证论治 本病由火热所致，辨证应分清实火、虚火，并根据病变部位确定所涉之脏腑。实火者，起病急，病程短，口腔疱疹、溃疡数目多，周围黏膜红赤，局部灼热疼痛，口臭流涎，或伴发热烦躁，哭闹拒食等症状。虚火者，起病缓，病程长，口腔疱疹、溃疡相对较少，反复发作，周围黏膜淡红，疼痛轻微，或伴低热、颧红盗汗等。病变部位在心者，口疮常发生于舌边、尖部，并伴烦躁啼哭，夜眠不安，尿赤等；在脾胃者，口疮每以唇颊、上腭、齿龈处居多，并伴口臭流涎，脘腹胀满，大便秘结等。实证治以清热解毒，清泻心脾积热、泻火，虚证治以滋阴降火，引火归原。在施以内治法的同时，应配合口腔局部外治法。

1）风热乘脾

证候：以口颊、上腭、齿龈、口角溃烂为主，甚则满口糜烂，周围黏膜色红，疼痛明显，拒食，烦躁不安，口臭，涎多，或伴发热，小便短赤，大便秘结，舌红，苔薄黄，脉数，指纹浮紫。

辨证：本证多见于口疮初起。临床以周围黏膜色红和灼热疼痛为特征。

治法：疏风清热，泻火解毒。

方药：银翘散加减。发热甚者，加黄芩、生石膏清热泻火；大便秘结者，加生大黄通腑泄热。若伴口臭，大便秘结等脾胃积热证者，可选用凉膈散清胃解毒，通腑泻火。风热夹湿，舌苔厚腻，疮面糜烂和有黄色黏腻渗出物者，可选用甘露消毒丹加减清热解毒利湿。

2）心火上炎

证候：舌上、舌边溃烂，色赤疼痛，烦躁多啼，口干欲饮，小便短黄，舌尖红，苔薄黄，脉数，指纹紫滞。

辨证：本证以舌体溃疡多见。临床以色赤疼痛，心烦啼哭，小便短赤，舌尖红赤为特征。

治法：清心凉血，泻火解毒。

方药：泻心导赤散加减。小便短少者，加车前子、滑石清心泻火；口渴甚者，加石膏、天花粉清热生津。

3）虚火上炎

证候：口腔溃疡较少，周围色不红或微红，反复发作或迁延不愈，神疲颧红，手足心热，口干不渴，舌红，苔少或花剥，脉细数，指纹淡紫。

辨证：本证多见于素体虚弱，久病久泻或热病后患儿。临床以口舌溃疡稀疏散发，色淡，反复出现或迁延不愈，伴阴虚内热之象为特征。

治法：滋阴降火，引火归原。

方药：六味地黄丸加肉桂。若久泻或吐泻之后患口疮者，宜气阴双补，可服七味白术散，重用葛根，加乌梅、儿茶清热生津。

（2）中成药疗法

1）牛黄解毒片：用于口疮实证。每次1～2片，每日3次，口服。

2）知柏地黄丸：用于虚火上炎证。每次3g，每日3次，口服。

（3）药物外治法

1）吴茱萸适量，捣碎，醋调敷涌泉穴，临睡前固定，翌晨去除。用于虚火上炎证。

2）冰硼散、锡类散、西瓜霜，任选一种，少许，涂敷患处。每日2～3次。用于风热乘脾证、心火上炎证。

（4）推拿疗法 揉小天心，补肾经，清板门，揉小横纹，推四横纹，揉总筋，清天河水。实火加清大肠，退六腑；虚火加揉二马，揉涌泉。每日1次，重者每日2次，以重手法为宜。

【预防与调护】

1. 预防

（1）保持患儿口腔清洁，注意饮食卫生，饮食餐具应经常清洁和消毒。

（2）患儿饮食宜清淡，忌辛辣刺激、粗硬及过咸、过甜食物。

（3）加强患儿身体锻炼，增强体质，避免各种感染。

2. 调护 患病期间应注意休息，多饮水及进食蔬菜、水果，保持大便通畅。

二、胃炎

胃炎（gastritis）是指由各种物理性、化学性或生物性有害因素引起胃黏膜或胃壁发生炎性改变的一种疾病。根据病因，可分为原发性和继发性两大类。根据病程，可分为急性胃炎和慢性胃炎两种。小儿以慢性非萎缩性胃炎（以往称浅表性）多见。本病属中医学"胃脘痛""胃痞""胃胀""呕吐"等范畴。

【西医病因、发病机制与中医病因病机】

1. 西医病因、发病机制及病理

（1）病因和发病机制

1）急性胃炎：多为继发性。可由严重感染、休克、颅内损伤、严重烧伤、呼吸衰竭和其他危重疾病所致的应激反应引起；也可由于误服毒性物质和腐蚀剂，摄入由细菌及其毒素污染的食物，服用对胃黏膜有损害的药物（阿司匹林等非甾体抗炎药）等。另外，食物过敏、胃内异物、情绪波动、精神紧张等均能引起胃黏膜的急性炎症。

2）慢性胃炎：是有害因子长期反复作用于胃黏膜引起损伤的结果。儿童慢性胃炎中以非萎缩性胃炎最为常见，占90%～95%，萎缩性胃炎和嗜酸性粒细胞性胃炎、自身免疫性胃炎、胶原性胃炎等特殊类型胃炎少见。病因至今尚未完全明确，目前认为幽门螺杆菌（Hp）感染为小儿慢性胃炎的主要原因，其他如胆汁反流、长期食（服）用刺激性食物和药物、患神经系统疾病和全身慢性疾病等因素均可能参与发病。

（2）病理

1）急性胃炎：表现为上皮细胞变性、坏死，黏膜下充血、水肿，固有膜大量中性粒细胞浸润，腺体细胞呈不同程度变性坏死。

2）慢性胃炎：非萎缩性胃炎可见上皮细胞变性、小凹上皮细胞增生、固有膜炎症细胞（淋巴细胞、浆细胞）浸润。萎缩性胃炎主要为固有腺体萎缩、肠腺化生及炎症细胞浸润。

2. 中医病因病机

（1）乳食积滞 小儿乳食不节，或暴饮暴食，或过食生冷肥甘、辛热刺激或不易消化的食物，以致损伤脾胃，乳食停积中州，脾胃失健，气机升降失调，胃气上逆则生呕吐，传化失职则致胃脘部疼痛不适。

（2）寒邪犯胃 小儿腠理疏松，脏腑娇嫩，寒温不知自调，易感受风寒之邪，胃脘部为风冷寒气所侵，或过食生冷瓜果之品，寒邪客于胃肠，寒主收引，中阳不振，寒凝气滞，以致胃络不和，气血壅阻不行，发为胃脘痛。

（3）湿热中阻　由于乳母喜嗜炙煿、辛辣之品，乳汁蕴热，儿食母乳，以致热积于胃；或较大儿童过食辛热之品，胃中积热。又因饮食失慎，损伤脾胃，运化失司，湿邪停聚，与热相合，导致湿热中阻；或感受夏秋湿热，蕴于中焦，皆可致脾胃升降失职，导致胃脘痛。

（4）肝气犯胃　小儿因环境不适，或所欲不遂，或精神刺激，或遭受打骂等，情志抑郁，导致肝失疏泄，气郁不畅，横逆犯胃，发为胃脘痛，或胃失和降，气逆于上而呕吐。

（5）脾胃虚寒　乳母平时喜食寒凉生冷之品，乳汁寒薄，儿食母乳，脾胃受寒；亦可由先天禀赋不足，脾胃素虚，易受寒客；或小儿过食瓜果生冷，因冷生寒；或病程中过服苦寒攻伐之剂；或感受风寒之邪，均可使寒伤中阳，中阳不运，胃失和降，发为胃脘痛。

（6）胃阴不足　热病后期伤津，或素嗜辛辣，或气郁化火导致胃阴耗伤，胃失濡养，发为胃脘痛。

小儿胃炎的病变部位主要在胃，与肝、脾二脏密切相关。其基本病机为胃失和降，气机不利。

【临床表现】

1. 急性胃炎　发病急骤，轻者仅有食欲不振、腹痛、恶心、呕吐，严重者可出现呕血、黑便、脱水、电解质及酸碱平衡紊乱。有感染者常伴有发热等全身中毒症状。

2. 慢性胃炎　常见症状为反复发作的腹痛，疼痛经常出现于进食过程中或餐后，多数位于上腹部、脐周，部分患儿疾病部位不固定，轻者为间歇性隐痛或钝痛，严重者为剧烈绞痛。患儿常伴有食欲不振、恶心、呕吐、腹胀，继而影响营养状况及生长发育。胃黏膜糜烂出血者，伴呕血、黑便。

【辅助检查】

1. 胃镜检查　为最有价值、可靠的诊断手段，可直接观察胃黏膜病变及其程度，可见黏膜广泛充血、水肿、糜烂、出血，有时可见黏膜表面的黏液斑或反流的胆汁。Hp感染时，还可见胃黏膜微小结节形成，同时可取病变部位组织进行幽门螺杆菌和病理学检查。

2. 幽门螺杆菌（Hp）检测　分为侵入性和非侵入性两类。侵入性需通过胃镜检查取胃黏膜活组织进行检测，包括快速尿素酶试验、活组织切片染色检查和 Hp 培养。常用的非侵入性检测方法包括 ^{13}C 尿素呼吸试验、粪便 Hp 抗原检测、血清学检测抗 Hp-IgG 抗体。核素标记尿素呼吸试验是让患儿口服一定量同位素 ^{13}C 标记的尿素，如果患儿消化道内含有幽门螺杆菌，则其产生的尿素酶可将尿素分解产生 $^{13}CO_2$，由肺呼出。通过测定呼出气体中 ^{13}C 的含量即可判断胃内幽门螺杆菌感染，其特异性和敏感性达 90% 以上。

【诊断与鉴别诊断】

1. 诊断　急性胃炎无特征性临床表现，诊断主要依靠病史、体检、临床表现及必要时内镜检查进行。慢性胃炎诊断及分类主要根据胃镜下表现和病理组织学检查。

2. 鉴别诊断 由于引起小儿腹痛的病因很多，急性发作的腹痛必须注意与外科急腹症和肝、胆、胰、肠等腹内脏器的器质性疾病，以及腹型过敏性紫癜相鉴别。慢性反复发作性腹痛应与消化性溃疡、急性胰腺炎、肠蛔虫症、肠痉挛等疾病相鉴别。

（1）消化性溃疡 儿童消化性溃疡的症状和体征不典型。新生儿和婴儿多见继发性溃疡，发病急，首发症状为消化道出血和穿孔，原发性以胃溃疡多；幼儿期胃和十二指肠溃疡发病率相当，常见进食后呕吐，间歇发作脐周及上腹部疼痛，少见成人烧灼感，食后减轻；学龄前及学龄期以原发性十二指肠溃疡多见，表现为反复发作性脐周及上腹部胀痛、烧灼感，也有仅表现为贫血、粪便潜血试验阳性。电子胃镜检查是诊断消化性溃疡的主要检查方法。

（2）急性胰腺炎 急性起病主要临床表现为上腹疼痛、恶心、呕吐，血清及尿淀粉酶显著增高。儿童重症急性胰腺炎腹痛剧烈，早期就可出现全身炎症反应表现，可有明显的腹膜炎、血性腹腔积液，伴有脏器功能障碍。

（3）肠蛔虫症 常有不固定腹痛、偏食、异食癖、恶心、呕吐等消化功能紊乱症状，有时出现全身过敏症状。往往有吐虫、排虫史，粪便查找虫卵，驱虫治疗有效等可协助诊断。

（4）肠痉挛 婴儿多见，可出现反复发作的阵发性腹痛，腹部无异常体征，排气、排便后可缓解。

（5）非特异性功能性腹痛 原因不明，其发生与情绪改变有关，表现为弥漫性、发作性腹痛，持续数十分钟或数小时而自行缓解，可伴有恶心、呕吐等症状。查体和辅助检查往往无阳性表现。

【治疗】

西医主要是针对原发病和对症治疗，有幽门螺杆菌感染者应规范使用抗生素；中医采用辨证治疗，实证以理气为主，虚证以养胃为主。

1. 西医治疗

（1）急性胃炎 去除病因，积极治疗原发病，避免服用一切刺激性食物和药物，及时纠正水、电解质紊乱。有上消化道出血者应卧床休息，保持安静，监测生命体征、呕血及黑便情况。静脉滴注抑酸药，口服胃黏膜保护剂，可用局部黏膜止血的方法。细菌感染者，应用有效抗生素。

（2）慢性胃炎 去除病因，积极治疗原发病；养成良好的饮食习惯和生活规律。饮食定时定量，避免服用刺激性食品和对胃黏膜有损害的药物。根据病情，合理应用药物治疗。常用药物如下。

1）黏膜保护剂：如碱式碳酸铋、硫糖铝等。

2）质子泵抑制剂（PPI）：如奥美拉唑。

3）H_2受体拮抗剂：如西咪替丁、雷尼替丁、法莫替丁等。

4）胃肠动力药：伴上腹部疼痛和餐后饱胀症状时可用多潘立酮。

5）抗 Hp 药物：①抗生素，阿莫西林 50mg/（kg·d），分 2 次（最大剂量 1g，2 次

/ 天）；甲硝唑 20mg/（kg·d），分 2 次（最大剂量 0.5g,2 次 / 天）；替硝唑 20mg/（kg·d），分 2 次；克拉霉素 15 ～ 20mg/（kg·d），分 2 次（最大剂量 0.5g，2 次 / 天）。②铋剂，胶体次枸橼酸铋剂（6 岁以上用），6 ～ 8mg/（kg·d），分 2 次（餐前口服）。③抗酸分泌药，奥美拉唑，0.6 ～ 1.0mg/（kg·d），分 2 次（餐前口服）。

2. 中医治疗

（1）辨证论治 采用八纲辨证，注意辨寒热虚实。治疗宜采用消食导滞、温散寒邪、清热化湿、疏肝理气、温中补虚、养阴益胃等方法，使气机宣通，脾胃调和，通则不痛。

1）乳食积滞

证候：胃脘胀满，疼痛拒按，嗳腐吞酸，甚则呕吐，呕吐物多为酸臭乳块或不消化食物，舌质红，苔厚腻，脉滑。

辨证：起病前常有饮食不节或暴饮暴食史。临床以胃脘胀满疼痛和嗳腐吞酸为特征。

治法：消食消乳，和胃止痛。

方药：伤食用保和丸加减；伤乳用消乳丸加减。若食积化热而便秘者，可加大黄、枳实通腑泄热；呕吐甚者，加少许生姜汁降逆止呕。

2）寒邪犯胃

证候：胃脘冷痛，遇寒痛甚，得温则舒，纳少便溏，口淡流涎，舌质淡，苔白，脉沉紧。

辨证：一般有感受寒邪，或过食生冷史。临床以起病急骤，疼痛较剧，遇寒痛甚，得温则舒为特征。

治法：温散寒邪，和胃止痛。

方药：香苏散合良附丸加减。若腹胀者，加砂仁、枳壳理气消胀；腹痛甚者，加小茴香、延胡索活血止痛。

3）湿热中阻

证候：胃脘灼痛拒按，胸腹痞满，口黏纳呆，甚者呕吐，吐物酸臭，头身重着，口干尿赤，舌质红，苔黄腻，脉滑数。

辨证：有食积郁热，感受邪热之病史。临床以病势急迫，胃脘灼热疼痛拒按，舌红，苔黄腻等为特征。

治法：清热化湿，理气止痛。

方药：黄连温胆汤加减。若胃脘痛甚者，可加延胡索、枳壳行气止痛；湿热均盛者，加茵陈、蒲公英、黄芩清热化湿；口黏纳呆者，加藿香、佩兰芳香化湿。

4）肝气犯胃

证候：胃脘胀痛连胁，胸闷嗳气，甚者呕吐酸苦，大便不畅，得嗳气、矢气则舒，遇烦恼郁怒则痛作或痛甚，舌边红，苔薄白，脉弦。

辨证：本证因情志因素致病，多见于较大儿童。临床以嗳气吐酸，胸胁胀痛，遇情志刺激加重为特征。

治法：疏肝理气，和胃止痛。

方药：柴胡疏肝散加减。若胀重者，可加青皮、郁金、木香疏肝理气；若痛甚者，可加川楝子、延胡索行气止痛；嗳气频作者，可加半夏、旋覆花降逆和胃。

5）脾胃虚寒

证候：胃脘隐隐作痛，绵绵不断，喜暖喜按，得食则减，时吐清水，面色无华，神疲乏力，手足欠温，大便溏薄，甚则便血，舌质淡，苔白，脉细弱或沉缓。

辨证：本证病程较长。临床以胃脘隐痛绵绵，喜温喜按，反复发作为特征。

治法：温中健脾，益气和胃。

方药：黄芪建中汤加减。若呕吐清水者，加陈皮、半夏、茯苓化湿和中；泛酸者，去饴糖，加乌贼骨制酸。

6）胃阴不足

证候：胃脘隐隐灼痛，似饥而不欲食，口燥咽干，五心烦热，消瘦乏力，口渴思饮，大便干结，舌红少津，苔少或剥脱，脉细数。

辨证：本证多见于病程较长，或长期使用温燥药物的患儿。临床以胃脘隐隐灼痛，口燥咽干，舌红少津等为特征。

治法：养阴益胃，和中止痛。

方药：益胃汤加减。若大便干结者，可加火麻仁、郁李仁润肠通便。

（2）中成药疗法

1）胃得安冲剂：用于饮食停滞证。每次6岁以下为1/3袋，7～10岁为1/2袋，11～14岁为1袋，每日3次，口服。

2）木香槟榔丸：用于湿热中阻证。每次6岁以下为1～2g，7～10岁为2～3g，11～14岁为3～6g，每日2～3次，口服。

3）疏肝健胃丸：用于肝气犯胃证。每次3～7岁为1/4～1/3丸，7岁以上为1/2丸，每日3次，口服。

4）附子理中丸：用于脾胃虚寒症。每次6岁以下为3g，7～10岁为6g，11～14岁为9g，每日3次，口服。

（3）针灸治疗　取中脘、内关、公孙、足三里，常规针刺，可行灸法或隔姜灸。

（4）推拿疗法

1）揉一窝风，揉外劳宫，补脾经，推三关，摩腹，拿肚角，按脾俞、胃俞。用于寒邪犯胃证。

2）清胃经，运八卦，推四横纹，揉按板门，清大肠，分腹阴阳。用于乳食积滞证。

3）运八卦，清胃经，退六腑，推四横纹，清大肠。用于湿热中阻证。

4）揉外劳宫，补脾经，运八卦，补肾经，推三关，揉中脘，按揉足三里。用于脾胃虚寒证。

【预防与调护】

1.预防

（1）养成患儿良好的生活与饮食习惯，忌暴饮暴食、饥饱不均。

（2）注意患儿饮食卫生，不吃腐败变质食品，忌食生冷及刺激性食品。

（3）注意气候变化，防止患儿感受外邪，避免腹部受凉。

2. 调护

（1）呕吐较轻者，可进少量清淡易消化流质或半流质食物；较重者应暂禁食，必要时补液。

（2）喂服中药时应少量多次分服。

三、小儿腹泻

小儿腹泻（infantile diarrhea）是一组由多病原、多因素引起的以大便次数增多和大便性状改变为特点的消化道综合征。本病一年四季均可发生。不同季节发生的腹泻，病因及临床表现有所不同。每年有 2 个发病季节高峰，第一个高峰为 6～8 月，主要病原体为致泻性大肠埃希菌和痢疾杆菌，第二个高峰为 10～12 月，主要病原体为轮状病毒。6 个月～2 岁婴幼儿发病率高，1 岁以内约占半数，是造成小儿营养不良、贫血、生长发育障碍和死亡的主要原因之一。

小儿易发生腹泻与其特有的解剖、生理特点密切相关。存在以下易感因素：①婴幼儿消化系统发育不成熟，胃酸分泌少，消化酶活性低，但营养需要相对较多，胃肠道负担重。②免疫功能差，血清免疫球蛋白（尤其是 IgM、IgA）和胃肠道分泌型 IgA 均较低。③母乳中含有大量体液因子、巨噬细胞、粒细胞及溶酶体等，有很强的抗肠道感染作用。家畜乳在加热过程中上述成分被破坏，故人工喂养儿更易发生肠道感染。④肠道菌群失调，正常肠道菌群对入侵的致病微生物有拮抗作用，新生儿出生后尚未建立正常肠道菌群、改变饮食使肠道内环境改变，或滥用广谱抗生素，均可使肠道正常菌群平衡失调而患肠道感染。

小儿腹泻属中医学"泄泻"范畴。

【西医病因、发病机制与中医病因病机】

1. 西医病因、发病机制

（1）病因　腹泻的病因主要有感染性腹泻和非感染性腹泻两大类，以感染性腹泻多见。

1）感染因素：肠道内感染可由病毒、细菌、真菌、寄生虫引起，以前两者多见，尤其是病毒。①病毒感染：人类轮状病毒是引起秋季腹泻的最常见病原；其他如诺如病毒、札如病毒、星状病毒、肠道腺病毒、埃可病毒、柯萨奇病毒均可致腹泻；②细菌感染：主要为致腹泻大肠埃希菌（包括致病性大肠埃希菌、产毒性大肠埃希菌、侵袭性大肠埃希菌、出血性大肠埃希菌、黏附－集聚性大肠埃希菌），其他细菌如志贺菌、非伤寒沙门球菌、空肠弯曲菌、耶尔森菌、变形杆菌、绿脓杆菌、枸橼酸杆菌等；③真菌感染：如白色念珠菌、毛霉菌、曲霉菌等；④寄生虫：如梨形鞭毛虫、隐孢子虫、蓝氏贾第鞭毛虫、溶组织内阿米巴等。

2）非感染因素：①饮食不当导致腹泻，多为人工喂养儿，常因喂养不定时、饮食量不当、突然改变食物品种、过早喂给大量淀粉类食品等引起；②过敏性腹泻，如对牛奶或大豆过敏而引起腹泻；③原发性或继发性双糖酶（主要为乳糖酶）缺乏或活性降低，使肠道对糖类的消化吸收不良而引起腹泻；④气候突变、腹部受凉使肠蠕动增加，天气过热消化液分泌减少等，都可能诱发消化功能紊乱而致腹泻。

此外，还有症状性腹泻，如患中耳炎、上呼吸道感染、肺炎、肾盂肾炎、皮肤感染或急性传染病时，可由于发热和病原体的毒素作用而并发腹泻。

（2）发病机制　导致腹泻的机制：因肠腔内存在大量不能吸收的具有渗透活性的物质而致，为"渗透性"腹泻；因肠腔内电解质分泌过多而致，为"分泌性"腹泻；因炎症所致的液体大量渗出，为"渗出性"腹泻；因肠道运动功能异常而致，为"肠道动力异常性"腹泻。但在临床上不少腹泻并非由某种单一机制引起，而是在多种机制共同作用下发生的。

1）病毒性肠炎：各种病毒侵入肠道后，在小肠绒毛顶端的柱状上皮细胞上复制，使细胞发生空泡变性和坏死，其微绒毛肿胀、不规则和变短，受累的肠黏膜上皮细胞脱落，致使小肠黏膜重吸收水分和电解质的能力受损，肠液在肠腔内大量积聚而引起腹泻。同时，发生病变的肠黏膜细胞分泌双糖酶不足且活性降低，使食物中碳水化合物分解吸收发生障碍而积滞在肠腔内，并被细菌分解成小分子的短链有机酸，使肠液的渗透压增高；双糖的分解不全亦造成微绒毛上皮细胞钠转运的功能障碍，两者均造成水和电解质的进一步丧失。

2）细菌性肠炎：由于肠道感染的病菌不同，发病机制亦不相同。

①肠毒素性肠炎：各种产生肠毒素的细菌可引起分泌性腹泻，如霍乱弧菌、产肠毒素性大肠埃希菌、空肠弯曲菌、金黄色葡萄球菌、产气荚膜杆菌等。病原体侵入肠道后，一般仅在肠腔内繁殖，黏附在肠上皮细胞刷状缘，不侵入肠黏膜。细菌在肠腔中释放 2 种肠毒素，一种为不耐热肠毒素，与小肠细胞膜上的受体结合后激活腺苷酸环化酶，使三磷腺酸苷（ATP）转变为环磷酸腺苷（cAMP），cAMP 增多后可抑制小肠绒毛上皮细胞吸收 Na^+、Cl^- 和水，并促进肠腺分泌 Cl^-；另一种为耐热肠毒素，通过激活鸟苷酸环化酶，使三磷酸鸟苷（GTP）转变为环磷酸鸟苷（cGMP），cGMP 增多后亦使肠上皮细胞减少对 Na^+ 和水的吸收，促进 Cl^- 分泌。两者均使小肠液总量增多，超过结肠的吸收限度而发生腹泻，排出大量无脓血的水样便，导致患儿脱水和电解质紊乱。

②侵袭性肠炎：各种侵袭性细菌感染可引起渗出性腹泻，如志贺菌属、沙门菌属、侵袭性大肠埃希菌、空肠弯曲菌、耶尔森菌和金黄色葡萄球菌等，均可直接侵袭小肠或结肠肠壁，使黏膜充血、水肿，炎症细胞浸润引起渗出和溃疡等病变。患儿排出大量白细胞和红细胞的菌痢样粪便；结肠由于炎症病变不能充分吸收来自小肠的液体，且某些致病菌还会产生肠毒素，故亦可发生水样腹泻。

3）非感染性腹泻：主要由饮食不当引起。当饮食过量或食物成分不当时，消化过程发生障碍，食物不能被充分消化和吸收而积滞于小肠上部，使肠腔内酸度降低，有利于肠道下部的细菌上移和繁殖，使食物发酵和腐败，消化功能更为紊乱。分解产生的短链有机酸使肠腔内渗透压增高（渗透性腹泻），并协同腐败性毒性产物刺激肠壁使肠蠕动增加，导致腹泻、脱水和电解质紊乱。

2. 中医病因病机 小儿泄泻的病因，以感受外邪、内伤饮食、脾胃虚弱为多见。病位主要在脾胃，基本病机为脾困湿盛。胃主受纳腐熟水谷，脾主运化水湿和水谷精微，若脾胃受病，升降失司，则饮食入胃后，水谷不化，精微不布，水反为湿，谷反为滞，小肠清浊不分，合污而下，致成泄泻。

《幼幼集成·泄泻证治》说："夫泄泻之本，无不由于脾胃。盖胃为水谷之海，而脾主运化，使脾健胃和，则水谷腐化而为气血，以行荣卫。若饮食失节，寒温不调，以致脾胃受伤，则水反为湿，谷反为滞，精华之气不能输化，乃至合污下降，而泄泻作矣。"

（1）感受外邪 小儿脏腑柔嫩，冷暖不知自调，易为外邪侵袭而发病。外感风、寒、暑、热诸邪常与湿邪相合而致泻，盖因脾喜燥而恶湿，湿困脾阳，运化失职，湿盛则濡泄，故前人有"无湿不成泻""湿多成五泻"之说。由于时令气候不同，长夏多湿，故外感泄泻以夏、秋两季多见，其中又以湿热泻最为常见，风寒致泻则四季均有。

（2）伤于饮食 小儿脾常不足，运化力弱，饮食不知自节，若调护失宜，饮食失节或不洁，过食肥甘厚味、生冷瓜果或难以消化之食物，皆能损伤脾胃，发生泄泻。如《素问·痹论》所说："饮食自倍，肠胃乃伤。"小儿易为食伤，发生伤食泻，在其他各种泄泻证候中亦常兼见伤食证候。

（3）脾胃虚弱 小儿素体脾虚，或久病迁延不愈，或用药攻伐太过，脾胃虚弱，胃弱则腐熟无能，脾虚则运化失职，不能分清别浊，清浊相干并走大肠，而成脾虚泄泻。亦有暴泻实证，失治误治，迁延不愈，风寒、湿热外邪已解而脾胃损伤，转成脾虚泄泻者。

（4）脾肾阳虚 脾虚致泻者，一般先耗脾气，继伤脾阳，日久则脾损及肾，造成脾肾阳虚。阳气不足，温煦失职，阴寒内盛，水谷不化，并走肠间，而致洞泄而下的脾肾阳虚泻。

由于小儿稚阳未充、稚阴未长，患泄泻后较成人更易于损阴伤阳发生变证。重症泄泻，因泻下过度，易于伤阴耗气，出现气阴两伤，甚至阴伤及阳，导致阴竭阳脱的危重变证。若久泻不止，脾气虚弱，土虚木亢，肝旺而生内风，可成慢惊风；脾虚失运，生化乏源，气血不足无以荣养脏腑肌肤，久则可致疳证。

【临床表现】

在腹泻的发病过程中，根据临床病情的轻重可将腹泻分为轻型腹泻和重型腹泻，重型腹泻多在严重腹泻的同时伴见明显脱水、电解质紊乱和全身感染中毒症状。根据腹泻的病程，还可将腹泻分为急性腹泻、迁延性腹泻和慢性腹泻，急性腹泻是连续病程在2周以内的腹泻，迁延性腹泻的病程为2周～2个月，慢性腹泻的病程达2个月以上。

1. 急性腹泻

（1）轻型腹泻 常由饮食因素及肠道外感染引起。起病可急可缓，以胃肠道症状为主。大便次数增多，但每次大便量不多，多为黄色水样或蛋花样大便，含有少量黏液，少数患儿也可有少量血便。食欲低下，常有呕吐，严重者，可吐咖啡色液体。无脱水、电解质紊乱和全身中毒症状，多在数日内痊愈。

（2）重型腹泻 多由肠道内感染引起。起病急，也可由轻型逐渐加重、转变而来，除较重的胃肠道症状外，常有较明显的脱水、电解质紊乱和全身中毒症状。

1）脱水：由于吐泻丢失体液和摄入量不足，使体液总量尤其是细胞外液量减少，导致不同程度（轻、中、重）脱水。患儿可出现皮肤黏膜干燥，弹性下降，眼窝、囟门凹陷，尿少、泪少，甚则血容量不足引起四肢发凉等末梢循环改变。由于腹泻患儿丧失的水和电解质的比例不尽相同，可造成等渗、低渗、高渗性脱水，以前两者多见。

2）代谢性酸中毒：①腹泻丢失大量碱性物质；②进食量少，肠吸收不良，热量不足，机体得不到正常能量供应导致脂肪分解增加，产生大量酮体；③脱水时血容量减少，血液浓缩，血流缓慢，组织缺氧致乳酸堆积；④脱水使肾血流量亦不足，其排酸、保钠功能低下，使酸性代谢产物滞留体内。患儿可出现精神不振、口唇樱红、呼吸深大等症状，但小婴儿症状很不典型。

3）低钾血症：胃肠液中含钾较多，吐泻导致大量钾盐丢失；进食少，摄入钾不足等均可致体内缺钾。但脱水酸中毒时钾由细胞内转移到细胞外，血清钾大多正常。当脱水酸中毒被纠正，排尿后钾排出增加，大便继续失钾及输入葡萄糖消耗钾等因素使血钾迅速下降，随即出现不同程度的缺钾症状。患儿可出现精神不振、无力、腹胀、心律失常等。

4）低钙和低镁血症：腹泻患儿进食少，吸收不良，从大便丢失钙、镁，可使体内钙、镁减少。活动性佝偻病和营养不良患儿更多见，脱水、酸中毒纠正后易出现低钙症状（手足搐搦和惊厥）；极少数久泻和营养不良患儿输液后出现震颤、抽搐，用钙治疗无效时应考虑低镁血症的可能。

（3）几种常见类型肠炎的临床特点　内容如下。

1）轮状病毒肠炎：轮状病毒是秋、冬两季小儿腹泻最常见的病原体，故又称秋季腹泻。呈散发或小流行，经粪口传播，也可以气溶胶形式经呼吸道感染而致病。潜伏期1～3天，多发生在6～24个月的婴儿。起病急，常伴发热和上呼吸道感染症状，病初即有呕吐，常先于腹泻；大便次数多，水分多，黄色水样便或蛋花样便带少量黏液，无腥臭味，常并发脱水、酸中毒及电解质紊乱。大便镜检有少量白细胞。本病为自限性疾病，病程为3～8天，少数病程较长。通常感染者从发病前2天和出现症状后4～8天通过粪便排出大量病毒。血清抗体一般在感染后3周上升。临床常用酶联免疫吸附试验（ELISA）或胶体金法检测粪便轮状病毒抗原。

2）诺如病毒肠炎：全年散发，暴发高峰多见于寒冷季节（11月至次年2月）。在轮状病毒疫苗高普及的国家，诺如病毒甚至超过轮状病毒成为儿童急性胃肠炎的首要元凶。该病毒是集体机构急性暴发性胃肠炎的首要致病源，发生诺如病毒感染最常见的场所是餐馆、医院、学校等地点，因为常呈暴发性，从而造成突发公共卫生问题。感染后潜伏期多为12～36小时，急性起病。首发症状多为阵发性腹痛、恶心、呕吐和腹泻，全身症状有畏寒、发热、头痛、乏力和肌痛等。可有呼吸道症状。吐泻频繁者可发生脱水及酸中毒、低钾。本病为自限性疾病，症状持续12～72小时。血常规及大便常规一般无特殊发现。

3）产毒性细菌引起的肠炎：多发生在夏季。潜伏期1～2天，起病较急。轻症仅大便次数稍增，性状轻微改变；重症腹泻频繁，量多，呈水样或蛋花样，混有黏液，伴呕吐，常发生脱水、电解质和酸碱平衡紊乱。大便镜检无白细胞。本病为自限性疾病，病程 3 ～ 7 天，亦可较长。

4）侵袭性细菌引起的肠炎：常见的侵袭性细菌有侵袭性大肠埃希菌、空肠弯曲菌、耶尔森菌、鼠伤寒杆菌等。全年均可发病，多见于夏季。潜伏期长短不一。起病急，腹泻频繁，大便呈黏胨状，带脓血。常伴恶心、呕吐、高热、腹痛和里急后重，可出现严重的中毒症状，如高热、意识改变，甚至出现感染性休克。大便镜检有大量白细胞和数量不等的红细胞，大便细菌培养可找到相应的致病菌。

5）出血性大肠埃希菌肠炎：大便次数增多，开始为黄色水样便，然后转为血水便，有特殊臭味；大便镜检有大量红细胞，常无白细胞。临床常伴腹痛，个别病例可伴发溶血尿毒综合征和血栓性血小板减少性紫癜。

6）抗生素诱发的肠炎：长期应用广谱抗生素可使肠道菌群失调，肠道内耐药的金葡菌、绿脓杆菌、变形杆菌、某些梭状芽孢杆菌和白色念珠菌大量繁殖而引起肠炎。多见于营养不良、免疫功能低下，或长期应用肾上腺皮质激素患儿，婴幼儿病情多较重。金黄色葡萄球菌肠炎的典型大便为暗绿色，量多带黏液，少数为血便。大便镜检有大量脓细胞和成簇的革兰氏阳性球菌，培养有葡萄球菌生长，凝固酶阳性。真菌性肠炎多为白色念珠菌所致，病程迁延，常伴鹅口疮。大便次数增多，黄色稀便，泡沫较多，带黏液，有时可见豆腐渣样细块（菌落）。大便镜检有真菌孢子和菌丝。

2. 迁延性和慢性腹泻　病因复杂，感染、食物过敏、酶缺陷、免疫缺陷、药物因素、先天性畸形等均可引起。以急性腹泻未彻底治疗或治疗不当、迁延不愈最为常见。营养不良的婴幼儿患病率高，其原因：①胃黏膜萎缩，胃液酸度降低，使胃的杀菌屏障作用明显减弱，胃液和十二指肠液中的细菌和酵母菌大量繁殖；②十二指肠、空肠黏膜变薄，肠绒毛萎缩、变性，细胞脱落增加，双糖酶活性降低，小肠有效吸收面积减少，引起各种营养物质的消化吸收不良；③患儿腹泻时，小肠上段细菌显著增多，十二指肠内厌氧菌和酵母菌过度繁殖，游离胆酸浓度增高，损害小肠细胞，同时阻碍脂肪微粒形成；④肠动力改变；⑤长期滥用抗生素引起肠道菌群失调；⑥免疫功能缺陷，因而增加了对病原体的易感性，同时降低了对食物蛋白抗原的口服免疫耐受。故营养不良患儿腹泻时易迁延不愈，持续腹泻又加重了营养不良，两者互为因果，形成恶性循环，最终导致多脏器功能异常。

【辅助检查】

急性腹泻可查粪便常规、粪便培养等明确病情，怀疑轮状病毒感染所致者可采用酶联免疫吸附试验（ELISA）或免疫酶斑试验检测粪便病毒抗原。

对于迁延性腹泻或慢性腹泻，可在详细询问病史、全面体格检查的基础上，合理选择以下辅助检查，以寻求确切病因：①肠道菌群分析、大便酸度和还原糖检测、细菌培养；②十二指肠液分析；③食物过敏原检测。必要时可行蛋白质、碳水化合物和脂肪吸收功能试验，以及 X 线检查、结肠镜等综合分析判断。

【诊断与鉴别诊断】

根据发病季节、病史（包括喂养史和流行病学资料）、临床表现和大便性状做出临床诊断。必须判定有无脱水（程度和性质）、电解质紊乱和酸碱失衡；注意寻找病因，肠道内感染的病原学诊断比较困难，从临床诊断和治疗需要角度考虑，可先根据大便常规有无白细胞将腹泻分为两组。

（1）大便无或偶见少量白细胞者　为侵袭性细菌以外的病因（病毒、非侵袭性细菌、寄生虫等肠道内、外感染或喂养不当）引起的腹泻，多为水泻，有时伴脱水症状，应与下列疾病鉴别。

1）生理性腹泻：多见于6个月以内婴儿，外观虚胖，常有湿疹，生后不久即出现腹泻，除大便次数增多外，无其他症状，食欲好，不影响生长发育。近年来发现此类腹泻可为乳糖不耐受的一种特殊类型，添加辅食后，大便即转为正常。

2）导致小肠消化吸收功能障碍的各种疾病：如乳糖酶缺乏、葡萄糖－半乳糖吸收不良、失氯性腹泻、原发性胆酸吸收不良、过敏性腹泻等，可根据各病特点进行粪便酸度检测、还原糖检测、食物过敏原检测、食物回避－激发试验等鉴别。

（2）大便有较多白细胞者　常由各种侵袭性细菌感染所致，仅凭临床表现难以区分，必要时应进行大便细菌培养、细菌血清型和毒性检测，尚需与下列疾病鉴别。

1）细菌性痢疾：常有流行病学接触史，起病急，全身症状重。便次多，量少，脓血便伴里急后重，大便镜检有较多脓细胞、红细胞和吞噬细胞，大便细菌培养有痢疾杆菌生长可确诊。

2）急性坏死性小肠结肠炎：中毒症状较严重，腹痛，腹胀，频繁呕吐，高热，大便糊状呈暗红色，渐出现典型的赤豆汤样血便，常伴休克，腹部X线片呈小肠局限性充气扩张、肠间隙增宽、肠壁积气等。

3）食物蛋白诱导的直肠结肠炎：多见于纯母乳喂养的6个月以内婴儿。轻度腹泻粪便带血（多为血丝），患儿一般状态好，腹部触诊无阳性发现。粪便常规检查可见白细胞，红细胞增多，潜血阳性。

【治疗】

西医治疗以预防和纠正脱水、调整饮食、合理用药及预防并发症为原则。急性腹泻注意维持水、电解质平衡及抗感染；迁延性和慢性腹泻应注意肠道菌群失调及饮食疗法。中医治疗以运脾化湿为基本治则，针对不同病因辨证施治，同时配合小儿推拿、针灸等外治法。

1.西医治疗

（1）饮食疗法　腹泻时进食和吸收减少，而肠黏膜的修复、发热时的代谢、蛋白质丢失等导致机体对营养物质需求增加，如过度限制饮食易造成营养不良，故应根据疾病的特殊病理生理状况、个体消化吸收功能和平时的饮食习惯，及时调整饮食结构，合理进食，以保证机体生理的需要量，补充疾病消耗，缩短康复时间。母乳喂养的患儿可继续母乳喂养；混合喂养或人工喂养的患儿，用稀释牛奶或奶制品喂养，逐渐恢复正常饮食。儿童则采用半流质易消化饮食，然后恢复正常饮食。有严重呕吐者可暂时禁食

4～6小时，但不禁水，待病情好转，再由少到多、由稀到稠逐渐恢复正常饮食；病毒性肠炎多有继发性双糖酶缺乏，可采用去乳糖饮食，如用去乳糖配方奶粉或去乳糖配方奶。牛奶蛋白过敏的患儿，如果母乳喂养，母亲可以继续哺乳，母亲应回避牛奶及奶制品；如用配方奶喂养，改用深度水解配方或氨基酸配方喂养。腹泻停止后，继续给予营养丰富的饮食，并每日加餐1次，共2周。

（2）液体疗法 主要是纠正水、电解质紊乱及酸碱失衡。脱水往往是急性腹泻死亡的主要原因，合理的液体疗法是降低病死率的关键。治疗小儿腹泻常用的液体疗法有口服补液和静脉补液法。

1）口服补液：适用于预防和治疗轻度、中度脱水。目前推荐低渗口服补液盐（oral rehydration salt Ⅲ，ORS Ⅲ）。患儿自腹泻开始，就应给予口服足够的液体以预防脱水，可予ORS Ⅲ或米汤加盐溶液（每500mL加细盐1.75g）。在每次稀便后补充一定量的液体（<6个月者为50mL；6个月～2岁者为100mL；2～10岁者为150mL；10岁以上的患儿按需随意饮用），直至腹泻停止。轻至中度脱水：口服补液用量（mL）＝体重（kg）×（50～75），4小时内分次服完。4小时后评估脱水情况。以下情况提示口服补液可能失败，需调整补液方案：①频繁、大量腹泻（>10mL/kg·h）；②频繁、严重呕吐；③口服补液服用量不足，脱水未纠正；④严重腹胀。

2）静脉补液：适用于不能耐受口服补液的重度脱水、休克或意识改变、口服补液脱水无改善或程度加重、肠梗阻等患儿。静脉补液的成分、量和滴注持续时间须根据脱水程度和性质决定。补液原则为"先浓后淡，先盐后糖，先快后慢，见尿补钾"。

①第1个24小时的补液：确定补液总量。应包括累积丢失、继续丢失和生理需要三个方面。累积丢失根据脱水程度估算；继续丢失一般为每日20～40mL/kg；儿童生理需要量按照第一个10kg体重100mL/kg，第二个10kg体重50mL/kg，其后20mL/kg补给。第1个24小时的补液总量为轻度脱水90～120mL/kg，中度脱水120～150mL/kg，重度脱水150～180mL/kg。

确定液体性质。等渗性脱水一般选择1/2张含钠液，低渗性脱水一般选择2/3张含钠液，高渗性脱水一般选择1/5～1/3张含钠液。难以确定脱水性质者，先按等渗性脱水处理。脱水一旦纠正，能口服补液的尽早给予ORS口服。

补液速度。中度脱水无休克表现者，补液总量的1/2在前8～10小时输入，输液速度为每小时8～12mL/kg；剩余1/2在14～16小时输入，输液速度为每小时4～6mL/kg。重度脱水有休克者首先扩容，可选择生理盐水或含碱的等张糖盐混合液20mL/kg，30～60分钟快速输入，若休克未纠正，可再次给予10～20mL/kg扩容，一般不超过3次，同时需评估有无导致休克的其他原因。休克纠正后，再次评估脱水程度，确定后续补液量和补液速度，原则和方法同前。注意监测血糖，休克纠正后，可给予5%～10%含糖液，以避免低血糖。补液过程中密切观察病情变化，若脱水程度减轻、呕吐停止，尽早改为口服补液。

②24小时后的补液：经第1个24小时补液，脱水、电解质及酸碱平衡紊乱已基本纠正，需要补充继续丢失量和生理需要量。若能够口服，则改为口服补液；若因呕

吐不能口服，则静脉补液。补充继续丢失量的原则是"丢多少补多少、随时丢随时补"，常用 1/3 ～ 1/2 含钠液；补充生理需要量用 1/5 ～ 1/4 张含钠液。这两部分相加后，于 12 ～ 24 小时匀速补液。

（3）药物治疗

1）控制感染：病毒性及非侵袭性细菌所致感染，一般不用抗生素，应合理使用液体疗法，选用微生态制剂和黏膜保护剂。但对重症患儿、新生儿、小婴儿和免疫功能低下的患儿，应选用抗生素。根据大便培养和药敏试验结果进行用药调整。黏液、脓血便患者多为侵袭性细菌感染，针对病原体选用第三代头孢菌素类、氨基糖苷类抗生素。婴幼儿选用氨基糖苷类抗生素和其他有明显不良反应的药物时应慎重。

2）微生态疗法：儿童腹泻在综合治疗的同时，使用益生菌可以缩短腹泻病程，减少住院时间。推荐使用布拉酵母菌散、双歧杆菌三联活菌散、双歧杆菌四联活菌片、枯草杆菌二联活菌颗粒、酪酸梭菌活菌散剂、酪酸梭菌二联活菌散、地衣芽孢杆菌活菌颗粒、复合乳酸菌胶囊、双歧杆菌乳杆菌三联活菌片和双歧杆菌三联活菌肠溶胶囊。

3）肠黏膜保护剂：与肠道黏液蛋白相互作用可增强其屏障功能，同时能吸附病原体和毒素，阻止病原微生物的"攻击"，维持肠细胞的吸收和分泌功能，如蒙脱石散，用法和用量：＜ 1 岁为 1 克 / 次，1 ～ 2 岁为 1 ～ 2 克 / 次，2 岁以上为 2 ～ 3 克 / 次，餐前口服，每日 3 次，口服。

4）补锌治疗：WHO 建议，对于急性腹泻患儿，应每日给予元素锌 20mg（＞ 6 个月），6 个月以下婴儿每日 10mg，疗程 10 ～ 14 天。

注意避免用止泻剂，由于它具有抑制胃肠动力的作用，从而增加细菌繁殖和毒素吸收，感染性腹泻应用时很危险。

（4）迁延性和慢性腹泻病的治疗　因迁延性和慢性腹泻常伴有营养不良和其他并发症，病情较为复杂，必须采取综合治疗措施。积极寻找引起病程迁延的原因，针对病因进行治疗，切忌滥用抗生素，避免顽固的肠道菌群失调。预防和治疗脱水，纠正电解质及酸碱平衡紊乱。此类患儿多有营养障碍，营养支持疗法对促进肠黏膜损伤的修复、胰腺功能的恢复、微绒毛上皮细胞双糖酶的产生等进而恢复健康是必要的治疗措施。

大部分患儿通过饮食管理，可有效改善腹泻症状。少数不能耐受口服营养物质的患儿，可采用肠外营养。推荐方案：脂肪乳剂 2 ～ 3g/（kg·d），复方氨基酸 2 ～ 2.5g/（kg·d），葡萄糖 12 ～ 15g/（kg·d），电解质及多种微量元素适量，液体 120 ～ 150mL/（kg·d），热量 50 ～ 90cal/（kg·d）。好转后改为口服。

2. 中医治疗

（1）辨证论治　本病以八纲辨证为主，常证重在辨寒、热、虚、实；变证重在辨阴、阳。腹泻治疗主要以运脾化湿为基本治则。实证以祛邪为主，根据不同的证型，分别治以疏风散寒、清肠化湿、消食导滞。虚证以扶正为主，分别治以健脾益气、温补脾肾。泄泻变证，总属正气大伤，分别治以益气养阴、酸甘敛阴、挽阴回阳、救逆固脱，并注意液体疗法的运用。

1）常证

①风寒泻

证候：大便清稀，夹有泡沫，臭气不甚，肠鸣腹痛，或伴恶寒发热，鼻流清涕，咳嗽，舌质淡，苔薄白，脉浮紧，指纹淡红。

辨证：本证以大便清稀夹有泡沫，臭气不甚，肠鸣腹痛为临床特征。

治法：疏风散寒，化湿和中。

方药：藿香正气散加减。风寒束表，恶寒发热较重者，加防风、羌活散风寒；大便质稀色淡，泡沫多者，加防风祛风止泻；腹痛甚者，加干姜砂仁、木香温中散寒理气；腹胀，苔腻者，加大腹皮、厚朴顺气消胀；夹有食滞者，去甘草、大枣，加焦山楂、鸡内金消食导滞；小便短少者，加泽泻、车前子渗湿利尿。

②湿热泻

证候：大便水样，或如蛋花汤样，泻下急迫，量多次频，气味秽臭，或泻下不爽，腹痛时作，食欲不振，或伴呕恶，神疲乏力，或发热烦闹，口渴，小便短黄，舌质红，苔黄腻，脉滑数，指纹紫。

辨证：本证以大便水样，泻下急迫，量多气臭为临床特征。若泻下过度，本证易于转为伤阴甚至阴竭阳脱之变证。

治法：清肠解热，化湿止泻。

方药：葛根黄芩黄连汤加减。热重泻频者，加鸡苏散、马鞭草清热解毒；发热口渴者，加生石膏、芦根清热生津；湿重水泻者，加车前子、苍术燥湿利湿；泛恶苔腻者，加藿香、佩兰芳化湿浊；呕吐者，加竹茹、半夏降逆止呕；腹痛者，加白芍、木香理气止痛；纳差者，加焦山楂、焦神曲运脾消食。

③伤食泻

证候：大便稀溏，夹有乳凝块或食物残渣，气味酸臭，或如败卵，脘腹胀满，便前腹痛，腹痛拒按，泻后痛减，嗳气酸馊，或有呕吐，不思乳食，夜卧不安，舌苔厚腻，或微黄，脉滑数，指纹滞。

辨证：本证常有乳食不节史。临床以便稀夹不消化食物，气味酸臭，脘腹胀痛，泻后痛减为特征。

治法：消食化滞，运脾和胃。

方药：保和丸加减。腹痛者，加木香、槟榔理气止痛；腹胀者，加厚朴、莱菔子消积除胀；呕吐者，加藿香、生姜和胃止呕；积滞化热者，加黄连清热燥湿。

④脾虚泻

证候：大便稀溏，色淡不臭，多于食后作泻，时轻时重，神疲倦怠，面色萎黄，腹胀纳呆，舌淡苔白，脉缓弱，指纹淡。

辨证：本证常由暴泄失治迁延形成，病程较长。临床以大便稀溏，色淡不臭，多于食后作泻，腹胀纳呆为特征。本证进一步发展，则由脾及肾，易转成脾肾阳虚泻，或久泻而成疳证。

治法：健脾益气，助运止泻。

方药：参苓白术散加减。胃纳呆滞，舌苔腻者，加藿香、苍术、陈皮、焦山楂芳香化湿，消食助运；腹胀不舒者，加木香、乌药理气消胀；腹痛者，加白芍、木香理气止痛；腹痛喜温，大便夹不消化物，舌淡者，加炮姜温中散寒，暖脾助运；久泻不止，内无积滞者，加煨益智仁、肉豆蔻、石榴皮固涩止泻。

⑤脾肾阳虚泻

证候：久泻不止，大便清稀，澄澈清冷，完谷不化，或见脱肛，或有五更作泄，形寒肢冷，面色㿠白，精神萎靡，寐时露睛，舌淡苔白，脉细弱，指纹色淡。

辨证：本证见于久泻。临床以大便澄澈清冷，完谷不化，形寒肢冷为特征。

治法：温补脾肾，固涩止泻。

方药：附子理中汤合四神丸加减。附子理中汤重在温补脾肾，四神丸重在固涩止泻。脱肛者，加炙黄芪、升麻升举中阳；久泻滑脱不禁者，加诃子、石榴皮、赤石脂收敛固涩止泻。

2）变证

①气阴两伤

证候：泻下过度，质稀如水，心烦不安或精神萎靡，四肢乏力，啼哭少泪，目眶及囟门凹陷，皮肤干燥或枯瘪，口渴引饮，小便短少，甚至无尿，唇红而干，舌红少津，苔少或无苔，脉细数。

辨证：本证多见于水泻、暴泻、湿热泻大量损失阴液的患儿。临床以啼哭少泪，囟门凹陷，小便短少为特征。若不能及时救治，则可能很快发展为阴竭阳脱证。

治法：益气养阴，酸甘敛阴。

方药：人参乌梅汤加减。泻下不止者，加山楂、诃子、石榴皮涩肠止泻；口渴引饮者，加石斛、玉竹、天花粉、芦根养阴生津止渴；大便热臭者，加黄连清解湿热。

②阴竭阳脱

证候：泻下不止，便如稀水，次频量多，面色青灰或苍白，精神萎靡，表情淡漠，哭声微弱，啼哭无泪，尿少或无，四肢厥冷，舌淡无津，脉沉细欲绝。

辨证：本证常因气阴两伤证发展，或久泻不止，阴阳俱耗而成。临床以面色青灰或苍白，精神萎靡，尿少或无，四肢厥冷，脉沉细欲绝为特征。本证为变证危候，需及时救治。

治法：挽阴回阳，救逆固脱。

方药：生脉散合参附龙牡救逆汤加减。尿少无泪者，加脉动、五味子；大便洞泄不止者，加干姜、白术温中扶脾。

（2）中成药疗法

1）藿香正气口服液：用于风寒泻。每次1岁以下为1mL，1～6岁为2～3mL，7～14岁为5～10mL，每日2～3次，口服。

2）葛根芩连微丸：用于湿热泻。每次1～2g，每日3～4次，口服。

3）保和丸：用于伤食泻。每次1～3岁为1g，4～6岁为2g，7～9岁为3～4g，

10～14 岁为 5～6g，每日 2 次，口服。

4）附子理中丸：用于脾肾阳虚泻。每次 2～3g，每日 3～4 次，口服。

（3）推拿疗法

1）补脾经，推三关，补大肠，揉外劳宫，揉脐，按揉足三里，推上七节骨，揉龟尾。用于寒湿泻。

2）清大肠，退六腑，清补脾经，清胃经，推下七节骨，揉龟尾。用于湿热泻。

3）补脾经、运内八卦、摩腹各 300 次，清胃经，清大肠，退六腑，揉龟尾。用于伤食泻。

4）补脾经，补大肠，摩腹，揉外劳宫，推上七节骨，揉龟尾，捏脊。用于脾虚泻。久泻不止者，加按揉百会；腹胀，加运内八卦；肾阳虚者，加补肾经和揉外劳宫。

（4）针灸疗法

1）针刺：主穴取足三里、中脘、脾俞、止泻穴。配穴取内庭、气海。发热者，加曲池；呕吐加内关、上脘；腹胀者，加天枢；伤食者，加刺四缝；水样便多者，加刺三阴交。实证用泻法，虚证用补法，每日 1～2 次。

2）灸法：取足三里、中脘、神阙。隔姜灸或艾条温和灸。每日 1～2 次。用于脾虚泻、脾肾阳虚泻。

（5）中药外治法

1）丁香 2g，吴茱萸 30g，胡椒 30 粒，共研细末。每次 1～3g，醋调成糊状，敷贴脐部，每日 1 次。用于风寒泻、脾虚泻。

2）艾绒 30g，肉桂、小茴香各 5g，公丁香、桂丁香、广木香各 3g，草果、炒苍术各 6g，炒白术 15g。共研粗末，纳入肚兜口袋内，围于脐部。用于脾虚泻及脾肾阳虚泻。

【预防与调护】

1. 预防

（1）注意饮食卫生。食品应新鲜、清洁，不吃变质食品，不暴饮暴食。饭前、便后要洗手，注意乳品的保存，奶具、餐具、日常接触物品要定期消毒。

（2）合理喂养。提倡母乳喂养，不宜在夏季及小儿有病时断奶，遵守添加辅食的原则。

（3）加强户外活动，注意气候变化，防止感受外邪，避免腹部受凉。

（4）轮状病毒肠炎等传染性强的感染性腹泻流行时注意消毒隔离，避免交叉感染。轮状病毒疫苗是预防和控制轮状病毒肠炎的有效手段，应在婴幼儿中推广轮状病毒疫苗接种。

（5）注意临床规范合理应用抗生素，防止抗生素诱发性肠炎的发生。

2. 调护

（1）适当控制饮食，减轻胃肠负担。对吐泻严重患儿应暂时禁食，以后随着病情好转，逐渐增加饮食量。忌食油腻、生冷及不易消化的食物。

（2）保持皮肤清洁干燥，勤换尿布。每次大便后，要用温水清洗臀部，肛周涂以消毒过的植物油，扑上爽身粉，预防上行性尿道感染和尿布皮炎。

（3）密切观察病情变化，包括呕吐及大便的次数、大便量和性质及尿量等，及早发现泄泻变证。

第七章 小儿泌尿系统概述及相关疾病 ▷▷▷▷

第一节 概 述

一、解剖特点

1. 肾脏 肾脏位于腹膜后脊柱两侧，左右各一，形似蚕豆。婴儿肾脏位置较低，其下极可低至髂嵴以下第4腰椎水平，2岁以后达髂嵴以上。由于右肾上方有肝脏，故右肾位置稍低于左肾。由于婴儿肾脏相对较大，位置又低，加之腹壁肌肉薄而松弛，故2岁以内健康小儿腹部触诊时容易扪及肾脏。

2. 输尿管 婴幼儿输尿管长而弯曲，管壁肌肉和弹力纤维发育不良，容易受压及扭曲而导致梗阻，易发生尿潴留而诱发感染。

3. 膀胱 婴儿膀胱位置比年长儿高，尿液充盈时，膀胱顶部常在耻骨联合之上，顶入腹腔而容易触及，随年龄增长逐渐下降至盆腔内。

4. 尿道 新生女婴尿道长仅1cm（性成熟期3～5cm），且外口暴露而又接近肛门，易受细菌污染。男婴尿道虽较长，但常有包茎，尿垢积聚时也易引起上行性尿道细菌感染。

二、生理特点

肾脏有许多重要功能：①排泄体内代谢终末产物，如尿素、有机酸等；②调节人体水、电解质、酸碱平衡，维持内环境相对稳定；③产生激素和生物活性物质，如促红细胞生成素、肾素、前列腺素等。肾脏完成其生理活动，主要通过肾小球滤过和肾小管重吸收、分泌及排泄。小儿肾脏虽具备大部分成人肾脏的功能，但其发育是由未成熟逐渐趋向成熟，其调节能力较弱，贮备能力较差，一般至1～2岁达到成人水平。

1. 肾小球滤过率（glomerular filtration rate，GFR） 新生儿出生时肾小球滤过率平均约为20mL/（min·1.73m^2），为成人的1/4，3～6个月时为成人的1/2，6～12个月时为成人的3/4，故不能有效地排出过多的水分和溶质。

2. 肾小管重吸收及排泄功能 新生儿及婴幼儿肾小管的重吸收功能较低，对水及钠的负荷调节较差，易发生水钠潴留和水肿；对营养物质的重吸收亦不充分（新生儿葡萄糖、氨基酸和磷的肾阈值均较成人低），可有一过性的生理性葡萄糖尿及氨基酸尿等。生后10天的新生儿排钾能力较差，故有高钾血症倾向。

3. 浓缩和稀释功能　新生儿与婴幼儿稀释尿的能力接近成人，由于其髓袢短，尿素形成量少（婴儿蛋白合成代谢旺盛）及抗利尿激素分泌不足，则浓缩尿液功能不足，在应激状态下保留水分的能力低于年长儿和成人。婴儿每由尿中排出 1mmoL 溶质需水分 1.4 ～ 2.4mL，而成人仅需 0.7mL，故摄入量不足时易发生脱水，甚至诱发急性肾功能不全。

4. 酸碱平衡　新生儿及婴幼儿易发生酸中毒，主要原因：肾保留 HCO_3^- 的能力差，HCO_3^- 的肾阈低，仅为 19 ～ 22mmoL/L；泌 NH_3 和泌 H^+ 的能力低；尿中排磷酸盐量少，故排出可滴定酸的能力受限，容易发生酸中毒。

5. 肾脏的内分泌功能　新生儿的肾已具有内分泌功能，其血浆肾素、血管紧张素和醛固酮均高于成人，生后数周内逐渐降低；新生儿肾血流量低，因而前列腺素合成速率较低；由于胎儿血氧分压较低，故胚肾合成促红细胞生成素较多，生后随着血氧分压的增高，促红细胞生成素合成减少；婴儿血清 1,25-（OH）$_2$D$_3$ 水平高于儿童期。

6. 排尿特点　因小儿新陈代谢旺盛，进水量较多而膀胱容量小，年龄越小，排尿次数越多，1 岁时每日排尿 15 ～ 16 次，至学龄前和学龄期每日排尿 6 ～ 7 次。正常排尿机制在婴儿期由脊髓反射完成，以后建立脑干 - 大脑皮层控制，至 3 岁已能控制排尿。

三、泌尿系统疾病相关检查

1. 尿液检查

（1）尿量　小儿尿量个体差异较大，生后最初 2 日内每日尿量为 30 ～ 60mL，婴儿每日尿量为 400 ～ 500mL，幼儿每日尿量为 500 ～ 600mL，学龄前每日尿量为 600 ～ 800mL，学龄期每日尿量为 800 ～ 1400mL。若新生儿尿量每小时 < 1.0mL/kg 为少尿，每小时 < 0.5mL/kg 为无尿。婴幼儿每日排尿量少于 200mL、学龄前儿童每日排尿量少于 300mL、学龄儿童每日排尿量少于 400mL，即为少尿；每日尿量少于 50mL，即为无尿。

（2）外观　正常小儿新鲜尿液呈淡黄色、透明。生后几天内含尿酸盐较多，放置后有褐色沉淀。寒冷季节尿排出后变为白色浑浊，为盐类结晶。

（3）酸碱度　生后头几天因尿内含尿酸盐多而呈强酸性，以后接近中性或弱酸性，pH 值多为 5 ～ 7。尿的 pH 值受饮食种类影响很大，药物和多种疾病也会影响尿的 pH 值。

（4）尿渗透压和尿比重　新生儿的尿渗透压平均为 240mmoL/L，尿比重为 1.006 ～ 1.008，随着年龄增长而逐渐增高；婴儿尿渗透压为 50 ～ 600mmo/L，1 岁以后接近成人水平，儿童尿渗透压为 500 ～ 800mmoL/L。

（5）尿蛋白　正常小儿尿中仅含微量蛋白，通常 ≤ 100mg/（m² · 24h），定性为阴性，一次尿蛋白（mg/dL）/ 肌酐（mg/dL）≤ 0.2。若尿蛋白含量 > 100mg/L，或 > 150mg/24h，或 > 4mg/（m² · h），蛋白定性试验呈阳性则为异常。

（6）尿沉渣显微镜检查

1）红细胞：正常儿童尿中红细胞离心沉渣后定量计数 < 5/μL，镜检法为高倍视野

下 0～3 个，如＞3 个为镜下血尿，＞50 个为肉眼血尿。

2）白细胞：正常儿童尿中白细胞镜检法为高倍视野下 0～5 个，如高倍视野下＞5 个为增多。

3）上皮细胞：正常儿童尿中偶见鳞状上皮和移行上皮，尿路感染时可见较多移行上皮并伴有多量白细胞。正常尿中不应见到肾小管上皮细胞，否则提示有肾实质损害。

4）管型：正常尿液离心后，沉渣可偶见透明管型。透明管型增多见于急性肾小球肾炎早期及恢复期、急性肾盂肾炎等；红细胞管型提示存在肾实质病变，如急性肾小球肾炎、过敏性紫癜性肾炎等；白细胞管型提示肾脏有细菌性炎症或免疫性炎症反应；肾小管上皮细胞管型提示有肾小管坏死，如急性肾小球肾炎极期、急性肾功能不全或慢性肾炎晚期。

2. 肾功能检查

（1）肾小球功能检查　包括肾血流量、血尿素氮（BUN）、血肌酐（Scr）、肾小球滤过率（GFR）、肾小球滤过分数（FF）、胱抑素 C、血和尿 β_2- 微球蛋白（β_2-MG）测定及放射性核素肾图等。

（2）肾小管功能检查　①肾小管葡萄糖最大吸收量（TmG）测定是检查近端肾小管的最大重吸收能力。②肾小管对氨基马尿酸最大排泄量（TmpAH）测定是检查近端肾小管的排泌功能。③尿浓缩和稀释试验。④肾小管酸中毒的酸碱负荷试验。⑤尿酶检查：尿溶菌酶测定，该酶升高表示肾小管吸收功能障碍；N- 乙酰 –β– 氨基葡萄糖苷酶（NAG）和 γ– 谷氨酸转肽酶（γ-GT）测定，两酶释出越多，表示肾小管损伤越多。

3. 影像学检查

（1）超声检查　超声检查不仅能显示肾脏的位置、大小、形态和内部结构，还能观察肾脏及周围的各种病变。临床广泛应用于诊断先天性肾脏异常、肾下垂、游走肾、肾内囊肿性病变、肾肿瘤、肾结石、肾外伤、感染性肾脏疾病、弥漫性肾脏疾病、肾静脉血栓、胡桃夹综合征等。

（2）X 线检查　腹部平片常用于显示泌尿系轮廓、位置、肿块或结石等。排尿性膀胱尿道造影（MCU）是评价下泌尿道的确定性方法，可确定有无膀胱输尿管反流及严重程度。静脉尿路造影（IVU）能清晰地显示全尿路解剖细节，准确显示尿路梗阻的程度及梗阻原因。其他如逆行肾盂造影（RPG）、CT 扫描、磁共振尿路造影（MRU）和磁共振血管造影（MRA）可结合临床进行选用。

（3）放射核素检查　可评估肾脏的血液供应，显示肾实质功能和形态，对上尿路梗阻性疾病、肾内占位性病变的诊断及鉴别诊断有较大的临床价值，并可提供功能方面的定量数据。常用的方法有肾动态显影、肾静态显影和膀胱显影等。

4. 肾组织穿刺活检（简称肾活检）　肾活检包括光镜、免疫荧光和电镜检查，目的：①明确病理分型；②明确病变严重程度；③估计疾病的预后；④指导临床治疗。

（1）肾活检适应证　主要用于诊断不明原因的弥漫性肾脏疾病，如下。

1）原发性肾脏病：①孤立血尿，红细胞管型或变形细胞提示肾小球性血尿。②孤立蛋白尿，由持续性蛋白尿引起。③肾病综合征，由婴儿或年长儿起病、肾炎型或激素治疗无效引起。④急性肾炎，非链球菌感染后肾炎或尿异常持续存在。⑤急进型肾小球肾炎，原则上应进行肾活检。⑥急性肾衰竭，除外肾前及肾后梗阻性病因，考虑肾实质因素但无法确定者。⑦慢性肾衰竭，不明原因，特别是要肾移植时。

2）继发性或遗传性肾脏病：明确诊断；已明确者应对其评价肾损伤程度，指导治疗和预后。

3）肾移植：排异、肾功能下降原因不明、疾病复发、感染、药物毒性。

（2）肾活检禁忌证　①出血性素质：是唯一绝对禁忌证，可引起不能控制的失血，严重者导致肾切除。②严重或未纠正的贫血。③结构异常：孤立肾、异位肾、小肾、大或多发肾囊肿。④技术上的困难：肥胖、不合作的患者。

四、小儿泌尿系统的生理特点与中医"肾常虚"的相关性

肾主水，主气化，司开阖，是指肾气具有主持和调节全身水液代谢的作用。从泌尿系统生理特点来看，主要体现为肾脏生成尿液、排泄代谢产物和维持体液平衡的作用。小儿肾脏虽具备大部分成人肾的功能，但尚未发育成熟，调节功能较弱，贮备能力差，所以小儿时期，由于先天因素和疾病的影响，导致肾气不足，水液代谢失常，常可出现水肿等。

肾与膀胱互为表里，膀胱是"州都之官"，负责水液贮存和尿液排泄。尿液为津液所化，在肾的气化作用下生成尿液，下输于膀胱。因此，膀胱的开阖有赖于肾的气化功能，肾气充盛则膀胱开阖有度。因小儿有"肾常虚"的生理特点，小儿时期，肾气不充，膀胱开阖易于出现失常。西医学也认为，小儿膀胱容量小，排尿控制能力差，因此，临床易出现尿频、遗尿症等。

第二节　相关疾病

小儿泌尿系统相关疾病有急性肾小球肾炎、肾病综合征、泌尿道感染等。

一、急性肾小球肾炎

急性肾小球肾炎（acute glomerulonephritis，AGN）是指一组病因不一，临床表现为急性起病，多有前期感染，以血尿为主，伴不同程度的蛋白尿、水肿、高血压或肾功能不全为特点的肾小球疾患。本病可分为急性链球菌感染后肾小球肾炎（acute poststreptococcal glomerulonephritis，APSGN）和非链球菌感染后肾小球肾炎。小儿时期以前者占绝大多数。本节内容主要介绍急性链球菌感染后肾小球肾炎，该病任何年龄皆可发病，多见于儿童和青少年（以 5～14 岁为多见，2 岁以下少见），男女发病比例约为 2：1，预后一般良好，多数在半年内恢复正常，少数尿轻微改变持续 1 年左右。本病属中医学"水肿"之"阳水""尿血"等范畴，早期多属实证，后期多属虚证或虚中夹实。

【西医病因、发病机制及病理与中医病因病机】

1. 西医病因、发病机制及病理

（1）病因 最常见的是 A 组乙型溶血性链球菌的某些致肾炎菌株，其他细菌如草绿色链球菌、肺炎双球菌、金黄色葡萄球菌、伤寒杆菌、流感杆菌等也可致病。另外，某些病毒（流感病毒、腮腺炎病毒、柯萨奇病毒 B_4 和埃可病毒等）、真菌、钩端螺旋体、立克次体和疟原虫等感染也可导致急性肾炎。

（2）发病机制 细菌感染多数通过抗原 – 抗体免疫反应引起肾小球毛细血管炎症病变；而病毒和其他病原体则直接侵袭肾组织而致肾炎，在尿中常能分离出致病原。溶血性链球菌 A 组中的致肾炎菌株侵袭人体后，链球菌抗原或变性的 IgG 与抗体结合后，形成免疫复合物，称为循环免疫复合物（CIC）。CIC 经血循环流经肾，沉在肾小球基底膜上，并激活补体，使肾小球基底膜及其邻近组织产生一系列免疫损伤。若原先固着在肾小球基底膜的抗原与其产生的抗体，在抗原存在的部位发生反应，即为原位免疫复合物型损伤。此外，某些链球菌可通过神经氨酸苷酶或其产物的作用，与人体的免疫球蛋白（IgG）结合，改变其免疫原性，产生自身抗体和免疫复合物而致病。免疫损伤使肾小球基底膜破坏，血浆蛋白、红细胞和白细胞渗出形成血尿、蛋白尿和管型尿，肾小球毛细血管内皮增生、肿胀，管腔变窄，甚至堵塞，肾血流量减少，肾小球滤过率降低，从而发生水钠潴留，产生水肿，血容量扩大，静脉压升高，循环负荷加重并产生高血压。急性链球菌感染后肾炎发病机理见图 7-1。

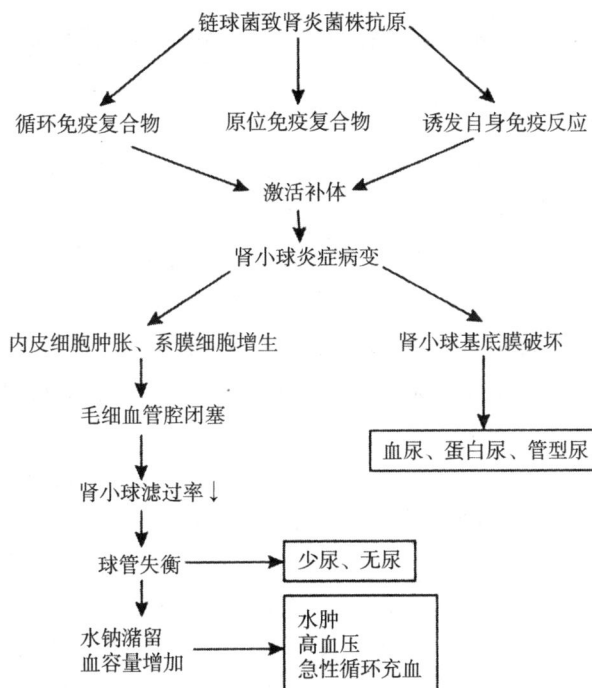

图 7-1 急性链球菌感染后肾炎发病机理

（3）病理　急性链球菌感染后，肾小球肾炎典型的病变呈毛细血管内增生性肾小球肾炎改变。肾小球体积增大，内皮细胞与系膜细胞增生，系膜基质增多，炎症细胞浸润，毛细血管管腔变窄。严重时，肾小囊壁层细胞增生形成新月体，使囊腔变窄。免疫荧光检查在毛细血管袢和系膜区见到颗粒状 IgG、补体 C3、IgM、IgA 等沉积物。电镜下，在基底膜上皮侧可见"驼峰"样电子致密物沉积，为本病的特征性改变。

2. 中医病因病机　本病外因为感受风邪、湿热、疮毒，内因为先天禀赋不足或素体虚弱，以致邪毒入里，伤及脏腑，导致肺、脾、肾三脏功能失调。

风寒或风热客于肺卫，肺气郁遏，肃降无权，通调失职，水道不利，以致风遏水阻、风水相搏，流溢肌肤而发为水肿，称为"风水"；疮疡热毒内侵，初伤肺脾，继伤及肾，肺失通调，脾失健运，水失所主，三焦气化失常，则水泛为肿；湿热下注，热毒内侵，损伤下焦血络导致血尿。湿热久稽，耗气伤阴，导致邪恋正虚，使病程迁延。临床上出现手足心热、盗汗的阴虚邪恋之证；或出现身倦乏力和纳少便溏的气虚邪恋之证。病久入络，致络脉阻滞，可出现血尿不止和面色晦暗的血瘀之证。

随着病情进一步发展，若水湿、热毒炽盛，正气受损，以致正不胜邪，引发一系列危重变证。

若邪毒炽盛，内陷厥阴，致肝阳上亢，引动肝风，导致头痛、眩晕，甚则惊厥、神昏；若水邪泛滥，阻遏气机，上凌心肺，肺失肃降，心失所养，则咳嗽、气急、胸闷、心悸，甚则发绀；若湿浊内盛，壅塞三焦，升降失常，水毒内闭，则见少尿或无尿、恶心呕吐，甚则昏迷。

总之，感受外邪，正气不足，致肺、脾、肾三脏功能失调而发为本病是主要病机，病位在肺、脾、肾。

【临床表现】

急性肾炎临床表现轻重悬殊，轻者全无临床症状仅发现镜下血尿，重者可呈急进性过程，短期内出现肾功能不全。

1. 病史　有前驱感染病史，大部分病例有链球菌的前驱感染，发病前 1～3 周有上呼吸道或皮肤等前驱感染，经 1～3 周无症状的间歇期而急性起病。

2. 典型表现　急性期常有全身不适、乏力、食欲不振、发热、头痛、头晕、咳嗽、气急、恶心、呕吐、腹痛及鼻出血等症状，肾炎主要表现为水肿、血尿、蛋白尿和高血压。

（1）水肿　70% 的病例有水肿，一般仅累及眼睑及颜面部，重者 2～3 天遍及全身，呈非凹陷性。1 周后常随着尿量的增多而水肿消退。

（2）血尿　50%～70% 的患者有肉眼血尿，持续 1～2 周即转显微镜下血尿。镜下血尿常持续 1～3 个月，少数病例可迁延半年或更久。

（3）蛋白尿　程度不等，有 20% 可达肾病水平。蛋白尿患者病理上常呈严重的系膜增生。

（4）高血压　30%～80% 的患者早期可有血压增高，1～2 周后随尿量增多，血压可逐渐下降，少数可迁延 1～2 个月。

（5）尿量减少 水肿时尿量减少，肉眼血尿严重者可伴有排尿困难。

3. 严重表现 少数患儿在疾病早期（2周之内）可出现下列严重症状。

（1）严重循环充血 常发生在起病1周内，由于水钠潴留，血浆容量增加而出现循环充血。当肾炎患儿出现呼吸急促和肺部有湿啰音时，应警惕循环充血的可能性，严重者可出现呼吸困难、端坐呼吸、颈静脉怒张、频咳、吐粉红色泡沫痰、两肺满布湿啰音、心脏扩大，甚至出现奔马律、肝大而硬、水肿加剧。

（2）高血压脑病 由于脑血管痉挛，导致缺血、缺氧、血管渗透性增高而发生脑水肿。也有学者认为本病由脑血管扩张所致。本病常发生在疾病早期，血压升高，往往在（150～160）mmHg/（100～110）mmHg以上，年长儿会出现剧烈头痛、呕吐、复视或一过性失明，严重者突然出现惊厥、昏迷。

（3）急性肾功能不全 常发生于疾病初期，由于尿少、尿闭，引起暂时性氮质血症、电解质紊乱和代谢性酸中毒，一般持续3～5日，随尿量增多而好转。

4. 非典型表现

（1）无症状性急性肾炎 患儿仅有显微镜下血尿或仅有血C3降低而无其他临床表现。

（2）肾外症状性急性肾炎 有的患儿水肿、高血压明显，甚至有严重循环充血及高血压脑病，此时尿改变轻微或尿常规检查正常，但有链球菌前驱感染和血C3水平明显降低。

（3）以肾病综合征表现的急性肾炎 少数患儿以急性肾炎起病，但水肿和蛋白尿突出，伴轻度高胆固醇血症和低白蛋白血症，临床表现似肾病综合征。

【辅助检查】

1. 尿常规检查 血尿，尿镜检除见多少不等的红细胞外，可见白细胞、颗粒管型、细胞管型等。尿蛋白多为（+）～（+++），且与血尿的程度相平行。

2. 血常规检查 白细胞计数可升高或正常，红细胞沉降率加快。

3. 肾功能检查 血尿素氮和肌酐可增高，肌酐清除率降低，随利尿消肿，多数迅速恢复正常。

4. 血清补体检查 急性期绝大多数患儿总补体（CH50）及补体C3、补体C5～C9下降，90%以上于病后8周前恢复。

5. 抗链球菌抗体检查 上呼吸道链球菌感染者，其抗链球菌溶血素O（ASO）60%～80%滴度升高，一般于10～14天后开始上升，3～5周达高峰，半数患儿半年后恢复正常。

【诊断与鉴别诊断】

1. 诊断 根据有前期链球菌感染史，急性起病，具有血尿、蛋白尿、水肿及高血压等特点，急性期血清ASO滴度升高，C3浓度暂时性降低，均可诊断为急性肾炎。

2. 鉴别诊断

（1）IgA肾病 以血尿为主要症状，表现为反复发作性肉眼血尿，多在上呼吸道感染后24～48小时出现血尿，多无水肿、高血压，血清C3正常。须依据肾组织活体检查免疫病理来确诊。

（2）慢性肾炎急性发作 既往肾炎史不详，无明显前期感染，除有肾炎症状外，常有贫血，肾功能异常，低比重尿或固定低比重尿，尿改变以蛋白质增多为主。

（3）原发性肾病综合征 具有肾病综合征表现的急性肾炎需与原发性肾病综合征相鉴别。若患儿呈急性起病，有明确的链球菌感染的证据，血清 C3 降低，肾组织活体检查病理为毛细血管内增生性肾炎，有助于急性肾炎的诊断。

（4）继发性肾炎 还应注意与其他系统性疾病继发的肾炎，如紫癜性肾炎、狼疮性肾炎、乙型肝炎病毒相关性肾炎等相鉴别，后者多伴有原发性疾病特点，可助鉴别。

【治疗】

西医治疗主要是清除残留感染病灶，积极对症处理，改善症状和体征，预防急性期并发症。中医治疗在急性期以祛邪为主，在恢复期则以扶正兼祛邪为要。恢复早期，湿热未尽者，治以祛除湿热余邪，佐以扶正；后期湿热已渐尽，则应以扶正为主，佐以清热或化湿。若纯属正气未复，则宜用补益之法。

1. 西医治疗

（1）休息 急性期应强调注意休息，卧床休息 2 ～ 3 周，待肉眼血尿消失，水肿减退，血压正常后方可下床轻微活动。红细胞沉降率正常后可上学，3 个月内宜避免剧烈的体力活动。当尿沉渣细胞绝对计数正常后，恢复正常活动。

（2）饮食 有水肿、高血压者，应限盐及限水；有氮质血症者，应限制蛋白质摄入，可给予优质动物蛋白质每日 0.5g/kg；尿少尿闭时，应限制摄入高钾食物。

（3）抗感染 有链球菌感染灶者，应用青霉素 10 ～ 14 天，以彻底清除体内病灶中的残余细菌，减轻抗原抗体反应。

（4）利尿 水肿、尿少、高血压时可口服氢氯噻嗪，每日 1 ～ 2mg/kg，分 2 次口服；明显循环充血患者可用呋塞米，每次 1mg/kg，静脉注射，每日 1 ～ 2 次。

（5）降压 凡经休息、限水、限盐、利尿而血压仍高者，或血压迅速升高至140mmHg/90mmHg，且有明显自觉症状时，应给予降压。药物：①卡托普利，为血管紧张素转换酶抑制剂，剂量自每日 0.3 ～ 0.5mg/kg 起，最大剂量每日 5 ～ 6mg/kg，分 3 次口服，作用较快，15 分钟即见效，与硝苯地平交替使用降压效果更佳。②硝苯地平，开始剂量为每日 0.25mg/kg，最大剂量为每日 1mg/kg，分 3 次口服或舌下含服。

2. 严重并发症治疗

（1）高血压脑病 选用降压效力强而迅速的药物。首选硝普钠，对伴肺水肿者尤宜，起效快，但维持时间短，停用后 5 分钟作用消失，须维持静脉滴注，小儿可给 5 ～ 20mg 溶于 100mL 葡萄糖液中以每分钟 1μg/kg 速度开始静脉滴注，视血压调整，输液瓶及输液管均应用黑纸包裹避光。对持续抽搐者可应用地西泮每次 0.1 ～ 0.3mg/kg，总量不超过 10mg，静脉注射。

（2）急性严重循环充血 严格卧床休息，限制水和钠摄入量，使用强利尿剂（呋塞米或依他尼酸静脉注射）。必要时加用酚妥拉明或硝普钠以减轻心脏前后负荷，经上述治疗仍未能控制者，可行腹膜透析、血液滤过或血液透析，以及时迅速缓解循环的过度负荷。

（3）急性肾功能衰竭　是急性肾炎的主要死亡原因。治疗原则是保持水、电解质及酸碱平衡，严格控制24小时入液量，供给足够热量，防止并发症，促进肾功能的恢复。

3. 中医治疗

（1）辨证论治　本病以八纲辨证结合脏腑辨证为要，常证着重辨表里虚实，变证着重辨脏腑。急性期，邪盛为主，病位主要在肺、脾，治以宣肺利水，解毒利湿，清热凉血；恢复期正虚邪恋，病位主要在脾、肾，治疗多以扶正祛邪为主；发生变证如水凌心肺、邪陷心肝、水毒内闭时，根据证候分别采用泻肺逐水、平肝泻火、通腑降浊之法，必要时采用中西医结合法抢救治疗。

1）常证

①风水相搏

证候：起病急，水肿自眼睑开始迅速波及全身，以头面部肿势为著，皮色发亮，按之凹陷随手而起，尿少色赤，恶风寒或发热汗出，乳蛾红肿疼痛，骨节酸痛，鼻塞流涕，咳嗽，舌质淡，苔薄白或薄黄，脉浮。

辨证：本证多见于病程初期。临床以颜面浮肿为甚，皮色发亮，按之凹陷随手而起，伴有风邪表证为特征。

治法：疏风宣肺，利水消肿。

方药：麻黄连翘赤小豆汤合五苓散加减。咳嗽气喘者，加葶苈子、紫苏子、射干、桑白皮泻肺平喘；骨节酸楚疼痛者，加羌活、防己疏风散寒；发热，汗出，口干或渴，苔薄黄，偏风热者，加金银花、黄芩疏风清热；血压升高明显者，去麻黄，加钩藤、夏枯草、石决明平肝潜阳；血尿明显者，加大蓟、小蓟、茜草清热利湿，凉血止血。

②湿热内侵

证候：头面肢体浮肿或轻或重，尿少色赤，皮肤生疮或咽喉肿痛，头身困重，脘闷纳呆，烦热口渴，口苦口黏，心烦，大便秘结或溏而不爽，或伴发热，舌红，苔黄腻，脉滑数。

辨证：本证常见于湿热、疮毒内归患儿。临床以血尿，皮肤生疮或咽喉肿痛，伴湿热内侵之象为特征。血尿是本证突出的表现。

治法：清热利湿，凉血止血。

方药：五味消毒饮合小蓟饮子加减。小便赤涩者，加白花蛇舌草、石韦、金钱草清热利湿；口苦口黏者，加茵陈、龙胆草、苍术、黄连燥湿清热；皮肤湿疹者，加苦参、白鲜皮、地肤子燥湿解毒，祛风止痒；大便秘结者，加生大黄泻火降浊；口苦，心烦者，加龙胆草、黄芩泻火除烦。

③阴虚邪恋

证候：神倦乏力，头晕，手足心热，腰酸盗汗，或有反复咽红，镜下血尿持续不消，舌红苔少，脉细数。

辨证：本证是恢复期常见的证型。临床以血尿迁延，伴有肾阴不足之象为特征。

治法：滋阴补肾，兼清余热。

方药：知柏地黄丸合二至丸加减。血尿明显者，加小蓟、白茅根清热利湿；血尿日久不愈者，加仙鹤草、茜草凉血止血或加三七、琥珀化瘀止血；反复咽红者，加玄参、山豆根、黄芩清热利咽；盗汗明显者，加龙骨、牡蛎养阴收敛止汗；失眠多梦者，加酸枣仁、栀子养阴清热安神。

④气虚邪恋

证候：身倦乏力，面色萎黄，纳少便溏，自汗，易于感冒，或见血尿持续不消，舌淡红，苔白，脉缓弱。

辨证：本证多见于素体肺脾气虚患儿。临床以乏力纳少，大便不实，自汗，易于感冒为特征。

治法：健脾益气，兼化湿浊。

方药：参苓白术散加减。汗多者，加白芍、龙骨、牡蛎收敛止汗；纳少者，加焦山楂、神曲消食助运；便溏者，加苍术、炮姜温运脾阳以止泻。若血尿持续不消者，加三七、当归养血化瘀止血；舌质淡暗或有瘀点者，加丹参、红花、泽兰活血化瘀。

2）变证

①邪陷心肝

证候：肢体面部水肿较甚，头痛眩晕，视物模糊，烦躁不安，口苦，恶心呕吐，甚至惊厥，抽搐，昏迷，尿短赤，舌质红，苔黄糙，脉弦数。

辨证：本证多见于病程早期血压急剧升高者。临床以头痛眩晕，视物模糊，甚至抽搐昏迷为特征。

治法：平肝泻火，清心利水。

方药：龙胆泻肝汤合羚角钩藤汤加减。大便秘结者，加生大黄、芒硝通便泻火；头痛眩晕较重者，加夏枯草、石决明清肝火，潜肝阳；恶心呕吐者，加姜半夏、胆南星化浊降逆止呕；昏迷抽搐者，加服牛黄清心丸或安宫牛黄丸解毒息风开窍。

②水凌心肺

证候：全身明显水肿，频咳气急，胸闷心悸，烦躁不安，不能平卧，面色苍白，甚则唇甲青紫，舌质暗红、舌苔白腻，脉沉细无力。

辨证：本证多见于病程早期，由水邪泛滥，上凌心肺所致。临床以全身浮肿，频咳气急，唇甲发绀，胸闷心悸，不能平卧为特征。

治法：泻肺逐水，温阳扶正。

方药：己椒苈黄丸合参附汤加减。轻症者，加白芥子、紫苏子；面色灰白，四肢厥冷，汗出脉微，是心阳虚衰之危象，应急用独参汤或参附龙牡救逆汤以回阳固脱。

③水毒内闭

证候：全身水肿，尿少或尿闭，色如浓茶，头晕头痛，恶心呕吐，畏寒肢冷，神疲乏力，嗜睡，甚则昏迷，舌质淡胖，苔垢腻，脉滑数或沉细数。

辨证：本证多见于病程早期。临床以尿少尿闭，头晕头痛，恶心呕吐，嗜睡或昏迷为特征。

治法：通腑泄浊，解毒利尿。

方药：温胆汤合附子泻心汤加减。呕吐频繁者，先服玉枢丹以辟秽止呕；不能进药者，可以上方浓煎成 100～200mL，待温，保留灌肠。每日 1～2 次。

（2）中成药疗法

1）银黄口服液：用于急性期风水相搏证、湿热内侵证。每次 10mL，每日 2～3 次，口服。

2）知柏地黄丸：用于恢复期阴虚邪恋证。每次 3g，每日 2～3 次，口服。

3）黄葵胶囊：用于急性期湿热内侵证，以及恢复期气虚邪恋、阴虚邪恋证。每次 5 粒，每日 2～3 次，口服。

（3）推拿疗法

1）补脾经，补肾经，揉二马，揉内劳宫，按揉肾俞、脾俞，按揉丰隆、涌泉，捏脊。用于阴虚邪恋证。

2）补脾经，补肺经，补肾经，运内八卦，揉膻中，按揉脾俞、肾俞，按揉足三里，捏脊。用于气虚邪恋证。

（4）针灸疗法

1）体针：取三焦俞、肾俞、水分、气海、复溜穴。初起加用肺俞、列缺、偏历、合谷；高血压配曲池、太冲，恢复期加用脾俞、足三里、阴陵泉。初起平补平泻，恢复期用补法。隔日 1 次，10 次为 1 个疗程。

2）耳针：取肺、脾、肾、膀胱、肾上腺、腹等穴，每次选 2～3 穴，毫针中等刺激。隔日 1 次，两耳轮换使用，10 次为 1 个疗程。

（5）中药外治疗法　大黄煎液，点滴灌肠。用于水毒内闭证。

【预防与调护】

1. 预防　注意预防感染，尽量避免呼吸道感染，如化脓性扁桃体炎，保持皮肤清洁是预防急性肾炎的有效措施。如已发生感染，应尽早使用抗生素治疗，并于 3 周内密切观察尿常规的变化。

2. 调护

（1）注意休息。急性期必须卧床休息，3 个月内宜避免剧烈的体力活动。重症患儿必须住院治疗。

（2）水肿期应每日记录水液出入量，急性期高血压者每日测血压。

（3）水肿期保持皮肤，尤其是褶皱处的干燥清洁。

二、肾病综合征

肾病综合征（nephrotic syndrome，NS）是一组由多种原因引起的肾小球滤过膜通透性增高，导致血浆内大量蛋白质自尿中丢失的临床综合征，具有以下四大特点：大量蛋白尿、低蛋白血症、高胆固醇血症（高脂血症）和不同程度的水肿。肾病综合征按病因，可分为原发性、继发性和先天性 3 种类型。90% 以上患儿属原发性。继发性者多见于过敏性紫癜、乙型肝炎病毒相关肾炎和系统性红斑狼疮等疾病；先天性者在我国较少见。原发性肾病综合征是儿童肾脏疾病中的发病率较高的疾病之一，多发生于 2～8 岁小儿，其中以 2～5 岁发病率最高，男性多于女性，部分患儿因多次复发，病程迁延，严重影响其身心健康。部分难治性肾病最终可发展为慢性肾衰竭，甚至死亡。

肾病综合征属中医学"水肿"范畴，多属阴水。

【西医病因、发病机制及病理与中医病因病机】

1. 西医病因、发病机制及病理

（1）病因和发病机制　原发性肾病综合征的病因及发病机制目前尚不明确。近年来的研究已证实：①肾小球毛细血管壁结构或电化学的改变可导致蛋白尿；②非微小病变型肾病肾内常见免疫球蛋白和（或）补体成分沉积，局部免疫病理过程可损伤滤过膜的正常屏障作用而发生蛋白尿；③微小病变型肾病肾小球未见以上沉积，其滤过膜静电屏障损伤原因可能与细胞免疫失调有关；④T 淋巴细胞功能异常与本病的发生有关；⑤某些类型的肾病可能与基因缺陷或突变有关。

（2）病理

1）大量蛋白尿：为关键的病理生理改变，也是导致 NS 的根本原因。由于肾小球滤过膜受免疫或其他原因的损伤，电荷屏障和（或）分子筛的屏障作用减弱，血浆蛋白大量漏入尿中。微小病变型 NS，主要是电荷屏障减弱或消失，使带阴电荷的白蛋白大量漏入肾小囊，形成选择性蛋白尿；而非微小病变型 NS，分子筛也常同时受损，故不同分子量的血浆蛋白均可漏出，导致非选择性蛋白尿。

2）低白蛋白血症：大量血浆白蛋白自尿中丢失和从肾小球滤出后，被肾小管吸收分解是低白蛋白血症的主要原因，其他一些因素如肝脏合成蛋白的速度和蛋白分解代谢率的改变也使血浆蛋白降低。低白蛋白血症对人体内环境（尤其是渗透压和血容量）的稳定及多种物质代谢可产生多方面的影响。

3）高脂血症：患儿血清总胆固醇、甘油三酯、低密度脂蛋白和极低密度脂蛋白增高，其主要机制是低蛋白血症促进肝脏合成脂蛋白增加，其中的大分子脂蛋白难以从肾脏排出而蓄积于体内，导致高脂血症。血中胆固醇和低密度脂蛋白，尤其是 α 脂蛋白持续升高，而高密度脂蛋白却正常或降低，促进了动脉硬化的形成；持续高脂血症，脂质从肾小球滤出，可导致肾小球硬化和肾间质纤维化。

4）水肿：水肿的发生机制尚不完全清楚。传统理论认为，低蛋白血症使血浆胶体渗透压降低，血管内水分向组织间隙转移而出现水肿。另外，由于血浆胶体渗透压降低使血容量减少，刺激渗透压和容量感受器，促使抗利尿激素（ADH）和肾素 - 血管紧张素 - 醛固酮分泌增加，心钠素减少，最终使远端肾小管水、钠重吸收增加，导致水钠潴留。其他还可能与低血容量使交感神经兴奋性增高、近端肾小管 Na^+ 重吸收增加等因素有关。某些肾内因子改变了肾小管管周体液平衡机制，使近曲小管 Na^+ 吸收增加。肾病水肿可能是上述因素综合作用的结果。不同患者、不同疾病阶段，水肿的发生机制也不同。

（3）病理　原发性肾病综合征的主要病理改变在肾小球，常见的病理类型有微小病变、局灶节段性肾小球硬化、膜性肾病、膜增生性肾小球肾炎、系膜增生性肾小球肾炎等。小儿 NS 病理变化以微小病变最为多见。

2. 中医病因病机　本病病因可分为内因、外因。内因主要与小儿禀赋不足、久病体虚、肺脾肾三脏不足有关，外因主要与外邪侵犯入里相关，外邪以感受风邪（风寒或风热）、湿热或热毒之邪最为多见。小儿肾病的主要病机为肺、脾、肾三脏功能虚弱，气化功能失常，封藏失职，精微外泄，水液停聚，病位主要在肺、脾、肾，涉及心、肝、膀胱等脏腑，脾、肾最为关键。

人体水液的正常代谢、水谷精微输布及封藏，均依赖肺的主通调、脾的转输、肾的开阖与三焦、膀胱气化来完成。当肺、脾、肾三脏虚弱，功能失常，必然导致水液代谢失调，水湿内停，泛溢肌肤，则发为水肿；精微不能输布、封藏而下泄，则出现蛋白尿。

外感、水湿、湿热、血瘀及湿浊是促进肾病综合征发生和发展的病理环节，与肺、脾、肾三脏虚损之间互为因果。当肺、脾、肾三脏不足，卫外不固则易感受外邪，外邪进一步损伤肺、脾、肾，导致水液代谢障碍加重，病情反复或加重。水湿是贯穿病程始终的病理产物。水湿内停，郁久化热可致湿热；或长期过量使用扶阳辛热之品而助火生热，或感受外邪，入里化热，邪热与水湿互结，亦可酿成湿热；水湿内停，阻碍气机运行，气滞则血瘀；血瘀又加重气滞，使气化不利而加重水肿；故本病常虚、瘀、湿、热互结，形成虚实夹杂、迁延难愈的复杂证候。水肿日久不愈，脾肾衰惫，气机壅塞，水道不利，而致湿浊瘀毒潴留，则病情难愈。

肾病的病情演变，多以肺脾气虚、脾肾阳虚为主，病久不愈、反复发作或长期用激素，可阳损及阴，出现肝肾阴虚或气阴两虚之证。

总之，肾病综合征的病因病理涉及内伤、外感，影响脏腑、气血、阴阳，以正气虚弱为本，邪实蕴郁为标，属本虚标实、虚实夹杂的病证。

【临床表现】

一般起病隐匿，常无明显诱因。水肿是常见的临床表现，开始见于眼睑、颜面，逐渐遍及全身。水肿为凹陷性，重者可出现浆膜腔积液，如胸腔积液、腹腔积液等，男孩可有显著阴囊水肿。严重水肿患儿在大腿和上臂内侧，以及腹壁皮肤可见皮肤白纹或紫纹。患儿常有面色苍白、精神萎靡、倦怠无力、食欲减退等症状。肾炎性肾病患儿可有血压增高和血尿等症状。

【并发症】

1. 感染　肾病患儿极易患各种感染。常见的有呼吸道感染、肠道感染、皮肤感染、尿路感染等。其原因：①免疫功能低下；②蛋白质营养不良；③高度水肿造成局部血液循环不良；④应用激素、免疫抑制剂。

2. 电解质紊乱和低血容量　常见的诱因：①呕吐、腹泻、强力利尿而致水液、电解质丢失；②长期禁盐饮食；③低蛋白血症；④长期应用激素后突然停用。常见的电解质紊乱为低钾、低钠、低钙血症。严重的血容量不足时可出现低血容量性休克。

3. 血栓形成　肾病综合征易呈高凝状态而致各种动、静脉血栓形成，以肾静脉血栓形成最为多见。典型表现为突发腰痛，出现血尿或血尿加重、少尿，甚至发生肾衰竭。其他还可以导致下肢动脉栓塞、脑栓塞、肺栓塞等。但大部分病例为亚临床型，无明显症状。导致肾病综合征高凝状态的常见原因：①高脂血症时血黏稠度增加；②肝脏合成凝血物质增加；③尿中丢失抗凝血酶；④血浆纤溶酶原活性下降；⑤感染或血管壁损伤激活内源性凝血系统；⑥肾上腺皮质激素的应用促进高凝；⑦强力利尿而致血液浓缩等。

4. 急性肾功能衰竭 5%微小病变型肾病可并发急性肾功能衰竭。

5. 肾小管功能障碍 由于大量蛋白质的重吸收，可导致肾小管（主要是近曲小管）功能损害，出现肾性糖尿或氨基酸尿。

6. 生长迟缓 频繁复发和长期应用大剂量肾上腺皮质激素治疗的患儿，常出现维生素 D 及钙代谢紊乱、生长障碍和青春期开始时间延迟。但多数患儿在肾病缓解后有生长追赶的现象。

【辅助检查】

1. 尿液分析 尿蛋白明显增多，定性检查≥（+++），24 小时尿蛋白定量≥50mg/kg。少数有短暂镜下血尿。大多可见透明管型、颗粒管型和卵圆脂肪小体。

2. 血清蛋白测定 血清总蛋白低于正常，白蛋白≤25g/L。

3. 血脂测定 血清胆固醇＞5.7mmoL/L，其他脂类如甘油三酯、磷脂等也可增高。

4. 肾功能检查 一般正常，单纯性肾病尿量极少时有暂时性氮质血症，少数肾炎性肾病可伴氮质血症。

5. 血清补体测定 微小病变型 NS 或单纯性 NS 血清补体正常，肾炎性 NS 补体可下降。

6. 肾穿刺活组织检查 多数儿童肾病综合征不需要进行诊断性肾活体组织检查。肾病综合征肾活体组织检查的指征：①难治性肾病（激素耐药、频繁复发、激素依赖）。②临床或实验室证据支持肾炎性肾病或继发性肾病综合征者。

7. 基因检测 激素耐药者采取基因检测。

【诊断与鉴别诊断】

1. 诊断 大量蛋白尿［尿蛋白（+++～++++），24 小时尿蛋白定量≥50mg/kg］；血浆白蛋白低于25g/L；血浆胆固醇高于5.7mmol/L；不同程度的水肿。以上四项中以大量蛋白尿和低白蛋白血症为必要条件。

2. 分型

（1）按临床表现分型 符合上述诊断标准者为单纯性肾病；在符合单纯性肾病基础上凡具有以下四项之一或多项者属于肾炎性肾病：①分别在 2 周内有 3 次以上离心尿沉渣检查高倍视野下红细胞≥10 个，并证实为肾小球源性血尿者。②反复或持续高血压（学龄儿童≥130/90mmHg，学龄前儿童≥120/80mmHg），并除外糖皮质激素等原因所致者。③肾功能不全，并排除由于血容量不足等所致者。④持续低补体血症。

（2）按糖皮质激素治疗反应分型 ①激素敏感型 NS：以泼尼松足量 2mg/（kg·d）治疗≤4 周尿蛋白转阴者。②激素耐药型 NS：以泼尼松足量治疗＞4 周尿蛋白仍阳性者。③激素依赖型：指对激素敏感，但连续 2 次减量或停药 2 周内复发者。④NS 复发和频复发：复发指连续 3 天，晨尿蛋白由阴性转为（+++）或（++++），或 24 小时尿蛋白定量≥50mg/kg，尿蛋白/肌酐（mg/mg）≥2.0。频复发是指 NS 病程中半年内复发≥2次或1年内复发≥3次。

3. 鉴别诊断

（1）急性肾小球肾炎　多见于溶血性链球菌感染之后，病初表现为晨起双睑水肿，以后发展至下肢及全身，水肿为非凹陷性。可见肉眼血尿或镜下血尿。

（2）过敏性紫癜性肾炎　患儿除有水肿、血尿、蛋白尿等表现外，又有过敏性紫癜皮疹、关节肿痛、腹痛、便血等。

（3）乙型肝炎病毒相关性肾炎　多数患儿可有血尿和（或）蛋白尿，血清乙肝病毒抗原阳性，肾组织学改变为膜性肾病。

（4）狼疮性肾炎　多见于10～14岁女性儿童，主要表现为浮肿、蛋白尿、血尿及氮质血症，常伴有发热、皮疹、关节痛及贫血等。血清抗核抗体、抗双链 DNA 抗体及抗 SM 抗体阳性。

【治疗】

正确使用以肾上腺皮质激素为主的综合治疗。其中包括控制水肿、维持水和电解质平衡、供给适量的营养、预防和控制感染。在激素治疗过程中，或应用免疫抑制剂时，配合中医辨证治疗可以提高缓解率，减少复发，减轻药物不良反应。

1. 西医治疗

（1）一般治疗

1）休息：除高度水肿、并发感染或严重高血压者外，一般不需要绝对卧床。病情缓解后活动量逐渐增加，但应避免过劳。

2）饮食：显著水肿和严重高血压时应短期限制水钠摄入，病情缓解后不必继续限盐。活动期病例供盐每日1～2g。蛋白质摄入1.5～2g/（kg·d），供给高生物效价的动物蛋白，如乳、蛋、鱼、瘦肉等。此外，应补充足够的钙剂和维生素 D。

（2）对症治疗

1）利尿：水肿严重、合并高血压者可给予利尿剂。开始可用氢氯噻嗪1mg/kg，每日2～3次，无效者可加至每次2mg/kg，并加用螺内酯1mg/kg，每日3次。必要时静脉给予呋塞米1～1.5mg/kg；对利尿剂无效且血浆蛋白过低者，大剂量利尿还需注意水、电解质紊乱，如低钾及低血容量休克等并发症。

2）防治感染：注意预防患儿因免疫功能低下而反复发生感染，注意皮肤清洁，避免交叉感染，一旦发生感染应及时治疗。

（3）肾病综合征初治病例治疗　诊断确定后应尽早选用泼尼松治疗。

1）诱导缓解阶段：采用足量泼尼松（泼尼松龙）每日2mg/kg，全日量不超过80mg，分3次口服，尿蛋白转阴后改为每晨顿服，疗程共4周。

2）巩固维持阶段：采用隔日晨起顿服2mg/kg，继续用药4周，以后每2周减量2.5～5mg，直至停药。一般总疗程9～12个月。

激素治疗的不良反应：长期使用糖皮质激素易发生感染或诱发结核灶的活动、代谢紊乱、消化性溃疡、精神欣快、生长迟缓，还可出现白内障、无菌性股骨头坏死、急性肾上腺皮质功能不全、戒断综合征等。

（4）非频复发肾病复发的治疗　积极寻找复发诱因，积极控制感染，少数患儿控制感染后可自行缓解。若未缓解，可采用足量泼尼松 2mg/（kg·d）重新诱导缓解，尿蛋白转阴 3 天后改为 1.5mg/kg，隔日晨起顿服 4 周，然后逐渐减量；也可在感染时增加激素维持量，可降低复发率。

（5）频复发、激素依赖及激素耐药性肾病的治疗　可采用拖尾疗法，或在感染时增加激素维持量，或应用提高肾上腺皮质激素受体水平的药物，或更换肾上腺皮质激素种类来降低复发率。可行肾穿刺明确病理类型并加用免疫抑制剂治疗。常用的免疫抑制剂有以下四种。

1）环磷酰胺（CTX）：有助于延长缓解期及减少复发，改善激素耐药者对激素的效应。口服剂量为 2.0～3.0mg/（kg·d），分 3 次口服，疗程 8 周。静脉冲击剂量为 8～2mg/（kg·d），连续 2 天，用药期间嘱多饮水，每隔 4 周重复一次，共用 6 次，总累积量 ≤ 150mg/kg。不良反应有白细胞减少、脱发、肝功能损害、骨髓抑制、出血性膀胱炎和远期性腺损伤等。

2）环孢霉素 A：3～6mg/（kg·d），分 2 次口服，每 2 个月减量 1/4，口服疗程 6 个月左右，适用于频繁复发者及激素耐药者。因本药可致肾间质小管的不可逆损伤，故应参考适应证，监测血药浓度。

3）霉酚酸酯（MMF）：20～30mg/（kg·d），分 2 次口服（最大剂量 1g），疗程 12～24 个月。

4）他克莫司：0.1～0.15mg/（kg·d），每 2 个月减量 1/4，口服疗程 6 个月左右。可导致高血压、高血糖及肾脏间质损伤，注意监测血药浓度。

激素耐药型肾病综合征还可考虑大剂量甲基泼尼松龙冲击治疗及增加免疫抑制剂。

（6）其他治疗　①抗凝治疗：肝素每日 1mg/（kg·d），每日 1 次，静脉滴注，2 周为 1 个疗程。此外，还可用双嘧达莫、尿激酶等治疗。②血管紧张素转换酶抑制剂：对改善肾小球局部血流动力学、减少尿蛋白、延缓肾小球硬化有良好作用。③免疫调节剂：左旋咪唑，2.5mg/kg，隔日服用，疗程 3～6 个月。

2. 中医治疗

（1）辨证论治　本病的辨证首先要区别本证与标证。本证以正虚为主，有肺脾气虚、脾肾阳虚、肝肾阴虚及气阴两虚。初期及恢复期以阳虚、气虚为主；难治病例、病久不愈或反复发作或长期用激素，可由阳虚转化为阴虚或气阴两虚。标证以邪实为患，有外感、水湿、湿热、血瘀及湿浊。临床以外感、湿热、血瘀多见，水湿主要见于水肿期，湿浊则多见于病情较重或病程晚期。在肾病综合征的不同阶段，标本虚实主次不一，或重在正虚，或重在标实，或虚实并重。一般来讲，在水肿期，多本虚标实，在水肿消退后，则以本虚为主。次辨阳水及阴水，阳水发病急，水肿多由眼睑、头面而下，迅及全身，肿处皮肤光亮，按之即起；阴水多病程长，水肿多以下半身浮肿为主，按之凹陷难起。同时应注意辨常证及变证，凡见水肿、尿少、精神食欲尚可者，为常证；如水肿伴见尿少、胸满、咳喘、心悸或见神昏谵语、抽风惊厥，甚至尿少尿闭，恶心呕吐者，为邪陷心肝证、水凌心肺证、水毒内闭证，属于变证、急证范畴。

治疗紧扣"本虚标实"之病机，以扶正培本为主，重在益气健脾补肾，同时注意配合宣肺、利水、清热、化瘀、祛湿、降浊等祛邪之法。遵循"开鬼门、洁净府""诸有水者，腰以下肿，当利小便，腰以上肿，当发汗乃愈"的治疗原则。在具体治疗时应掌握不同阶段的病机关键，解决主要矛盾。如水肿严重或外邪湿热等邪实突出时，应先祛邪以急则治其标；在水肿、外邪等减缓或消失后，则扶正祛邪，标本兼治或继以补虚扶正为重。

应用激素、免疫抑制剂时，配合中医辨证论治，能明显减轻激素和免疫抑制剂的不良反应，降低复发率，巩固远期疗效。临床多根据激素应用的不同阶段进行论治：①激素应用的初期，水肿明显，多表现为脾肾阳虚，治以温阳利水。②大剂量激素较长疗程服用时，多出现阴虚火旺症状，采用滋阴降火之法。③激素减至维持量时，表现为脾肾阳气不足，治以温肾健脾。④免疫抑制剂应用时，可出现气血两亏，治以补气养血；若有胃肠道症状，治以和胃降逆。总之，把握好中西医结合治疗的时机和方法，是提高肾病综合征疗效的关键环节。

1）本证

①肺脾气虚

证候：全身浮肿，面目为著，小便减少，面白身重，气短乏力，纳呆便溏，自汗出，易感冒，或有上气喘息，咳嗽，舌淡胖，苔白，脉细弱。

辨证：本证多在病初。临床以颜面水肿，自汗，乏力，舌淡为特征。

治法：益气健脾，宣肺利水。

方药：防己黄芪汤合五苓散加减。浮肿明显者，加五皮饮利水行气；伴上气喘息和咳嗽者，加麻黄、杏仁、桔梗宣肺止咳；常自汗出而易感冒者，应重用黄芪，加防风、牡蛎，取玉屏风散之意，益气固表；若同时伴有腰脊酸痛者，多为肾气虚，应加用菟丝子、肉苁蓉滋肾气。

②脾肾阳虚

证候：全身明显浮肿，按之深陷难起，腰腹下肢尤甚，面白虚浮，畏寒肢冷，神疲倦卧，小便短少不利，可伴有胸腔、腹腔积液，纳少便溏，恶心呕吐，舌质淡胖或有齿印，苔白滑，脉沉细无力。

辨证：本证多在肾病初期或复发时水肿明显时出现。临床以全身高度浮肿，按之深陷难起，腰腹下肢为甚，多伴胸腔、腹腔积液。

治法：温肾健脾，化气行水。

方药：偏肾阳虚者，真武汤合黄芪桂枝五物汤加减。偏脾阳虚者，实脾饮加减；肾阳虚偏重者，加用淫羊藿、仙茅、巴戟天、杜仲增温肾阳之力；水湿重者，加五苓散，药用桂枝、猪苓、泽泻通阳利水；若伴咳嗽胸满气促不能平卧者，加用己椒苈黄丸，药用防己、椒目、葶苈子泻肺利水；伴有腹腔积液者，加带皮槟榔行气逐水。

③肝肾阴虚

证候：浮肿或重或轻，头痛头晕，心烦躁扰，口干咽燥，手足心热或有面色潮红，目睛干涩或视物不清，痤疮，失眠多汗，舌红，苔少，脉细数。

辨证：本证多在肾病反复日久或大剂量应用肾上腺皮质激素时出现。临床以心烦躁扰，手足心热或有面色潮红，痤疮，盗汗，舌红苔少，脉细数为特征。

治法：滋阴补肾，平肝潜阳。

方药：知柏地黄丸加减。偏肝阴虚者，加沙苑子、天冬、夏枯草养肝平肝；偏肾阴虚者，加枸杞子、五味子、龙眼肉滋阴补肾；阴虚火旺者，重用生地黄、知母、黄柏滋阴降火；水肿者，加车前子利水。

④气阴两虚

证候：面色无华，神疲乏力，汗出，易感冒或有浮肿，头晕耳鸣，口干咽燥或长期咽痛，咽部暗红，手足心热，舌淡红，少苔，脉细弱。

辨证：本证多在肾病反复日久、病程较长时出现。临床以同时出现心烦兴奋、手足心热、盗汗之阴虚症状，以及面色无华、神疲乏力、易感冒之气虚症状为特征。

治法：益气养阴，化湿清热。

方药：六味地黄丸加黄芪。偏气虚证者，重用黄芪，加党参、白术增强益气健脾之功；阴虚偏重者，加玄参、怀牛膝、麦冬、枸杞子养阴；阴阳两虚者，应加益气温肾之品，如淫羊藿、肉苁蓉、菟丝子、巴戟天阴阳双补。

2）变证

①外感风邪

证候：水肿初起，发热，恶风，无汗或有汗，头身疼痛，流涕，咳嗽，或喘咳气急，或咽痛乳蛾肿痛，苔薄，脉浮。

辨证：本证为在肾病过程出现的感冒、咳嗽、肺炎喘嗽等疾病的常见证型。

治法：外感风寒，辛温宣肺祛风；外感风热，辛凉宣肺祛风。

方药：外感风寒，麻黄汤加减。外感风热者，服银翘散加减。风寒或风热，如同时伴有水肿者，均可加五苓散宣肺利水。若乳蛾肿痛者，可加板蓝根、山豆根、冬凌草清热利咽；风寒闭肺者，用小青龙汤或射干麻黄汤加减，散寒宣肺；风热闭肺者，用麻杏石甘汤加减，清热宣肺。

②水湿内停

证候：全身广泛浮肿，肿甚者，可见皮肤光亮，伴腹胀水臌，水聚肠间，辘辘有声，或见胸闷气短，心下痞，甚有喘咳，小便短少，舌暗，苔白腻脉沉。

辨证：本证多在肾病高度水肿时出现。临床以全身广泛浮肿，胸腔积液，腹腔积液为特征。

治法：补气健脾，利水消肿。

方药：五苓散合己椒苈黄丸加减。脘腹胀满者，加大腹皮、厚朴、莱菔子、槟榔行气除胀；胸闷气短喘咳者，加麻黄、杏仁、紫苏子、生姜皮、桑白皮宣肺降气利水。

③湿热内蕴

证候：皮肤脓疱疮、疖肿、疮疡、丹毒等；或口黏口苦，口干不欲饮，脘闷纳差等；或小便频数不爽、量少、有灼热或刺痛感、色黄赤浑浊，小腹坠胀不适，或有腰痛，恶寒发热，口苦便秘，舌红，苔黄腻，脉滑数。

辨证：本证多为肾病过程出现的皮肤感染、尿路感染等。上焦湿热临床以皮肤疮毒为特征；中焦湿热临床以口黏口苦，脘闷，纳差，苔黄腻为特征；下焦湿热临床以小便频数，尿痛，小腹坠胀为特征。

治法：上焦湿热，清热解毒燥湿；中焦湿热，和胃降浊化湿；下焦湿热，清热利水渗湿。

方药：上焦湿热，五味消毒饮加减；中焦湿热，甘露消毒丹加减；下焦湿热，八正散加减。

④瘀血阻滞

证候：面色紫暗或晦暗，眼睑下发青、发暗，皮肤不泽或肌肤甲错，有紫纹或血缕，常伴有腰痛或胁下有癥瘕积聚，唇舌紫暗，舌有瘀点或瘀斑，苔少，脉弦涩。

辨证：本证可在肾病的各个阶段出现。临床以面色晦暗，眼睑下发青，肌肤甲错，紫纹或血缕，胁下有癥瘕，舌有瘀点为特征。实验室检查有高凝倾向也是微观辨证的依据。

治法：活血化瘀。

方药：桃红四物汤加减。尿血者，选加仙鹤草、蒲黄炭、墨旱莲、茜草、三七止血；血瘀重者，加水蛭、三棱、莪术活血破血；血胆固醇过高者，常选用泽泻、瓜蒌、半夏、胆南星、生山楂化痰活血；若伴有胸胁胀满、腹胀腹痛、嗳气呃逆等气滞血瘀症状者，可选加郁金、陈皮、大腹皮、木香、厚朴行气化瘀。

⑤湿浊停聚

证候：面色无华，纳呆，恶心呕吐，身重困倦或精神萎靡，水肿加重，舌苔厚腻，脉濡。

辨证：本证为肾病过程出现的急慢性肾衰竭，临床以面色无华，恶心呕吐，精神萎靡为特征。血尿素氮及肌酐增高也是辨证依据之一。

治法：利湿降浊。

方药：温胆汤加减。呕吐频繁者，加代赭石、旋覆花降逆止呕；舌苔黄腻，口苦口臭之湿浊化热者，可选加黄连、黄芩、大黄解毒燥湿泄浊；肢冷倦怠，舌质淡胖之阳虚者，可选加党参、附子、吴茱萸、姜汁黄连、砂仁等寒温并用；湿邪偏重，舌苔白腻者，选加苍术、厚朴、生薏苡仁燥湿开胃。

（2）中成药疗法

1）雷公藤多苷片：用于各证。每日 1 ～ 1.5mg/kg，分 3 次，饭后口服。

2）肾炎消肿片：用于脾虚湿困证。每次 1 ～ 3 岁为 1 片，4 ～ 6 岁为 2 片，7 ～ 9 岁为 3 片，10 ～ 14 岁为 4 片，每日 3 次，口服。

3）肾炎温阳片：用于脾肾阳虚证。每次 1 ～ 3 岁为 1 片，4 ～ 6 岁为 2 片，7 ～ 9 岁为 3 片，10 ～ 14 岁为 4 片，每日 3 次，口服。

4）六味地黄丸（浓缩丸）：用于肝肾阴虚证。每次 6 岁以下为 1 ～ 4 丸，7 岁以上为 5 ～ 8 丸，每日 2 次，口服。

（3）艾灸疗法 可艾灸神阙、关元、三阴交、隐白、足三里等穴位。20～30分/次，每日1次。治以调整阴阳，补益脾肾，通调冲任，理气和血。用于脾肾阳虚型。

（4）外治疗法 逐水散：甘遂、大戟、芫花各等量，共研成极细末。每次1～3g置于杯内，外加纱布覆盖，胶布固定。每日换药1次，10次为1个疗程。用于治疗水肿。

【预防与调护】

1. 预防

（1）注意接触日光，呼吸新鲜空气，防止呼吸道感染。

（2）保持皮肤及外阴、尿道口清洁，防止皮肤及尿路感染。

（3）若有皮肤疮疖痒疹、龋齿或扁桃体炎等病灶应及时处理。

2. 调护

（1）水肿明显者，应卧床休息，病情好转后可逐渐增加活动量。

（2）水肿期，每日应准确记录患儿的饮水量及尿量，测体重1次，了解水肿的增减程度。

三、泌尿道感染

泌尿道感染（urinary tract infection，UTI）又称尿路感染，简称尿感，是指病原体直接侵入尿路，在尿液中生长繁殖，并侵犯尿路黏膜或组织而引起损伤。按病原体侵袭部位的不同，可分为上尿路感染（肾盂肾炎）、下尿路感染（膀胱炎、尿道炎）。由于小儿时期感染局限在泌尿系统某一部位者少见，临床定位难，故统称为尿路感染。本病女性发病率高于男性；在新生儿或婴幼儿早期，男性发病率高于女性。本病属中医学"淋证"范畴，其中以热淋证居多。

【西医病因、发病机制及病理与中医病因病机】

1. 西医病因、发病机制及病理

（1）病因 许多病原体入侵尿路均可引起感染，病原体绝大多数为革兰氏阴性杆菌，如大肠埃希菌、变形杆菌、克雷伯杆菌、铜绿假单胞菌，少数为肠球菌和葡萄球菌。大肠埃希菌是泌尿道感染中最常见的致病菌，占60%～80%。初次患泌尿道感染的新生儿、所有年龄的女孩和1岁以下的男孩，主要的致病菌仍是大肠埃希菌；而在1岁以上男孩主要致病菌多数是变形杆菌。对于10～16岁的女孩，白色葡萄球菌亦常见。克雷伯杆菌和肠球菌多见于新生儿泌尿道感染。

（2）发病机制 细菌引起泌尿道感染的发病机制较为复杂，是宿主内在因素与细菌致病性相互作用的结果。

1）感染途径：①上行性感染，这是泌尿道感染最主要的感染途径。致病菌从尿道口上行并进入膀胱，引起膀胱炎，膀胱内的致病菌再经输尿管移行至肾脏，引起肾盂肾炎。引起上行性感染的致病菌主要是大肠埃希菌，其次是变形杆菌或其他肠道杆菌。膀胱输尿管反流（vesicoureteral reflux，VUR）常是细菌上行性感染的直接通道。②血源性感染，经血源途径侵袭尿路的致病菌主要是金黄色葡萄球菌。③淋巴感染和直接蔓延，结肠内和盆腔的细菌可通过淋巴管感染肾脏，肾脏周围邻近器官和组织的感染也可直接蔓延。

2）宿主内在因素：①尿道周围菌种的改变及尿液性状的变化，为致病菌入侵和繁殖创造了条件。②细菌黏附于尿路上皮细胞（定植）是其在泌尿道增殖引起泌尿道感染的先决条件。③泌尿道感染患者分泌型 IgA 的产生存在缺陷，使尿中分泌型 IgA 浓度降低，增加发生泌尿道感染的机会。④先天性或获得性尿路畸形，增加泌尿道感染的危险性。⑤新生儿和小婴儿抗感染能力差，易患泌尿道感染。尿布、尿道口常受细菌污染，且局部防卫能力差，易致上行感染。⑥糖尿病、高钙血症、高血压、慢性肾脏疾病、镰状细胞贫血及长期使用糖皮质激素或免疫抑制剂的患儿，其泌尿道感染的发病率可增高。

3）细菌毒力：宿主无特殊易感的内在因素，如泌尿系统结构异常，则微生物的毒力是决定细菌能否引起上行性感染的主要因素。

（3）病理　主要表现为黏膜充血，上皮细胞肿胀，黏膜下组织充血、水肿和白细胞浸润，较重者有点状或片状出血。急性肾盂肾炎时，病处肾小管腔中有脓性分泌物，小管上皮细胞肿胀、坏死、脱落，间质内有细胞浸润和小脓肿形成。

2. 中医病因病机　本病的病因可分为外因和内因。外因多为感染湿热之邪，内因与素体虚弱有关，其中外因是发病主因。病位在肾与膀胱。病机为膀胱气化功能失常。

（1）湿热下注　外感湿热或内生湿热，客于肾与膀胱，湿阻热郁，气化不利，开阖失司，膀胱失约而致尿频。

（2）脾肾两虚　小儿先天不足，素体虚弱，或久病不愈，致脾肾两虚。肾气虚则下元不固，气化不利，开阖失司；脾气虚则运化失常，水失制约。肾虚或脾虚，均可使膀胱失约，排尿异常，而致尿频。

（3）阴虚内热　素体阴虚，或尿频日久不愈，湿热久恋，损伤肾阴，虚热内生，虚火客于膀胱，膀胱失约而致尿频。

病程日久则变生多端。湿热损伤膀胱血络则为血淋；煎熬尿液，结为砂石，则为石淋；脾肾气虚日久，损伤阳气，阳不化气，气不化水，可致水肿。

【临床表现】

1. 急性泌尿道感染　临床症状因患儿年龄组的不同存在着较大差异。

（1）新生儿　临床症状极不典型，多以全身症状为主，如发热或体温不升、面色苍白、吃奶差、呕吐、腹泻等。许多患儿有生长发育停滞、体重增长缓慢或不增，伴有黄疸者较多见。部分患儿可有嗜睡、烦躁，甚至惊厥等神经系统症状。新生儿泌尿道感染常伴有败血症，但其局部排尿刺激症状多不明显，30%的患儿血和尿培养出的致病菌一致。

（2）婴幼儿　临床症状也不典型，常以发热最突出。拒食、呕吐、腹泻等全身症状也较明显。局部排尿刺激症状可不明显，但细心观察可发现有排尿时哭闹不安、尿布有臭味和顽固性尿布疹等。

（3）年长儿　以发热、寒战、腹痛等全身症状最为突出，常伴有腰痛和肾区叩击痛、肋脊角压痛等。同时尿路刺激症状明显，患儿可出现尿频、尿急、尿痛、尿液浑浊，偶见肉眼血尿。

2. 慢性泌尿道感染　是指病程迁延或反复发作，伴有贫血、消瘦、生长迟缓、高血压或肾功能不全者。

3. 无症状性菌尿　在常规的尿过筛检查中，可以发现健康儿童中存在着有意义的菌尿，但无任何尿路感染症状。这种现象可见于各年龄组，在儿童中以学龄女孩常见。无症状性菌尿患儿常同时伴有尿路畸形和既往有症状的尿路感染史。病原体多数是大肠埃希菌。

【辅助检查】

1. 尿液检查　①尿常规检查：如清洁中段尿离心沉渣中每高倍镜下白细胞 ≥ 5 个，即可怀疑为尿路感染。血尿也很常见。肾盂肾炎患者有中等蛋白尿、白细胞管型尿及晨尿的比重和渗透压减低。② 1 小时尿白细胞排泄率测定：每小时白细胞计数 $> 30 \times 10^4$ 为阴性，可排除泌尿道感染；每小时白细胞计数 $< 20 \times 10^4$ 为阴性，可排除泌尿道感染。

2. 尿培养细菌学检查　尿细菌培养及菌落计数是诊断泌尿道感染的主要依据。通常认为中段尿培养菌落数 $> 10^5$/mL 可确诊，$10^4 \sim 10^5$/mL 为可疑，$< 10^4$/mL 为污染，应结合患儿的性别、有无症状、细菌种类及繁殖力综合评价临床意义。

3. 尿液直接涂片法找细菌　油镜下如每个视野都能找到一个细菌，表明尿内细菌数 $> 10^5$/mL。

4. 尿亚硝酸试验（Griess 试验）　大肠埃希菌和克雷伯杆菌呈阳性；产气杆菌、变形杆菌、铜绿假单胞菌和葡萄球菌呈弱阳性；粪链球菌、结核分枝杆菌呈阴性。如采用晨尿，可提高其阳性率。

5. 其他　如尿沉渣找闪光细胞（龙胆紫 – 沙黄染色）2 万～ 4 万个 / 小时可确诊。新生儿上尿路感染血培养可阳性。

【影像学检查】

常用的影像学检查有 B 型超声检查、排泄性膀胱尿路造影（检查膀胱输尿管反流）、^{99m}Tc–DMSA 肾皮质显像（检查肾瘢痕形成及检测分肾功能）、核素肾动态显像等。

影像学检查的目的：①检查泌尿系统有无发育畸形；②了解慢性肾损害或肾瘢痕发生和进展情况；③辅助上尿路感染的诊断。

【诊断与鉴别诊断】

1. 诊断　对于婴幼儿，特别是新生儿，由于排尿刺激症状不明显或缺如，而常以全身表现较为突出，易致漏诊。年长儿泌尿道感染症状与成人相似，尿路刺激症状明显，常是就诊的主诉。如能结合实验室检查，可立即得以确诊。对于病因不明的发热患儿都应反复进行尿液检查，争取在用抗生素治疗前进行尿培养、菌落计数和药物敏感试验。凡具有真性菌尿者，即取清洁中段尿定量培养菌落数 ≥ 10/mL 或球菌 ≥ 10^3/mL，或耻骨上膀胱穿刺尿定性培养有细菌生长，即可确立诊断。

2. 鉴别诊断

（1）急性尿道综合征　急性尿道综合征的临床表现为尿频、尿急、尿痛、排尿困难等尿路刺激症状，但清洁中段尿培养无细菌生长或为无意义性菌尿。

（2）急性肾小球肾炎　急性肾小球肾炎早期可有轻微的尿路刺激症状，少数患者尿中白细胞增多，但多有水肿、高血压、血尿，抗"O"升高及补体规律性改变，尿细菌培养阴性。

【治疗】

西医治疗的目的在于控制症状，根除病原体，去除诱发因素，预防再发。中医治疗在辨证治疗基础上以固摄小便为治疗原则。具体治疗时要分清虚实，实证治以清热利湿，通利膀胱；虚证治以益气补肾，升提固摄。若病程日久或反复发作者，多为本虚标实、虚实夹杂之候，治疗要标本兼顾，攻补兼施。

1. 西医治疗

（1）一般处理

1）急性期需卧床休息，鼓励患儿多饮水以增加排尿量，女孩还应注意外阴部的清洁卫生。

2）鼓励患儿进食，供给足够的热能、丰富的蛋白质和维生素，以增强人体的抵抗力。

3）对症治疗：对高热、头痛、腰痛的患儿，应给予解热镇痛剂缓解症状。对尿路刺激症状明显者，可用阿托品、山莨菪碱等抗胆碱药物治疗或口服碳酸氢钠碱化尿液，以减轻尿路刺激症状。

（2）抗菌治疗　选用抗生素的原则：①感染部位，对肾盂肾炎应选择血药浓度高的药物，对膀胱炎应选择尿中浓度高的药物；②感染途径，如发热等全身症状明显或属血源性感染，多选用青霉素类或头孢菌素类治疗；③根据尿培养及药物敏感试验结果，同时结合临床疗效选用抗生素；④选用对肾功能损害小的药物。

1）症状性泌尿道感染的治疗：对下尿路感染的患儿，在进行尿细菌培养后，经验用药初治可选阿莫西林或克拉维酸钾，$20 \sim 40mg/（kg \cdot d）$，分 3 次，连用 7 ～ 10 天。对上尿路感染或有尿路畸形的患儿，在进行尿细菌培养后，经验用药一般选用广谱或两种抗生素，如头孢曲松，$75mg/（kg \cdot d）$，每日 1 次；头孢噻肟，$150mg/（kg \cdot d）$，分次静脉滴注。疗程 10 ～ 14 天。治疗开始后应随访尿液检查，必要时随访尿细菌培养以指导和调整用药。对婴幼儿要注意及时行超声检查，必要时行排泄性膀胱尿路造影和 ^{99m}Tc–DMSA 肾皮质核素显像，排除尿路畸形后方可停止用药。

2）无症状性菌尿的治疗：单纯无症状性菌尿一般无须治疗。但若合并尿路梗阻、膀胱输尿管反流或存在其他尿路畸形，或既往感染使肾脏留有陈旧性瘢痕者，则应积极选用上述抗生素治疗。疗程 7 ～ 14 天，继之给予小剂量抗生素预防，直至尿路畸形被矫治。

3）再发泌尿道感染的治疗：再发泌尿道感染有两种类型，即复发和再感染。复发是指原来感染的细菌未被完全杀灭，在适宜的环境下细菌再度滋生繁殖。绝大多数患儿复发多在治疗后 1 个月内发生。再感染是指上次感染已治愈，本次是由不同细菌或菌株再次引发泌尿道感染。再感染多见于女孩，多在停药后 6 个月内发生。再发泌尿道感染的治疗在进行尿细菌培养后选用 2 种抗生素，疗程以 10 ～ 14 天为宜，然后予以小剂量药物维持，以防再发。

（3）积极矫治尿路畸形　参见相关内容。

（4）泌尿道感染的局部治疗　常采用膀胱内药液灌注治疗，主要治疗经全身给药治疗无效的顽固性慢性膀胱炎患者。

2. 中医治疗

（1）辨证论治　本病辨证，关键在于辨虚实。实证多起病急，病程短，小便频数短赤，尿道灼热疼痛，伴发热、烦躁口渴、恶心呕吐者，为湿热下注所致；虚证多起病缓，病程长，小便频数，淋沥不尽，但无尿热、尿痛之感。若见低热、盗汗、颧红、五心烦热等症，则为阴虚内热之证。

1）湿热下注

证候：起病较急，小便频数短赤，尿道灼热疼痛，尿液淋沥浑浊，小腹坠胀，腰部酸痛，婴儿则时时啼哭不安，可伴有发热，烦躁口渴，头痛身痛，恶心呕吐，舌质红，苔薄腻微黄或黄腻，脉数有力。

辨证：临床以起病急，小便频数短赤，尿痛，小腹坠胀，舌质红，苔薄腻微黄或黄腻，脉数有力为特征。

治法：清热利湿，通利膀胱。

方药：八正散加减。若小便带血，尿道刺痛者，可加金钱草、大蓟、小蓟、白茅根、海金砂清利湿热止血。若小便赤涩，尿道灼热刺痛，口渴烦躁，舌红少苔者，为心经热盛，移热于小肠，可用导赤散清心火，利小便。如肝气郁滞，少腹作胀，尿下不利者，为肝失疏泄，可加川楝子、柴胡、延胡索疏肝理气。

2）脾肾两虚

证候：疾病病程日久，小便频数，淋沥不尽，尿清或尿液不清，神倦乏力，面色苍黄，饮食不振，甚则形寒怕冷，手足不温，大便稀溏，眼睑微浮，舌质淡或有齿痕，舌苔薄腻或薄白，脉细弱。

辨证：临床以病程长，小便频数淋沥不尽，神倦面黄，纳少便溏，形寒怕冷，手足不温，舌质淡或有齿痕，舌苔薄腻或薄白，脉细弱为特征。

治法：益气补肾，升提固摄。

方药：缩泉丸加减。若以脾气虚弱为主者，见面色萎黄，饮食不振，大便稀薄，小便频数，尿液浑浊，苔白脉软，可用参苓白术散加减以健脾益气，和胃渗湿。若以肾阳虚为主者，见面色㿠白，形寒怕冷，手足不温，下肢及眼睑浮肿，小便频数而短，尿液尚清，苔薄脉弱，可用济生肾气丸温阳补肾，利水消肿。

3）阴虚内热

证候：病程迁延日久，小便频数或短赤，五心烦热，咽干口渴，伴有低热，盗汗，唇干舌红，舌苔少，脉细数。

辨证：临床尿频的同时常伴有低热，盗汗，颧红，五心烦热，舌红少苔，脉细数等阴虚内热的全身证候为特征。

治法：滋阴清热。

方药：知柏地黄丸加减。若有尿急、尿痛、尿赤不缓解者，加黄连、淡竹叶、萹蓄、瞿麦清心火，利湿热；低热者，加青蒿、地骨皮退热除蒸；盗汗者，加鳖甲、龙骨、牡蛎敛阴止汗。

（2）中成药疗法

1）济生肾气丸：用于脾肾两虚证。每次3g，每日2～3次。

2）知柏地黄丸：用于肾阴不足证兼有膀胱湿热者。每次3g，每日2～3次。

3）六味地黄丸：用于肾阴不足证。每次3g，每日2～3次。

（3）推拿疗法　揉丹田，摩腹，揉龟尾。较大儿童可用擦法，横擦肾俞、八髎，以热为度，用于脾肾气虚证。

（4）针灸疗法

1）急性期：取委中、下髎、阴陵泉、束骨。热重者，加曲池；尿血者，加血海、三阴交；少腹胀痛者，加曲泉；寒热往来者，加内关；腰痛者，加耳穴肾、腰骶区。

2）慢性期：取委中、阴谷、复溜、照海、太溪。腰背酸痛者，加关元、肾俞；多汗者，补复溜、泻合谷；尿频、尿急、尿痛者，加中极、阴陵泉；气阴虚者，加中脘、照海；肾阳不足者，加关元、肾俞。

（5）药物外治　金银花30g，蒲公英30g，地肤子30g，艾叶30g，赤芍15g，生姜15g，通草6g，水煎坐浴。每日1～2次，每次30分钟。用于尿频、尿急、尿痛者。

【预防与调护】

1. 预防

（1）注意卫生，防止外阴部感染，积极治疗各种感染性疾病。

（2）勤换尿布，勤换内裤，尽早不穿开裆裤。

（3）不让小儿坐地玩耍。

（4）及时矫治尿路畸形，防止尿路梗阻及肾瘢痕形成。

2. 调护

（1）注意休息和饮食，多饮水，少食辛辣食物。

（2）每天大便后及入睡前注意清洗外阴部，保持清洁。

第八章 小儿神经系统概述及相关疾病 ▷▷▷

第一节 概　述

一、解剖、生理特点

小儿神经系统发育最早，发育亦迅速。出生时脑重量平均为 370g，占体重的 1/9 ～ 1/8，已达成人脑重的 25％；6 个月时脑重量为 600 ～ 700g；2 岁时脑重量达 900 ～ 1000g；7 岁时已接近成人脑重。出生时大脑的外观已与成人相似，有主要沟回，但较浅，大脑皮层较薄，细胞分化较差，而中脑、脑桥、延髓发育已较好，可保证生命中枢的功能。新生儿神经细胞数目已与成人相同，但其树突与轴突少而短。以后神经细胞体积增大，树突增多加长。3 岁时神经细胞已基本分化完成，8 岁时接近成人。神经髓鞘化到 4 岁时才完成，故在婴儿期各种刺激引起的神经冲动传导慢，而且易于泛化，不易在大脑皮层内形成稳定的兴奋灶。初生婴儿的活动主要由皮质下系统调节，因此动作多缓慢如蠕动样，而且肌张力高，随着神经系统发育成熟，由大脑中枢进行调节。生长时期小儿脑的耗氧量较大，在基础状态下，小儿脑耗氧占总耗氧量的 50％（成人为 20％）。长期营养缺乏可引起脑的生长发育落后。

脊髓的发育在出生时已较成熟，重 2 ～ 6g，到 2 岁时已接近成人。脊髓下端在新生儿期位于第 2 腰椎下缘，4 岁时上移至第 1 腰椎，做腰椎穿刺时应注意。胎儿的脊髓发育相对较成熟，出生后即具有觅食、吸吮、吞咽、拥抱、握持等反射。2 岁后神经反射才稳定。

二、体格检查

小儿与成人的神经系统检查方法在原则上是一致的，但由于小儿神经系统处于生长发育阶段，各年龄的正常标准和异常表现也有所不同，检查方法及对结果的判断有其自身的特点，临床应综合分析，灵活应用。

1. 一般检查

（1）意识和精神状态　意识障碍可根据小儿对外界的声、光、疼痛、语言等刺激反应来判断，其根据轻重程度分为嗜睡、意识模糊、浅昏迷、昏迷等；精神状态要注意有无烦躁、激惹、谵妄、幻觉、抑郁、迟钝、定向力障碍等；小儿行为主要表现在与他人接触的能力，是否有多动、冲动、精神不集中等。

（2）头部　首先要观察头颅的外形及大小，有无外伤、肿物或瘢痕，注意头皮静脉是否怒张。每个小儿需测量头围，头围过小见于脑小畸形、脑萎缩、颅缝早闭，头围过大见于脑积水、慢性硬膜下血肿、巨脑症、某些脑脂质沉积症等，也可能有家长特征。狭而长的"舟状头"见于矢状缝早闭；宽而短的扁平头见于冠状缝早闭；各颅缝均早闭则形成塔头畸形。头颅触诊要注意前囟门的大小和紧张度、颅缝的状况等。生后 6 个月不容易再摸到颅缝，若颅内压增高可使颅缝裂开，叩诊时可呈"破壶音"。

许多神经系统疾病可合并五官的发育畸形，如眼球小、白内障见于先天性风疹或弓形体感染，眼距宽可见于 21- 三体综合征、呆小症，耳大可见于脆性 X 染色体综合征，舌大而厚见于呆小症、黏多糖病等。

（3）脊柱　注意有无畸形、强直、脊柱裂、叩击痛、异常弯曲。注意背部正中线有无色素沉着、小凹陷、成簇毛发，如有，提示可能有隐性脊柱裂，或皮样囊肿或有皮样窦道。

（4）皮肤　许多先天性神经系统疾病合并皮肤损害，应注意有无皮肤色素异常、毛发增生等。如结节性硬化症早期常可见皮肤色素脱失斑、面部血管纤维瘤，神经纤维瘤病可见咖啡牛奶斑，苯丙酮尿症可见皮肤和毛发颜色浅淡，肾上腺脑白质营养不良可出现皮肤和黏膜广泛性色素增多。

2. 颅神经检查

（1）嗅神经　常通过观察小儿对香精、牙膏或薄荷香味等气味的反应来判断。检查时不可用氨水、樟脑等刺激性强的物品。嗅神经损伤常见于先天性节细胞发育不良，或额叶、颅底病变者，有嗅觉障碍时，要排除慢性鼻炎。

（2）视神经　包括视力、视野和眼底。①视力：婴儿生后 4～6 周开始两眼注视，3 个月就能较好地头眼协调，随光亮或色彩鲜明物体移动。可用视觉运动带在小儿眼前拉动，观察有无视动性眼震，如有则说明皮质视觉存在；年幼儿可使其辨认细小物品，或用图画视力表检查；年长儿的视力可用视力表检查。②视野：5～6 个月以上小儿可做此检查。年长儿可用视野计精确检查。视野缺损或缩小见于视网膜、视神经和大脑枕叶视觉中枢的病变。③眼底：主要检查视神经乳头、网膜血管、黄斑部和网膜周边部。检查婴幼儿眼底，必须扩瞳后进行。正常新生儿视盘颜色较白，不可误诊为视神经萎缩。

（3）动眼、滑车及外展神经　三者共同支配眼球运动及瞳孔反射。检查时注意眼球的运动和位置，观察有无眼球震颤、眼肌麻痹、眼球不正常运动。检查瞳孔时，注意其大小、形状、对称性、对光反应和调节反应等。

（4）三叉神经　运动纤维支配咀嚼肌，感觉纤维支配面部痛、触觉。主要检查嚼肌及颞肌的肌力、面部感觉和角膜反射。

（5）面神经　面神经支配除提上睑肌以外的所有面部肌肉。上部面肌受双侧大脑皮层支配，下部面肌仅受对侧支配。检查时主要观察鼻唇沟深浅，哭笑时面部表情，闭眼、皱眉、鼓腮时两侧是否对称。

（6）听神经　检查时观察小儿对声音、语言和耳语的反应，较大儿童可用音叉测验。前庭功能检查可选用旋转或外耳道冷水试验测定，正常时出现眼震，旋转停止后眼震随之消失；前庭神经或脑干病变时则不能引出；前庭器官或前庭神经兴奋性增强时，眼震持续时间延长。

（7）舌咽神经及迷走神经　检查咽部和软腭的运动。舌咽、迷走神经损害时可见吞咽困难、声音嘶哑、咽反射减弱或消失。

（8）副神经　主要支配胸锁乳突肌及斜方肌。通过观察耸肩、转颈运动检查其功能。病变时患侧肩部变低，耸肩、向对侧转头力减弱。

（9）舌下神经　主要观察舌静止状态时的位置，伸舌是否居中，有无舌肌麻痹、萎缩和肌纤维震颤。一侧病变时，舌伸出偏向病灶侧，两侧舌下神经损害时，舌完全不能运动。

3. 运动功能检查

（1）肌容积　检查肢体有无肌萎缩或肌容积增加。

（2）肌力　是指肌肉做主动收缩时的力量。上、下运动神经元麻痹均可有肌力减弱，但在锥体外系统疾病中肌力不减弱。肌力评级可分为 0～5 级。0 级：肌肉无收缩；1 级：可触到或见到肌肉收缩，但未见肢体移动；2 级：肢体有主动运动，但不能抵抗地心引力；3 级：能抵抗地心引力且能主动运动，但不能对抗人为阻力；4 级：能抵抗地心引力运动四肢，且能对抗一定程度的人为阻力；5 级：正常。

（3）肌张力　指安静情况下的肌肉紧张度。医师持患者肢体做屈伸、旋前旋后、内收外展等被动运动，感觉肌肉阻力；握捏被检肌组，注意其紧张度。肌张力增高时阻力增强，见于锥体外系统受损（折刀样肌张力增高）及锥体外系疾病（齿轮样或铅管样强直）；肌张力低下时，肌肉软而松弛，见于下运动神经元性瘫痪、小脑疾患、低血钾及昏迷、严重缺氧、肌病。生后 4～5 个月，小儿四肢屈肌张力较高是正常现象。

（4）共济运动　①指鼻试验：伸直前臂，用食指触鼻尖，先练习 2～3 次，再让患儿闭眼重复同样的动作，观察动作是否稳准。②跟膝胫试验：患儿仰卧，抬高一腿，然后屈膝，将足跟放在另一侧膝部，沿胫骨前缘下滑，观察动作是否准确。③闭目直立试验：患儿双足并拢，如摇摆欲倒，为共济失调的表现。小脑病变时，睁眼或闭眼对共济失调的程度差别不大；前庭器官或深感觉障碍时，共济失调在闭眼时更为显著。

（5）姿势和步态　观察小儿各种运动中姿势有无异常。常见的异常步态包括：双下肢的剪刀式或偏瘫性痉挛性步态，足间距增宽的小脑共济失调步态，高举腿、落足重的感觉性共济失调步态，髋带肌无力的髋部左右摇摆"鸭步"等。

（6）不自主运动　主要见于锥体外系疾病，常表现为舞蹈样运动、扭转痉挛、手足徐动症或一组肌群的抽动等。每遇情绪紧张或进行主动运动时加剧，入睡后消失。

4. 感觉检查　检查要设法取得患儿合作，必要时分数次进行，并注意两侧对比。浅感觉包括痛觉、触觉、温度觉；深感觉包括位置觉、震动觉；皮层感觉是指闭目状态下测试两点鉴别觉，或闭目中用手辨别常用物件的大小、形态、硬度、轻重或数目等。皮肤出现感觉障碍，要注意区别是按脊髓节段还是按周围神经分布。

5. 反射检查

（1）生理反射　正常小儿的生理反射有两种，第一类为终生存在的反射，即浅反射和腱反射；第二类为小儿时期的暂时性反射。生后数月婴儿存在许多暂时性反射。随着年龄增大，各自在一定的年龄期消失。当它们在应出现的时间内不出现，或该消失的时间不消失，或两侧不对称都提示有神经系统异常。正常小儿暂时性反射出现与消失年龄见表 8-1。

表 8-1　正常小儿暂时性反射出现与消失年龄

反射	出现年龄	消失年龄	反射	出现年龄	消失年龄
拥抱反射	初生	3～6 个月	交叉伸展反射	初生	2 个月
吸吮和觅食反射	初生	4～7 个月	侧弯反射	初生	3 个月
掌握持反射	初生	3～4 个月	颈拨正反射	初生	6 个月
颈肢反射	2 个月	6 个月	降落伞反射	9～10 个月	终生

1）浅反射：腹壁反射要到 1 岁才比较容易引出，最初的反应呈弥散性。提睾反射要到出生 4～6 个月才明显。

2）腱反射：从新生儿已可引出肱二头肌、膝和踝反射。腱反射减弱或消失提示神经、肌肉、神经肌肉结合处或小脑疾病。反射亢进和踝阵挛提示上运动神经元疾患。恒定的一侧性反射缺失或亢进有定位意义。

（2）病理反射　包括巴宾斯基（Babinski）征、查多克（Chaddock）征、奥本海姆（Oppenheim）征、戈登（Gordon）征、霍夫曼（Hoffmann）征。检查和判断方法同成人。如 Babinski 征，轻划足底外侧缘，正常时足趾跖屈，若趾背曲，其余四趾呈扇形散开，称为阳性，提示锥体束损害，但也可见于 1 岁半以内的正常小儿及昏迷患者。

6. 其他检查　脑膜刺激征见于脑膜炎、脑炎、蛛网膜下腔出血、各种原因引起的颅内压增高、脑疝等。婴儿囟门及颅骨缝未闭，可以缓解颅内压，脑膜刺激征可能不明显或出现较晚。

（1）颈强直　患儿取仰卧位，下肢伸直，医师用手托其枕部，前屈其颈，正常时无抵抗，若颈部屈曲受阻，下颏不能贴近前胸，即颈强直阳性。

（2）克尼格（Kernig）征　简称克氏征。患儿取仰卧位，一侧下肢髋、膝关节屈曲成直角，然后试伸直其小腿，若有抵抗不能上举伸直，则为阳性。

（3）布鲁津斯基（Brudzinski）征　简称布氏征，患儿取仰卧位，医师以手托其枕部，将头前屈，此时如膝关节有屈曲动作，则为阳性。

三、辅助检查

1. 神经电生理学检查

（1）脑电图（electroencephalography，EEG）　检查大脑皮层神经元电生理功能的一种辅助诊断方法，常用于惊厥、意识障碍、智能低下、精神行为异常、睡眠障碍的鉴别诊断，以及颅内病灶的发现和定位等。对于诊断癫痫、判定癫痫发作类型、发现癫痫发作的诱因及评估治疗效果，脑电图是最敏感、最有价值的辅助检查。

动态脑电图监测，可延长记录时间，提高异常脑电活动的阳性率。视频脑电监测，是将录像技术和脑电图描记结合起来，可同步记录患者的临床表现与脑电活动，有利于疾病诊断。

（2）诱发电位　是神经系统对某种特定的人为刺激所产生的反应性电位。目前应用于临床的有脑干听觉诱发电位、视觉诱发电位、体感诱发电位等。

1）脑干听觉诱发电位：是用耳机发出一定频率和强度的刺激，诱发一系列的电位波形。在儿科常用于筛查听力损伤及昏迷患儿脑干功能评价。

2）视觉诱发电位：是指在一定的视觉刺激下，从枕区头皮记录的皮层反应电位。临床可用于视神经炎和球后视神经炎、多发性硬化、前视路压迫性病变、后视路病变、皮质盲等，以及婴幼儿视敏度、视野、弱视的测定。

3）体感诱发电位：以脉冲电流刺激肢体混合神经，沿体表记录感觉传入通路反应电位，多应用于周围神经损伤及脊髓病变。脊神经根、脊髓和脑内病变者可出现异常。

（3）肌电图（electromyogram，EMG）　常用于检查被测肌肉有无损害和损害的性质，特别有助于原发性肌病与神经源性肌病的鉴别。

2. 神经影像学检查

（1）CT检查　常可用于癫痫、精神运动发育障碍、脑积水、脑脓肿、脑和脊髓先天畸形、围产期的脑疾病等的诊断。

（2）磁共振成像（magnetic resonance imaging，MRI）检查　能三维立体地观察脑的结构，分辨不同组织结构之间的细微变化和早期的病理改变，但对脑内钙化性疾病不敏感，能观察儿童脑白质正常发育过程。

（3）数字减影血管造影（digital subtraction angiography，DSA）检查　是通过计算机程序把血管造影片上的骨和软组织影消除，仅突出血管的一种新的摄影技术。用于脑血管疾病的诊断，也可用于颅内占位疾病的诊断。

（4）颅脑B超（cranial ultrasonography）检查　可无创性实时观察颅内结构性病变，在儿科常用于新生儿及婴儿的头围异常增大、惊厥、先天性畸形、缺氧缺血性脑病、对治疗无反应的脑膜炎等。

3. 脑脊液检查　通过腰椎穿刺取得脑脊液标本，可进行多种项目检测，主要包括外观、压力、常规、生化和病原学等，对神经系统疾病，特别是神经系统感染有重要的诊断和鉴别诊断意义。但对严重颅压增高的患儿，在未有效降低颅压之前，腰椎穿刺有诱发脑疝的危险，应特别谨慎。

小儿脏腑娇嫩，感受外邪，从阳化热，由温及火；同时小儿心神怯弱，邪易深入，内陷心包则见谵语、昏迷；肝气未盛，引动肝风则见抽搐，肝风心火互煽因而易见火热炽盛，筋脉失养的证候，即所谓"心常有余""肝常有余"。现代研究表明，小儿在生长发育中，脑的易损性、末梢神经肌肉刺激阈的降低等多方面因素决定了神经系统在小儿发育、成熟过程中，极易受到各种病因的侵袭，导致以惊厥、意识障碍等为主症的多种神经系统疾病。

第二节 相关疾病

小儿神经系统常见疾病有癫痫、急性细菌性脑膜炎、病毒性脑炎、吉兰 – 巴雷综合征、脑性瘫痪等。

一、癫痫

癫痫（epilepsy）是由多种原因引起的脑部慢性疾患，临床表现为意识、运动、感觉、认知及自主神经功能等方面的障碍。癫痫发作（epileptic seizure）是指脑神经元过度超同步放电引起的一过性症状或体征。两者的含义不同，前者指以反复癫痫发作为主要表现的慢性脑功能障碍性疾病；而后者是一种症状，既可以是癫痫患者的临床表现，又可以出现在其他急性疾病中。

癫痫可发生于任何年龄，60％的患者起源于小儿时期，癫痫的整体患病率为4‰～7‰，儿童的发病率约为成人的十倍。约30％患儿对抗痫药无效，为难治性癫痫。一般认为，男性发病稍多于女性。癫痫常伴心理、行为、精神、认知等功能障碍，严重影响患儿生活质量；其预后与病因、发作类型、发作频率、起病年龄及治疗是否合理等多种因素有关。

中医学认为，癫痫是以突然仆倒，昏不识人，口吐涎沫，两目上视，肢体抽搐，惊掣啼叫，喉中发出异声，片刻即醒，醒后如常人为特征，具有反复发作性特点的一种疾病。本病又称"痫证""痫病""癫痫"，俗称"羊癫风""羊吊风"。

【西医病因、发病机制及病理与中医病因病机】

1. 西医病因、发病机制及病理 根据病因，将癫痫分为三类：①特发性癫痫（原发性癫痫），指脑部未能找到有关的结构变化和代谢异常的癫痫，遗传因素可能起主要作用。②症状性癫痫（继发性癫痫），指由已知病变引起者。③隐源性癫痫，指尚未找到确切病因，但疑为症状性者。引起癫痫的病因很多，可归纳为以下几类。

（1）**遗传因素** 癫痫的遗传易感性，在小儿癫痫病因中起着重要作用，大量研究显示，癫痫包括单基因遗传、多基因遗传和染色体异常等。

（2）**获得性因素** 先天或后天脑损伤可产生异常放电的致癫痫病灶，或降低了癫痫发作阈值，如各种脑发育畸形、先天性代谢病和染色体病引起的脑发育畸形、脑变性和脱髓鞘性疾病、宫内感染、颅内感染、中毒及肿瘤、产伤或脑外伤等。

（3）**诱发因素** 部分癫痫发作可有明显的诱因，如发热、饮酒、过度换气、剥夺睡眠、饥饿或过饱，以及情绪刺激、视觉刺激、听觉刺激、前庭刺激、触觉或本体觉刺激等。另外，女性青春期患儿的月经期可能发作增加。

2. 中医病因病机 主要责于先天因素、痰浊内伏、暴受惊恐、惊风频发、血滞心窍等。

（1）**先天因素** 主要责于胎禀不足、胎产损伤和胎中受惊。如父母体弱多病或素有痫疾，或孕期调护失宜，或早产难产等胎产损伤，或母惊于外、胎感于内，均可致胎儿受损，肾精不足，若有所犯，则气机逆乱，引发癫痫。

（2）痰浊内伏 禀赋不足，或调摄不当，导致脾失健运，聚湿生痰，痰浊内生，痰阻经络，上逆窍道，脏腑气机升降失常，阴阳不相顺接，清阳被蒙，引发癫痫。

（3）暴受惊恐 除先天因素胎中受惊外，尚有后天之惊，小儿神气怯弱，元气未充，尤多痰邪内伏，若乍见异物，卒闻异声，或不慎跌仆，暴受惊恐，可致气机逆乱，痰随气逆，蒙蔽清窍，阻滞经络，而发为癫痫。

（4）惊风频发 外感温热疫毒之邪，化热化火，生风生痰，风火相煽，痰火交结，发为惊风。惊风反复发作，风邪与伏痰相搏，进而阻塞心窍，扰乱神明，横窜经络，因而时发时止，形成癫痫。正如《活幼心书·痫证》言："所谓惊风三发便为痫，即此义也。"

（5）血滞心窍 产时手术损伤，或其他颅脑外伤，均可使血络受损，血溢脉外，瘀血停积，血滞心窍，精神失主，昏不识人，筋脉失养，一时抽搐顿作，发为癫痫。

此外，若癫痫反复发作，病程迁延或失治误治，易致顽痰壅滞，脏腑、气血受损。脾虚则痰伏难祛，阻滞气机，蒙蔽清窍，日久不愈，并见纳呆神疲等症。肾虚则精亏髓空，脑失所养，可引起记忆力、智力、学习能力下降等认知障碍表现。

总之，癫痫的病位在心、肝、脾、肾。痰、瘀为其主要病理因素。

【分类及临床表现】

1. 癫痫发作的分类 2017年国际抗癫痫联盟（ILAE）提出了癫痫发作的新分类体系，以临床发作形式和脑电图特点为基础，描述癫痫发作的具体类型。

2. 不同癫痫发作类型的临床表现

（1）局灶性发作 神经元异常放电起始于一侧大脑的局部区域，临床表现开始仅限于身体的一侧。

根据发作时意识是否清楚，可分为意识清楚的局灶性发作和意识受损的局灶性发作。当发作意识情况未知时，可省略对意识的提及，直接根据起始症状分为运动起始发作和非运动起始发作。"局灶性进展为双侧强直-阵挛"是一种特殊的癫痫发作类型，反映了癫痫发作的传播方式，不是单一的癫痫发作类型。

（2）全身性发作 指发作一开始两侧大脑半球同步放电，发作时常伴意识障碍。

1）强直-阵挛性发作：又称大发作，包括强直期、阵挛期及发作后状态。发作前可有先兆，开始为全身骨骼肌伸肌或屈肌强直性收缩伴意识丧失、呼吸暂停与发绀，发出喘鸣声或尖叫，面色青紫，可有舌咬伤、尿失禁，即强直期；继之全身反复、短促的猛烈屈曲性抽动，口吐白沫，即阵挛期。发作后昏睡，逐渐醒来的过程中可有自动症、头痛、疲乏等发作后状态。

2）强直性发作：发作时全身肌肉强烈收缩伴意识丧失，使患儿固定于某种姿势，如头眼偏斜、双上肢屈曲或伸直、呼吸暂停、角弓反张等，持续5～20秒或更长。

3）阵挛性发作：仅有肢体、躯干或面部肌肉节律性抽动，而无强直成分。

4）肌阵挛发作：局部或全身肌肉突然、短暂、触电样收缩（0.2秒），表现为突然点头、前倾或后仰、两臂突然抬起等，轻者仅感到患儿"抖"了一下，表现重者致跌倒。

5）失张力发作：肌张力突然丧失，不能维持正常姿势，只有在立位或坐位时才能发现，可见头下垂、下颌松弛，或肢体的下垂。若全身肌张力丧失，则摔倒。

6）失神发作：突然发病，表现意识丧失，正在进行的活动停止，两目凝视前方或上视，一般不跌倒，大多持续 5 ～ 10 秒，极少超过 30 秒钟，过后意识很快恢复正常，其发作频繁，每日数次至数十次。对发作不能回忆，过度换气可诱发发作。

3. 小儿常见的几种癫痫综合征　临床研究发现，有些患儿的临床特征及脑电图表现有共性，而且在发病年龄及转归方面也有一定的规律性。因此总结出了多种癫痫综合征，如小儿良性癫痫伴中央 – 额区棘波、儿童失神癫痫、婴儿痉挛症、林 – 戈综合征（Lennox–Gastaut syndrome）、全面性癫痫伴热性惊厥附加症等。

（1）伴中央 – 颞区棘波的小儿良性癫痫　占小儿癫痫 15% ～ 20%，发病年龄 2 ～ 14 岁，以 8 ～ 9 岁最多，男孩略多于女孩，常有家族癫痫病史。发作与睡眠关系密切，多在入睡后不久或清晨要醒时发作。发作类型为局灶性发作，初起表现为口、咽部和一侧面部抽动、唾液增多、喉头发声等口面部症状，意识清楚，部分患儿可泛化成大发作而意识丧失。大多数智力发育正常，预后良好，多在 16 岁前停止发作，少数变异型，对认知功能产生一定影响。

（2）儿童失神癫痫　3 ～ 13 岁起病，5 ～ 9 岁高峰，女孩多于男孩，有明显遗传倾向。表现为频繁的失神发作，持续数秒，不超过 30 秒，不跌倒。典型脑电图为双侧同步的全部性 3Hz 棘 – 慢波。该病易于控制，预后良好。

（3）婴儿痉挛症　主要特点为婴儿期（多在 1 岁）起病，频繁的强直痉挛发作，高峰失律脑电图和智力发育障碍。本病 90% 以上在 1 岁以内发病，4 ～ 8 个月最多。临床表现为屈肌型痉挛、伸肌型痉挛和混合型痉挛。屈肌型痉挛较多见，呈两臂前举内收，头和躯干前屈，全身屈曲如虾状。伸肌型痉挛较少，呈头后仰，两臂向后伸展。痉挛多成串发作，可连续十余次甚至数十次。思睡或刚醒时容易发生。脑电图表现高峰失律（持续不对称、不同步的高幅慢波，杂以尖波、棘波或多棘波，节律紊乱）。预后不良，常合并有严重智力低下和运动发育落后，部分患儿可转为 Lennox–Gastaut 综合征。

（4）Lennox–Gastaut 综合征　2 ～ 8 岁起病，3 ～ 5 岁多见。临床表现为频繁的、形式多样的癫痫发作，其中强直发作最常见，亦最难控制；其次，有不典型失神发作、失张力发作、肌阵挛发作等。发作频繁，常有癫痫持续状态。发作期间脑电图背景活动变慢，清醒时有 1.5 ～ 2.5Hz 慢棘慢波。患儿大多伴有智力和运动发育落后，治疗困难，预后不良，病死率 4% ～ 7%，是儿童期常见的一种难治性癫痫综合征。

（5）全面性癫痫伴热性惊厥附加症　热性惊厥家族史的儿童，6 岁之后仍有频繁的热性惊厥，或者出现不伴发热的全面性强直阵挛发作，为热性惊厥附加症，属常染色体显性遗传，预后良好，大多 25 岁前或儿童后期停止发作。

4. 癫痫持续状态　指癫痫发作持续 30 分钟以上；或反复发作而发作间期意识不能恢复超过 30 分钟以上者。突然停药、药物中毒、更换药物不当或感染高热等是癫痫持续状态的常见诱因。

【辅助检查】

1. 脑电图检查　对癫痫的诊断和分型具有重要价值。发作间期脑电图有癫痫样放电支持癫痫的诊断。癫痫波形包括棘波、尖波、棘慢波、尖慢波、多棘慢波和突出于正常背景的阵发性高幅慢波等。由于部分类型的癫痫在入睡时异常放电明显增多，因此脑电图描述应包括清醒和睡眠的图形。

2. 长程监测脑电图检查　包括 24 小时便携式脑电图监测和录像脑电图监测。前者可延长记录时间，并能记录完整的自然睡眠 – 觉醒周期，明显提高癫痫患者脑电图的阳性率；后者在记录脑电图的同时进行同步录像，可帮助分析发作时的症状表现与脑电图的关系，有利于发作性质的鉴别和癫痫发作类型的判断。

3. 神经影像学检查　此项检查的主要目的是寻找癫痫病因，尤其有局灶性症状和体征者。相关检查包括 CT、磁共振成像技术（MRI）、单光子发射性 CT（SPECT）及正电子发射性 CT（PET）等。CT 最易发现脑内钙化灶；MRI 组织对比度高，血管病变诊断能力强，对发现颞叶癫痫的海马硬化、神经系统变形和发育畸形有较大价值，常需要 1.5 岁后头颅 MRI 才能发现小的局灶皮层发育不良；PET 和 SPECT 从神经元代谢及血流灌注方面反映脑功能的变化。

【诊断与鉴别诊断】

1. 诊断　主要包括病史、体格检查、脑电图检查、神经影像学检查等。病史、脑电图检查是诊断小儿癫痫的主要依据，临床必须详细询问病史，了解发作时症状、发作持续时间、发作频率、有无先兆和诱因、发作后情况及发作规律等，结合脑电图进行综合分析。值得注意的是，部分癫痫患儿发作期间脑电图检查正常，因此，不可因一两次脑电图正常而除外癫痫。体检、神经影像学检查有利于分析病因、发现病灶，必要时可进行代谢病筛查及脑脊液、染色体、血生化等检查。

既往可有宫内窘迫、早产难产、产伤、缺氧窒息等围产期脑损伤病史，新生儿惊厥史，热性惊厥史，中枢神经系统感染，脑肿瘤和脑外伤，颅内出血，精神运动发育迟滞，中毒史，神经皮肤综合征，遗传代谢病等病史。家族中可有癫痫、热性惊厥、偏头痛、睡眠障碍、遗传代谢性疾病等病史。

2. 鉴别诊断

（1）晕厥　常见于年长儿，多有晕厥家族史。因一过性脑血流灌注不足而引起，往往发生于直立性低血压、劳累、情绪激动、闷热、阵发性心律失常等，发作时先有出汗、面色苍白、视物模糊，继之逐渐意识障碍，全身肌张力丧失，严重者可见惊厥发作，发作中少有躯体损伤，一般无二便失禁，持续数分钟很快恢复，无发作后有嗜睡及神经系统体征，脑电图正常或有非特异性慢波。

（2）屏气发作　见于 6 个月～6 岁小儿，高发年龄为 6～18 个月。发作多有诱因，如恐惧、生气等。发作时先大哭，随之呼吸暂停，面色青紫，重者意识丧失、躯体强直或抽动，或苍白，失张力，心率减慢，持续 1～3 分钟缓解。与癫痫比较，屏气发作有明显的诱因，发作期及发作间期脑电图无癫痫波形，临床无须药物治疗，但应注意心理卫生，合理教养。

（3）抽动障碍 常表现为一组肌群短暂性抽动，如眨眼、头部抽动、耸肩、腹肌抽动、踢腿、跳跃等；并可能突然含糊不清的嗓音。患儿能有意识地暂时控制其发作，睡眠中消失，情绪紧张又导致发作加重，脑电图不会有癫痫样放电。

【治疗】

首先应强调以患者为中心，在控制癫痫发作的同时，尽可能减少不良反应，并且应强调从治疗开始就关注患儿远期整体预后，即最佳有效性和最大安全性的平衡。宜采用以抗癫痫药物治疗为主的综合疗法，完全或大部分控制发作，去除病因。强调早期、长期规律用药，用药剂量个体化，定期复诊。对于发作间期较长、病情较轻的患儿，以及西药治疗效果不佳，以及不能耐受抗癫痫西药的患儿，可考虑采用中医辨证论治为主的综合疗法。

癫痫的治疗，宜分标本虚实，实证以治标为主，着重豁痰、息风、顺气、定痫或镇惊、活血；虚证重在治本，以益肾填精为主，亦可辨证治以健脾益气或滋补肝肾。癫痫发作基本控制后，可将抗癫痫中药汤剂改为丸剂、散剂或糖浆剂，服用较为方便，易于长期用药。癫痫患儿的良好长程管理，需要医师、家长、患儿，以及学校、社会的共同努力。

1. 西医治疗

（1）抗癫痫药物选择 抗癫痫药的选择主要取决于发作类型。根据药效顺序，各发作类型选药见表8-2。

表8-2 不同癫痫发作类型的药物选择

发作类型	药物选择
单纯局灶性发作	卡马西平、丙戊酸钠、苯巴比妥、苯妥英钠、托吡酯
复杂局灶性发作	卡马西平、奥卡西平、苯巴比妥、苯妥英钠、扑痫酮
强直-阵挛性发作	丙戊酸钠、苯巴比妥、卡马西平、苯妥英钠、托吡酯
失神发作	丙戊酸钠、拉莫三嗪、乙琥胺、氯硝西泮
肌阵挛、失张力发作	丙戊酸钠、氯硝西泮、托吡酯、拉莫三嗪、乙琥胺
强直发作	卡马西平、苯巴比妥、丙戊酸钠、拉莫三嗪
婴儿痉挛症	促肾上腺皮质释放激素、硝西泮、氯硝西泮、丙戊酸钠
Lennox-Gastaut综合征	丙戊酸钠、氯硝西泮、拉莫三嗪、托吡酯、促肾上腺皮质激素

根据病情需要调整用药方案时，应保证两药交替之间的过渡期（2～4周）。一般认为，在发作控制后仍应服药2～5年（如遇青春期则再延长1～2年），又经6～12个月逐渐减量后，方可考虑停药。切忌漏服、骤停及骤减抗癫痫药物，以防病情反复，甚至加重癫痫发作。定期检测血常规和肝、肾功能，有条件可检测血药浓度。

（2）癫痫持续状态的治疗

1）快速控制发作：首选苯二氮䓬类药物，如地西泮、劳拉西泮或氯硝西泮。地西泮每次用量 0.3 ~ 0.5mg/kg，一次不超过 10mg（婴幼儿 ≤ 2mg），静脉注入速度每分钟 1mg，大多 5 分钟内生效。必要时 30 分钟至 1 小时可重复使用 1 次，24 小时内可用 2 ~ 4 次。静脉注射过程中注意观察是否有呼吸抑制。

2）支持治疗：保持呼吸通畅，吸氧；维持生命功能，保护脑和其他重要脏器功能，防治并发症。发作停止后，给予抗癫痫药物以防再发。

2. 中医治疗

（1）辨证论治　癫痫辨证重在进行惊、风、痰、瘀等病理因素的辨别，临床应根据病史、发作诱因及症状表现综合分析。治疗以豁痰祛瘀、镇惊息风为主。惊痫者宜镇惊安神，风痫者宜息风定痫，痰痫者宜涤痰开窍，瘀痫者宜活血通窍。若虚中夹实，则攻补兼施。对于反复发作、单纯中药治疗效果欠佳者，可配合使用针灸等综合疗法；伴认知损害者，应注重抗痫与益智并举。

1）惊痫

证候：起病前常有惊吓史，发作时惊叫，吐舌，急啼，神志恍惚，面色时红时白，惊惕不安，如人将捕之状，四肢抽搐，夜卧不宁，舌淡红，苔白，脉弦滑，乍大乍小，或指纹色青。

辨证：本证多有惊吓或较强的精神刺激史。临床以平素胆小易惊，烦躁易怒，发作时惊叫急啼，精神恐惧，四肢抽搐为特征。

治法：镇惊安神。

方药：镇惊丸加减。抽搐明显者，加全蝎、蜈蚣、僵蚕、白芍息风止痉；夜卧不安者，加磁石、琥珀（冲服）；头痛者，加菊花、石决明（先煎）、川芎。

2）风痫

证候：发作时突然仆倒，神志丧失，继而抽搐，颈项及全身强直，两目窜视，牙关紧闭，口吐白沫，口唇及面部色青，舌苔白，脉弦滑，或指纹浮。

辨证：本证多由惊风反复发作变化而来。临床以发作时肢体抽搐明显，常伴有神志不清，口吐白沫，口唇色青为特征。发作时间较长者，可危及生命。

治法：息风定痫。

方药：定痫丸加减。抽搐频繁者，加磁石（先煎）平肝息风；大便秘结者，加大黄（后下）通便泄热；烦躁不安、心火偏盛者，加黄连、栀子、竹叶清心降火。久治不愈，出现肝肾阴虚、虚风内动之象者，加白芍、甘草、当归、生地黄柔肝止痉。

3）痰痫

证候：发作时痰涎壅盛，喉间痰鸣，瞪目直视，神志恍惚，或为失神，或仆倒于地，手足抽搐不甚明显，肢体麻木、疼痛，骤发骤止。平素面色少华，口黏多痰，胸闷呕恶，可伴有智力低下、神识呆滞，舌苔白腻，脉滑。

辨证：本证为痰气逆乱，扰腑阻络所致。临床以发作时抽搐症状较轻，而神识被蒙症状明显，或仅见头痛、腹痛、肢体麻木疼痛症状为特征。若见精神狂躁者多为痰郁化火，痰火上扰所致。

治法：涤痰开窍。

方药：涤痰汤加减。点头、发作频繁者，加天竺黄、琥珀（冲服）、莲子心清热豁痰；头痛者，加菊花、苦丁茶疏风清热；抽搐较甚者，加僵蚕、天麻息风止痉；痰涎壅盛者，加白金丸祛痰解郁。若痰阻气滞，主要表现反复腹痛、头痛，或恶心呕吐，精神抑郁或烦躁多汗，大便不调，宜用疏肝理脾汤合二陈汤加减，顺气豁痰，柔肝止痛。痰火上扰，发作时神志不清，精神异常，或幻视幻听，平素性情急躁，大便干结者，宜用泻青丸合礞石滚痰丸加减，清肝泻火，化痰开窍。

4）瘀痫

证候：常有产伤或颅脑外伤史，发作时间有周期性。发作时头晕眩仆，神识不清，四肢抽搐，抽搐部位较为固定，或头部刺痛、痛有定处，或肢体麻木，消瘦，大便干硬如羊屎，舌紫暗或少苔，或见瘀点，脉涩，或指纹沉滞。

辨证：本证有明显的产伤或脑外伤病史。临床以每次发作的部位、症状大致相同，发作的时间呈一定周期性，有瘀血留滞症状为特征。年长女孩的发作，可与月经周期有关，一般在行经前或经期血量少时易于发作。

治法：活血化瘀，通窍息风。

方药：通窍活血汤加减。抽搐较重者，加全蝎、地龙通络止痉；血瘀伤阴者，加生地黄、白芍、当归养阴活血；头痛剧烈，皮肤枯燥色紫者，加阿胶（烊化）、丹参、五灵脂；大便秘结者，加火麻仁、芦荟。

5）脾虚痰盛

证候：癫痫发作频繁或反复发作，神疲乏力，少气懒言，面色无华，时作眩晕，食欲欠佳，大便稀薄，舌质淡，苔薄腻，脉濡缓。

辨证：本证以癫痫反复发作，伴见脾胃虚弱证候为临床特征。

治法：健脾化痰。

方药：六君子汤加味。大便稀薄者，加山药、白扁豆、藿香、炮姜健脾燥湿；纳呆食少者，加山楂、神曲、砂仁、枳壳醒脾开胃。癫痫反复发作，经久不愈，损伤气阴，偏于气虚者，重用太子参、白术健脾益气；偏于阴虚者，加用生地黄、龟甲、黄精滋阴补肾；气阴两伤者，加服河车八味丸补气养阴。

6）脾肾两虚

证候：发病年久，屡发不止，瘛疭抖动，时有眩晕，智力迟钝，腰膝酸软，神疲乏力，少气懒言，四肢不温，睡眠不宁，大便稀溏，舌淡红，苔白，脉沉细无力，或指纹淡红。

辨证：本证以发作性瘛疭、抖动，伴智能发育迟滞为临床特征。

治法：补益脾肾。

方药：河车八味丸加减。抽搐频繁者，加鳖甲、白芍滋阴潜阳息风；智力迟钝者，加益智仁、石菖蒲补肾开窍。

（2）中成药疗法

1）医痫丸：适用于风痫、惊痫、痰痫。每次1～2丸，每日2次，口服。

2）琥珀抱龙丸：适用于惊痫、风痫、痰痫。每次1丸，每日2次，口服，薄荷汤或温开水送服。

3）蛇胆陈皮散：适用于痰痫、风痫。每次 0.3 ～ 0.6g，每日 2 次，口服，温开水送服，遇热水则失效。

4）礞石滚痰丸：适用于痰痫、惊痫、风痫。每服 1 ～ 2 瓶（每瓶 6g），每日 1 次，口服。

（3）针灸疗法

主穴：人中、太冲、百会、风池、内关、足三里。人中、太冲用泻法，百会、风池、内关用平补平泻法，足三里用补法。留针 30 分钟，每 10 分钟行针 1 次。每日针刺 1 次，8 日为 1 个疗程，休息 2 日后可进行第 2 个疗程。

配穴：风痫者，加风府、风门；瘀痫者，加三阴交；痰痫者，配丰隆；惊痫者，加神门。痫证昼发者，加申脉；夜发者，加照海。癫痫持续状态选内关、人中、涌泉，用强刺激法。可配合电针治疗。发作期取穴人中、十二井（或十宣）、内关、涌泉，用泻法；发作后取穴大椎、神门、心俞、丰隆、合谷，平补平泻法。

耳针：取脑点、神门、心、脑干、皮质下、肝、肾，每次 2 ～ 4 穴，强刺激，留针 20 ～ 30 分钟。

化脓灸法：取大椎、肾俞、足三里、丰隆、间使、腰奇等穴。每次选 1 ～ 2 个穴位，隔 30 日灸 1 次，4 次为 1 个疗程。以上各穴可交替使用。

（4）推拿疗法　分阴阳，推三关，退六腑，推补脾土，推肺经天门入虎口，运八卦，赤凤摇头，揉中渚，掐总筋，掐揉行间，掐揉昆仑。

（5）其他疗法

1）敷贴疗法：将生吴茱萸研末，加冰片少许，用凡士林调制成膏，以膏敷贴穴位。风痫取神阙穴，痰痫取脾俞穴，惊痫取肝俞穴，其他痫证取神阙穴并加肝俞或脾俞。在此基础上随症加穴，如痰多加膻中，热重加大椎，

2）埋线疗法：常用穴：大椎、腰奇、鸠尾。备用穴：翳风。每次选用 2 ～ 3 穴，埋入医用羊肠线，隔 20 日 1 次，常用穴和备用穴轮换使用。

【预防与调护】

1. 孕期保持心情舒畅，避免精神刺激；防受惊恐，避免跌仆或撞击腹部；定期进行产检，避免感染疾病、营养缺乏、特殊药物等因素对胎儿的不良影响。

2. 对能引起智力低下、癫痫的遗传代谢病进行产前诊断，必要时终止妊娠。

3. 避免产伤、分娩窒息、颅内感染、颅脑外伤、颅内出血等不良因素。

4. 避免和控制发作诱因，如高热、紧张、劳累、惊吓、饥饱无度、长时间玩电子游戏、不良的声和光刺激等。积极治疗惊风诸疾，防止后遗症。嘱咐患儿不要到火边、水边玩耍，或持用刀剪锐器，以免发生意外。

5. 不宜吃兴奋性食物如巧克力等，忌食牛肉、羊肉、鸽肉、狗肉等动风之物及生冷油腻等聚湿生痰之品。

6. 平时注重与患儿以多种方式沟通，满足其感情需要，唤起与疾病斗争的信心。加强心理调适，树立患儿及家长的信心，恢复患儿对环境的正常适应性。

7. 发现前驱症状时，迅速让其平卧，并清除周围带损伤性的物品。抽搐时，切勿强力制止，以免扭伤筋骨或造成骨折；使患儿保持侧卧位，解开颈部衣扣，用纱布包裹压舌板放在上下牙齿之间，以免咬伤舌头或发生窒息；及时清除呼吸道异物，保持呼吸道通畅。抽搐后，患儿常疲乏昏睡，应保证休息，避免噪声。

二、急性细菌性脑膜炎

急性细菌性脑膜炎又称化脓性脑膜炎（purulent meningitis），简称化脑，是化脓性细菌引起以脑膜炎症为主的中枢神经系统感染性疾病，多发于 5 岁，尤其是 1 岁以下小儿，临床表现以急性发热、惊厥、意识障碍、颅内压增高和脑膜刺激征及脑脊液脓性改变为特征。随着预防、诊疗技术和抗生素的合理使用，本病的病死率已由 50%～90% 降至 5%～15%，约 1/3 患儿留有后遗症，因此仍是小儿严重感染性疾病之一。本病属中医学"温病""惊风""痉病"等范畴。

【西医病因、发病机制及病理与中医病因病机】

1. 西医病因、发病机制及病理

（1）病因　化脓性脑膜炎的常见致病菌随年龄而异，主要有脑膜炎球菌、肺炎链球菌、B 族溶血性链球菌和大肠埃希菌等。小于 3 月龄的婴儿以革兰氏阴性杆菌（大肠埃希菌和铜绿假单胞菌等）和金黄色葡萄球菌为多见；3 月龄～ 3 岁婴幼儿以流感嗜血杆菌、肺炎链球菌和脑膜炎双球菌多见；学龄前和学龄前儿童以脑膜炎双球菌、肺炎链球菌、流感嗜血杆菌和金黄色葡萄球菌为主；免疫功能低下的患儿更易发生感染。

（2）发病机制　病菌可通过多种途径侵入脑膜，其中最常见的是通过血行播散至脑膜。病菌大多由上呼吸道入侵血流，新生儿的皮肤、胃肠道黏膜、脐部亦为感染入侵门户。少数情况下，病菌可以通过直接蔓延，如颅骨骨折、皮肤窦道等导致外界与颅腔间存在直接通道，以及邻近组织器官感染扩散等方式，引起化脓性炎症。

（3）病理　以软脑膜、蛛网膜和表层脑组织为主的炎症反应，表现为广泛性血管充血、大量中性粒细胞浸润和纤维蛋白渗出，伴有弥漫性血管源性和细胞毒性脑水肿。在早期或轻型病例，炎症渗出物主要在大脑顶部表面，逐渐蔓延至大脑基底部和脊髓表面。严重者可有血管壁坏死和灶性出血，或发生闭塞性小血管炎而致灶性脑梗死。

2. 中医病因病机　热毒之邪侵袭为发病外因，机体正气不足为发病内因，病位主要在脑，脑为元神之腑，然心主神明，肝主疏泄，调畅气血以上行充养脑腑，故本病亦与心、肝关系密切。发病机理为正气亏虚，无力御邪，热毒循经上犯脑窍，热毒壅结，腐化成脓，发为本病。急性期先有实热积蕴，如内热积蕴、食积内停，或阴虚火旺，或湿热蕴结等内因，然后招致外来的风温热毒或湿热邪毒，外邪与内在的实热、阴虚、湿热相合，温热或湿热化毒，毒犯脑窍，毒腐成脓而发病。恢复期若风息、热清、毒消、痰化、湿去，则逐渐向愈；若风、热、毒、痰、湿、瘀邪留恋，正气不复，气阴亏虚，肝肾受损，经脉失养，窍道闭塞，可成邪恋正虚，留下遗病。

【临床表现】

本病一年四季均可发生，其中肺炎链球菌以冬、春两季多见，脑膜炎球菌和流感嗜血杆菌以春、秋两季多见。本病大多为暴发性或急性起病，病前常有胃肠道或上呼吸道感染病史。脑膜炎球菌和流感嗜血杆菌引发的急性细菌性脑膜炎有时可伴见关节痛。急性细菌性脑膜炎的典型临床表现如下。

1. 感染中毒及急性脑功能障碍症状　发热、烦躁不安、进行性加重的意识障碍。随着病情不断加重，可逐渐从精神萎靡、嗜睡、昏睡、昏迷到深度昏迷。有 1/3 的患儿会出现反复的全身或局部的惊厥发作。脑膜炎双球菌感染时常有皮肤淤点、淤斑，甚至出现休克的情况。

2. 颅内压增高症状　剧烈头痛、喷射性呕吐，婴儿有前囟饱满与张力增高、头围增大等。出现呼吸不规则、突然意识障碍加重或瞳孔不等大时提示脑疝。

3. 脑膜刺激征　为脑膜炎的特征性表现，包括颈强直、克尼格征及布鲁斯基征阳性，以颈强直最为常见。

4. 其他　3 月龄以内的幼婴和新生儿，以及经过不正规抗生素治疗后的急性细菌性脑膜炎临床表现多不典型，其体温可升高、正常或体温不升，颅内压增高表现不明显，惊厥可不典型，脑膜刺激征不明显，可仅表现为吐奶、尖叫、颅缝分离、呼吸暂停、心率慢、发绀、昏迷等症状。

【并发症】

1. 硬脑膜下积液　多见于 1 岁以内的肺炎链球菌和流感嗜血杆菌脑膜炎患儿。凡经化脓性脑膜炎有效治疗 48～72 小时后，脑脊液有好转，但体温不降，或热退后复升；或一般症状好转后又出现进行性前囟饱满、颅缝分离、头围增大、呕吐、惊厥、意识障碍等症状，首先应怀疑本症的可能性。颅骨透照、头颅 B 超或 CT 检查有助于诊断。经前囟硬膜下穿刺可明确诊断，同时也达到治疗目的。正常小儿硬膜下腔液体小于 2mL，蛋白质定量在 0.4g/L 以下。并发硬脑膜下积液可见液体量增多，蛋白质含量增加，涂片可找到细菌。

2. 脑室管膜炎　多见于诊断治疗不及时的革兰氏阴性杆菌感染引起的新生儿或婴儿脑膜炎。临床往往出现治疗中发热不退、惊厥频繁、呼吸衰竭，CT 检查有明显脑室扩大，侧脑室穿刺检查脑脊液可确诊。治疗大多困难，病死率和致残率高。

3. 抗利尿激素异常分泌综合征　因炎症累及下丘脑或垂体后叶，导致抗利尿激素过量分泌，引起稀释性低钠血症。由于脑水肿加重，临床表现惊厥和意识障碍加重。

4. 脑积水　多见于新生儿及婴儿，由炎症渗出物阻碍脑脊液循环所致。严重患儿头围进行性增大，骨缝分离，前囟扩大而饱满，头皮静脉扩张，头颅破壶音，晚期出现落日眼、进行性智力减退和其他神经功能减退。

5. 其他　炎症波及视神经和听神经可导致失明和耳聋，脑实质受累可导致继发脑性瘫痪、癫痫等。

【辅助检查】

1. 血常规检查　外周血常规提示白细胞计数及中性粒细胞计数明显升高，可达（20～40）×10^9/L，中性粒细胞占 80%～90%，但感染严重或不规则治疗者，有可能出现白细胞减少，血 C 反应蛋白及降钙素原增高。

2.脑脊液检查 脑脊液检查是临床诊断急性细菌性脑膜炎的主要依据。对有疑似严重颅内压增高表现的患儿，在未有效降低颅内压之前，腰椎穿刺有诱发脑疝的危险，应特别谨慎。建议在条件允许的情况下，先做头颅影像学检查，若条件不允许，应该先静脉输注甘露醇降颅压，再谨慎地进行腰椎穿刺。典型者脑脊液外观浑浊似米汤样、压力增高；白细胞计数显著增多，≥ $1000 \times 10^6/L$，但有20%的病例的白细胞计数可能在 $250 \times 10^6/L$ 以下，分类以中性粒细胞为主。蛋白质含量显著增高，> $1g/L$；糖含量常有明显降低，可低至 $0.5mmol/L$ 以下，甚至为0。氯化物含量亦下降。脑脊液中 pH 值降低，乳酸、乳酸脱氢酶、溶菌酶的含量，以及免疫球蛋白 IgG 和 IgM 均明显增高。

早期确认致病菌，对明确诊断和指导治疗均有重要意义。因此在做脑脊液常规的同时，必须涂片及培养。脑脊液涂片找菌是早期明确致病菌的重要方法。对细菌培养阳性者，应做药物敏感试验。利用多种免疫学方法检测脑脊液中致病菌的特异性抗原，对诊断有参考价值。

3.影像学检查 疾病早期 CT 检查正常，有神经系统并发症时可见脑室扩大、脑沟增宽、脑肿胀、脑室移位等异常表现。室管膜炎时，脑室周围显示低密度异常，注射造影剂后更为突出。硬膜下积液及脑脓肿通过 CT 或 MRI 扫描，均易被识别。

4.其他检查

（1）早期血培养 对所有疑似化脓性脑膜炎的病例均应做血培养，以寻找致病菌。

（2）皮肤淤斑、淤点涂片 是发现脑膜炎双球菌重要而简便的方法。

【诊断及鉴别诊断】

1.诊断 早期诊断和治疗非常重要。凡急性发热起病，并伴有反复惊厥、意识障碍或颅内压增高表现的婴幼儿，应及时进行脑脊液检查，以明确诊断。但对有明显颅内压增高者，应先适当降低颅内压后再行腰椎穿刺，以防发生脑疝。

2.鉴别诊断

（1）结核性脑膜炎 结核性脑膜炎呈亚急性起病，不规则发热1～2周才出现脑膜刺激征、惊厥或意识障碍等表现，或于昏迷前先有脑神经或肢体麻痹。具有结核接触史、结核菌素试验阳性或肺部等其他部位结核病灶者支持结核诊断。脑脊液外观呈毛玻璃样、白细胞计数多< $500 \times 10^6/L$，分类以淋巴细胞为主，糖及氯化物明显减低，蛋白质增高达1～3g/L，薄膜涂片抗酸染色和结核菌培养可帮助诊断。

（2）病毒性脑膜炎 临床表现与急性细菌性脑膜炎相似，全身感染中毒及神经系统症状较轻，病程自限、大多不超过2周。脑脊液较清亮，白细胞计数为0至数百（$\times 10^6/L$），分类以淋巴细胞为主，蛋白轻度增高，糖、氯化物正常，细菌学检查为阴性，脑脊液中病毒特异性抗体和病毒分离有助于明确诊断。

（3）隐球菌性脑膜炎 临床和脑脊液改变与结核性脑膜炎相似，但病情进展可能更缓慢，头痛等颅压增高表现更持续和严重。诊断有赖脑脊液涂片墨汁染色和培养找到致病真菌。

（4）其他 有时在疾病的早期，婴幼儿或经过部分治疗的化脓性脑膜炎患者，其脑脊液的改变不典型，给诊断带来困难，常需反复多次进行脑脊液检查以明确诊断。近年来用免疫荧光抗体染色法、对流免疫电泳测定抗原、乳胶凝集试验、放射免疫及酶联免疫吸附试验（ELISA）等方法有助于快速诊断。

【治疗】

化脓性脑膜炎是儿科急症，任何不应有的延缓治疗或不恰当用药对预后均有不良影响，因此宜尽早采用有效抗生素治疗。中医治疗以清热解毒、消痈排脓为原则。后期邪恋正则发挥中医药的优势，并可配合针灸、推拿等疗法。

1.西医治疗

（1）抗生素治疗　及早合理使用有效的抗生素是治疗急性细菌性脑膜炎的关键，应选择对病菌敏感且能较高浓度透过血脑屏障的药物。急性期要静脉给药，用药早、足量、足疗程。

1）病菌未明确的初始治疗。对于脑脊液检查已经完成，而细菌尚未确定的临床诊断为细菌性脑膜炎的患儿，包括院外不规律治疗者，应该先采用覆盖最可能病菌的经验性抗生素治疗。对于生后2～3周的早期新生儿，推荐氨苄西林加头孢噻肟；对于晚期新生儿，推荐万古霉素加头孢噻肟或头孢他啶；对于出生后1个月以上的患儿，推荐万古霉素加一种三代头孢霉素（头孢曲松或者头孢噻肟）为初始治疗方案。对于存在穿通伤、神经外科手术后或脑脊液分流术后等基础疾病因素的细菌性脑膜炎，推荐万古霉素加头孢他啶或头孢吡肟或美罗培南。对于基底性骨折的患者，推荐万古霉素加头孢曲松或头孢噻肟。常用抗生素剂量：氨苄西林200mg/（kg·d）、头孢曲松（ceftriaxone）80～100mg/（kg·d）、头孢他啶100～150mg/（kg·d）、头孢噻肟（cefotaxime）200～300mg/（kg·d）、万古霉素（vancomycin）60mg/（kg·d）（分成每6小时1次）、美罗培南80～120mg/（kg·d）（分成每8小时1次）。

2）病菌明确后，应参照药物敏感试验结果选择抗生素。流感嗜血杆菌脑膜炎：对氨苄西林敏感者可继续应用，耐药者可用第三代头孢菌素联合美罗培南120mg/（kg·d），疗程10～14天。肺炎链球菌脑膜炎：多对青霉素耐药，应按病菌未明确方案选药。脑膜炎球菌：目前大多对青霉素仍然敏感，故首先选用，但耐药者需选用第三代头孢菌素，疗程7天。金黄色葡萄球菌脑膜炎，应参照药敏试验选用萘夫西林、万古霉素或利福平等，疗程21天以上。革兰氏阴性杆菌除应用第三代头孢菌素外，可加用氨苄西林或美罗培南。

3）抗生素疗程：肺炎链球菌、流感嗜血杆菌疗程10～14天；脑膜炎球菌疗程7天；金黄色葡萄球菌、革兰氏阴性杆菌疗程应在21天以上；若有并发症，应适当延长。

4）其他：经抗生素治疗72小时后，体温和一般情况无改善者，应注意抗生素选择是否适当；或密切观察是否存在并发症。

（2）肾上腺皮质激素的应用　抗生素迅速杀灭致病菌后，内毒素释放尤为严重，此时配合使用肾上腺皮质激素不仅可抑制炎性因子的产生，还可减轻脑水肿和颅内高压。急性细菌性脑膜炎患儿在抗菌治疗的同时必须使用肾上腺皮质激素，以减轻炎症反应和中毒症状，降低颅内压，改善脑代谢，从而降低病死率，减少后遗症。常用地塞米松，0.2～0.6mg/（kg·d），分4次静脉注射，一般连用2～3天，过长使用并无益处。

（3）对症支持治疗 ①严密观察生命体征，维持水和电解质平衡。②及时处理高热、惊厥、感染性休克等。③及时使用脱水剂，降低颅内高压，防止发生脑疝。

（4）并发症治疗 ①硬膜下积液：积液少的患儿，多在 1～2 个月自行吸收；积液量大时应穿刺放液，每次、每侧放液量不超 15mL。若硬膜下积脓要时进行局部冲洗，并根据病菌注入相应的抗生素。②脑室管膜炎：侧脑室穿刺引流，并可经脑室注入抗生素。③脑积水：主要依赖手术治疗。

2. 中医治疗

（1）辨证论治 病之初起邪在卫分者，治以辛凉解表，清气泄热；病之极期气营两燔者，则须清气凉营，泻火解毒；病情深重，脓毒积脑者，治以泻火解毒，祛瘀开窍；病程迁延，耗气伤阴者，治以益气养阴，托脓解毒。

1）邪在卫气

证候：在原有上呼吸道感染、肺炎、中耳炎等疾病的基础，出现发热，头痛项强，或伴恶心呕吐，舌质红，苔薄黄，脉浮数或数。

辨证：本证多有原发性疾病史。临床以发热头痛和颈项强直为特征。

治法：辛凉解表，清气泄热。

方药：银翘散合白虎汤加减。呕吐明显者，加竹茹、半夏降逆止呕；里热炽盛者，重用生石膏，加黄芩、野菊花清热解毒；头痛剧烈者，加菊花、钩藤、蔓荆子疏风止痛。

2）气营两燔

证候：高热持续，头痛剧烈，项强，反复呕吐，口渴唇干，或烦躁谵语，前囟凸起，四肢抽搐，大便干结，小便黄赤，舌红，苔黄，脉弦数。

辨证：本证以持续高热，剧烈头痛，项强呕吐，或谵妄惊厥，舌质红绛为临床特征。

治法：清气凉营，泻火解毒。

方药：清瘟败毒饮加减。抽搐频繁者，加羚羊角、钩藤、石决明平肝息风；高热，烦躁，谵语者，加犀角或安宫牛黄丸清心开窍。

3）脓毒积脑

证候：高热不退，或稍降复升，头痛不休，昏迷惊厥，颈项强直，囟门凸起，或伴失明，耳聋，面瘫，肢体瘫痪等，舌紫绛、苔黄燥，脉滑数或脉微欲绝。

辨证：本证以高热头痛，神昏惊厥，舌质紫绛为临床特征。

治法：泻火解毒，祛瘀开窍。

方药：清瘟败毒饮合通窍活血汤加减。头痛剧烈，囟门凸起者，加龙胆草、车前子、牛膝平肝泻火；项强呕吐明显者，加葛根、半夏、竹茹降逆止呕；视力减退者，加青葙子、决明子、蔓荆子清肝泻火；运动障碍者，加桑枝、赤芍、地龙活血通络。

4）邪恋正虚

证候：低热绵延，或体温时高时低，或不发热，神疲嗜睡，面白，气短乏力，四肢欠温，口渴，自汗或盗汗，舌质红，苔薄白或少苔，脉细无力。

辨证：本证以低热绵延，气短乏力，或神疲嗜睡为临床特征。

治法：益气养阴，托脓解毒。

方药：托里透脓汤加减。血虚亏耗者，合四物汤补血养血；阴伤虚热者，加青蒿鳖甲汤养阴清热：阳气虚衰者，加肉桂、补骨脂、菟丝子温阳补肾。

（2）中成药疗法

1）安宫牛黄丸：每丸重 3g。可清热解毒，镇惊开窍。用于风热外袭，实热内蕴或肝胆湿热，热入心包，高热惊厥，神昏谵语。每次 3 岁以下 1/4 丸，4～6 岁 1/2 丸，每日 1～3 次，口服或胃管饲入。

2）至宝丹：每丸重 3g。可清热解毒，化浊开窍。用于实热内蕴，肝胆湿热，湿热困阻，痰热内闭，高热惊厥，痰盛气粗，神昏谵语。每次 1/2～1 丸，每日 1 次，口服或胃管饲入。

3）猴枣散：每瓶装 0.36g。可清热除痰，镇惊通窍。用于肝胆湿热，湿热困阻，痰热壅盛所致高热、惊风、咳喘。每次 1 岁以上 0.36g，1 岁以下减半，每日 1～2 次，口服或胃管饲入。

（3）推拿疗法

1）掐人中、百会，拿列缺，掐揉仆参、大敦，用于缓解痉挛。

2）退六腑，平肝经，清肺经，清天河水，捣小天心。用于抽搐缓解后。

（4）针灸刮痧疗法

1）高热：针刺曲池、大椎、合谷。十宣、耳尖或少商放血。

2）惊厥、躁动：针刺人中、合谷、内关、太冲、涌泉、百会、印堂。

3）昏迷：针刺人中、涌泉、十宣、太冲。必要时加大敦、哑门。

4）呼吸衰竭：针刺人中、会阴，灸膻中、关元。

5）刮痧法：病情稳定后用刮痧法。刮第 7 颈椎前后左右、脊椎两旁、胸背肋间隙、双肘窝、双腘窝、手足心处。刮痧时用力要轻柔渗透，以出痧为度。

（5）中医外治疗法　小儿惊风敷脐法，朱砂 1g，活地龙（蚯蚓，以白项为宜）3 条，白糖 10g，面粉适量。将地龙洗净，和白糖一起捣烂，加面粉做成小饼。将朱砂置于脐窝内，上盖小饼，用伤湿止痛膏或医用胶布固定，至惊厥停止后保留数小时取下。

【预防与调护】

1. 预防

（1）增强体质，注意室内通风，减少呼吸道感染。

（2）积极治疗各种感染性疾病。

2. 调护

（1）密切观察患儿的生命体征。对昏迷患儿，要注意变换体位，清洁皮肤，防止褥疮。

（2）对服用中药困难的患儿，可通过灌肠或鼻饲给药。

【预后】

合理的抗生素治疗和支持治疗降低了本病的死亡率。死亡率与病菌（肺炎球菌脑膜炎死亡率最高）、患儿年龄（＜6月龄）、脑脊液中细菌量、治疗前惊厥持续时间（＞4天）及并发症等因素相关。10%～20%的幸存者遗留各种神经系统严重后遗症，常见如听力丧失、智力倒退、反复惊厥、语言能力延迟、视力障碍、行为失常等。

三、病毒性脑炎

病毒性脑炎（viral encephalitis，VE）是由多种病毒感染引起的颅内急性炎症，可以是大量病毒对脑组织的直接入侵和破坏；也可因为宿主对病毒抗原发生强烈免疫反应，从而导致脱髓鞘、血管与血管周围脑组织损害而引起脑病变。临床以发热、头痛、呕吐、意识障碍或精神异常为主要表现，但由于病毒侵犯的部位和范围不同，病情可轻重不一，形式亦多样，轻者可自行缓解，危重者呈急性进行性加重，可导致不同程度的神经系统后遗症，甚至在短期内死亡。如果脑膜和脑实质同时受累，则称为病毒性脑膜脑炎。不同病毒导致的脑炎有不同的发病季节、不同的地域分布、不同的传播途径等特点，如肠道病毒感染多发生在夏季，在人与人之间传播；人类虫媒病毒是通过携带病毒的蚊子等叮咬致病，常有季节流行性。本病属中医学"温病""急惊风"范畴，温病中"暑温""暑痉""暑厥"有类似的症状描述。

【西医病因、发病机制及病理与中医病因病机】

1. 西医病因、发病机制及病理

（1）病因　引起脑炎的病毒较多，可大致分为以下几类：①虫媒病毒，包括黄病毒属的乙型脑炎病毒、西尼罗病毒、西方马脑炎病毒、蜱传脑炎病毒、东方马脑炎病毒等。②肠道病毒，主要是脊髓灰质炎病毒、柯萨奇病毒、埃可病毒及肠道病毒等。③疱疹病毒，包括单纯疱疹病毒、EB病毒、水痘－带状疱疹病毒及巨细胞病毒。④副黏病毒属病毒，包括麻疹病毒、风疹病毒、流行性腮腺炎病毒、亨德拉病毒及最新出现的尼帕病毒。⑤其他病毒，如人类疱疹病毒6型，可在器官移植患者中引起脑炎。

（2）发病机制　病毒大多自呼吸道、胃肠道或经昆虫叮咬处侵入人体，在淋巴系统内繁殖后经血流（虫媒病毒直接进入血流）感染颅外某些脏器，此时患者可有发热等全身症状。病毒在体内进一步繁殖后，可能突破血脑屏障入侵脑及脑膜组织，即出现中枢神经症状。此外，病毒亦可经嗅神经或其他周围神经到达中枢神经系统。颅内急性病毒感染的病理改变主要是大量病毒对脑组织的直接侵入和破坏，若宿主对病毒抗原发生强烈免疫反应，则将进一步导致脱髓鞘、血管与血管周围脑组织的损害。

（3）病理　脑膜和（或）脑实质广泛性充血、水肿，伴淋巴细胞和浆细胞浸润。可见炎症细胞在小血管周围呈套袖样分布，血管周围组织神经细胞变性、坏死和髓鞘崩解。

2. 中医病因病机　本病发生的主要原因是感受脑炎时邪，外因为感受风温热毒或湿热邪毒，内因是正气不足，或素体阴虚火旺或内热积蕴或湿热蕴结、食积内停。

病机为风温热毒或湿热邪毒侵袭人体，易于化热化燥，发病后往往起病急骤，变化迅速，热极化火生风，病情大多按卫气营血传变。毒邪初侵卫分，表卫失和，可见发热、微恶风寒、鼻塞、流涕等症；传入气分，阳明热炽，则见高热、烦渴、便秘等；热毒内窜营血，迫血妄行，则见皮肤发斑、衄血等，若陷于厥阴，闭阻心窍，引动肝风，则见高热、昏迷、抽搐，形成热、痰、风三证。如邪毒炽盛，正气大伤，则可见呼吸深浅不匀、节律不整，甚则正不敌邪，内闭外脱，而见面白肢厥、脉微欲绝。病至后期常致气阴受伤，余邪留恋，热、痰、风不清，使病情迁延，甚则留下终身病残的后遗症。若伤及肝肾之阴，则筋骨痿软无力，足废不能用；若痰阻经络，血行不利，则肢体失用，或痰浊上泛，阻塞窍道，则口不能言。

总之，本病病变脏腑主要在心、肝、脑。毒邪侵袭，按卫气营血规律传变，热、痰、风相互转化为主要病因病机。

【临床表现】

本病可呈急性或亚急性起病，急性起病者常出现一些非特异性呼吸道和消化道症状，如发热、恶心、呕吐等，常出现在中枢神经系统症状及体征之前。典型的临床表现可有意识障碍、抽搐、失语、吞咽困难、饮水呛咳等症状，也可表现为面瘫、偏瘫、共济失调、肌阵挛，以及病理征阳性、脑膜刺激征阳性、眼球震颤等神经定位损害的表现。婴幼儿常以惊厥发作、易激惹、烦躁不安为首发表现，年长儿可诉头痛等。

1.意识障碍　表现为烦躁不安、嗜睡、精神错乱等，还常出现昏迷、惊厥、肢体瘫痪。

2.颅内压增高　在疾病早期可出现严重的颅内压增高，表现为头痛、呕吐、视觉障碍或伴有脑神经麻痹，婴幼儿表现为烦躁不安、前囟饱满、易激惹，若出现呼吸节律不规则或瞳孔不等大，则考虑颅内高压并发脑疝的可能性。

3.病理反射和脑膜刺激征　表现为肌张力增强、腱反射异常，以及巴宾斯基征阳性、脑膜刺激征阳性等表现。

4.局灶性症状体征　脑部病变累及的部位及程度不同，临床表现多样。如小脑受累明显可出现共济失调；脑干受累明显可出现交叉性偏瘫和中枢性呼吸衰竭；基底神经节受累明显则出现手足徐动、舞蹈动作和扭转痉挛。因感染病毒不同，临床症状各有特点，如肠道病毒性脑炎，可出现皮疹；单纯疱疹病毒性脑炎，常有口唇或角膜疱疹；腮腺炎病毒性脑炎，常有腮腺肿大。

【辅助检查】

在怀疑可能或很可能的感染性脑炎后，最好确定具体的病因。病毒性脑炎常规检测包括脑脊液常规、生化和影像学检查，以及针对 DNA 病毒 PCR 检测和 RNA 病毒 RT-PCR 检测。

1.脑脊液检查　腰椎穿刺在 VE 中是一种常规辅助检查，在与其他脑炎鉴别中存在很大价值。脑脊液外观清亮，压力正常或增加。白细胞计数正常或轻度增多，分类计数早期可为中性粒细胞为主，之后逐渐转为淋巴细胞为主，蛋白质含量大多正常或轻度增高，糖和氯化物含量正常。涂片和培养无细菌发现。婴儿期病毒性脑炎脑脊液白细胞计数多无固定值，且随着年龄的增加而逐渐增高。

2. 病原学检查　其中包括病毒分离、病毒特异性抗体检测及病毒抗原检测等。病毒分离是从脑组织或者脑脊液中分离出某一病毒，理论上是诊断 VE 的金标准。病毒特异性抗体检测的方法包括补体结合试验、中和试验、生物薄片技术和 ELISA 等，其中 ELISA 的特异性及敏感性较好。蛋白质印迹法可用于识别血清和脑脊液中的特异性抗体。常用的病毒抗原检测方法是免疫组织化学，该种方法常用于定性实验，可以直观地从显微镜中观察相应组织中存在的抗原，其效果较稳定。

3. 病毒核酸检测　PCR 是最便捷的核酸检测方法，随着其技术的进步和发展，实验从最初的 RT-PCR 增加至和其他技术相互结合进而发展成实时荧光定量 PCR、巢式反转录荧光定量 PCR（FQ-nRT-PCR）、多重 RT-PCR（multiplex PCR）等多种方法，目前已广泛应用于中枢神经系统感染性疾病的 DNA、RNA 病毒的检测。常规 RT-PCR 可在短时间内完成，是早期快速诊断的常用方法。

4. EEG 检查　EEG 是可以预测脑损伤的重要指标之一，可以反映大脑细胞的功能，对于协助诊断和评估预后有一定价值，目前已广泛用于 VE 的临床诊断中。VE 急性期 EEG 异常率可高达 80%～90%，脑电波多呈弥漫性慢波背景异常，当炎症加重或伴有颅内压升高，脑实质开始出现炎性水肿时，脑电波产生弥漫性活动，并且伴随着弥漫性、广泛性，呈局限性或阵发性的高波幅的慢化波，主要在额、顶区，表现为 θ 或 δ 波。若病情进一步加重，EEG 可出现广泛性平坦或爆发性抑制性脑电波。视频脑电图可以帮助判断非惊厥性癫痫持续状态的发生。视频脑电图是最具特征性及最有价值的辅助检查之一，并有进一步指导治疗的重要作用。

5. 头颅影像学检查　头颅 CT 仅能提供脑组织的单维图像，早期缺乏较为明显的影像学特征，故敏感性较差。头颅 MRI 有较高的软组织分辨率，可准确进行空间定位，敏感性较高，且 MRI T_2WI 对脑组织中水分的增加较 CT 更敏感，对于早期检出微小病灶或多发病灶具有较高的检出率，可发现弥漫性脑水肿，以及皮质、基底节、脑桥、小脑的局灶性异常。病变部位 T_2 信号延长，DWI 弥散加权时可显示高信号的水分子弥散受限等改变。

【诊断与鉴别诊断】

1. 诊断　病毒性脑炎的诊断主要依据患儿的流行病史、体格检查、脑脊液检查、影像学检查、病原学及血清学检测等进行综合判断，脑电图及腰椎穿刺检查为首选，重症进展期可选用头颅磁共振检查。

2. 鉴别诊断

（1）颅内其他病原感染　主要根据脑脊液外观，以及常规、生化和病原学检查，与化脓性、结核性、隐球菌性脑膜炎相鉴别。

（2）中毒型细菌性菌痢　多发生于夏、秋两季，常在脓血便前突然高热、昏迷、抽搐，更易内闭外脱，一般无脑膜刺激征，肛拭子检查或灌肠取粪便镜检可见大量脓细胞、白细胞、红细胞，脑脊液检查无变化。

（3）瑞氏综合征　急性脑病表现和脑脊液无明显异常，使两病易相混淆，但依据瑞氏综合征无黄疸而肝功能明显异常、起病后 3～5 天病情不再进展、有的患者血糖降低等特点，可与病毒性脑炎相鉴别。

（4）其他　其他可以借助头颅 MRI 检查、血或脑脊液检查（包括免疫学等）、遗传学检查等，与急性播散性脑脊髓炎、抗 N- 甲基 -D- 天冬氨酸（抗 NMDA）受体脑炎等自身免疫性脑炎，以及遗传代谢病等相鉴别。

表 8-4　常见颅内感染性疾病的脑脊液改变特点

| 类型 | 压力（kPa） | 常规分析 | | | 生化分析 | | | 其他 |
		外观	潘氏试验	白细胞（×10⁶/L）	蛋白（g/L）	糖（mmol/L）	氯化物（mmol/L）	
正常	0.6～1.96（新生儿0.2～0.78）	清亮透明	(-)	0～10（婴儿0～20）	0.2～0.4（新生儿0.2～1.2）	2.8～4.5（婴儿3.9～5.0）	117～127（婴儿110～122）	—
化脓性脑膜炎	不同程度增高	米汤样浑浊	(+)～(+++)	数百至数千，多核细胞为主	明显增高	降低	降低	涂片革兰氏染色和培养可发现致病菌
结核性脑膜炎	不同程度增高	微浑，毛玻璃样	(+)～(+++)	数十至数百，淋巴细胞为主	明显增高	降低	降低	薄膜涂片抗酸染色及培养可发现抗酸杆菌
病毒性脑膜炎	不同程度增高	清亮，个别微浊	(-)～(+)	正常至数百，淋巴细胞为主	正常或轻度增高	正常	正常	特异性抗体阳性，病毒培养可能阳性
隐球菌性脑膜炎	高或很高	微浑，毛玻璃样	(+)～(+++)	数十至数百，淋巴细胞为主	增高	明显降低	降低	涂片墨汁染色和培养可发现致病菌

【治疗】

目前尚无特效治疗小儿病毒性脑炎的方法，一般多采用综合疗法，以抗病毒及对症支持治疗为主。轻症者给予抗病毒、降颅内压及保护脑细胞等疗法；重症者给予丙种球蛋白及激素等疗法，辅以应用高压氧、自由基消除剂，以及营养脑细胞等措施提高治疗效果，尽可能降低远期并发症的发生及死亡率。

1. 西医治疗

（1）对症支持治疗　①密切观察病情变化，加强护理，保证营养供给，维持水和电解质平衡。②注意呼吸道和心血管功能的监护和支持。③发生惊厥者可采用地西泮、苯巴比妥、咪达唑仑等药物控制惊厥的发作；国内外部分学者将咪达唑仑作为临床治疗小儿惊厥发作的一线药物。如止惊无效，可在控制机械通气下给予肌肉松弛剂。④积极控制脑水肿和颅内高压，高渗性脱水药甘露醇是首选药物，一般选用 20% 甘露醇。急性期病情进展较快及病情危重者，可以短疗程、大剂量应用激素治疗改善患者预后，但需密切监测患者的生命体征。

（2）抗病毒治疗　①阿昔洛韦是治疗疱疹病毒感染的首选药物，具有抗水痘 - 带状疱疹病毒（VZV）、单纯疱疹病毒感染（HSV）和巨细胞病毒（CMV）等作用，能够穿透血–脑脊液屏障。用法用量：10mg/（kg·d），2次/天，连续应用7天。针对HSV感染的VE，用药疗程至少10天，若大剂量治疗应用14～21天，将明显降低HSV脑炎的复发率。②更昔洛韦属于广谱抗病毒DNA药物，具有抗CMV、抗HSV、抗VZV等活性，其中对CMV的抑制活性是阿昔洛韦的10～20倍，与阿昔洛韦相比，疗效更显著，作用更迅速且不易耐药。用法用量为5mg/（kg·d），间隔12小时重复用药1次，疗程为14～21天。③干扰素（IFN）是一种广谱的抗病毒药，IFN-α常用于VE抗病毒治疗。用法：肌内注射IFN 100万～300万IU，1次/天，连用3～5天。IFN使小儿VE取得良好的临床效果，但目前部分研究者认为这种药物存在很大的不良反应，对人体免疫系统有抑制作用，在临床上的应用应保持谨慎态度。④膦甲酸钠主要作用是抗CMV和抗HSV的活性，也适用于对阿昔洛韦耐药的HSV株，用法用量为0.18g/（kg·d），分3次静脉注射，1个疗程为14天。

（3）激素的应用　治疗VE要应用循证医学的方法，对于轻中度VE应慎用糖皮质激素，对于重症或伴有顽固性颅内高压患者早期短疗程应用激素可减少炎症等并发症的发生，临床上地塞米松应用广泛，剂量为每次0.25～0.50mg/（kg·d），连用2～3天后逐渐减量，一般连用5天；或甲泼尼龙每次（1～2）mg/kg，间隔12小时可重复用药1次。对于急性重症脑炎急性期可遵循短期大剂量冲击疗法，达到保护脑细胞、缩短病程的目的。

（4）丙种球蛋白的应用　可提高激素受体结合能力，对激素有协同作用，用法及疗程每日400mg/kg，1个疗程为5天；或大剂量使用，每日（1～2）g/kg，1～2次用药即可。

（5）其他治疗　采用高压氧治疗，可以迅速纠正脑组织缺氧，减轻脑细胞水肿，进而降低颅内压；还可以降低氧自由基的生成，减轻血管再次损伤，最终达到改善患者临床症状及体征，减少或预防后遗症发生的目的。

2. 中医治疗

（1）治疗原则　本病以清热、豁痰、开窍、息风为基本法则。根据卫、气、营、血的传变规律辨治，热在卫表者，宜透表散热；热在气分者，宜清气泻火或通腑泄热；邪入营血者，宜清营凉血，配合豁痰开窍，息风镇惊。恢复期宜扶正祛邪。余热未尽者，宜养阴或益气除热；痰蒙清窍者，宜豁痰开窍；内风扰动者，宜息风止痉。恢复期、后遗症期患者，可配合针灸、按摩及功能训练等综合措施进行治疗。

（2）分证论治

1）邪犯卫气

证候：突然发热，无汗或少汗，口渴，头痛，恶心，呕吐，神烦或嗜睡，颈项强急，舌质偏红，舌苔薄白或黄，脉浮数或洪数，指纹浮紫或紫滞。

辨证：发热，头痛，恶心，呕吐，神烦或嗜睡，舌苔薄白或黄，脉浮数或洪数。

治法：辛凉透表，清热解毒。

方药：银翘散合白虎汤加减。湿偏重者，加香薷、广藿香、厚朴，或用新加香薷饮；便秘者，加大黄、芒硝，或用凉膈散；呕吐重者，加竹茹、半夏；嗜睡明显者，加石菖蒲、郁金；颈项强急者，加葛根、钩藤、僵蚕。

2）邪炽气营

证候：壮热持续，口渴引饮，剧烈头痛，恶心呕吐，神昏谵语，烦躁项强，四肢抽搐，痰鸣气粗，舌质红绛，或生芒刺，舌苔黄腻或糙，脉数弦或洪，指纹紫滞。

辨证：高热，头痛，烦躁，恶心呕吐，神昏，抽搐，舌质红绛，苔黄糙。

治法：清气凉营，涤痰镇惊。

方药：清瘟败毒饮加减。抽搐频繁者，加羚羊角粉、钩藤、地龙；神昏谵语者，加安宫牛黄丸或紫雪散；喉间痰鸣者，加竹沥，或用礞石滚痰丸；呕吐不止者，加生姜、竹茹或玉枢丹。如见高热、昏迷、抽搐同时存在，舌质红绛，舌苔黄糙，脉大有力，不论有无腹胀便秘，可用大剂调胃承气汤以通腑涤痰，泄毒下行。

3）邪入营血

证候：发热起伏、朝轻暮重，昏迷不醒，两目上视，牙关紧闭，颈项强直，反复抽搐，胸腹灼热，肢端逆冷，或有衄血，皮肤发斑，舌干紫绛，卷缩僵硬，舌苔剥脱，脉细弦数，指纹紫。

辨证：发热起伏，朝轻暮重，昏迷不醒，反复抽搐，或有皮肤发斑，衄血，舌质紫绛。

治法：凉血护阴，开窍息风。

方药：犀角地黄汤合增液汤加减。昏迷不醒者，加安宫牛黄丸；抽搐不止者，加羚羊角、钩藤、地龙；喉间痰鸣者，加竹沥、胆南星、天竺黄；面白，肢厥者，急予独参汤灌服至宝丹；大汗淋漓，脉微欲绝者，急予参附龙牡救逆汤。

4）余热未尽

证候：低热不退，夜热早凉，虚烦不宁，盗汗时作，口干喜饮，偶有惊惕，舌红少苔，脉细数。

辨证：低热不退，虚烦不宁，舌红苔少，脉细数。

治法：养阴清热。

方药：青蒿鳖甲汤加减。盗汗者，加白芍、五味子；口干者，加石斛、天花粉；惊惕者，加石决明、珍珠母；心烦不宁者，加黄连、莲子心；便秘者，加火麻仁、瓜蒌；纳呆便溏者，加太子参、白扁豆、山药；属营卫失和而不规则发热，面白倦怠，食少便溏，舌淡嫩，苔薄白，脉细无力者，可用黄芪桂枝五物汤加减；余热不清，气阴两伤而低热不退者，可用竹叶石膏汤加减。

5）痰蒙清窍

证候：意识不清，痴呆失聪，吞咽困难，喉间痰鸣，或狂躁哭闹，舌苔腻，脉滑。

辨证：意识不清，痴呆失聪，喉间痰鸣，或狂躁哭闹，苔腻，脉滑数。

治法：豁痰开窍。

方药：涤痰汤加减。痰浊内阻而神昏不醒者，加苏合香丸；痰火内扰而狂躁不宁者，加牛黄清心丸。

6）内风扰动

证候：肢体震颤，不自主动作，或强直瘫痪，舌质红绛，舌苔剥脱，脉细弦数。

辨证：肢体震颤或强直，舌红绛，苔花剥，脉细弦数。

治法：息风止痉。

方药：大定风珠合止痉散加减。体弱多汗，食少面黄者，加黄芪、太子参、山药；肢体震颤或强直瘫痪者，加当归、丹参、红花、木瓜；角弓反张者，加葛根、钩藤。

7）痰瘀阻络

证候：神识不明，肢体不用，僵硬强直，或单肢瘫痪，肌肉痿软，或见面瘫、斜视，舌紫暗或有瘀点，舌苔薄白，脉濡涩。

辨证：肢体不用，僵硬强直，或震颤抖动，肌肉痿软，舌紫暗或有瘀点，脉濡涩。

治法：涤痰通络，活血化瘀。

方药：指迷茯苓丸合桃红四物汤加减。肢体强直者，加白僵蚕、全蝎、鸡血藤活血通络；震颤者，加白芍、当归、龟甲、鳖甲滋阴柔筋；肉削者，加黄芪、党参健脾益气；骨槁者，加地黄、枸杞子、沙苑子、菟丝子补肾壮骨；肢凉者，加桂枝、附片温阳通络。

（3）中成药疗法

1）安宫牛黄丸　适用于急性期热炽气营证者。

2）紫雪丹　适用于急性期抽搐频繁者。

3）至宝丹　适用于急性期昏迷较重者。

4）苏合香丸　适用于恢复期、后遗症期痰浊蒙窍、神识不清者。

（4）推拿疗法

1）掐人中，拿列缺，掐揉仆参、大敦，掐百会，用于缓解痉挛。退六腑，平肝经，清肺经，清天河水，捣小天心，用于抽搐缓解后。

2）主穴：揉二马，揉阳池，捣小天心。烦躁不安者，加清天河水，平肝经；肢体瘫痪者，加上下肢分筋法。

（5）针灸疗法

1）体针：①高热和惊厥，针刺大椎、合谷、曲池。②痰涎塞盛，针刺丰隆、中脘、膻中。③呼吸衰竭，针刺会阴、膻中、中府、肺俞。④吞咽困难，针刺天突、内庭、廉泉、合谷。⑤失语，针刺哑门、廉泉、通里、合谷、涌泉。⑥面瘫，地仓透颊车，眉梢透阳白，四白透迎香，鱼腰透眉梢，均可配下关、合谷、太阳、廉泉等穴，每次选用1～2对透穴及远端配穴。⑦下肢瘫痪，针刺环跳、承扶。⑧尿闭，针刺中极、阴陵泉，或按压利尿穴（神阙与曲骨穴之间中点），持续1～2分钟。⑨二便失禁，针刺关元、太溪。

2）针刺刮痧法：先针刺人中、合谷、印堂、涌泉，太冲透涌泉。病情稳定后，用刮痧法。刮第7颈椎前后左右，脊椎两旁，胸背肋间隙，双肘窝，双腘窝，手足心处。刮痧时用力要轻柔渗透，出痧为度。

（6）中药外治法　小儿惊风敷脐法：朱砂1g，活地龙3条，白糖10g，面粉适量。

将地龙洗净，和白糖一起捣烂，加面粉做成小切。将朱砂置于神阙穴（肚脐）内，再将药饼盖于脐上，用伤湿止痛膏或医用胶布固定，至惊风停止后保留数小时取下。

【预防与调护】

1. 预防

（1）积极注射各种减毒疫苗（麻疹、乙脑、风疹等），保护易感人群，防治病毒感染。

（2）积极消灭蚊虫，有效控制传染源。

（3）积极治疗各种感染性疾病，防止邪毒入脑。

（4）密切观察患儿的病情变化，包括体温、呼吸、脉搏、血压、面色、神志、瞳孔等，以便必要时及时处理。

2. 调护

（1）环境要求　体位选择（静卧），保持环境安静，光线不宜过强。

（2）病情观察　密切观察病情变化，做好并发症的预防及护理。

（3）饮食调理　忌食辛辣刺激性食物，饮食以易消化的高热量、高蛋白、高纤维、低脂肪食物为主，高热患者应多喝水，以补充消耗。

（4）情志调理　重视情志护理，避免情志刺激。

（5）身体护理　头痛严重时，保持环境安静，可行头部针灸及按摩，以疏通经脉、调畅气血，给予患者关心和支持，使其在心理上得到安慰。昏迷、瘫痪患者，需经常翻身，拍背，随时吸痰，保持呼吸道通畅；注意皮肤清洁，以防褥疮发生。

（6）健康宣教　加强疾病常识宣教，向患者做好疾病的预防和调护宣教，嘱其适当功能锻炼，增强体质，提高机体防御外邪的能力；注意保暖，防止受寒，避免过劳；恢复期加强理疗和功能锻炼。

【预后】

本病病程大多为 2～3 周。多数完全恢复。不良预后与病变严重程度、病毒种类、患儿年龄（<2 岁幼儿）相关。临床病情重（昏迷时间长等）、全脑弥漫性病变者预后差，往往遗留惊厥及智力、运动、心理行为、视力或听力残疾。

四、吉兰 – 巴雷综合征

吉兰 – 巴雷综合征（guillain–barre syndrome，GBS），又称急性感染性多发性神经根神经炎，是一种可能与感染有关的、由免疫机制参与的急性（亚急性）特发性神经病。该病主要表现为周围神经和神经根的脱髓鞘和轴索变性，出现对称性肢体弛缓性瘫痪、对称性肢体感觉异常、呼吸肌和吞咽肌麻痹等临床表现。本病可发生于任何年龄，但以儿童和青年为主，有自限性，预后良好。本病以筋脉弛缓、肢体瘫痪为特点，属中医学"痿症"范畴。

【西医病因、发病机制及病理与中医病因病机】

1. 西医病因、发病机制及病理

（1）病因　约 70% 患者病前有前驱感染。目前发现的感染原包括空肠弯曲菌、巨细胞病毒、EB 病毒、肺炎支原体、乙型肝炎病毒和人类免疫缺陷病毒等，其中以空肠弯曲杆菌最为多见。

（2）发病机制 分子模拟是目前认为导致 GBS 发病最主要的机制，此学说认为，病原体某些组分与周围神经某些成分的结构相同，在刺激机体免疫系统产生抗体后，机体免疫系统发生错误识别，自身免疫性细胞和自身抗体对正常的周围神经组分进行免疫攻击，导致周围神经脱髓鞘。

（3）病理 最主要的病理改变为周围神经的单核细胞浸润及节段性脱髓鞘。从病理上看，大多数病例感觉神经和运动神经同样受损。脱髓鞘是本病的主要病理改变之一。

2. 中医病因病机 外感湿热之邪为其主要病因。湿热相搏、肺热津伤、筋脉失养为该病主要病机。因湿热之邪郁阻、食积化热而湿热内蕴，邪盛塞滞，遏于经脉而气血凝滞，肢体麻木，经脉不通而麻木疼痛。脾气不足，不主四肢，气血化源不足而大肉陷下，筋脉失养，肢体瘫痪不用。肝肾不足，骨枯髓少，肝血不充，无以荣筋，肢端发凉色暗，筋软拘挛。

【临床表现】

临床上 GBS 以学龄前和学龄期儿童居多，在我国农村较城市多见，病前可有腹泻或呼吸道感染史。肢体弛缓性瘫痪是本病的基本特征和主要临床表现，瘫痪两侧基本对称，可以肢体近段或远段为主。

1. 运动障碍 进行性肌肉无力是突出症状，多数患儿首发症状是双下肢无力，然后呈上行性麻痹进展。患儿肢体可以从不完全麻痹逐渐发展为完全性麻痹，表现不能坐、翻身，颈部无力，手足下垂。麻痹呈对称性（双侧肌力差异不超过一级），肢体麻痹一般远端重于近端，少数病例可表现近端重于远端，受累部位可见肌萎缩，手足肌肉尤其明显，腱反射减弱或消失。少数患儿呈下行性麻痹，可以由颅神经麻痹开始，然后波及上肢及下肢。

2. 颅神经麻痹 病情严重者常有颅神经麻痹，常为几对颅神经同时受累，也可见单一颅神经麻痹；患儿表现为语音小、吞咽困难或进食时呛咳、颜面无表情。

3. 呼吸肌麻痹 病情严重者常有呼吸肌麻痹。为了有助临床判断呼吸肌受累程度，根据临床症状及体征，参考胸部 X 线检查综合判断，拟定呼吸肌麻痹分度标准为Ⅰ度呼吸肌麻痹、Ⅱ度呼吸肌麻痹、Ⅲ度呼吸肌麻痹。

4. 自主神经障碍 患者常有出汗过多或过少，肢体发凉，阵发性脸红、心率增快，严重病例可有心律不齐、期前收缩、血压升高及不稳。患者还可出现膀胱和肠道功能障碍，表现为一过性尿潴留或失禁，常有便秘或腹泻。

5. 感觉障碍 感觉障碍不如运动障碍明显，而且一般只在发病初期出现，主要为主观感觉障碍，如痛、麻、痒及其他感觉异常等，这些感觉障碍维持时间比较短，常为一过性。对年长儿进行感觉神经检查，可能有手套、袜套式或根性感觉障碍。不少患者在神经干的部位有明显压痛，多数患者于抬腿时疼痛。

【辅助检查】

1. 实验室检查 实验室检查一般根据鉴别诊断需要而进行，但一般而言，所有怀疑

GBS 的患者均应进行全血细胞计数，以及血糖、电解质、肾功能和肝酶的检查。这些结果可用于排除急性弛缓性麻痹的其他原因，如感染、代谢或电解质功能障碍。

2. 脑脊液检查 脑脊液压力大多正常。80%～90%的 GBS 患者脑脊液中可呈现"蛋白细胞分离"现象，蛋白增高但白细胞计数和其他均正常，在病程 2～3 周达高峰，此乃本病特征。脑脊液中可发现寡克隆区带。根据 IgG 指数和 IgG 鞘内合成率，均发现有鞘内合成免疫球蛋白。

3. 电生理检查 肌电图检查在本病的诊断中很有价值。通常 GBS 患者的电生理检查会发现感觉运动性多神经根神经病或多发性神经病，表现为传导速度降低、感觉和运动诱发幅度降低、时间分散异常和（或）部分运动传导阻滞。电生理检查还可区分经典 GBS 的三种亚型：急性炎症性脱髓鞘性多发性神经病（AIDP）是以髓鞘脱失为病理改变，主要呈现运动和感觉神经传导速度、远端潜伏期延长和反应电位时程增宽，波幅减低不明显；急性运动轴索性神经病（AMAN）是以轴索变性为主要病变，主要呈现运动神经反应电位波幅显著减低；急性运动感觉轴索性神经病（AMSAN）同时有运动和感觉神经电位波幅减低，传导速度基本正常。

4. 影像学检查 MRI 不是 GBS 常规诊断评估的一部分，但可能会有所帮助，特别是对于排除鉴别诊断。神经根增强是 GBS 一种非特异性但较敏感的特征，可以支持 GBS 的诊断，尽管需要进一步的验证，但该技术可能有助于在疾病早期对 GBS 进行诊断。

【诊断及鉴别诊断】

1. 诊断 典型病例不难做出诊断。由于本病无特异性诊断方法，对于临床表现不典型病例，诊断比较困难，以下几点可作为诊断的参考：①急性发病，不发热，可见上行性、对称性、弛缓性麻痹，少数为下行性麻痹。腱反射减低或消失。②四肢有麻木或酸痛等异常感觉或呈手套样、袜套样感觉障碍，但一般远端运动障碍为轻。③可伴有运动性颅神经障碍，常见面神经、舌咽神经、迷走神经受累。病情严重者常有呼吸肌麻痹。④脑脊液可有蛋白 - 细胞分离现象。肌电图检查可显示神经元受损和（或）神经传导速度减慢，复合肌肉动作电位的波幅降低。

2. 鉴别诊断

（1）脊髓灰质炎 本病麻痹型中以脊髓型最多见，因脊髓前角细胞受损的部位及范围不同，病情轻重不等。脊髓灰质炎的确诊依据是粪便的脊灰病毒分离呈阳性。患者脑脊液或血液中查有脊髓灰质炎特异性 IgM 抗体（一个月内未服脊髓灰质炎疫苗），恢复期血清中抗体滴度比急性期增高 4 倍或 4 倍以上均有助诊断。

（2）急性脊髓炎 发病早期常见发热，伴背部及腿部疼痛，很快出现脊髓休克期，表现急性弛缓性麻痹。脊髓休克解除后出现上运动神经元性瘫痪、肌张力增高、腱反射亢进及其他病理反射，常有明显的感觉障碍平面及括约肌功能障碍。脊髓肿胀脊髓 MRI 检查有助于诊断。

（3）脊髓肿瘤 先为一侧间歇性神经根性疼痛，以后逐渐发展为两侧持续性疼痛。由于脊髓受肿瘤压迫引起运动、感觉障碍，严重者出现脊髓横断综合征。脑脊液变黄色，蛋白量增高，脊髓 MRI 检查有助于诊断。

（4）低血钾性周期性麻痹 表现为软弱无力，肢体可有弛缓性麻痹以近端为重，严重者累及全身肌肉，甚至影响呼吸肌，发生呼吸困难。腱反射减弱，无感觉障碍。血钾低（＜3.5mmol/L）、心律失常、心音低纯、心电图出现 U 波和 ST-T 的改变，用钾治疗后症状很快消失。

【治疗】

急性期，特别是在呼吸肌麻痹时，应积极进行抢救，采用中西医结合综合治疗措施，使患儿度过危险期；恢复期，采用中药、针灸、推拿和功能训练等综合疗法，促进患儿康复。遵循"治痿者独取阳明"之法，即以"理脾调胃"为其基本治疗原则。

1. 西医治疗

（1）一般性治疗 患者的强化监护、精心护理和预防并发症是治疗重点；适当应用神经营养药物，如辅酶 A、ATP、细胞色素 C 等代谢性药物及 B 族维生素。

（2）静脉注射免疫球蛋白（IVIG） IVIG 可中和体内致病性自身抗体、抑制炎性细胞因子、抑制补体结合及调节 T 细胞。IVIG 在起病 2 周内应用效果比较明显，建议用量为 0.4g/（kg·d），连续使用 5 天。

（3）血浆置换（PE） 是最早证明对 GBS 有效的免疫疗法，可去除血浆中致病物质，减轻对周围神经的损害，缩短病程。目前关于 PE 应用时间已经明确，即在起病 4 周内尤其在 2 周内使用效果佳。每次血浆交换量为 30～50mL/（kg·d），在 1～2 周进行 3～5 次。

（4）糖皮质激素治疗 由于糖皮质激素具有中和抗神经节苷脂抗体、降低巨噬细胞吞噬髓鞘并促进髓鞘再生的作用，曾广泛应用于 GBS 的治疗。但也有研究发现，应用糖皮质激素治疗 GBS 无确切疗效，且糖皮质激素和 IVIG 联合治疗与单独应用 IVIG 治疗效果无显著差异，甚至较差。因此，对于糖皮质激素治疗 GBS 的疗效还有待进一步探讨。治疗剂量是氢化可的松每日 5～10mg/kg，或地塞米松 0.2～0.4mg/kg，连续使用 1～2 周，然后可改用口服泼尼松 2～3 周逐步减停；也可采用大剂量甲强龙 20mg/kg，连续使用 3 天，然后可改用泼尼松口服。

（5）呼吸肌麻痹治疗 对有明显呼吸肌麻痹的患者，保持呼吸道通畅、正确掌握气管切开的适应证、及时使用人工呼吸器，是降低病死率的重要措施与关键。

2. 中医治疗

（1）辨证论治 本病首辨虚实。急性期多实，为湿热阻络，热伤筋脉，治以利湿通络，养阴清热；若寒湿阻滞，脾肾阳虚，治以祛寒除湿，温肾助阳。恢复期多虚，主要责于脾胃虚弱、肝肾亏虚，治以益气滋阴，活血通络。

1）热伤筋脉

证候：发热，咽痛，鼻塞流涕，下肢无力，筋脉弛缓，肌肉软瘫，心烦口渴，溲黄便结，舌苔黄，脉数。

辨证：本证起病急骤。临床以发热，咽痛，鼻塞流涕，下肢无力，肌肉软瘫为特征。

治法：清热养阴，益气活络。

方药：清燥救肺汤加减。表证未解者，加金银花、大青叶；口渴汗出者，加知母、生地；体倦食少者，加薏苡仁、麦谷芽；肢冷痿弱者，加桂枝、制附片；下肢无力者，加伸筋草、络石藤；汗出乏力神者，加西洋参煎服。

2）湿热阻络

证候：经络阻遏，四肢沉重乏力，瘫软痿废，麻木不仁，口目㖞斜，胸闷，不欲饮水，大便黏滞，溲赤而短，舌质暗，苔黄腻，脉滑数。

辨证：本证多有水湿环境生活史，病情发展时间长。临床以四肢沉重乏力，大便黏滞，舌质暗，苔黄腻，脉滑数为特征。

治法：清热化湿，解毒活络。

方药：葛根黄芩黄连汤加减。低热不解者，加肉豆蔻、薏苡仁、杏仁；胸脘痞闷者，加陈皮、厚朴；手足心热，心烦口干者，去苍术、黄柏，加龟甲、生地黄；肢体不仁，舌紫脉涩者，加桃仁、红花、地龙；肢软麻木者，加木瓜、牛膝、威灵仙、鸡血藤。

3）寒湿阻滞

证候：突然四肢软瘫，或四肢麻木，面色晦滞，手足发凉，甚则肢冷汗出，或见胸部憋闷，吞咽困难，喉间痰鸣，呼吸气促，唇甲青紫，舌质淡，苔薄白，脉沉迟或沉伏。

辨证：本证起病急骤。临床以突然四肢软瘫，或四肢麻木，手足发凉，舌质淡，苔薄白，脉沉迟或沉伏为特征。

治法：助阳驱寒，温肾健脾。

方药：麻黄附子细辛汤合参术汤加减。湿重者，加苍术燥湿；脾虚甚者，加黄芪、茯苓健脾益气。若患儿呼吸困难明显，四肢厥冷，冷汗频出，阳气欲脱，去麻黄、细辛，重用人参、附子，加干姜、黄芪益气回阳固脱。

4）脾气虚弱

证候：肢体软瘫，手足肿胀，肌肉疼痛或大肉陷下，面黄无华，食少腹胀，大便溏稀，舌体胖，苔薄白，脉细无力。

辨证：本证病程迁延。临床以肢体软瘫，大肉陷下，面黄无华，食少腹胀，大便溏稀，舌体胖，苔薄白，脉细无力为特征。

治法：健脾益气，强筋活络。

方药：补中益气汤合独活寄生汤加减。腰膝乏力者，加狗脊、五加皮；活动不灵者，加鸡血藤、伸筋草；伴食少便溏者，加茯苓、莲子肉。

5）肝肾两亏

证候：痉挛，肢瘫不伸，足趾拘挛，腰膝酸软，肢体麻木或如蚁走，两目干涩，头晕耳鸣，舌体瘦质红，苔少，脉沉细无力。

辨证：本证病程迁延，临床以痉挛，肢瘫不伸，腰膝酸软，肢体麻木或如蚁走，舌体瘦质红，苔少，脉沉细无力为特征。

治法：补益肝肾，益筋壮骨。

方药：虎潜丸加减。阴虚有热者，加知母、黄柏；关节痿软者，加木瓜、牛膝；腰膝无力者，加杜仲、狗脊；关节拘挛者，加乌蛇肉、蜈蚣；气弱便秘者，加肉苁蓉、桃仁。根据病情，还可选用大活络丹、再造丸、虎潜丸、加味金刚丸等。

（2）中成药疗法

1）二妙丸：用于湿热阻络证。每次 6～9g，每日 3 次，口服。

2）补中益气丸：用于脾胃虚弱证。每次 1 丸，每日 2 次，口服。

（3）推拿捏脊治疗　选择的推拿方法主要是穴位推拿，一般先用摩法，逐渐改用揉法，从肢体远端到近端，约 35 分钟。

1）拿肩井，揉捏臂臑、手三里、合谷部肌筋，点肩髃、曲池等穴，搓揉臂肌来回数遍。用于上肢瘫痪。

2）拿昆仑、承山，揉承扶、伏兔、殷门部肌筋，点腰阳关、足三里、环跳、点委中、犊鼻、内庭、解溪等穴，搓揉股肌来回数遍。手法刚柔相济，以深透为主。

（4）针灸治疗

1）取穴。上肢瘫：大杼、曲池、阳溪、合谷、手三里；下肢瘫：肾俞、大肠、秩边、环跳、髀关、梁丘、足三里、三阴交、阳陵泉、悬钟。

2）随证配穴。上肢活动困难，可配肩贞、手三里、尺泽、外关；下肢抬腿困难，可配风门、委中、血海、承山、昆仑、解溪。

3）辨证取穴。肺胃伤津，取大椎、尺泽、曲池、合谷，用泻法；湿热浸淫，取阴陵泉、行间、足临泣，用泻法；肝肾阴虚，取肝俞、肾俞、太溪、三阴交，用补法。

以上各穴一般用弱刺激，也可配合电针。每日 1 次，10 次为 1 个疗程。

（5）中药外治法　老鹳草、伸筋草各 30g，红花、续断各 15g，水煎，药浴患处。用于筋骨屈伸不利。

（6）其他疗法　紫外线疗法：照射病变的脊髓节段神经根，Ⅱ～Ⅲ级红斑量（4～10 个生物量），待红斑消退后再照射一次，每次递增 1～2 个生物量，6 次 1 个疗程。

【预防与调护】

1. 预防　加强营养，增强体质，防止感冒。

2. 调护

（1）对吞咽困难者可及早使用鼻饲，以保证充足的营养、水分，并可减少吸入性肺炎的发生。

（2）重症患者突然丧失活动能力，易产生焦虑、紧张等情绪，应进行适当心理疏导。

（3）口服 B 族维生素及促进神经功能恢复的药物，并酌情选用物理治疗、针灸和按摩等康复措施。

【预后】

本病预后尚可，肌肉瘫痪停止进展后，85% 以上的患儿肌力可逐渐恢复，3～6 个月可完全恢复。但仍有 10%～20% 的患儿遗留不同程度的肌无力，1.7%～5% 死于急性期呼吸肌麻痹。若病变累及脑神经、需要气管插管、肢体瘫痪严重者，往往留有后遗症。

五、脑性瘫痪

脑性瘫痪（cerebral palsy，CP），简称"脑瘫"，是一组因发育中胎儿或婴幼儿脑部非进行性损伤，导致患儿持续存在的中枢性运动和姿势发育障碍、活动受限综合征。脑瘫的运动障碍常伴有感觉、知觉、认知、交流、行为障碍和癫痫发作，以及继发性肌肉骨骼系统异常。本病在发达国家患病率为1‰～3.6‰，我国为2‰左右。根据脑性瘫痪临床症状和体征的描述，属于中医学"五迟""五软""五硬""痿证"的范畴。

【西医病因、发病机制及病理与中医病因病机】

1. 西医病因、发病机制及病理

（1）病因和发病机制

1）产前因素：主要由于宫内感染、缺氧、中毒、接触放射线、孕妇营养不良、妊高症及遗传因素等引起胎儿脑发育不良或脑发育畸形。

2）产时因素：早产、过期产、多胎、低体重、窒息等因素，可使分娩时胎儿发生缺氧缺血性脑病；产伤可造成脑损伤和缺氧。

3）产后因素：高胆红素血症、颅脑损伤、颅内出血、感染等。

目前，胚胎早期的发育异常，很可能是导致婴儿早产、低体重和易有围生期缺氧缺血等事件发生的重要原因。

（2）病理 大脑皮层不同程度萎缩、脑回变狭、脑沟增宽、脑室扩大等；脑性瘫痪的基本病理变化为大脑皮层神经细胞变性坏死、纤维化；大脑皮层各层次的神经细胞数目减少、层次紊乱、变性、胶质细胞增生。

2. 中医病因病机 主要原因为患儿先天禀赋不足。"脑为髓之海"，脑髓充实，方能职司神明。产前孕母营养失宜，损及胎儿，导致胎儿先天肾精不充，脑髓失养；或产时及产后因素导致瘀血、痰浊阻于脑络，而致脑髓失其所用。

（1）肝肾亏虚 《灵枢·海论》说："脑为髓之海。"脑与髓的名称虽异，但均依赖于肝和肾精血的化生。肾藏精，肝藏血，精血同源，共滋脑髓。若肝和肾精血不足，则脑髓空虚，出现痴呆、失语、失听、失明、智力发育迟缓等症状。肝主筋，肾主骨生髓，肝肾亏虚，筋骨失养，虚风内动，加之髓海亏虚，则出现肢体不自主运动、关节活动不灵、手足徐动或震颤、动作不协调等。

（2）脾肾两亏 脾主运化，在体为肉，全身的肌肉都依靠脾胃所运化的水谷精微来营养，脾脏功能正常则肌肉发达丰满；肾主骨生髓，肾精可滋养骨骼使之强壮；若胎儿先天禀赋不足，肾精亏虚，后天脾胃运化功能失司，则筋骨、肌肉失养，可出现头项软弱不能抬举，口软唇弛，吸吮或咀嚼困难，肌肉松软无力等症状。

（3）肝强脾弱 肝主筋，脾主肌肉四肢，脾胃虚弱，土虚木亢，肝木亢盛，则出现肢体强直拘挛，肢体强硬失用，烦躁易怒。木旺又乘土，致使脾土更虚，导致肌肉瘦削等症，病情缠绵难愈，形成恶性循环。

（4）痰瘀阻滞 痰湿内盛，蒙蔽清窍，则见智力低下；病程迁延，络脉不通，瘀阻脑络，气血运行不畅，脑失所养，号令不畅，则毛发枯槁，肢体运动不灵，关节僵硬。

综上所述，"肾藏精，主骨生髓""肝藏血，主筋""脾为后天之本，主肌肉四肢"。因此，脑瘫的发病与肝、脾、肾关系密切，三脏功能失调则能损伤脑髓，导致本病发生。本病大多属虚证，若血瘀痰阻，脑窍闭塞，亦可见虚实夹杂证。

【临床表现】

1. 基本表现 脑性瘫痪的运动障碍在儿童发育过程中表现得很早，通常在18个月龄以内，表现为延迟或异常的运动发育进程。其症状会随患儿发育而出现变化，是脑性瘫痪的基本特征，可与运动发育相对成熟后获得性运动障碍相区别。但是需要强调的是，脑瘫患儿的脑内病变是静止的，非进展性的。临床有以下4种表现。

（1）运动发育落后和瘫痪肢体运动障碍 患儿的运动发育落后，包括抬头、坐、站立、独走等大运动，以及手指的精细动作；瘫痪部位肌力降低，主动运动减少。

（2）肌张力异常 因不同临床类型而异，痉挛型表现为肌张力增高；肌张力低下型表现为瘫痪肢体松软，但仍可引出腱反射；手足徐动型表现为变异性肌张力不全。

（3）姿势异常 受异常肌张力和原始反射延迟消失不同情况的影响，患儿可出现多种肢体异常姿势，并因此影响其正常运动功能的发挥。体格检查中，将患儿分别置于俯卧位、仰卧位、直立位，以及由仰卧牵拉成坐位时，即可发现瘫痪肢体的异常姿势和非正常体位。

（4）反射异常 多种原始反射消失延迟；痉挛型脑瘫患儿腱反射活跃，可引出踝阵挛和巴氏征阳性。

2. 临床分型

（1）按运动障碍性质分类

1）痉挛型：是临床常见的脑瘫类型，主要病变在锥体系，表现为肌张力增高、肌力病理反射阳性。两侧上肢肘关节屈曲，腕关节掌屈，拇指内收，下肢髋关节屈曲，膝关节屈曲，足跖屈。扶站时，足尖着地，膝反张，步行时呈剪刀步态等异常姿势。本型可见四肢瘫，或双瘫，或偏瘫。

2）手足徐动型：主要表现在锥体外系，临床的主要特征为全身肢体的不随意运动增多，表现为手足徐动、四肢震颤、舞蹈样动作、肌张力不全等。

3）肌张力低下型：此型比较少见，往往是其他类型的过渡形式，以后大多转为痉挛型或手足徐动型。临床主要表现为肌张力低下，自主运动很少，抬头、坐位困难，常取仰卧位。仰卧位时，四肢外展、外旋，形成蛙姿位。

4）共济失调型：多由小脑损伤引起，患儿表现有意向性震颤、眼球震颤、张口流涎、平衡功能障碍、躯干摇摆多动、步态不稳、走路时两足间距加宽、肌张力低下、肌肉的收缩调节能力障碍等。

5）强直型：全身肌张力显著增高，四肢呈僵硬状态，自主运动很难完成，被动活动也难达正常范围。

6）震颤型：多为椎体外系相关的静止性震颤。

7）混合型：在患儿身上同时具有两种类型或两种类型以上脑瘫的特点。临床上最多见于痉挛型与不随意运动型相混合。

（2）按瘫痪累及部位分类 可分为四肢瘫（四肢和躯干均受累）、双瘫（也是四肢瘫，但双下肢相对较重）、截瘫（双下肢受累，上肢及躯干正常）、偏瘫、三肢瘫和单瘫等。

【辅助检查】

1. 运动功能和神经发育学评估

（1）粗大运动功能评估量表（gross motor function，GMFM）适用于 0～5 岁。

（2）精细运动功能评估量表（fine motor function measure scale，FMFM）和手功能分级系统（manual ability classification system，MACS）适用于 4～18 岁。

（3）全身运动（general movements，GMs）评估对预测脑瘫高风险儿发展为痉挛型脑瘫有很高的价值，可评估高危儿是否发展为痉挛型脑瘫，敏感度为 98%。本评估适用于矫正 5 月龄以下的婴儿。

2. 头颅影像学检查 包括 MRI、CT 等。头颅 MRI 帮助检测脑部运动区神经解剖学异常，有利于脑瘫的诊断和分型，敏感度为 86%～89%。头颅影像学检查有利于脑瘫预后的判断。即使头颅神经影像学结果正常，也不能排除脑瘫的风险和诊断。头颅 MRI 的分辨率高于头颅 CT。

3. 伴随症状及共患病的相关检查 脑瘫儿童常伴有其他伴随症状及共患病，包括智力发育障碍、癫痫、语言障碍、视觉障碍和听觉障碍等。可根据需要行脑电图、肌电图、听视觉评估、智力检查、语言相关检查及遗传代谢病的检查。

【诊断与鉴别诊断】

1. 诊断 诊断应根据神经系统查体、运动功能评估，参考临床病史、神经影像学、生物学指标等进行综合判断，需除外可能导致瘫痪的进展性疾病（各种遗传性疾病）所致的中枢性瘫痪及正常儿童一过性发育落后。

（1）必备条件

1）中枢性运动障碍：持续存在婴幼儿脑发育期（不成熟期）发生抬头、翻身、坐、爬、站和走等大运动功能和精细运动功能障碍，或显著发育落后。功能障碍是持久性、非进行性，但非一成不变，轻症可逐渐缓解，重症可逐渐加重，最后可致肌肉、关节的继发性损伤。

2）运动和姿势发育异常：包括动态和静态，以及俯卧位、仰卧位、坐位和立位时的姿势异常，应根据不同年龄段的姿势发育而判断。运动时出现运动模式的异常。

3）肌张力及肌力异常：大多数脑瘫患儿的肌力是降低的；痉挛型脑瘫肌张力增高；手足徐动型脑瘫肌张力变化（在兴奋或运动时增高，安静时减低）。可通过检查腱反射、静止性肌张力、姿势性肌张力和运动性肌张力来判断。主要通过检查肌肉硬度、手掌屈角、双下肢股角、腘窝角、肢体运动幅度、关节伸展度、足背屈角、围巾征和足跟碰耳试验等确定。

4）反射发育异常：主要表现有原始反射延缓消失、立直反射（保护性伸展反射）及平衡反应的延迟出现或不出现，可有病理反射阳性。

（2）参考条件

1）有引起脑瘫的病因学依据，如孕期、围产期、新生儿期有异常病史。

2）可有头颅影像学佐证。1/2 ～ 2/3 的患儿可有头颅 CT、MRI 检查结果异常（脑室周围白质软化等），但正常者不能否定本病的诊断。脑电图可能正常，也可表现为异常背景活动，伴有癫痫样放电者应注意合并癫痫的可能性，但是若无临床发作，不能诊断癫痫，也不宜按照癫痫进行治疗。

脑瘫的诊断应当具备上述 4 项必备条件，参考条件帮助寻找病因。

2. 鉴别诊断

（1）婴儿脊髓性进行性肌萎缩　为常染色体隐性遗传病，出生时一般情况尚可，患儿智力正常，大多数患儿于 3 ～ 6 个月后出现对称性肌无力、肌张力低下、腱反射减低或消失等。本病呈进行性发展，无力情况逐渐加重，可与脑瘫患儿相鉴别，脊髓 MRI 检查和肌电图可协助诊断。

（2）脑白质营养不良　为常染色体隐性遗传性疾病，1 ～ 2 岁发病前运动发育正常。发病后，症状呈进行性加重，表现为步态不稳、语言障碍、视神经萎缩，最终呈去大脑强直。

【治疗】

重视早期康复治疗，特别是出生后 3 ～ 9 个月的阶段内采取中西医结合康复疗法，即中医辨证、推拿、针灸疗法与西医体能运动训练、技能训练、语言训练等相结合，配合家庭康复，纠正患儿异常姿势，促进正常运动发育，力求患儿全面的康复。同时应注意不同年龄阶段脑瘫儿童康复治疗目标的制订及康复策略的选择有所不同。

1. 西医治疗

（1）躯体训练（physicaltherapy，PT）　主要训练粗大运动，特别是下肢的功能，利用机械的、物理的手段，改善残存的运动功能，抑制不正常的姿势反射，诱导正常的运动。

（2）技能训练（occupationaltherapy，OT）　主要训练上肢和手的功能，提高日常生活能力。

（3）语言训练（speechtherapy，ST）　包括发音训练、咀嚼吞咽功能训练，提高语言能力和交流能力。

（4）物理疗法　包括各种电疗、蜡疗、光疗、磁疗等，对患儿的康复起到辅助治疗的作用。如水疗患儿在水中能产生更多的自主运动，肌张力得到改善，对呼吸运动有调整作用，对改善语言障碍也有帮助。

（5）药物治疗　目前尚未发现治疗脑瘫的特效药物，年龄较小的患儿，可根据情况适当给予营养神经药物，但不宜长期应用。临床上常用的 A 型肉毒毒素肌内注射治疗痉挛型脑瘫患儿，可引起较持久的肌肉松弛作用。

（6）手术治疗　主要用于强直型或痉挛型脑瘫，目的是矫正畸形、改善肌张力、恢复肌力及平衡功能。

2. 中医治疗

（1）辨证论治　采用脏腑辨证与经络辨证相结合的方法。对脑性瘫痪患儿进行辨证时，以往多从虚而论，随着对脑性瘫痪认识的加深，本病也可为虚实夹杂证，表现为手足徐动或智力障碍，多病在肝、肾；表现为肌肉软弱无力、手足躯体痿软，多病在脾、肾；表现为肢体强直拘挛、肌肉瘦削，多病在肝、脾，为虚实夹杂证。治疗以健脾、柔肝、补肾为主，病久而有气血虚惫之候者，则佐以益气养血。

1）肝肾亏虚

证候：坐、立、行走、牙齿发育明显迟于同龄小儿，肢体不自主运动，关节活动不灵，手足徐动或震颤，动作不协调，或语言不利，或智力障碍，或失听失明，或失聪，舌淡，苔薄白，脉沉细。

辨证：本证以坐迟，立迟，行迟，齿迟，肢体不自主运动，或震颤，或智力障碍，语言不利为临床特征。

治法：滋补肝肾，强筋健骨。

方药：六味地黄丸合虎潜丸加减。失明者，加桑椹、沙苑子或羊肝食疗养肝明目；失语者，加远志、郁金、石菖蒲化痰开窍。

2）脾肾两亏

证候：头项软弱，不能抬举，腰膝痿软，口软唇弛，吸吮或咀嚼困难，肌肉松软无力、按压失于弹性，面白，舌淡，苔薄白，脉沉无力。

辨证：本证以头项软弱，肌肉无力，腰膝痿软为临床特征。

治法：健脾补肾，生肌壮骨。

方药：补中益气汤合补肾地黄丸加减。伴元气不足而哭声无力者，加人参或太子参健脾益气；口干者，加石斛、玉竹滋养胃阴；大便秘结者，加当归、火麻仁润肠通便。

3）肝强脾弱

证候：肢体强直拘挛，强硬失用，烦躁易怒，遇到外界刺激后加重，食少纳呆，肌肉瘦削，面色淡黄或青白相兼，舌质胖大或瘦薄，舌苔少或白腻，脉迟缓。

辨证：本证以病程较长，肌肉瘦削，肌张力增高，肢体强直拘挛为临床特征。

治法：柔肝健脾，益气养血。

方药：缓肝理脾汤加减。肢体强直者，加黄精、当归、伸筋草、透骨草养血柔肝；食欲欠佳者，加焦山楂、鸡内金健脾消食。

4）痰瘀阻络

治法：自出生之后反应迟钝，智力低下，肌肤甲错，毛发枯槁，口流痰涎，吞咽困难，关节强硬，肌肉软弱，动作不自主，或有癫痫发作，舌质紫暗，或见瘀点瘀斑，苔白腻，脉沉涩。

辨证：本证以病程较长，智力低下，肢体运动不灵，关节僵硬为临床特征。

治法：涤痰开窍，活血通络。

方药：通窍活血汤合二陈汤加减。肢体强直者，加当归、鸡血藤养血活血；抽搐者，加龙骨、牡蛎、天麻、钩藤息风止痉。

（2）针灸疗法

1）体针：循经取穴。上肢瘫，取肩髃、臂臑、手三里、合谷；下肢瘫，取环跳、髀关、阳陵泉、悬钟、解溪。输合配穴，上肢，取曲池、三间；下肢，取足三里、陷谷。对症取穴，剪刀步，取髀关、风市；尖足，取解溪、太白；足内翻，取丘墟、昆仑、承山外 1 寸；足外翻，取商丘、太溪、承山内 1 寸；颈项软瘫，取天柱、大椎、列缺；腰部软瘫，取肾俞、命门、腰阳关；二便失禁取上髎、次髎、中极、关元穴；智力低下，取百会、四神聪、智三针；语言障碍，取通里、廉泉；流涎，取上廉泉、地仓；吞咽困难，取廉泉、天突。根据肢体瘫痪部位不同，分别针刺华佗夹脊穴的不同节段。肌力低下患儿，针刺后加艾灸。

2）头针：取运动区、足运感区。若上肢瘫痪，取对侧顶额前斜线中 2/5；下肢瘫痪，取对侧顶颞前斜线上 1/5 及顶旁线。

（3）推拿疗法 采用循经推按点穴的基本手法作用于患肢。遵循"以柔克刚，以刚制柔"的方法，即肌张力较高时手法宜轻柔，肌力较低时手法宜重。应用摇、扳、拔、伸等手法改善肌腱的挛缩，使患肢尽量恢复于功能位。在推拿过程中配以点按穴位，头部取头维、百会、四神聪等穴；手部取阳溪、曲池和肩贞等穴；足部内、外翻分别取丘墟、太溪、商丘、昆仑等穴缓解痉挛，降低肌张力，增强肌力。背部推拿的"捏脊疗法"和"脊背六法"，即在背部督脉、华佗夹脊穴及膀胱经第一侧线各脏腑俞穴采取推脊法、捏脊法、点脊法、叩脊法、拍脊法和收脊法共 6 种手法，以提高背部核心肌群稳定性和协调性，促进运动发育。

（4）中药外治法 将黄芪、当归、川芎、鸡血藤、红花、伸筋草等药加水煮沸，将药液倒入浴盆中，待温度适当时，用药液浸洗患肢，每次浸洗 30 分钟，隔日 1 次。

（5）食疗

1）增智汤：熟地黄、怀山药、菟丝子、核桃仁各 3g，牡丹皮、泽泻、天麻各 1.5g，枣皮 2g，当归、红花、侧柏叶各 1g，制首乌、黑芝麻、黑豆各 5g，羊肉、羊骨各 100g，适当放调料，将药物用纱布装好，扎紧口，放入锅内，加水适量。烧开后撇去浮沫，拿出药袋，少吃多餐。此汤滋补肝肾，补血养气。适合于肝肾气血不足，智力低下者。

2）猪心枣仁汤：猪心 1 个（洗净剖开），茯苓、酸枣仁、远志各 10g。纱布包好诸药与猪心同煮成汤。待熟透取出药渣，加调味品适量喝汤并吃猪心。适用于心脾两虚、睡眠障碍者，对学龄儿童多动症也有益。

3）鳖鱼补肾汤：鳖鱼 1 只（去肠脏及头），枸杞子、怀山药各 30g，女贞子 15g。共煮后去药，调味食用。适用于肝肾阴虚者。

4）羊脊骨羹：羊脊骨 1 具（洗净，捶碎），肉苁蓉 30g，草果 3 个，荜茇 6g，共熬成汁后加葱白 3 茎，取汁汤与适量面粉做成面羹食。适用于脾肾阳虚者。

【预防与调护】

1. 预防

（1）禁止近亲结婚，婚前进行健康检查。

（2）妊娠期间，保证充足营养，防止外伤；避免接触有毒物质、放射线照射；防止妊娠中毒症、流产、早产，以及感染性疾病；筛查遗传病。

（3）分娩时注意产程变化，防止新生儿窒息、缺血缺氧性脑病；密切观察新生儿黄疸，必要时进行光疗和换血，防止核黄疸。

2.调护 对脾胃亏虚的患儿应少食多餐，采用捏脊疗法或按摩中脘、内关、足三里等穴，以增强脾胃功能。

【预后】

影响脑性瘫痪预后的相关因素包括脑性瘫痪类型、运动发育延迟程度、病理反射是否存在，智力、感觉、情绪异常等相关伴随症状的程度等。偏瘫患儿如不伴有其他异常，一般都能获得行走能力；在患侧手的辅助下，多数患儿可完成日常活动；智力正常的偏瘫患儿有望独立生活。躯干肌张力明显低下伴有病理反射阳性或持久性强直姿势的患儿则预后不良，多数伴智力障碍。

第九章　小儿常见心理障碍 ▷▷▷▷

一、注意缺陷多动障碍

注意缺陷多动障碍（attention deficit hyperactivity disorder，ADHD）是儿童时期常见的慢性神经发育障碍性疾病之一，临床以持续存在且与年龄不相称的注意力不集中，不分场合的动作过多，情绪冲动，可以合并品行障碍、对立违抗障碍、情绪障碍及学习障碍，智力正常或基本正常为特征。本病好发年龄为 6 ～ 14 岁，男孩发病率明显高于女孩，男：女发病比例为（3 ～ 9）∶1。本病学龄期症状明显，因其行为问题，易对其学业成绩、适应能力、社会交往能力等造成广泛影响，部分患儿可随年龄增大逐渐好转，但也有延续至成年的病例，故患儿通常需要长期接受治疗。本病在古代医籍中无专门记载，根据其多动、冲动，可归属于中医学"脏躁""躁动"等范畴。因其易出现精神涣散、注意力不集中导致的学习障碍，故又可与"健忘""失聪"等相关。

【西医病因、发病机制与中医病因病机】

1. 西医病因及发病机制　尽管已经进行了大量的研究，但 ADHD 的病因和发病机制至今仍不明确，目前认为该病是多种遗传、生物、心理和社会因素所致的一种综合征。

（1）遗传因素　研究发现单卵双生子同病率较高、ADHD 家系中发生该症的危险性远高于健康组。另外，患儿一级、二级亲属中患病较正常人群多见，且患儿父母反社会人格、物质依赖、癔症的比例高。但至今未找到特定的遗传基因，可能是多种遗传组合形式，某些遗传特质引起脑内多巴胺代谢和应用发生改变而引发本病。

（2）生物学因素

1）神经生化因素：神经系统的活动主要通过神经递质作为媒介进行信息交换。5-羟色胺（5-HT）和去甲肾上腺素（NE）在脑内属于两种功能相拮抗的中枢神经递质，在 ADHD 患儿中两者之间存在不平衡。

2）脑结构：ADHD 儿童的脑结构和功能与正常对照组儿童存在差异，而且报告异常主要集中分布在脑的额叶、扣带回、纹状体，以及相关的基底节结构、神经网络。目前，已证实前额叶和纹状体的体积小与脑抑制功能不足有关。

3）轻度脑损伤和额叶发育迟缓：母亲患孕期综合征、毒血症、产程过长或早产等因素可导致胎儿大脑缺氧而引起损伤，凡影响额叶发育成熟的各种因素均可致病。

4）神经电生理功能：脑电图功率谱分析发现，ADHD 患儿具有觉醒不足的问题。

觉醒不足属于大脑皮质抑制功能不足，从而诱发皮质下中枢活动释放，表现为多动。

（3）环境及其他因素　家庭不和睦及父母教育不当的 ADHD 患儿会有更多的破坏性行为问题。社会心理压力及不当的家庭教育，很可能是导致 ADHD 发生的潜在因素。轻微的铅负荷增高有可能引起神经生理过程的损害，导致多动、注意力不集中、易冲动等。

2. 中医病因病机　先天禀赋不足、后天调护不当、产伤外伤、情志失调等均可导致小儿阴阳失于平秘，发为本病。其主要病变在心、肝、脾、肾；主要发病机制为阴阳平衡失调，即阳动有余，阴静不足，阴不制阳，阳失制约则兴奋多动。因人的正常精神情志活动是阴阳保持协调统一的结果，与内脏有着密切的关系，必须以五脏精气作为物质基础。五脏功能的失调，必然影响人的情志活动，使其失常。《素问·宣明五气》说："五脏所藏：心藏神，肺藏魄，肝藏魂，脾藏意，肾藏志。"心气不足，心失所养，可致心神失守而情绪多变，注意力不集中；肾精不足，髓海不充，则脑失精明而不聪；肾阴不足，水不涵木，肝阳上亢，可有多动，易激动；脾虚失养，则静谧不足，兴趣多变，言语冒失，健忘，脾虚肝旺，又加重多动与冲动之证。阴主静、阳主动，人体阴阳平衡，才能动静协调，如《素问·生气通天论》说："阴平阳秘，精神乃治。"若脏腑阴阳失调，则产生阴失内守、阳躁于外的种种情志、动作失常的病变。

（1）先天禀赋不足　父母体质欠佳，肾气不足，或母亲孕期多病，精神调摄失宜等，致使胎儿先天不足，肝肾亏虚，精血不充，脑髓失养，元神失藏。

（2）产伤外伤瘀滞　产伤及其他外伤，导致患儿气血瘀滞，经脉流行不畅，心肝失养而神魂不宁。

（3）后天护养不当　过食辛热炙煿，则心肝火炽；过食肥甘厚味，则酿生湿热痰浊；过食生冷，则损伤脾胃；病后失养，脏腑损伤，气血亏虚，可致心神失养，阴阳失调，而出现心神不宁、注意力涣散和多动。

（4）情绪意志失调　小儿为稚阴稚阳之体，肾精未充，肾气未盛。由于生长发育迅速，阴精相对不足，导致阴不制阳，阳胜而多动。小儿年幼，心脾不足，情绪未稳，若教育不当，溺爱过度，放任不羁，所欲不遂，则心神不定，脾意不藏，躁动不安，冲动任性，失忆善忘。

总之，本病的主要发病机制为阴阳平衡失调，其病位常涉及心、肝、脾、肾，阴虚为本，阳亢、痰浊、瘀血为标，属本虚标实之证。

【临床表现】

1. 核心症状

（1）注意缺陷　难以将精力集中于所需完成任务当中；无法抵御干扰因素；注意力难以保持长久；难以完成任务的组织实施；常常无法完成任务。

（2）多动　无法安静地坐在课堂里听完一堂课；常常无目的地来回走动、奔跑、跳跃；总是不停地活动与说话，少有片刻安静；总是动手动脚，课堂小动作多，干扰他人。

（3）冲动　极端缺乏耐心；行为唐突；突然插话；干扰他人；难以自制。

2. 继发症状

（1）学习困难 多动症儿童在学业上突出的表现是成绩波动性大，一般都学习成绩低下。

（2）运动与感知功能异常 部分患儿手指精细协调困难，快速轮替动作不灵活，拿筷子、握笔书写、扣纽扣、系鞋带、做手工操作等动作笨拙。手眼协调性差，共济活动不协调。视运动功能障碍，空间位置障碍，左右分辨困难，眼球轻微震颤。

（3）品行问题 由于患儿对环境中抑制性信息反应缺乏，难以接受约束和控制，所以部分多动症儿童出现违抗性、攻击性和反社会性行为。

（4）情绪问题 多动症患儿常常自我评价降低，自信心不足，把自己看成不成功和无能的人，表现为烦躁、烦恼、激越、烦闷，甚至还出现自伤、攻击他人的行为。

（5）人际关系问题 由于核心症状及继发性品行问题，多动症患儿在与同伴、老师及父母关系方面经常存在问题，易与环境发生冲突，存在社会适应和调节困难。

3. 共患病 约 65% ADHD 患儿可出现某些共患病，如对立违抗障碍、品行障碍、焦虑障碍、心境障碍、特定的学习障碍等，部分患儿合并抽动症。

4. 起病时间 ADHD 的起病大部分是在 6 岁以前，一些儿童在婴儿期就表现出好动的特征。其中部分在 3 岁左右起病，一般症状突出的时期是 9～10 岁，到少年期后部分儿童的症状减轻或消失，也有一些儿童的部分症状持续到成年期。

【辅助检查】

目前尚无特异性辅助检查，主要以各种评定量表及调查问卷进行评估并需排除其他疾病，脑电图、脑诱发电位、智能测试、影像学检查等对鉴别诊断有一定帮助，但不能作诊断依据。

【诊断与鉴别诊断】

1. 诊断标准 诊断本病主要根据病史、临床表现特征、体格检查和心理测试。ADHD 的诊断标准如下。

（1）一种持续的注意缺陷和（或）多动－冲动的模式，干扰了正常的功能和发育，以下列"1）"和（或）"2）"为特征。

1）注意缺陷：下列症状存在 6 项（或更多），持续至少 6 个月，达到与发育水平不相称的程度，并影响了社会、学业或职业活动。①在完成作业、工作中或从事其他活动时，常粗心大意、马虎、不注意细节，如经常忽略或遗漏细节，工作常出错。②在完成任务或游戏活动的时候经常很难保持注意力集中，如很难保持注意力于听课、谈话或阅读冗长的文章。③当直接对他讲话时，常像没听见一样，思想好像在别处，尽管并没有任何明显干扰他的东西存在。④很难按照指令与要求行事，导致不能完成家庭作业、家务或其他工作任务，如开始启动某个任务后很快离开主题，转而去做另一件事。⑤经常难以组织好分配给他的任务或活动，如很难处理和保持有序的工作，难以有秩序地收拾好资料和属于他的物品；工作凌乱、没有条理；时间管理能力差，不能在截止日期前完成任务。⑥经常回避、不喜欢、不愿意或做那些需要持续脑力的事情，如课堂或家庭作业；年长儿或成人不愿撰写报告、绘制表格或阅读冗长乏味的文章。⑦经常丢失一些学习、活动中所需的东西，如学习资料、铅笔、书本、工具、钱包、钥匙、文件、眼镜和手机等。⑧经常容易因外界的刺激而分散注意力，年长儿或成人可能是因无关的想法。⑨在日常活动中经常忘东忘西，如处理琐事或办事时，年长儿或成人则会忘记回电话、付账单或赴约会。

2）多动、冲动：下列症状存在6项（或更多），持续至少6个月，达到与发育水平不相称的程度，并影响了社会、学业、职业活动。①经常坐不住，手脚动个不停或者在座位上扭来扭去。②在教室或者其他需要坐在位子上的时候，经常离开座位，如在教室、办公室或其他工作场所，或其他需要留在位子上的地方。③经常在一些不适合的场合跑来跑去或爬上爬下，年长儿或成人可能仅有坐立不安的主观感觉。④经常无法安静玩耍或从事休闲活动。⑤经常活动不停，好像"被发动机驱动着"一样，如在饭店就餐或开会需要耗时较长时，不能保持安静或感到不舒服，可能被其他人理解为烦躁不安、难以相处。⑥经常话多。⑦经常在问题没说完时抢先回答，如在交谈中抢话头、不能等待按顺序发言。⑧经常难以按顺序排队等待。⑨经常打断或干扰别人，如打断对话、游戏或其他活动；不问或未经别人允许，就开始使用他人物品；年长儿或成人可能强行加入或接管他人正做的事情。

（2）有些注意缺陷、多动-冲动的症状在12岁以前出现。

（3）有些注意缺陷、多动-冲动的症状存在于两种或以上的场合（在家里、学校和工作场所，与朋友或亲戚相处时，在从事其他活动时）。

（4）有明确的证据显示症状干扰或损害了患儿社会、学业和职业功能的质量。

（5）这些症状不是发生在精神分裂症或其他精神障碍的病程中，也不能用其他精神障碍来解释（心境障碍、焦虑障碍、分离障碍、人格障碍、物质中毒或戒断）。

注：上述症状不是对立行为、违抗、敌意的表现，也不是因为不理解任务或指令所引起的。

2. 鉴别诊断

（1）正常顽皮儿童　主要以主动注意力和是否能自我制约为鉴别点，正常儿童多数时间能集中精力，在集体中可遵守纪律、自我约束。

（2）精神发育迟滞（MR）　患儿常伴有注意缺陷和多动，但同时有明显的智力低下（IQ < 70）、语言和运动发育落后，可能有相应的遗传病史，中枢兴奋剂疗效不及ADHD显著，少有ADHD的其他特征。

（3）孤独症谱系障碍（ASD）　患儿常伴有明显的多动和异常兴奋行为，特征是语言落后和社交障碍、活动内容刻板、难与他人沟通，故不难鉴别。

（4）抽动障碍（TD）　以运动性抽动和发声性抽动为主，其多动是因肌肉抽动而引起的，但约50%的抽动障碍患儿共患ADHD。

（5）儿童精神分裂症　多起病于10岁以后，病前社会功能正常，表现情感淡漠、孤僻离群、行为怪异、思维脱离现实，可伴有幻听幻觉及被害妄想。

【治疗】

采取综合措施缓解ADHD的核心症状，改善功能损害，提高患儿生活、学习和社交能力。轻症及学龄前儿童主要采取中医辨证施治或中医外治法（针灸、推拿、耳穴按压）并加强心理行为干预；针对较为顽固、复杂兼有共患病的患儿，经上述疗法症状难以控制者，可在口服中药的同时配合西医药物治疗，并联合应用心理、行为等综合疗法。

1. 西医治疗　除对患儿进行认知行为、疏泄、感觉统合训练及合理管理教育等行为治疗外，药物治疗是目前 ADHD 主要的治疗方法，主要应用是中枢兴奋药（哌甲酯）、选择性 NE 再摄取抑制剂（托莫西汀）。对中枢兴奋剂治疗效果不理想并伴有焦虑和抑郁的患儿可应用三环类抗抑郁药（丙咪嗪），伴有抽动障碍的 ADHD 患儿可选择去甲肾上腺素能受体激动剂（可乐定）等。需定期随访，注意观察其疗效和副作用。

2. 中医治疗

（1）辨证论治　本病以脏腑辨证、阴阳辨证为纲。脏腑辨证：在心者，注意力不集中，情绪不稳定，多梦烦躁；在肝者，易于冲动，好动难静，容易发怒，常不能自控；在脾者，兴趣多变，做事有头无尾，记忆力差；在肾者，脑失精明，学习成绩低下，记忆力欠佳，或有遗尿、腰酸乏力等。阴阳辨证：阴静不足者，常有注意力不集中、自我控制差、情绪不稳、神思涣散等；阳亢躁动者，常有动作过多、冲动任性、急躁易怒等。本病的实质为虚证，亦有标实之状，临床多见虚实夹杂之证。

本病以调和阴阳为原则，实则泻之，虚则补之，虚实夹杂者治以攻补兼施，标本兼顾。

1）肝肾阴虚

证候：多动难静，急躁易怒，冲动任性，注意力不集中，难以静坐，动作笨拙，遇事善忘，或学习成绩低下，或有遗尿，腰酸乏力，或五心烦热，睡眠不宁，盗汗，大便秘结，舌红，苔少，脉弦细数。

辨证：本证以急躁易怒，冲动任性，注意力不集中，记忆力差，五心烦热为临床特征。辨证时应注意辨肾阴虚和肝阳亢。

治法：滋阴潜阳，宁神益智。

方药：杞菊地黄丸加减。夜寐不安者，加酸枣仁、五味子养心安神；盗汗者，加浮小麦、煅龙骨、煅牡蛎敛汗宁神；急躁易怒者，加石决明、钩藤平肝息风；大便秘结者，加火麻仁、黑芝麻润肠通便；记忆力差者，加石菖蒲、远志宁神益智。

2）心脾两虚

证候：神思涣散，精神倦怠，言语冒失，做事有始无终，动作散漫无目的，情绪不稳，多动而不暴躁，头晕健忘，记忆力差，睡眠不实，多梦易惊，面色萎黄，或食少便溏，倦怠乏力，可伴自汗、盗汗，舌淡苔白，脉虚细弱。

辨证：本证以神思涣散，记忆力差，睡眠不实，多动而不暴躁，头晕健忘，倦怠乏力为临床特征。

治法：健脾益气，养心安神。

方药：归脾汤合甘麦大枣汤加减。神思涣散者，加益智仁、龙骨养心敛神；睡眠不宁者，加五味子、夜交藤养血安神；记忆力差，动作笨拙，苔厚腻者，加半夏、陈皮、石菖蒲化痰开窍；小动作多，自汗出者，加煅龙骨、煅牡蛎宁神敛汗。

3）脾虚肝旺

证候：注意力涣散，多动多语，坐立不安，兴趣多变，烦躁不安，急躁易怒，言语冒失，记忆力差，胸闷纳呆，面色无华，便溏，舌淡红，苔薄白，脉弦细。

辨证：本证偏肝旺证以多动多语，兴趣多变，急躁易怒，脉弦为临床特征。偏脾虚证，以注意力涣散，记忆力欠佳，纳呆，便溏，舌淡为临床特征。

治法：健脾疏肝，宁心安神。

方药：逍遥散加减。烦躁易怒者，加生石决明、钩藤、栀子平肝除烦；睡眠不安者，加琥珀、酸枣仁、珍珠母养心安神。

4）心肝火旺

证候：多动不安，冲动任性，急躁易怒，注意力不集中，做事莽撞，或好惹扰人、常与人打闹，或面赤烦躁，大便秘结，小便色黄，舌质红或舌尖红，苔薄或薄黄，脉弦或弦数。

辨证：本证以多动多语，冲动任性，急躁易怒，或好惹扰人，常与人打闹，或面赤烦躁为临床特征。

治法：清心平肝，安神定志。

方药：龙胆泻肝汤加减。烦躁易怒者，加钩藤、珍珠母平肝泻火；大便秘结者，加决明子、生大黄通腑泻火；狂躁不宁者，加礞石滚痰丸降火逐痰开窍。

（2）中成药疗法

1）静灵口服液：用于肝肾阴虚证。

2）归脾丸：用于心脾两虚证。

3）小儿智力糖浆：用于阴虚阳亢、痰浊阻窍证。

4）多动宁胶囊：用于脾虚肝旺证。

（3）针灸疗法

1）体针：常选四神聪、百会、神庭、心俞、内关、风池、大椎、太冲、太溪、足三里、三阴交、隐白等穴位，经皮浅刺，不留针。隔日 1 次。

2）耳针：取心、神门、交感、脑点。王不留行籽压穴，每日刺激 2～3 次。

（4）推拿疗法　主穴：补脾经，揉内关、神门，按揉百会、足三里，揉心俞、肾俞、命门，捏脊，擦督脉、膀胱经侧线。肝旺者，加清肝经，清小肠，捣小天心。

4. 心理及行为疗法　心理及行为疗法包括教育引导、心理治疗、行为矫正和感觉统合训练等。

【预防与调护】

1. 预防

（1）注意孕产期保健，提倡优生优育。孕妇应保持心情愉快、精神安宁、营养均衡，禁烟酒，慎用药物，避免早产、难产及新生儿窒息。

（2）保证患儿有规律性的生活，培养良好的生活习惯。家长合理喂养患儿，尽量控制含色素、香精、防腐剂的食品及功能饮料的摄入。

2. 调护　本病需根据治疗原则和个体情况制订长期治疗计划，按照慢性病管理策略管理，定期随访、评估，监控治疗效果、药物不良反应。

（1）家长、老师要关心和体谅患儿，对患儿的进步应及时给予表扬、鼓励，教育要循序渐进，切勿急躁、歧视患儿。

（2）帮助患儿树立信心，明确学习动机，消除情绪紧张，提高学习兴趣，培养自制能力。

（3）加强管理，谨防患儿攻击性、破坏性、危险性行为的发生。

二、抽动障碍

抽动障碍（tic disorders，TD）又称多发性抽动症（multiple tics，MT）、抽动－秽语综合征（tourette syndrome，TS），是一组起病于儿童和青少年时期的神经精神系统疾病，以突然快速、反复、无节奏的运动或发声抽动为特征，患儿通常共患各种精神和（或）行为障碍，如注意缺陷多动障碍、强迫行为或强迫症、焦虑、抑郁、冲动控制问题和睡眠障碍等。发病无季节性，起病年龄为 2 ～ 21 岁，以 5 ～ 10 岁最多见，男性多于女性，男女之比为（3 ～ 5）：1。本病病程持续时间较长，可自行缓解或加重，中医古籍中无本病的记载，根据临床表现，可归于"肝风""抽搐""瘛疭""痉风""颤震""梅核气""郁证"等范围。

【西医病因、发病机制与中医病因病机】

1. 西医病因及发病机制　目前本病的病因和发病机制尚不完全清楚，往往是遗传、生物、心理和环境等因素相互作用的结果。

（1）遗传　研究发现，TD 有一定的遗传倾向，双生子同病率较高，抽动症患儿的一级、二级亲属中患病率较正常人群高，确切遗传方式仍不清楚，有常染色体显性遗传伴外显不全、主基因传递效应及多基因遗传模式等学说。

（2）神经生化　可能涉及多个神经系统和不同神经递质，包括中枢多巴胺（DA）能、去甲肾上腺素（NE）能、5-羟色胺（5-HT）能、γ-氨基丁酸（GABA）能及阿片系统等，其中 DA 活动过度或突触后 DA 受体超敏感为发病的重要环节。

（3）神经解剖　研究发现，患儿存在中枢神经系统发育缺陷和解剖异常，病变主要在基底节、额叶皮质和边缘系统等部位。

（4）社会心理及环境　患儿有不同程度的人格障碍，精神创伤（家庭、社会）、精神压力过大（学习压力、工作任务等）、情绪波动、疲劳与兴奋（剧烈体育活动、长时间电脑游戏或看电视等）、过度惊吓等均可诱发或加重抽动。

（5）免疫因素　呼吸道感染链球菌后，自身免疫反应可能导致抽动障碍分类中的图雷特综合征。

2. 中医病因病机　包括先天因素、后天因素和诱发因素。先天因素常见禀赋不足，或出生异常（早产、出生窒息、产伤等）；后天因素常见饮食不节、情志失调等。感受外邪、劳倦过度、情志过急是诱发因素。本病病位主要在肝，常涉及心、脾、肾三脏。病机为夹痰，风痰鼓动。

（1）肝亢风动　若情志失调，气机不畅，可化火生风而致肝亢风动。因风盛生痰，风痰鼓动，上犯清窍，流窜经络，则见眨眼、摇头、耸肩、口出异声、肢体抽动等。

（2）痰火扰心　小儿饮食不节，过食辛辣香燥、肥甘厚味，导致痰热内蕴，上扰心神，则胸闷易怒，脾气乖戾，喉发怪声。

（3）脾虚肝旺　因素体脾虚，或饮食伤脾，或久病体虚，脾失健运，痰浊内生；因土虚木亢，肝风夹痰上扰走窜，则喉发异声、噘嘴、口唇蠕动。抽动无力，时发时止，时轻时重。

（4）阴虚风动　因素体肾阴不足，或久病及肾，肾阴亏虚，水不涵木，可致筋脉失养而出现虚风内动。相火妄动，夹痰上扰，闭阻咽喉，金鸣异常，则喉发异声。

【临床表现】

1. 运动性抽动　为本病早期主要临床症状之一。常由眼、面部开始，表现为突然、快速、多变、难以控制、反复发生、无节律的抽动。简单运动性抽动，有眨眼、挤眉、噘嘴、做怪相、摇头、耸肩、甩臂、搓指、握拳、挺胸、扭腰、收腹、踮脚、抖腿、步态异常等；复杂运动性抽动，多表现为稍慢、似有目的的动作行为，如冲动性触摸东西、弯腰、后仰、下蹲、屈膝、走路旋转、猥秽动作等。抽动可因情绪激动、紧张而加重，睡眠及精神转于其他某种活动时，抽搐明显减少。

2. 发声抽动　分为简单发声和复杂发声。简单发声为清嗓、清鼻腔声，呈爆破音、呼噜音、咳嗽、喷鼻声、气喘声等；舌肌抽动则发出"咂舌""咔嗒""嘘""吱""嘎"声。复杂发声则出现重复语言、模仿语言、唠叨等。

3. 图雷特综合征　一种或多种发声抽动与运动抽动联合存在。

4. 其他　约有半数的患儿会模仿他人的语言、习惯等。本病还常伴有行为紊乱，轻者躁动不安、过分敏感、易激惹或行为退缩，重则呈现难以摆脱的强迫行为、注意力不集中、破坏行为及学习困难等。但患儿智力正常，体格及神经系统检查未见异常。

【辅助检查】

本病无特异性辅助检查，脑电图、头颅 CT 或 MRI 等检查有助于排除脑部其他器质性病变。心理测验有助于判别 ADHD、焦急、抑郁障碍等共患病。

【诊断与鉴别诊断】

1. 诊断　采用临床描述性诊断方法，以临床现象学诊断为主，依据抽动症状及相关伴随精神症状等表现进行诊断，可参照《精神障碍诊断和统计手册》第 5 版（DSM–5）。

（1）图雷特综合征

1）具有多种运动性抽动及 1 种或多种发声性抽动，但两者不一定同时出现。

2）首发抽动后，抽动的频率可以增多或减少，病程在 1 年以上。

3）于 18 岁之前发生。

4）这种障碍不能归因于某种物质（可卡因）的生理效应或其他躯体疾病（亨廷顿舞蹈病、病毒性脑炎）。

（2）慢性抽动障碍

1）1种或多种运动性抽动或发声性抽动，病程中只有1种抽动形式出现。

2）首发抽动以来，抽动的频率可以增加或减少，病程在1年以上。

3）起病于18岁之前。

4）这种障碍不能归因于某种物质（可卡因）的生理效应或其他躯体疾病（亨廷顿舞蹈病、病毒性脑炎）。

5）从不符合图雷特障碍的诊断标准，除外小儿舞蹈症、药物或神经系统其他疾病所致。

（3）短暂性抽动障碍

1）1种或多种运动性抽动和（或）发声性抽动。

2）病程短于1年。

3）于18岁之前发生。

4）这些症状不能用药物（可卡因）的影响或其他疾病（亨廷顿舞蹈病、病毒性脑炎）来解释。

5）不符合图雷特障碍或持续性（慢性）运动或发声抽动障碍的诊断标准。

2. 鉴别诊断 需与风湿性舞蹈病、癫痫肌阵挛发作等相鉴别。

（1）风湿性舞蹈病 6岁以上多见，女孩居多，是风湿热主要表现之一。表现为四肢较大幅度、无目的、不规则的舞蹈样动作，生活经常不能自理。肌张力减低，无发声抽动或秽语症状，抗风湿治疗有效，可资鉴别。

（2）肌阵挛 是癫痫发作的一个类型，具有发作性，每次持续时间短暂，常伴意识障碍，脑电图异常，抗癫痫药治疗有效。

【治疗】

对于暂时性抽动或者轻、中度患儿无明显精神行为障碍时，可以中医辨证治疗为主，以平肝息风、豁痰定抽为基本治则，同时可配合心理治疗；症状严重，病程较长，影响学习和工作者，应注意辨别其合并其他精神障碍的种类，采用中西医结合治疗并进行精神、行为干预的综合治疗措施。

1. 西医治疗

（1）药物治疗

1）改善抽动症状：氟哌啶醇、硫必利、匹莫齐特比较常用。其中氟哌啶醇为多巴胺受体强有力的阻滞剂，剂量应从每日0.25～1mg开始，分2～3次服用；视临床具体情况每4～7日增加0.25～0.5mg，直至症状完全控制。一般每日总量为1.5～4mg，最大不超过8mg。硫必利则较和缓，口服开始剂量为每次50mg，每日2～3次，最高剂量不超过每日300mg。

2）改善伴发障碍：伴多动者，首选可乐定，为中枢α受体激动剂，尤其作用于α_2肾上腺素能受体，有口服片剂和经皮肤治疗的贴片。此外，合并其他精神障碍的患儿可采用相应的如抗抑郁、抗强迫等疗法。

（2）心理治疗 包括支持性心理治疗、行为治疗和对家长进行指导等，目的在于让患儿及家长调整家庭关系，了解疾病的性质、症状及波动的原因，消除人际关系和环境中可能对症状的产生或维持有不良作用的因素，减轻患儿因抽动症状所激发的焦虑和抑郁情绪，并积极配合治疗。此外，还应合理安排患儿作息时间和日常活动内容，避免过度紧张和疲劳。

2. 中医治疗

（1）辨证论治　以八纲辨证为主结合脏腑辨证，分清虚实及所累及脏腑。起病较急、病程较短、抽动频繁有力者，属实，多由肝郁化火，或痰火扰心所致；而起病较缓、病程较长、抽动无力、时作时止者，属虚或虚实夹杂，常由脾虚，或阴虚所致。根据脏腑阴阳虚实辨证，各随其宜，实证治宜清肝泻火，豁痰息风；虚证治宜滋肾补脾，柔肝息风。

1）肝亢风动

证候：抽动频繁有力，挤眉眨眼，面部抽动明显，烦躁易怒，噘嘴喊叫，声音高亢，摇头耸肩，面红目赤，大便秘结，小便短赤，舌红，苔黄，脉弦数。

辨证：本证以抽动频繁有力，面部抽动明显，烦躁易怒为临床特征。

治法：清肝泻火，息风镇惊。

方药：天麻钩藤饮加减。抽动频繁者，加全蝎、僵蚕平肝息风止痉；喉中痰鸣怪声者，加竹茹、地龙清热化痰止痉。

2）痰火扰心

证候：头面、躯干、四肢肌肉抽动，频繁有力，喉中痰鸣，怪声不断，烦躁口渴，睡眠不安，便秘溲赤，舌质红，苔黄腻，脉滑数。

辨证：本证以喉中痰鸣，怪声不断，烦躁口渴，睡眠不安为临床特征。

治法：泻火涤痰，清心安神。

方药：黄连温胆汤加减。抽动甚者，合止痉散平肝息风止痉；积滞内停者，加山楂、麦芽、槟榔消食导滞；睡眠不安者，加珍珠母、莲子心清心安神；怪声不断者，加石菖蒲、苍耳子、蝉蜕疏风通窍。

3）脾虚肝旺

证候：腹部抽动明显，抽动无力，时发时止，时轻时重，喉中吭吭作响，面色萎黄，精神疲惫，食欲不振，睡卧露睛，舌质淡，苔白或腻，脉沉弦无力。

辨证：本证以腹部抽动明显，抽动无力，时发时止，时轻时重，面色萎黄，精神疲惫为临床特征。

治法：益气健脾，平肝息风。

方药：缓肝理脾汤加减。喉中痰鸣者，加桔梗、紫苏子降气化痰利咽；食少便溏者，加神曲、麦芽、白扁豆、山药理脾开胃；抽动频繁者，加白芍、鸡血藤活血通络，柔肝缓急。

4）阴虚风动

证候：耸肩摇头，肢体震颤，筋脉拘急，咽干清嗓，挤眉眨眼，性情急躁，喉中异声或重复语言，睡眠不安，形体消瘦，五心烦热，大便干结，舌质红绛，舌苔光剥，脉细数无力。

辨证：本证以肢体震颤，咽干清嗓，五心烦热，性情急躁为临床特征。

治法：滋阴潜阳，柔肝息风。

方药：大定风珠加减。心神不定者，加茯神、钩藤、炒酸枣仁养心安神；血虚失养者，加何首乌、玉竹、沙苑子、天麻养血柔肝。

（2）中成药疗法

1）九味熄风颗粒：用于阴虚风动证。每次4～7岁为6g，8～10岁为9g，11～14岁为12g。每日2次，冲服。

2）杞菊地黄丸：用于阴虚风动证。每次3～6g，每日2～3次，口服。

3）菖麻熄风片：用于肝风夹痰证。每次4～6岁为1片，7～11岁为2片，12～14岁以上为3片。每日3次，口服。

（3）针灸疗法

1）体针：主穴取四神聪、太冲、风池、百会；配穴取印堂、迎香、地仓、内关、丰隆、神门。平补平泻，隔日1次，每次留针30分钟，10次1个疗程。

2）耳针：取神门、肝、脾、肾、心、肾上腺、皮质下、脑点、内分泌、丘脑等，耳穴上压王不留行籽。每次2～3穴，耳穴埋针。

（4）推拿疗法 主穴：清肝经，摩囟门，掐五指节。肝亢风动者，加揉总筋，掐小天心，捣小天心；痰火扰心者，加补脾经，运内八卦，揉膻中；阴虚风动者，加补肾经，揉二马。

【预防与调护】

1. 预防

（1）注意围产期保健，孕妇应保持心情舒畅、生活规律、营养均衡，避免造成胎儿发育异常的可能因素。

（2）营造良好的家庭氛围，培养患儿良好的生活习惯，减轻患儿学习负担和精神压力。

2. 调护

（1）改善家庭环境，合理安排患儿生活及教育。

（2）加强精神调护，耐心讲解病情，给予患儿安慰和鼓励，避免精神刺激。

（3）饮食清淡富含营养，少食含色素、香精、防腐剂等含添加剂的食品，增加户外活动，锻炼身体，增强体质。

第十章 小儿造血系统概述及相关疾病 ▷▷▷▷

第一节 概 述

（一）小儿造血特点

小儿造血可分为胚胎期造血和生后造血。

1.胚胎期造血 造血首先在卵黄囊的血岛出现，然后是肝、脾、胸腺、淋巴结等髓外造血器官，最后转移至骨髓，因而形成三个不同的造血期。

（1）中胚叶造血期 胚胎第10～14日开始在卵黄囊形成许多血岛，血岛的内部细胞形成原始的血细胞，血岛外周的细胞分化为血管内皮细胞。胚胎第8周后，血岛开始退化，原始的红细胞逐渐减少，至胚胎第12～15周消失。

（2）肝脾造血期 胚胎中期以肝脏造血为主。自胚胎第6～8周开始，肝出现活动的造血组织。肝造血时主要产生有核红细胞，也可产生少量粒细胞和巨核细胞，至胎儿期6个月后肝造血逐渐减退，约至出生时停止。

脾脏于胎儿第8周左右可生成红细胞、粒细胞，至12周时出现淋巴细胞和单核细胞，至胎儿5个月时造红细胞和粒细胞的活动减少并逐渐消失，而造淋巴细胞的功能可维持终生。

胸腺是中枢淋巴器官，第6～7周人胚胎已出现胸腺，并开始生成淋巴细胞，来源于卵黄囊、肝脏或骨髓的淋巴干细胞在胸腺中诱导分化为前T细胞，并迁移至周围淋巴组织中增殖并发育为T淋巴细胞，这种功能维持终生。胚胎期胸腺还可以生成少量的红细胞和粒细胞，但持续时间甚短。

自胚胎第11周，淋巴结开始生成淋巴细胞。从此，淋巴结成为终生产生淋巴细胞和浆细胞的器官。胎儿期淋巴结亦具有短时间的红系造血功能。

（3）骨髓造血期 自胎儿4个月开始，骨髓出现造血活动，并迅速地成为主要的造血器官。至胎儿30周，骨髓中粒细胞、红细胞及巨核细胞等增生都已很活跃。直至出生2～5周后，骨髓成为唯一的造血场所。

2.生后造血

（1）骨髓造血 生后骨髓是生成粒细胞、红细胞及巨核细胞的主要器官，同时生成淋巴细胞和单核细胞。在生后前几年，所有的骨髓均为红髓；5～7岁开始，于长骨中出现脂肪细胞（黄髓）。随着年龄的增长，部分红髓逐渐被黄髓所代替，至18岁时红髓仅分布于脊柱、胸骨、肋骨、肩胛骨、颅骨、骨盆及肱骨、股骨的近端。但当造血需要增加时，黄髓可以转变为红髓，重新发挥造血功能。小儿在出生后前几年因缺少黄髓，故造血的代偿潜力甚少，如果需要增加造血，则会出现髓外造血。

（2）骨髓外造血 在正常情况下，出生2个月后骨髓外造血停止（除外淋巴细胞和吞噬细胞）。当婴幼儿遇到各种感染、溶血、贫血、骨髓受异常细胞侵犯及骨髓纤维化等情况时，因骨髓造血储备力小，其肝、脾、淋巴结可以随时适应需要，恢复到胎儿时期的造血状态。此时肝、脾和淋巴结肿大，周围血常规出现核红细胞和幼稚中性粒细胞。这是小儿造血器官的一种特殊反应，称为"骨髓外造血"。当病因去除后，又可恢复正常的骨髓造血。

（二）小儿血常规特点

各年龄期小儿的血常规不同。

1. 红细胞计数和血红蛋白量 红细胞的生成受红细胞生成素的特异性调节，组织缺氧可刺激红细胞生成素的生成。由于胎儿期组织氧含量低，故红细胞计数和血红蛋白量较高，出生时红细胞计数为（5.0～7.0）×10^{12}/L，血红蛋白量为150～220g/L，未成熟儿可稍低。生后6～12小时因不显性失水，血液浓缩，红细胞计数往往比出生时稍高。随着肺呼吸的建立，血氧含量增加，红细胞生成素合成明显减少，骨髓暂时性造血功能降低。另外，胎儿红细胞寿命较短，且破坏较多（生理性溶血），加之婴儿生长发育迅速，血循环量迅速增加，因此，红细胞计数和血红蛋白量逐渐降低；至2～3个月时达最低水平，红细胞计数降至3.0×10^{12}/L，血红蛋白量降至100g/L左右，出现轻度贫血，称为"生理性贫血"。

网织红细胞计数在初生3日内为4%～6%；于生后4～7日迅速下降至0.5%～1.5%；3个月后上升，婴儿期以后降至与成人相同1%～1.5%。

2. 白细胞计数与分类 初生时白细胞计数为（15～20）×10^9/L，生后数小时增加，至24小时达高峰，然后逐渐下降，1周时平均为12×10^9/L；婴儿期白细胞计数维持在10×10^9/L左右；学龄期后接近成人水平。

白细胞分类主要是中性粒细胞与淋巴细胞比例的变化。婴儿出生时中性粒细胞约占全部细胞的65%，淋巴细胞约占30%，随着白细胞计数的下降，中性粒细胞比例也相应下降，生后4～6日两者比例约相等；以后淋巴细胞约占60%，中性粒细胞约占35%，至4～6岁两者比例又相等；7岁后白细胞分类与成人相似。初生儿外周血液中也可出现少量幼稚中性粒细胞，但在数日内即消失。

3. 血小板计数 血小板计数与成人相同，为（150～300）×10^9/L。

4. 血红蛋白的种类 在胚胎、胎儿、儿童和成人的红细胞内，正常情况下有6种不同的血红蛋白分子，它们分别由不同肽链组成。胚胎期的血红蛋白为Gower1、Gower2和Portland，在胚胎12周消失，并由胎儿血红蛋白（HbF）所代替，随着成人血红蛋白（HbA）合成逐渐增加，生后HbF又迅速被HbA所代替。成人的HbA约占0.95，HbF不超过0.02。

5. 血容量　小儿血容量相对较成人多，新生儿血容量约占体重的 10%，平均为 300mL；儿童血容量占体重的 8%～ 10%；成人血容量占体重的 6%～ 8%。

（三）血的功能及相关认识

1. 中医学对血的生理功能的认识　血的生理功能包括两个方面，其一是濡养滋润全身脏腑组织，《难经·二十二难》将血的这一作用概括为"血主濡之"。全身各部分（内脏、五官、九窍、四肢、百骸）都在血的濡养作用下发挥其生理功能的。《素问·五脏生成》曰："肝受血而能视，足受血而能步，掌受血而能握，指受血而能摄。"其二是神志活动的主要物质基础，《灵枢·平人绝谷》曰："血脉和利，精神乃居。"《灵枢·营卫生会》曰："血者，神气也。"血液供给充足，则神志活动正常。

2. 血的生成、循行与脏腑的关系

（1）**心主血脉**　《素问·阴阳应象大论》曰："心主血。"又曰："在体为脉，在脏为心。"全身的血液，依赖心气的推动，通过经脉而输送到全身，发挥其濡养作用。心气的推动是否正常，在血液循环中起着十分重要的作用。

（2）**肺朝百脉**　心气的推动是血液运行的基本动力，而血的运行，依赖气的推动，随着气的升降而运行至全身。肺主一身之气而司呼吸，调节着全身的气机，辅助心脏推动和调节血液的运行。

（3）**脾为气血生化之源**　《灵枢·决气》曰："中焦受气取汁，变化而赤，是谓血。"故脾胃为气血生化之源。若中焦脾胃虚弱，不能运化水谷精微，化源不足，往往导致血虚。脾主统血，五脏六腑之血全赖脾气统摄，脾气健旺，气血旺盛，则气之固摄作用健全，而血液不会溢出脉外。

（4）**肝主藏血**　肝具有贮藏血液和调节血量的功能。根据人体动静情况的不同，调节脉管中的血液流量，使脉中循环血量维持在一个恒定水平。此外，肝的疏泄功能可调畅气机，对血液通畅的循行起着作用。《素问·调经论》曰："肝者，其充在筋，以生血气。"所以肝脏也有造血功能。

（5）**肾藏精，精血同源**　《素问·生气通天论》曰："骨髓坚固，气血皆从。"其说明血的生成来源于骨髓。又"肾主骨，生髓"，肾在血的生成中主要有两方面的作用：一是肾中精气化生元气，促进脾胃化生水谷精微，进而奉心化赤为血；二是肾藏精，精与血可以互化，即血可养精，精可化血，即古之所谓"精血同源"之说。

血液正常地循行需要两种力量：推动力和固摄力。一方面推动力是血液循环的动力，体现在心的主血脉功能、肺的助心行血功能及肝的疏泄功能方面；另一方面固摄力是保障血液不致外溢的因素，体现在脾统血和肝藏血的功能方面。这两种力量的协调平衡维持着血液的正常循行。若推动力量不足，则可出现血液流速缓慢，出现滞涩、血瘀等改变；若固摄力量不足，则血液外溢，导致出血。综上所述，血液循环是在心、肺、肝、脾等脏腑相互配合下进行的，因此，其中任何一个脏腑生理功能失调，都会引起血行失常。

第二节 相关疾病

小儿造血系统常见疾病有小儿贫血、营养性缺铁性贫血、免疫性血小板减少症等。

一、小儿贫血概述

贫血（anemia）是指外周血中单位容积内的红细胞计数、血红蛋白量或血细胞比容低于正常。研究显示，血红蛋白的低限值在 6 个月 ~ 6 岁者为 110g/L；6 ~ 14 岁为 120g/L；海拔每增高 1000m，血红蛋白升高约 4%；低于此值者称为贫血。6 个月以下的婴儿由于生理性贫血等因素血红蛋白值变化较大，我国贫血的诊断标准（以海平面计）：生后 10 日内新生儿血红蛋白 < 145g/L，1 ~ 4 个月 < 90g/L，4 ~ 6 个月 < 100g/L。

【贫血分类】

1.按贫血程度分类 根据检测外周血血红蛋白含量或红细胞计数可分为 4 度。

（1）轻度 血红蛋白为 120（不含）~ 90g/L。

（2）中度 血红蛋白为 90（不含）~ 60g/L。

（3）重度 血红蛋白为 60（不含）~ 30g/L。

（4）极重度 血红蛋白 < 30g/L。

新生儿血红蛋白 144 ~ 120g/L 为轻度，120（不含）~ 90g/L 为中度，90（不含）~ 60g/L 为重度，< 60g/L 为极重度。

2.按形态分类 根据红细胞平均容积（MCV）、红细胞平均血红蛋白量（MCH）和红细胞平均血红蛋白浓度（MCHC）将贫血分为 4 类，具体见表 10-1。

表 10-1 贫血的细胞形态分类

项目	MCV（fl）	MCH（pg）	MCHC（%）
正常值	80 ~ 94	28 ~ 32	32 ~ 38
大细胞性	> 94	> 32	32 ~ 38
正细胞性	80 ~ 94	28 ~ 32	32 ~ 38
单纯小细胞性	< 80	< 28	32 ~ 38
小细胞低色素性	< 80	< 28	< 32

注：fl 为飞升，1fl 为 10^{-12}mL；pg 为皮克，1pg 为 10^{-12}g。

3.按病因分类 造成贫血的主要原因是红细胞的生成与破坏失去平衡，故可分为 3 类，即红细胞或血红蛋白生成不足性贫血（营养性贫血、再生障碍性贫血等）、溶血性贫血（遗传性球形红细胞增多症、葡萄糖 -6- 磷酸脱氢酶缺陷、地中海贫血等）和失血性贫血。

二、营养性缺铁性贫血

营养性缺铁性贫血（nutritional iron deficiency anemia，NIDA）是由于体内铁缺乏，使血红蛋白合成减少，临床以小细胞低色素性贫血、血清铁蛋白减少和铁剂治疗有效为特点的贫血症。本病多见于6个月～2岁的婴幼儿，严重危害小儿健康，是我国重点防治的小儿常见病之一。本病属中医学"血虚""萎黄""黄肿病""疳证""虚劳"等范畴。

【西医病因、发病机制与中医病因病机】

1. 西医病因及发病机制

（1）病因 引起小儿缺铁的常见原因有以下几个方面：①先天储铁不足，由于孕母严重缺铁导致胎儿从母体获铁减少，导致铁储备不足。②铁摄入量不足，乳制品含铁少，未及时添加含铁丰富食物所致。③对铁需要量增加，生长发育迅速，对铁需要量增加，主要发生在5个月～1岁。④肠道吸收障碍，主要见于慢性腹泻患儿。⑤铁的丢失过多，主要见于长期慢性失血的疾病，如钩虫病、肠息肉等。

（2）发病机制 铁是合成血红蛋白的原料，当体内缺铁时，血红素的合成减少，红细胞内血红蛋白含量不足，细胞质较少，细胞变小；而缺铁对细胞的分裂、增殖影响较小，故红细胞计数量减少的程度不如血红蛋白减少明显，从而形成小细胞低色素性贫血。缺铁还可影响肌红蛋白的合成，引起体内含铁酶的活性减低，以致细胞呼吸发生障碍，影响组织器官的功能，因而临床可出现胃肠道、循环和神经等非血液系统的功能障碍。此外，缺铁还可引起细胞免疫功能降低，对感染的易感性增高。

2. 中医病因病机 血液是维持人体生命活动的重要物质，其生化与脾、肾、心、肝功能密切相关。脾和胃为后天之本，气血生化之源；心主血，既行血以维持全身各脏腑的正常功能活动，又参与血的生成，肝藏血，与肾同源，血充精足，则肾有所主，肝有所藏，精血可以相互转化。故脾、肾、心、肝功能正常，则血液化生充盈，皮肉筋骨、五脏六腑得以濡养。若先天禀赋不足，后天喂养不当或罹患他病而损伤上述脏腑功能，影响血液化生时，则可导致本病的发生。

（1）脾胃虚弱 脾为后天之本，主运化，脾胃为气血生化之源，若孕母在孕期失于调摄，饮食摄入不足或偏食挑食，致使小儿气血内亏，先天脾胃虚弱；若生后喂养不当，偏食少食，或疾病影响、药物克伐等，也可损伤小儿脾胃功能，导致脾胃虚弱，生化无权，产生血虚之证。

（2）心脾两虚 脾主生血，心主血脉，心血全依赖于脾气转输的水谷精微而化生。贫血日久不愈，脾胃虚弱日甚，气血生化乏源加重，致使心血亏虚，心失所养，则在脾胃虚弱基础上出现头晕心悸、夜寐欠安、语声低弱等心脾两虚之候。

（3）肝肾阴虚 肝藏血，肾藏精，肝肾同源，精血互生，阴血同本。若贫血日久加重，病情迁延，则血不化精，血虚及阴，导致肝肾阴血亏虚，肝肾失养，则在血虚的同时出现头晕目涩、潮热盗汗、爪甲枯脆等肝肾阴虚之候。

（4）脾肾阳虚 若久病耗伤，精血大虚，阴损及阳，导致脾肾阳虚，则在血虚的同时出现精神萎靡、大便溏泄、畏寒肢冷、囟门迟闭等脾肾阳虚之候。

总之，本病总的病机为血虚不荣，病位主要在脾、胃，可累及心、肝、肾。

【临床表现】

1. 一般表现 皮肤黏膜逐渐苍白，以唇、口腔黏膜及甲床较明显；易疲乏，不爱活动；年长儿可诉头晕、眼前发黑、耳鸣等。

2. 髓外造血表现 由于髓外造血，肝、脾可轻度肿大；年龄越小、病程越久、贫血越重，肝、脾肿大越明显。

3. 非造血系统症状

（1）消化系统症状 食欲减退，少数患者有异食癖（嗜食泥土、墙皮、煤渣等）；可有呕吐、腹泻；可出现口腔炎、舌炎或舌乳头萎缩；重者可出现萎缩性胃炎或吸收不良综合征。

（2）神经系统症状 表现为烦躁不安或萎靡不振，精神不集中，记忆力减退，严重者智力低于同龄儿。

（3）心血管系统症状 明显贫血时心率增快，严重者心脏扩大，甚至发生心力衰竭。

（4）其他 因细胞免疫功能降低，常合并感染；可因上皮组织异常而出现反甲。

【辅助检查】

1. 外周血象检查 血常规示小细胞低色素性贫血，血红蛋白降低（Hb）降低。外周血涂片可见红细胞大小不等，以小细胞为多，中央淡染区扩大。外周血红细胞呈小细胞低色素性改变：平均红细胞容积（MCV）< 80fl，平均红细胞血红蛋白含量（MCH）< 26pg，平均红细胞血红蛋白浓度（MCHC）< 31%。网织红细胞计数正常或轻度减少。

2. 骨髓象检查 有核红细胞增生活跃，粒红比例正常或红系增多，红细胞系统以中幼红细胞增多明显，各期红细胞胞体均小，胞质少，染色偏蓝，胞质成熟程度落后于胞核。

3. 有关铁代谢的检查

（1）血清铁蛋白（serum ferritin，SF） 可较敏感地反映体内贮存铁的情况，在缺铁早期（贮存铁减少，但供红细胞合成血红蛋白的铁尚未减少）可表现为降低。应用放射免疫法测定，当 SF < 12μg/L 时，提示缺铁。

（2）红细胞游离原卟啉（free erythrocyte protoporphyrin，FEP） 缺铁时，FEP 不能完全与铁结合成血红素，血红素合成减少，又反馈使 FEP 合成增多，当 FEP > 9.0μmol/L（500μg/dL）时，提示细胞内缺铁。

（3）血清铁（SI）、总铁结合力（TIBC）和转铁蛋白饱和度（TS） 这三项检查反映血浆中铁含量，通常在缺铁后期（表现明显小细胞低色素性贫血）才出现异常。表现为 SI 减低，< 9μmol/L（50μg/dL）有意义；TIBC 增加，> 62.7μmol/L（350μg/dL）有意义；TS 明显下降，< 15%有诊断意义。

4. 骨髓可染铁检查 骨髓涂片观察红细胞内的铁粒细胞数量，如< 15%，提示细

胞内铁减少。这是一项反映体内贮铁的敏感而可靠的指标。

【诊断与鉴别诊断】

1. 诊断　根据小儿喂养史、临床表现和血常规特点，一般可做出初步诊断。进一步做有关铁代谢的生化检查有确切意义，必要时可做骨髓检查。用铁剂治疗有效，可证实诊断。

2. 鉴别诊断

（1）营养性巨幼细胞性贫血　是由于缺乏维生素 B_{12} 或叶酸，使细胞分裂、增殖的速度明显减慢的大细胞性贫血。患儿临床主要表现为贫血、神经精神症状、红细胞的胞体变大、骨髓中出现巨幼红细胞。用维生素 B_{12} 和（或）叶酸治疗有效。

（2）再生障碍性贫血　是由多种原因引起的骨髓造血功能低下或衰竭导致的一种全血细胞减少综合征，临床以贫血、出血、感染等为特征。血常规呈全血细胞减少，网织红细胞减少。骨髓象多部位增生减低，三系造血细胞明显减少，非造血细胞增多。

（3）地中海贫血　轻型地中海贫血的临床表现和红细胞形态改变与缺铁性贫血有相似之处，故易被误诊。它是一种遗传性溶血性贫血，也表现为小细胞低色素性贫血，但网织红细胞、血清铁、骨髓可染铁增高，血红蛋白电泳也可鉴别。

【治疗】

西医主要是去除病因和补充铁剂。中医基本治则为调理脾胃，补益气血。轻度贫血时，应以合理喂养为主；中度以上贫血时，采用补充铁剂治疗，同时配合中医辨证施治，既可以减轻铁剂的不良反应，又能促进铁的吸收。

1. 西医治疗

（1）去除病因　对喂养不当者，应指导其科学喂养；对一些慢性失血性疾病，如钩虫病等，应及时治疗。

（2）铁剂治疗

1）口服铁剂：应采用亚铁制剂口服补铁，利于铁的吸收。多种亚铁制剂可供选择，应根据供应等情况决定采用何种制剂，但应按元素铁计算补铁剂量，即每日补充元素铁 $4\sim6mg/kg$，分 3 次，餐间服用，可同时口服维生素 C 促进铁吸收。牛奶、茶、咖啡及抗酸药等与铁剂同服可影响铁的吸收。

2）注射铁剂：对口服不耐受或胃肠道疾病影响铁的吸收时，可注射铁剂，常用的有右旋糖酐铁复合物，采用肌内注射或静脉注射。注射铁较容易发生不良反应，甚至可发生过敏性反应而致死，故应慎用。

铁剂治疗有效者于 $2\sim3$ 日后网织红细胞可见升高，$5\sim7$ 日达高峰，$2\sim3$ 周后下降至正常；治疗 $1\sim2$ 周后，血红蛋白相应增加，临床症状亦随之好转。血红蛋白达正常水平后应继续服用铁剂 $6\sim8$ 周再停药，以补足铁的贮存量。如 3 周内血红蛋白上升不足 20g/L，应注意寻找原因。

（3）输红细胞　一般不必输红细胞。适应证：①贫血严重，尤其并发心力衰竭。贫血越严重，每次输注量应越少。Hb 在 30g/L 以下者，应采用等量换血方法；Hb 在 $30g\sim60g/L$ 者，可输注 $4\sim6mL/kg$ 浓缩红细胞；Hb 在 60g/L 以上，不必输红细胞。

②合并感染者。③急需外科手术者。

2. 中医治疗

（1）辨证论治　本病以脏腑辨证为主，兼用气血阴阳辨证。以虚证为多，按"形之不足，温之以气；精之不足，补之以味"的原则，运用调理脾胃、阴阳双补之法，使阳生阴长，精血互生。临证时首先辨明病因，根据脏腑、气血和阴阳虚损的主次，抓住病机，分清轻重缓急辨证施治。

1）脾胃虚弱

证候：面色萎黄无华，唇淡不泽，指甲苍白，长期食欲不振，神疲乏力，形体消瘦，大便不调，舌淡苔白，脉细无力，指纹淡红。

辨证：本证多见于轻、中度贫血。临床以面黄少华，唇淡甲白，纳呆乏力，大便不调为特征。

治法：健运脾胃，益气养血。

方药：六君子汤加减。食欲不振者，加山楂、谷芽、麦芽、鸡内金消食化积；便秘者，加柏子仁、火麻仁润肠通便；便溏，食物不化者，加干姜、白扁豆、山药温中止泻；腹胀者，加枳壳、木香行气导滞。

2）心脾两虚

证候：面色萎黄或苍白，唇甲淡白，发黄枯燥，容易脱落，心悸气短，头晕目眩，夜寐欠安，语声低弱，精神萎靡，注意力不集中，食欲不振，舌淡红，苔薄白，脉细弱，指纹淡红。

辨证：本证多见于中度贫血，临床除脾胃虚弱外，还以出现头晕心悸、夜寐欠安、语声低弱等心失所养之候为特征。

治法：补脾养心，益气生血。

方药：归脾汤加减。血虚明显者，加鸡血藤、白芍补血养血；食少便溏，腹胀明显者，去当归、白芍、熟地黄，加苍术、陈皮、砂仁运脾理气；心慌和便秘者，加柏子仁、酸枣仁宁心润肠。

3）肝肾阴虚

证候：头晕目涩，面色苍白，肌肤不泽，毛发枯黄，爪甲易脆，四肢震颤抽动，两颧潮红，潮热盗汗，发育迟缓，舌红，苔少或光剥，脉弦数或细数。

辨证：本证多见于中重度贫血患儿。临床除血虚较重外，以伴有头晕目涩、潮热盗汗、爪甲枯脆等肝肾阴虚之候为特征。

治法：滋养肝肾，益精生血。

方药：左归丸加减。潮热盗汗者，加地骨皮、鳖甲、白薇养阴清热；眼目干涩者，加石斛、夜明砂、羊肝补肝明目；四肢震颤者，加沙苑子、白芍、钩藤、地龙养肝息风。

4）脾肾阳虚

证候：面白虚浮，唇舌爪甲苍白，毛发稀疏，精神萎靡不振，发育迟缓，囟门迟闭，方颅，鸡胸，畏寒肢冷，纳谷不香，或有大便溏泄，舌淡苔白，脉沉细无力，指纹淡。

辨证：本证见于贫血重症，临床除较重贫血外，以伴有精神萎靡、大便溏泄、畏寒肢冷、囟门迟闭等脾肾阳虚之候为特征。

治法：温补脾肾，益精养血。

方药：右归丸加减。畏寒肢冷者，加熟附子、桂枝温补肾阳；囟门晚闭者，加龟甲、牡蛎、龙骨补肾壮骨；发稀者，加党参、当归补血生发；大便溏泄者，加益智仁温阳止泻；下肢浮肿者，加茯苓、猪苓利湿消肿。

（2）中成药疗法

1）小儿生血糖浆：用于贫血各证。每次 1～3 岁小儿为 10mL，3～5 岁为 15mL，每日 2 次，口服。

2）健脾生血颗粒：用于脾胃虚弱证、心脾两虚证。每次 <1 岁为 2.5g，1～3 岁为 5g，3～5 岁为 7.5g，5～12 岁为 10g，每日 3 次，口服。

3）归脾丸：用于心脾两虚证。每次 3g，每日 3 次，口服。

（3）针灸疗法　取膈俞、足三里、隐白、三阴交为主穴，配气海、命门。采用补法，每日针 1 次，针后加灸法。对较小患儿可单用灸法。10 日为 1 个疗程。

（4）推拿疗法　补脾经，推三关，补心经，分手阴阳，运内八卦，揉足三里，摩腹，揉血海，捏脊。每日推拿 1 次，10 次为 1 个疗程，每个疗程后休息 3～5 天继续治疗。

（5）中药外治法　党参、白术、茯苓、黄芪、丹参、陈皮、丁香、肉桂、莱菔子等，制成药膏，敷贴穴位可选血海、足三里、三阴交、气海、神阙等。每次选贴单侧 4 个穴位，隔 3 日换药 1 次，连贴 10 周，共敷药 20 次。本法具有益气养血生血的作用。

（6）食疗法　饮食补铁应以富含血红素铁的瘦肉、鸡肉、鱼类等动物性食物为主。以下食物也富含铁，如蛋黄、动物肝脏、鸡血、木耳、红枣、黑芝麻、腐竹、绿豆、豆腐干、山慈菇、桂花、藕粉、茼蒿、苋菜、紫菜、海带、樱桃、葡萄干等。

【预防与调护】

1. 预防

（1）提倡母乳喂养，及时添加含铁丰富的辅食。

（2）养成良好的饮食习惯，合理配置饮食结构，纠正偏食、挑食、吃零食等不良习惯。

2. 调护

（1）贫血患儿要预防感冒，注意寒暖调摄。重度贫血患儿应避免剧烈运动，注意休息。

（2）患儿宜摄入易于消化、营养丰富的饮食，多吃含铁丰富且铁吸收率高的食品，如肝、瘦肉、鱼等。

三、免疫性血小板减少症

免疫性血小板减少症（immune thrombocytopenia，ITP）是儿童临床常见的出血性疾病，既往称为特发性血小板减少性紫癜。其临床特点为皮肤、黏膜自发性出血，血小板减少，出血时间延长和血块收缩不良，束臂试验阳性。本病属中医学"血证""肌衄""紫斑""虚劳"等范畴。

【西医病因、发病机制与中医病因病机】

1. 西医病因及发病机制

（1）病因 ITP的发病原因尚未完全阐明，一般认为与病毒感染有关，多数患儿在发病前1～3周有病毒感染史，如上呼吸道感染、风疹、麻疹、水痘、传染性单核细胞增多症等。

（2）发病机制 目前认为病毒感染不是导致ITP的直接因素，而是与其感染后产生的免疫机制有关。病毒感染后，体内可形成病毒抗原－抗体复合物及产生血小板相关抗体（PAIgG），两者均可附着于血小板表面，使血小板损伤而被单核－巨噬细胞系统吞噬和破坏。患儿血清中PAIgG含量多增高。因血小板和巨核细胞有共同抗原性，抗血小板抗体同样作用于骨髓中的巨核细胞，导致巨核细胞成熟障碍，巨核细胞生成和释放均受到严重影响，使血小板进一步减少。近年研究证实辅助性T细胞（Th）和细胞毒T细胞（CTL）的活化及相关细胞因子紊乱是导致本病慢性化过程的重要原因。

2. 中医病因病机 本病外因为感受风、热、疫毒诸邪，内因为脏腑气血虚损，使邪热内伏营血，致使血液离经外溢。

初起多因外感风热邪毒，侵袭肺卫，郁于肌表，伤于血络，血溢脉外所致紫癜，此为风热伤络；若风热邪毒入里化热，或内热化火，内舍血分，迫血妄行，溢于脉外，皮肤黏膜出现紫癜，此为血热妄行；若小儿先天禀赋不足，或久病耗气伤阴，均可导致气虚阴伤。脾气虚则不能统摄血液，以致血不循经，溢于脉络之外，渗于皮肤之间形成紫癜，此为气不摄血；若阴虚火旺则虚火灼伤脉络，血溢脉外而致紫癜，此为虚火灼络。本病出血后，血不归经，血流脉外，离经之血常导致瘀血内阻，使出血加重，或反复出血，此为瘀血阻络，为虚实夹杂之证。

总之，本病多为本虚标实之证，主要病机在于热、虚、瘀，初期以实证为主，病久则以虚证多见，或虚实夹杂。

【临床表现】

本病各年龄期均可发生，好发于1～5岁，男女发病数量无差异，冬、春两季发病率较高。新诊断的ITP患儿于发病前1～3周有病毒感染史。大多数患儿发疹前无任何症状，部分可有发热，以自发性皮肤和（或）黏膜出血为突出表现，瘀点、瘀斑呈针尖至米粒大小，遍布全身，以四肢多见。患儿常见鼻衄、齿衄，呕血、便血少见，偶见肉眼血尿；青春期女孩可有月经过多；出血严重者可有贫血；颅内出血少见，一旦发生，则预后不良。约85%的患儿于6个月内自然痊愈，10%～20%的患儿呈慢性病程。本病病死率为0.5%～1%，主要致死原因为颅内出血。

【辅助检查】

1. 血液检查 血小板计数< $100×10^9$/L，出血轻重与血小板数量有关。血小板计数< $50×10^9$/L，易有出血倾向；< $20×10^9$/L，出血明显；< $10×10^9$/L，出血严重。慢性型贫血可见血小板大小不等、染色较浅。失血较多时可致贫血。白细胞计数多正常。

2. 骨髓检查 典型 ITP 无须行骨髓检查，当临床表现不典型或对治疗反应差时，骨髓检查是必要的。骨髓检查的主要目的是排除其他造血系统疾病。新诊断的 ITP 和持续性 ITP 骨髓巨核细胞数正常或轻度增多，慢性 ITP 骨髓巨核细胞数显著增多，幼稚巨核浆细胞增多，核分叶减少，核 – 质发育不平衡，产生血小板的巨核细胞明显减少。

3. 血小板抗体测定 ITP 患儿可见 PAIgG 含量明显增高，但并非该病的特异性改变，其他免疫性疾病亦可增高；若同时测定 PAIgM 和 PAIgA，以及测定结合在血小板表面的糖蛋白、血小板内抗 GPIIb/Ⅲa 的自身抗体和 GPIb/Ⅸ自身抗体可提高临床诊断的敏感性和特异性。

4. 其他 束臂试验阳性。出血时间延长，凝血时间正常。当血小板减少时，毛细血管脆性增加，血块收缩不良。血清凝血酶原消耗不良。慢性 ITP 血小板黏附和聚集功能可见异常。

【诊断与鉴别诊断】

1. 诊断 临床以出血为主要症状，无明显肝脾肿大和淋巴结肿大，血小板计数< $100×10^9$/L，骨髓中巨核细胞正常或增多，伴成熟障碍，并除外其他引起血小板减少的疾病可诊断。美国血液学会（ASH）根据临床病程的长短将原发性 ITP 分为 3 型：①新诊断 ITP，病程< 3 个月；②持续性 ITP，病程 3 ～ 12 个月；③慢性 ITP，病程> 12 个月。以上分型不适用于继发性 ITP。另外，ASH 还界定了重型 ITP：发病时出血症状需立即处理，或病程中新的出血症状必须应用提升血小板的药物治疗，包括增加原有药物剂量。难治性 ITP：指脾脏切除术后仍为重型的 ITP。

2. 鉴别诊断

（1）过敏性紫癜 紫癜多见于下肢、臀部皮肤，为出血性斑丘疹，呈对称分布，伸侧面多于屈侧面，血小板并不减少。本病常伴有荨麻疹及不同程度的关节痛和腹痛。

（2）再生障碍性贫血 以发热、贫血和出血为主要表现，除血小板减少外，呈全血减低现象，红细胞、白细胞及中性粒细胞多减少，网织红细胞不高。骨髓系统生血功能减低，三系造血细胞均减少，巨核细胞减少或极难查见。

【治疗】

西医主要使用肾上腺皮质激素、免疫抑制剂或大剂量丙种球蛋白治疗。中医治疗原则为宁络止血，实证、热证，治以清热解毒，凉血止血；虚实夹杂证，治以滋阴清热，益气活血；虚证，治以补气摄血，佐以活血养血。在长期应用皮质激素的同时，配合中药滋阴清热，可缓解激素的不良反应，减少使用剂量，缩短激素应用的时间。

1. 西医治疗 儿童 ITP 多为自限性，治疗措施更多取决于出血的症状，而非 PLT 计数。当 PLT ≥ $20×10^9$/L，无活动性出血表现，可先观察随访，不予治疗。在此期间，必须动态观察 PLT 变化，如有感染需抗感染治疗。

（1）一般疗法 适当限制活动，避免外伤；有细菌感染者，酌情使用抗生素；避免使用影响血小板功能的药物，如阿司匹林等；慎重预防接种。

（2）一线治疗 口服糖皮质激素、大剂量静脉注射丙种球蛋白。

1）口服糖皮质激素：其主要药理作用为降低毛细血管通透性；抑制血小板抗体产生；抑制单核－吞噬细胞系统对有抗体吸附的血小板的破坏。一般口服泼尼松，剂量为每日 1.5 ～ 2mg/kg，分 3 次服，视病情逐渐减量，疗程一般不超过 4 周，也可用等效剂量的其他糖皮质激素制剂代替。

2）大剂量静脉注射丙种球蛋白，作用：①封闭巨噬细胞 Fc 受体，抑制巨噬细胞对血小板的结合和吞噬；②在血小板上形成保护膜，抑制血浆中的 IgG 或免疫复合物与血小板结合，从而使血小板避免被巨噬细胞所破坏；③抑制自身免疫反应，使血小板抗体减少。常用剂量为每日 0.4 ～ 0.5g/kg，静脉滴注，连用 5 日；或每日 1g/kg，静脉滴注，连用 2 日。

（3）二线治疗 对一线治疗无效病例需对诊断再次评估，进一步除外其他疾病，然后根据病情酌情应用二线药物治疗。如大剂量地塞米松、促血小板生成剂、重组人血小板生成素（TPO）、免疫抑制剂等。发生颅内出血或内脏出血，在应用其他疗法无效时，可考虑脾切除。脾切除指征可参考以下指标：①经以上正规治疗，仍有危及生命的严重出血或急需外科手术者。②病程＞ 1 年，年龄＞ 5 岁，且有反复严重出血，药物治疗无效或依赖大剂量糖皮质激素维持（＞ 30mg/d）。③病程＞ 3 年，PLT 持续＜ 30 × 10^9/L，有活动性出血，年龄＞ 10 岁，药物治疗无效者。④有使用糖皮质激素的禁忌证。

（4）紧急治疗 若发生危及生命的出血，应积极输注浓缩血小板制剂以达到迅速止血的目的。同时选用甲泼尼龙冲击治疗，每日 10 ～ 30mg/kg，共用 3 日，和（或）静脉输注丙种球蛋白，每日 1g/kg，连用 2 日，以保证输注的血小板不被过早破坏。

2. 中医治疗

（1）辨证论治 本病的辨证以八纲辨证为主，兼用脏腑辨证。根据起病的缓急和临床不同的证候，分清实证、虚证、虚实夹杂证。起病急，病程短，紫癜颜色鲜明者，多属实；起病缓，病程缠绵，紫癜颜色较淡者，多属虚；新诊断 ITP 多为实证，治疗宜采用清热解毒、凉血止血之法；持续性 ITP 多虚中夹实，治疗宜采用滋阴清热、益气活血之法；慢性 ITP 多属虚证，治疗宜采用益气健脾、养血摄血之法。

1）风热伤络

证候：发病前常有外感病史，表现为发热，微恶风寒，咳嗽，咽痛，而后皮肤出现针尖大小的瘀点，色红鲜明，可伴有齿衄鼻衄，舌红，苔薄黄，脉浮数。

辨证：本证多由外感诱发，以初起风热表证，后见皮肤紫癜，或风热表证和皮肤紫癜并见为临床特征。

治法：疏风清热，凉血止血。

方药：银翘散加减。皮肤瘀点密集者，加紫草、仙鹤草凉血止血；咽喉肿痛者，加牛蒡子、板蓝根清热利咽。

2）血热伤络

证候：起病急骤，皮肤出现瘀斑瘀点，色红鲜明，伴有齿衄鼻衄，偶有尿血，面红目赤，心烦口渴，便秘，舌红，苔黄，脉数。

辨证：本证以起病急骤，皮肤紫癜密集，色红，心烦口渴，便秘尿赤为临床特征。

治法：清热解毒，凉血止血。

方药：犀角地黄汤加减。发热烦渴喜饮者，加羚羊角粉、生石膏、知母清热泻火；便秘者，加生大黄通腑泄热；瘀点成片者，加紫草、侧柏炭凉血解毒；尿血者，加小蓟、白茅根、仙鹤草凉血止血；便血者，加三七粉、地榆收敛止血。

3）气不摄血

证候：皮肤、黏膜瘀斑瘀点反复发作，颜色暗淡，伴鼻衄齿衄，神疲乏力，面色萎黄或苍白无华，食欲不振，大便溏泄，头晕心悸，舌淡红，苔薄，脉细弱。

辨证：本证以紫癜反复，病程迁延，颜色暗淡，神疲乏力为临床特征。

治法：益气健脾，摄血养血。

方药：归脾汤加减。出血不止者，加云南白药、白及、蒲黄炭和血止血；纳呆便溏者，去酸枣仁、龙眼肉，加焦山楂、谷芽、麦芽、陈皮、山药健脾消食。

4）阴虚火旺

证候：皮肤黏膜散在瘀点瘀斑，下肢尤甚，时发时止，颜色鲜红，伴齿衄、鼻衄或尿血，低热盗汗，手足心热，心烦颧红，口干咽燥，舌红少苔，脉细数。

辨证：本证以紫癜时发时止，颜色鲜红，手足心热，舌红少苔为临床特征。

治法：滋阴清热，凉血宁络。

方药：大补阴丸合茜根散加减。虚火内炽、发热明显者，加青蒿、地骨皮、鳖甲；盗汗明显者，加地骨皮、煅龙骨、煅牡蛎；齿衄、鼻衄明显者，加焦栀子、白茅根、仙鹤草。

5）瘀血阻络

证候：病程缠绵，出血反复不止，皮肤紫癜色暗，面色晦暗，舌暗红或紫或边有紫斑，苔薄白，脉细涩。

辨证：本证以紫癜反复，病程迁延，颜色紫暗，舌暗红或紫或边有紫斑为临床特征。

治法：活血化瘀，养血补血。

方药：桃红四物汤。气虚者，加党参、黄芪补脾益气；尿血者，加白茅根凉血止血；瘀斑久不消者，加三七粉或云南白药活血祛瘀。

（2）中成药疗法

1）宁血糖浆：用于气不摄血证。每次5～10mL，每日3次，口服。

2）云南白药：用于鼻衄、齿衄、便血。每次0.5～1g，每日2～3次，开水冲服。

（3）中药外治法　用栀子末少许塞两侧鼻孔，用于紫癜伴鼻出血者。

（4）食疗法　患儿饮食宜选用能增加血小板的食物，如花生衣、红枣、胡桃仁、龙眼肉、当归、阿胶、黄芪、太子参、枸杞子、三七等。另可依据辨证选用相应食物，如血热者，宜食马齿苋、大蓟、地笋、藕或藕节、银耳、丝瓜、荸荠、荠菜等；气虚者，宜食骨髓、肉类、肉皮、蹄筋等富含胶质食物。

【预防与调护】

1. 预防

（1）积极参加锻炼，增强体质，提高抗病能力。

（2）积极寻找引起本病的各种原因，防治各种感染性疾病。

2. 调护

（1）急性期或出血量多时，应卧床休息，限制患儿活动，消除紧张情绪。

（2）大出血者，应绝对卧床休息。

（3）避免外伤和跌仆碰撞，防止创伤和颅内出血。

第十一章　小儿内分泌概述及相关疾病 ▷▷▷▷

第一节　概　述

一、小儿内分泌系统的生理功能

内分泌系统是人体重要的调节系统之一，它与神经系统、免疫系统相互调节并共同作用，维持人体生理功能的完整和稳定。其主要生理功能是调节体液和物质代谢、脏器功能、生长发育、生殖与衰老等生理活动，维持人体内环境的相对稳定以适应复杂的体外变化。

内分泌系统主要是通过激素和相关物质的作用，来促进和协调人体生长、发育、新陈代谢、性成熟、生殖和免疫等生命过程。内分泌系统的各种内分泌细胞负责合成、贮存和释放的激素，能够在细胞之间传递信息，调节机体生理代谢活动。人体内存在 200 多种激素，人体内的激素或激素样物质按照化学结构，主要分为肽类（蛋白质类）、类固醇、胺类、氨基酸类。肽类主要的成分是蛋白质，较常见的肽类激素有胰岛素、甲状旁腺激素、生长激素、抗利尿激素等；常见的类固醇激素有黄体酮、皮质类固醇、维生素 D 等；胺类激素由氨基酸合成和转化而来，主要包括肾上腺素、5- 羟色胺、多巴胺、甲状腺素等；氨基酸类激素主要是指甲状腺分泌的甲状腺激素，主要有三碘甲状腺素（T_3）和四碘甲状腺素（T_4）。按照激素的来源又可以分为下丘脑激素、垂体激素、甲状腺激素、甲状旁腺激素、肾上腺激素、性腺激素，以及非内分泌腺体分泌的激素。经典的内分泌是指激素释放入血循环，并转运至相应的靶细胞发挥其生物学效应，它是与外分泌（将分泌物释放到体外或体腔中）相对而言的。现代广义的内分泌概念是指激素能以传统的内分泌方式起作用，也能以旁分泌、自分泌、神经分泌和神经内分泌等方式发挥作用。在正常的生理状态时，内分泌系统中各内分泌激素之间，在下丘脑 - 垂体 - 靶腺轴反馈环的调节下，可通过协同或拮抗作用，在体内相互影响，形成动态平衡。

内分泌系统的含义近年来已从传统意义的"内分泌器官"，扩展到全身各个系统和细胞中。经典的内分泌腺体包括脑垂体、松果体、甲状腺、甲状旁腺、胸腺、胰腺的胰岛、肾上腺和性腺等。另外，一些内分泌细胞则分散存在于某些脏器中，如分泌肾素 - 血管紧张素、促红细胞生成素、胃泌素和促胰液素等激素的细胞和参与维生素 D 代谢的细胞等；也有些内分泌细胞广泛分布于全身组织中，如分泌前列腺素和各种生长因子的细胞等。此外，还有一些具有内分泌功能的神经细胞集中于下丘脑的视上核、室旁核、腹正中核及附近区域。

纵观儿科的范畴，从胚胎形成直至青春发育期，整个机体处于不断生长、发育和成熟的阶段，内分泌系统本身也在不断地发育和成熟，而内分泌系统的功能与胎儿器官的形成、分化与成熟，以及儿童、青少年的生长发育、生理功能、免疫机制等密切相关。在此过程中，激素的产生、分泌、结构和功能异常均可导致内分泌疾病。近年来，随着经济发展和社会进步，儿科疾病谱发生了变化。传染性、感染性和营养性疾病逐渐得到控制，非感染性疾病的构成比逐年上升，特别是小儿内分泌系统疾病，越来越受到社会各界关注。

二、小儿内分泌系统疾病的分类

小儿内分泌系统疾病一般可分为6类：①下丘脑－垂体疾病；②甲状腺疾病；③甲状旁腺疾病；④肾上腺疾病；⑤性腺疾病；⑥儿童期糖尿病。其中，性早熟、先天性甲状腺功能低下所致呆小症、垂体发育不良或功能障碍造成的矮小症、甲状腺功能亢进症、先天性肾上腺皮质增生症、库兴综合征、糖尿病等，是小儿时期常见的内分泌代谢疾病。

小儿内分泌疾病的种类与成人不同，部分内分泌疾病的临床特征、发病机制、治疗手段也与成人有较大区别，而且小儿内分泌疾病在不同的年龄阶段各有特点。若小儿在出生后存在生化代谢紊乱和激素功能障碍，则可能严重影响其体格和智能发育，如果未能早期诊治，易造成残疾，甚至夭折，如先天性甲状腺功能减退症等。许多环境因素也可引起内分泌疾病，如生态环境中碘缺乏导致地方性甲状腺肿及甲状腺功能减退症，经济发达地区高热量饮食导致肥胖症等。此外，还有一些是遗传因素和环境因素共同作用下引起的内分泌疾病，如糖尿病等。由环境因素所致的内分泌疾病也常有遗传学背景，但非单基因缺陷，而是由多基因（包括多态性）异常所致。

小儿内分泌疾病一旦确诊，常需长期甚或终身治疗，治疗剂量需个体化，并根据病情及生长发育情况及时调整。在治疗过程中需要密切随访，以保证患儿有正常的生长发育功能。目前，由于多学科交叉促进，儿科内分泌的重点已由宏观的内分泌生理功能深入微观的分子、基因机制的研究。激素测定技术也快速发展，放射免疫分析法（RIA）、酶联免疫吸附法（ELISA）和免疫化学发光法（ICL）等各种精确测定方法的广泛应用，内分泌腺的影像学检查，以及一系列具有临床诊断价值的动态试验（兴奋或抑制）方法的建立与完善，极大地提高了内分泌疾病的诊断水平。除常见的小儿内分泌疾病外，遗传学与分子生物学的结合，使肥胖、代谢综合征等成人常见疾病成为内分泌"源于胎儿的成人病"研究重点。罕见病研究，尤其是内分泌遗传代谢相关疾病的早期诊断成为国内外重视的热点。中医药干预肥胖症、性早熟、月经病等中西医结合临床实践和研究也在不断深入进行。

三、中医理论与小儿内分泌系统的关系

肾为先天之本，主藏精，主生长发育与生殖。小儿骨骼的坚固、性功能的成熟，以

及齿、发、耳等的正常发育，均与中医学肾有着密切的联系。《素问·上古天真论》指出："女子七岁，肾气盛，齿更发长；二七而天癸至，任脉通，太冲脉盛，月事以时下，故有子。""丈夫八岁肾气实，发长齿更；二八肾气盛，天癸至，精气溢泻，阴阳和，故能有子。"这些均说明"肾"与人体的生长、发育及生殖功能的成熟有着密切的关系。小儿初生，肾气尚未充盛，随年龄增长而不断发育成熟。西医学认为，内分泌系统对人体生长发育、生殖及衰老等生理活动有极其重要的作用，而这些内分泌的功能与中医学"肾"的功能是密切相关的。

小儿的生长发育与父母的遗传有着密切的关系。首先小儿体质强弱禀赋于父母的先天之精，有赖于肾精的填髓与充养。正如《内经》云："人之始生，以母为基，以父为楯。"又云："人始生，先成精，精成而后脑髓生，骨为干，脉为营，筋为刚，肉为墙。"肾藏精，寓元阴元阳，肾主骨生髓，主生殖发育，为先天之本。若患儿先天禀赋不足，肾精不充可致五脏不坚，筋骨不强，影响小儿的生长发育，则可出现五迟、五软、身材矮小等。小儿的生理特点为"阳常有余"而"阴常不足"，若各种原因导致肾的阴阳失调，肾阴不足，不能制阳，阴虚火旺则性征提前，天癸早至，发为早熟。小儿出生后，其生长发育的先天之精、脏腑、筋脉、气血等全赖后天之本脾胃转输的水谷气血精微濡养，但小儿"脾常不足"，加之饮食不知自节，以及家长缺乏科学喂养知识，或因病致脾胃损伤等，均可致脾运失健，脾胃不能腐熟、运化水谷精微物质，则气血不充，五脏失养，亦可致小儿生长发育迟缓。而肝藏血，心主血脉，若肝血亏虚，筋脉失养，或心血不足，脑髓失充，亦可影响小儿生长发育。可见，小儿出现五迟、五软、身材矮小、性早熟等与生长发育相关的疾病，不仅与父母禀赋、先天之本的肾及后本之本的脾、胃密切相关，也与心、肝有关，因此小儿生长发育虽多源于肾亏脾虚，但也与五脏虚实有一定关联。

第二节　相关疾病

小儿内分泌系统相关疾病有性早熟等。

性早熟（precocious puberty）是指儿童青春期特征提早出现的一类生长发育异常的内分泌疾病，目前比较公认的标准为凡男孩 9 岁以前、女孩 7.5 岁以前出现性发育征象，女孩 10 岁之前出现月经初潮，称为性早熟。性征与真实性别一致的称为同性性早熟，不一致者称为异性性早熟。由于不同国家、种族及地区间的生长发育资料评估的差异，儿童性早熟的发病率为 0.38%～1.7%。随着生活水平的提高、饮食结构的调整及生活环境的改变，性早熟发病率逐年上升，被列为第二大儿童内分泌疾病，其中又以中枢性性早熟（真性性早熟）多见。本病女孩较男孩多见，春、夏两季就诊的儿童明显多于秋、冬两季。

性早熟在古代医学文献中无相应病名。现代中医沿用性早熟作为病名。

【西医病因、发病机制与中医病因病机】

1. 西医病因及发病机制

（1）病因　性早熟的病因较为复杂，最新分为两大类，见表11-1。

表 11-1　性早熟的病因

中枢性性早熟 促性腺激素释放激素依赖	外周性性早熟 非促性腺激素释放激素依赖
1. 特发性（体质性）	1. 同性性早熟
2. 继发性（中枢神经系统病变）	（1）女孩　卵巢囊肿、卵巢肿瘤、肾上腺肿瘤、异位人绒
（1）颅内肿瘤或占位性病变	毛膜促性腺激素综合征（EHC）、多骨性纤维异常增生症
（2）中枢神经系统感染	（McCune-Albright综合征）、外源性雌激素摄入
（3）获得性脑损伤（外伤、化疗等）	（2）男孩　先天性肾上腺皮质增生症、肾上腺皮质肿瘤、
（4）先天发育异常（脑积水、视中隔发育不全等）	睾丸间质细胞瘤、EHC、外源性雄激素接触
（5）原发性甲状腺功能减退症	2. 异性性早熟
3. 外周性性早熟转化	（1）女孩　先天性肾上腺皮质增生症、外源性雄激素摄入、
4. 不完全性性早熟	（男孩性征）分泌雄性激素的肾上腺皮质或卵巢肿瘤
（1）单纯性乳房早发育	（2）男孩　分泌雌激素的肾上腺皮质、睾丸肿瘤、（女性
（2）单纯性阴毛早现	征）EHC、外源性雌激素接触
（3）单纯性早潮	

（2）发病机制　青春期的生理发育和性器官成熟受下丘脑-垂体-性腺轴（HPGA）调控。青春期前，儿童的HPGA功能处于较低水平；青春期，下丘脑以脉冲形式分泌促性腺激素释放激素（GnRH），刺激垂体前叶分泌促性腺激素（Gn），即卵泡刺激素（FSH）和黄体生成素（LH），从而促进卵巢和睾丸发育，分泌雌二醇（E2）和睾酮（T）。

中枢性性早熟，又称真性性早熟，目前普遍认可中枢性性早熟的发病机制是HPGA功能提前被启动。患儿下丘脑GnRH脉冲分泌增强，垂体LH、FSH，卵巢、睾丸类固醇性激素浓度提前升高，配子开始形成，其发病机制复杂。其中原因不明者，称为特发性性早熟，又称为体质性性早熟，多见于女性。继发性性早熟多见于中枢神经系统的异常。

假性性早熟，又称外周性性早熟，非受控于HPGA，有第二性征的发育和性激素水平的升高，但是患儿的HPGA并未启动，反而受到体内存在的性激素的负反馈抑制，无性腺发育。

以前单独分类的不完全性性早熟，现在归为中枢性性早熟的变异，属中枢一过性发动，可能与患儿下丘脑负反馈机制尚未建立而受到各种因素刺激，出现一过性FSH和E2的增高有关。部分患儿会转化为中枢性性早熟。

2. 中医病因病机　中医学认为，肾与人体的生长、发育及生殖功能的成熟有密切关系，而乳房、阴部为足厥阴肝经循行部位，故人体正常的生长发育、性腺的成熟和"天癸"的期至，与肝、肾功能有关。小儿为"稚阴稚阳"之体，易虚易实，易发生阴阳失衡，出现阴虚火旺、阴虚阳亢。若体质特异，或加之饮食多乳酪或血肉有情之品，过度培育肾气，气有余便是火，阴阳失衡，肾阴不足，无以制火，则相火妄动。小儿"肝常有余"，若情志过甚，肝火偏旺，肾虚肝亢，水不涵木，肝经湿热蕴结，郁而化火则烦躁易怒；湿热熏蒸于上则面部痤疮，流注于下则带下增多。

本病内因责之患儿存在禀赋差异，如部分患儿属阴虚内热体质，或痰湿体质；外因则由于患儿长期营养过剩，偏嗜食膏粱厚味，耗阴动火；或大量、长期摄入含有性激素的药物或食物；或者反复受到社会心理方面不良因素的影响。随着社会的发展，现代社会出现了一些古代没有的病因，后天环境改变、饮食失衡等因素致病成为性早熟研究的新热点。

（1）环境影响论　随着社会进步及工农业科技发展，全球变暖，人工光照时间延长，生活节奏改变，环境内分泌干扰物污染等，加之各种媒体信息及其他诱因，尤其是涉性内容过早接触，改变了小儿的生活环境。年幼小儿脏腑娇嫩，阳气未充，阴亦不足，属稚阴稚阳之体，各种不良因素，均可诱导小儿肾元精气过早充盛，天癸早现。

（2）痰湿阻滞论　若小儿长期营养过剩，偏嗜膏粱厚味，多坐少动，则易致痰湿阻滞、痰热内生，耗阴动火，相火妄动，导致性征早现，冲任失调，甚至天癸早至。

（3）禀赋缺陷论　极少数小儿因先天禀赋不足或遗传缺陷，致阴阳平衡失调，如先天性甲状腺功能低下及先天性肾上腺皮质增生等，又长期失治；或后天外伤跌仆，或外感时邪热毒，或损伤脑髓，瘀血痰湿内生，甚至凝聚成瘤，伤阴动火，阴阳失衡可诱发早熟。

性早熟因以体质易感为内因，加之多种外因综合作用。病机为儿童肝肾阴阳平衡失调，肾虚肝亢，阴虚火旺，相火妄动。性早熟病位主要在肝、肾，以肾为主。

【临床表现】

性早熟以女孩多见，女孩发生特发性性早熟发病率约为男孩的9倍；而男孩性早熟患者中枢神经系统异常（如肿瘤）的发生率较高。

1. 中枢性性早熟　正常青春期发育临床上可分为5期（Tanner分期），中枢性性早熟的临床特征是提前出现的性征发育与正常青春期发育顺序相一致，但是明显提前并且加速。在青春期前的各个年龄组都可以发病，症状发展快慢不一，有些可在性发育至一定程度后停顿一段时期再发育，亦有的症状消退后再出现。女性一般先有乳房发育，可有触痛，扪及乳核，逐渐发育成熟，成女性体态；继而大小阴唇发育，阴道分泌物增多及阴毛生长，然后月经来潮和腋毛出现；开始多为不规则阴道出血，亦无排卵，以后逐渐过渡到规则的周期性月经。男孩睾丸容积增大（≥4mL），逐渐阴茎增大，出现阴茎勃起及排精，并出现阴毛、痤疮、变声。由于过早发育引起患儿近期发育迅速，骨骼生长加速，骨龄提前，骨骺可提前融合，影响终身高。部分患者可出现心理问题。

2. 外周性性早熟　性发育过程与上述规律迥异。有第二性征出现，但一般无性腺增大，下丘脑－垂体－性腺轴并未发动。根据不同病因，性早熟表现有一定差异。如误服含性激素的药物、食物或接触含雌激素的化妆品，女孩多可出现乳房发育，乳头、乳晕色素沉着明显，甚至有阴道出血。男孩性早熟应注意睾丸的大小，睾丸容积增大，则提示中枢性性早熟；如果睾丸未见增大，但男性化进行性发展，则提示外周性性早熟，其雄性激素可能来自肾上腺，应考虑排除肾上腺皮质增生、肾上腺肿瘤等。

颅内肿瘤所致的性早熟小儿在病程早期常仅有性早熟表现，后期始见颅压增高、视野缺损等定位征象，需加以警惕。

【辅助检查】

1. 骨龄检查 左手和腕部行 X 线摄片，采用 GP（Greulich-Pyle）图谱法读片。骨龄超过生活年龄 1 年以上可视为骨龄超前。

2. 超声检查 盆腔 B 超检查女孩卵巢、子宫的发育情况；男孩注意睾丸、肾上腺皮质等部位。若盆腔 B 超显示卵巢内可见 4 个以上直径 ≥ 4mm 的卵泡，则提示青春期发育；若发现单个直径 > 9mm 的卵泡，则多为囊肿；卵巢不大而子宫长度 > 3.5cm 并见内膜增厚，则多为外源性雌激素作用。盆腔 B 超检查也可以协助了解有无占位性病变。

3. CT 或 MRI 检查 对怀疑有中枢神经系统器质性病变或肾上腺皮质病变等小儿应进行脑部或腹部的扫描。

4. 激素测定 测定基础 FSH、LH、血清雌二醇（E2）和 T 有一定的临床意义。性激素分泌有显著的年龄特点，其水平与发育程度相关。性早熟患儿性激素水平较同龄儿显著升高，性腺肿瘤者升高更明显。血清 17- 羟孕酮（17-OHP）及尿 17 酮类固醇升高提示先天性肾上腺皮质增生的可能。血 T_3、T_4、TSH 测定有助于判断有无原发性甲状腺功能减低症。

5. GnRH 刺激试验 亦称黄体生成素释放激素（LHRH）刺激试验。其原理是通过 GnRH 刺激垂体分泌 LH 和 FSH，从而评价垂体促性腺激素细胞储备功能，对鉴别中枢性和外周性性早熟非常有价值。一般采用静脉注射 GnRH，按 2.5μg/kg（最大剂量 100μg），于注射前（基础值）和注射后 30 分钟、60 分钟、90 分钟及 120 分钟分别采血测定血清 LH 和 FSH。当 LH 峰值 > 12U/L（女），或 > 25U/L（男）（放射免疫分析法）；LH 峰值 > 5U/L（化学发光免疫分析法）或 LH/FSH 峰值 > 0.6，可认为其性腺轴功能已经启动。

【诊断与鉴别诊断】

1. 诊断 我国性早熟的年龄界限：女孩 7.5 岁前、男孩 9 岁前出现性征发育，女孩 10 岁之前出现月经初潮。性早熟的诊断包括 3 个步骤，诊断程序首先应确定是否为性早熟；其次根据谭纳（Tanner）分期，确定性征的发育程度，再区分性早熟是中枢性还是外周性；特发性性早熟的诊断过程主要是排除其他原因所致的性早熟，特别是与中枢神经系统、肾上腺、性腺、肝脏的肿瘤相鉴别。

第二性征提前出现是所有性早熟的必备条件，然后结合骨龄，再行 B 超检查测定子宫、卵巢的大小，以及性激素检测等辅助手段协助诊断。中医辨证分型则根据不同的中医证候进行诊疗。

2. 鉴别诊断

（1）中枢性性早熟和外周性性早熟 可以通过 GnRH 刺激试验鉴别。

（2）单纯性乳房早发育与中枢性性早熟 单纯乳房早发育是女孩不完全性性早熟的

表现，无其他第二性征发育，且不伴有生长加速及骨龄提前变化，B 超检查子宫、卵巢容积无明显青春期增大。E2 和 FSH 基础值常轻度增高，GnRH 刺激试验中 FSH 值明显增高。由于部分患者可逐步演变为真性早熟，故对此类患儿应注意追踪检查。

（3）McCune-Albright 综合征 多见于女性，是由于 G 蛋白 α-亚基突变，可激活多种内分泌激素受体。患儿除性早熟表现外，尚伴有皮肤牛奶咖啡斑和骨纤维发育不良，偶见卵巢囊肿。少数患儿可能同时伴有甲状腺功能亢进症或库欣综合征。其性发育过程与特发性性早熟不同，常先有阴道流血，之后才有乳房发育等其他性征出现。

（4）原发性甲状腺功能减退症伴性早熟 仅见于少数未经治疗的原发性甲状腺功能减退症。多见于女孩，其发病机制可能与下丘脑-垂体-性腺轴调节紊乱有关。临床除甲状腺功能低下症状外，可同时出现性早熟的表现，如女孩出现乳房增大、泌乳和阴道流血等。一般不出现或极少出现阴毛或腋毛发育。

【治疗】

本病由于病因不同，治疗方法也不相同。一般临床上治疗性早熟多采用根据病情分阶段的中西医结合疗法：对占临床多数的部分性早熟、外源性激素引起的假性性早熟，以及特发性性早熟早期或轻症患儿，可以采用中医疗法；对部分特发性性早熟重症或后期，采用促性腺激素释放激素类似物疗法，可控制和延缓性成熟速度，抑制性激素引起的骨骺提前成熟，防止骨骺过早融合。

1. 西医治疗

（1）病因治疗 根据不同病因，采取相应的治疗方法。

对肿瘤占位病变引起者，应手术摘除或进行放、化疗等；对甲状腺功能减退者，给予甲状腺激素补充治疗；对先天性肾上腺皮质功能增生者，采用肾上腺相关激素替代治疗。

（2）促性腺激素释放激素类似物（GnRHa） 此类药物是将天然 GnRH（10 肽）分子结构中的第 6 位甘氨酸换成 D-色氨酸、D-丝氨酸、D-亮氨酸或 D-组氨酸等长效合成激素，由于生物活性较天然显著提高，可导致受体活性调节下降，竞争性抑制自身分泌的 GnRH，减少垂体促性腺激素的分泌。按 50～100μg/kg 体重给药，每 4 周皮下或肌内注射一次。有初潮患儿注射首剂 2 周后宜强化 1 次。少部分患儿可出现生长减速或甲状腺暂时受抑制等不良反应。

2. 中医治疗

（1）辨证论治 性早熟治疗需辨病与辨证相结合。中医治疗适用于非器质性病因性早熟。本病辨证主要应以"肾"为主，阴虚火旺为本，部分伴有肝经郁热证候，可予疏肝泻火；若患儿喜荤少素，痰湿壅滞，治以健脾化痰。一般中医辨证宏观证候表现明显者多为中枢性性早熟，部分性早熟，尤其是婴幼儿主观中医证候不明显，舌脉指纹变异较大，可结合微观辨证，参考理化指标按阴虚火旺轻症给药。

性早熟的治疗需要长期用药，特别是特发性真性性早熟，一般需要维持到正常青春期开始的年龄才能停药。

1）阴虚火旺

证候：女孩乳房发育或伴其他性征及内外生殖器发育，甚者月经提前来潮；男孩睾丸容积增大（≥4mL），或伴喉结突出，变声，或有遗精，或伴有潮热，盗汗，五心烦热，便秘，舌红或舌尖红，苔薄白或少苔，脉数或细数。

辨证：本证多见于单纯性乳房早发育和部分真性性早熟患儿病情早、中期。临床以第二性征过早发育，烦热盗汗，舌红少苔为特征。

治法：滋补肾阴，清泻相火。

方药：知柏地黄丸加减。五心烦热者，可加竹叶、莲心清心除烦；潮热盗汗者，可加地骨皮、白薇养阴清热；阴道分泌物多者，可加椿根皮健脾燥湿；阴道出血者，加茜草、仙鹤草凉血止血。

2）肝经郁热

证候：女孩乳核增大，触之疼痛，阴道分泌物增多；男孩睾丸增大，阴茎增粗，阴茎勃起，变声。伴胸闷不舒，心烦易怒，痤疮，便秘，舌红，苔黄或黄腻，脉弦数或弦细数。

辨证：本证可见于假性外源性性早熟和部分真性性早熟患儿。临床除性征发育外，多见以患儿心烦易怒，便秘，舌红，脉弦为特征。

治法：疏肝解郁，清利湿热。

方药：丹栀逍遥散加减。乳房胀痛明显者，可加香附、郁金、瓜蒌皮疏肝理气；带下色黄量多者，可加黄柏清热燥湿；面部痤疮量多者，加桑白皮、黄芩清泻肺热；口臭者，可酌加黄连清胃火。方中龙胆草应从小剂量开始，逐渐加量，以免过量而克伐胃气。

3）痰湿壅滞

证候：女孩乳核增大，阴道分泌物增多，阴唇发育，色素沉着，甚或月经来潮；男孩提前出现睾丸增大，阴茎增粗。伴形体偏肥胖，胸闷叹息，肢体困重，口中黏腻，多食肥甘，舌质红，苔腻，脉滑数。

辨证：本证多见于营养过剩、肥胖患儿。临床患儿喜食肥甘厚味，多静少动，形体肥胖。

治法：健脾燥湿，化痰散结。

方药：知柏地黄丸合二陈汤加减。乳房硬结明显者，可加橘核、浙贝母、麦芽、山慈菇、皂角刺化痰散结；阴道分泌物多者，加椿根皮、芡实固涩止带；外阴瘙痒者，加地肤子、白鲜皮、椿根皮燥湿止痒。

（2）中成药疗法

1）知柏地黄丸：用于阴虚火旺型轻症。每次3～6岁为1.5g（1日3次），＞6岁为3g，每日2次，温开水送服。

2）大补阴丸：用于阴虚火旺型轻症。每次＜3岁为2g，3～6岁为4g，＞6岁为6g，每日2次，温开水送服。

3）逍遥丸：用于肝郁脾虚型轻症。每次3g，每日2～3次，温开水送服。

（3）耳穴贴压法 取交感、内分泌、肾、肝、神门、脾。先将耳郭用75％乙醇消毒，以探棒找阳性反应点，然后将带有王不留行籽的胶布贴于阳性反应点处，手指按压，使耳郭有发热胀感。每日按压5次，每次5分钟，每周换贴1次，两耳交替。用于阴虚火旺证、肝郁化火证。

（4）体针 取穴三阴交、血海、肾俞，配关元、中极，针用补法，每周2～3次，用于阴虚火旺证。取穴肝俞、太冲，配期门，针用泻法，每周2～3次，用于肝郁化火证。

【预防与调护】

1. 让孩子养成良好的生活方式，形成有规律的生活习惯，保证充分的营养与睡眠。避免过度劳累与激动，保持精神愉快，以免不良情绪影响内分泌系统；预防感染。

2. 注意营养均衡荤素搭配，避免偏食、挑食，少吃油炸食品，避免营养过剩或摄入过多有害化学品，多吃谷物和新鲜水果、蔬菜等；不宜随便进补，如补肾药品及保健品。

3. 控制体重，避免肥胖。

4. 少接触含有性激素成分的食品、营养品和化妆品。在儿童面前，父母适当注意言行，对现代媒体中不适于儿童观看的内容应加以限制。

5. 同步进行性早熟儿童的青春期教育和心理辅导，防止出现精神心理疾病。

第十二章　免疫性疾病 ▷▷▷

一、风湿热

风湿热（rheumatic fever，RF）是一种由咽喉部感染 A 组乙型溶血性链球菌后反复发作的急性或慢性的全身结缔组织炎症，临床表现以关节炎和心脏炎为主，可伴发热、皮疹、皮下小结、舞蹈病等。急性发作时通常以关节炎较为明显，急性发作后常遗留轻重不等的心脏损害，尤其以瓣膜病变最为明显，形成慢性风湿性心脏病或风湿性瓣膜病。本病多见于 5～15 岁儿童和青少年，无性别差异，四季均可发病，以冬、春两季多见。1950 年以来，世界各国风湿热发病率明显下降。但近 20 年风湿热发病率开始回升，而且随着流行病学的变化，风湿热的临床表现也发生变异，暴发型少，隐匿型发病较多，轻度或不典型病例增多。本病属中医学"痹证"范畴，因经常出现发热，故与热痹尤为接近，如并发心肌炎，可参照"心悸"进行辨证论治。

【西医病因、发病机制及病理与中医病因病机】

1. 西医病因、发病机制及病理

（1）病因　风湿热是感染 A 组乙型溶血性链球菌咽峡炎后的迟发免疫性炎症反应。由该菌引起的咽峡炎患儿中 0.3%～3% 于 1～4 周后发生风湿热。影响本病发生的因素：①链球菌在咽峡部存留时间越长，发病的机会越大；②特殊的致风湿热 A 组溶血性链球菌菌株；③患儿的遗传学背景，一些人群具有明显的易感性。

（2）发病机制　尽管对风湿热发病机制的研究有很多新进展，但尚未十分明确，目前认为与以下因素的相互作用有关：①链球菌抗原的分子模拟，是风湿热发病的主要机制，A 组乙型溶血性链球菌的细胞壁外层的 M 蛋白和 M 相关蛋白、中层多糖中 N- 乙酰葡糖胺和鼠李糖均与人体心肌、心瓣膜糖蛋白有共同抗原；细菌的荚膜透明质酸与人体关节、滑膜有共同抗原；细菌细胞膜的脂蛋白与人体心肌肌膜和丘脑下核、尾状核有共同抗原。在链球菌感染后产生的特异抗体，一方面可清除链球菌起到保护作用，另一方面这种抗体与人体抗原产生交叉免疫反应而导致器官的损害。②免疫复合物反应：链球菌抗原与抗链球菌抗体作用形成的免疫复合物可沉积于关节滑膜、心肌、心瓣膜，激活补体成分产生炎性病变。

此外，宿主遗传背景导致的易感性、免疫应答中的细胞免疫损伤、A 组溶血性链球菌产生的外毒素、胞外酶对人体心肌和关节的直接毒性作用，在该病的发病机制中也起到了一定的作用。

（3）病理 ①急性渗出期：主要累及心脏、关节滑膜及其周围组织、皮肤等结缔组织，表现为变性、间质水肿、淋巴细胞和浆细胞浸润等渗出性炎症反应；心包膜纤维素性渗出，关节腔内浆液性渗出。本期持续约 1 个月。②增生期：出现本病特征性的风湿小体，即阿绍夫（Aschoff）小体。Aschoff 小体中央为胶原纤维素样坏死物质，外周由淋巴细胞、浆细胞和巨大的多核细胞（风湿细胞）浸润，好发部位为心肌、心瓣膜、心外膜、关节处皮下组织和腱鞘，是诊断风湿热的病理依据。此期持续 3～4 个月。③坏死硬化期：Aschoff 小体中央变性和坏死物被吸收，炎症细胞减少，纤维组织增生和瘢痕形成。心瓣膜增厚，形成瘢痕。二尖瓣最常受累，其次为主动脉瓣，很少累及三尖瓣。此期持续 2～3 个月。

因风湿性病变的反复发作，各期病变可同时并存。此外，大脑皮层、小脑、基底核可见散在非特异性细胞变性和小血管透明变性，可能是舞蹈病的病理基础。

2. 中医病因病机 痹证的病因既有内因，又有外因，内因责之于小儿体质虚弱，外因责之于风寒湿热之气夹杂。风寒湿热之邪外侵皮腠，壅塞于筋骨关节之间，进而内舍于心，致心脉运行不畅而成痹证。

（1）湿热阻络 小儿稚阴稚阳，卫外不固，若感受风热之邪与湿邪相并，或因风寒湿邪郁久从阳化热，热邪与人体气血相搏，阻于经络，气血运行不畅，使肌肉、关节失养而见关节红肿热痛、发热等证候。

（2）寒湿阻络 小儿阳气未充，腠理不固，长期居处潮湿之地，或感受寒湿之邪，寒邪收引，湿邪黏滞，寒湿壅阻经络，气血运行不畅，则筋脉失养而致关节酸痛，局部不红，遇寒加剧，得温痛减等。

（3）风湿痹心 风袭肺卫，湿邪黏滞，痹证迁延，正虚邪恋，风湿痹阻经脉，经脉凝滞，气血不畅，而肺朝百脉，主治节，辅心行血，则波及于心，导致心脉痹阻，血不养心而导致心悸气短，舌色紫暗。

（4）心脾阳虚 湿邪久留，损伤脾阳，久病必虚，子病及母，导致心脾阳虚，水液失于温化而泛溢周身，出现心悸、气促不能卧、水肿等证候。

（5）气虚血瘀 疾病日久，营血化生不足，气血亏虚，则心脉痹阻，血行不畅，瘀血由之而生，出现神疲乏力、心悸、唇甲发绀等气虚血瘀证候。

（6）阴虚风动 若湿热久羁，郁火伤阴，筋脉失养，引动肝风，以致手足舞蹈，挤眉眨眼，努嘴吐舌。

此外，若风邪留于肌肤腠理之间，营卫不和，皮肤可见环形红斑；若湿邪蕴郁，凝结于肌肉筋脉之间可见皮下小结。

风为阳邪，善行而数变；湿为阴邪，停滞而留恋。故本病起病较急，病情缠绵，且易复发。病初多属实证，久则正虚邪实，虚实夹杂。

【临床表现】

急性风湿热发生前 1～6 周常有链球菌咽峡炎病史。风湿热多呈急性起病，亦可为隐匿性进程。病初多有发热、咽痛、颌下淋巴结肿大、疲倦、面色苍白、多汗、鼻出血等症状，随后出现风湿热的特征性表现。风湿热有 5 个主要表现：心肌炎、游走性多发性关节炎、舞蹈病、皮下结节及环形红斑，这些表现可以单独出现或合并出现。

1. 心脏炎　40%～50%的风湿热患者累及心脏，一般于起病1～2周出现心肌炎的症状。初次发作时以心肌炎和心内膜炎最多见，同时累及心肌、心内膜和心包膜者，称为全心炎。

（1）心肌炎　轻者可无症状，重者可伴不同程度的心力衰竭。心肌受累时可出现如下表现：①心率加快，与体温升高不成比例；②心尖部第一心音低钝，有时可闻及奔马律，心尖部可听到轻度收缩期吹风样杂音；③心电图可显示P-R间期延长，伴T波低平和ST段异常，或心律失常；④心脏轻度或明显扩大。

（2）心内膜炎　急性期瓣膜损害多为充血水肿，恢复期可逐渐消失。心内膜炎多次复发可造成心瓣膜永久性瘢痕形成，导致风湿性心瓣膜病。主要侵犯二尖瓣和（或）主动脉瓣，造成关闭不全。二尖瓣关闭不全表现为心尖部2～3/6级吹风样全收缩期杂音，向腋下传导，有时可闻及二尖瓣相对狭窄所致舒张中期杂音；主动脉瓣关闭不全时胸骨左缘第3肋间可闻及舒张期叹气样杂音。超声心动图检查能敏感地发现临床听诊无异常的隐匿性心瓣膜炎。

（3）心包炎　患儿可有心前区疼痛。积液量很少时，于心底部听到心包摩擦音，超声心动图可确诊少量心包积液；积液量多时，心音遥远，有颈静脉怒张、肝肿大等心包填塞表现，X线检查心影向两侧扩大呈烧瓶形，心电图示低电压，早期ST段抬高，随后ST段回到等电线，并出现T波改变。临床上有心包炎表现者，提示心肌炎严重，易发生心力衰竭。

2. 关节炎　见于50%～60%的患儿，以游走性和多发性为特点，主要累及四肢大关节，不对称分布，表现为局部关节红、肿、热、痛，功能障碍；可同时侵犯数个关节，或从一个关节到另一个关节游走，一般在数日或数周消失，不留畸形。X线片检查无关节面破坏。

3. 舞蹈病　起病缓慢，表现为面部或四肢肌肉不自主、无目的的快速运动，如伸舌歪嘴、挤眉弄眼、耸肩缩颈、语言障碍、书写困难、细微动作不协调等锥体外系神经系统症状，在兴奋或注意力集中时加剧，入睡后消失，常伴肌无力和情绪不稳定。以8～12岁女孩多见，病程1～3个月。

4. 皮肤症状

（1）皮下小结　常在起病后数周出现，常伴发严重心肌炎。皮下小结坚硬、圆形、无痛，直径为0.1～1cm，与皮肤不粘连，可活动，主要分布于肘、腕、膝、踝等关节的伸侧面，或枕部、前额头皮，以及胸、腰椎棘突的突起部位，经2～4周自然消失。

（2）环形红斑　较少见，环形或半环形边界清楚的粉红色斑，边缘稍隆起，环内肤色正常，见于四肢关节的屈侧面和躯干，呈一过性，或时隐时现呈迁延性，可持续数周。

【辅助检查】

1. 链球菌感染的证据　咽拭子培养的链球菌阳性率为20%～25%；抗链球菌溶血素"O"（ASO）阳性，在感染后2周左右出现，以往急性风湿热患者ASO阳性率在

75%以上，但由于近年来抗生素的广泛应用及临床表现不典型而造成取材延误，ASO的阳性率已低至 50%，抗 DNA 酶 -B 阳性率与 ASO 阳性率无明显差异，但两者联合阳性率可提高到 90%。以上检查只能证实患者在近期内有 A 组乙型溶血性链球菌感染史，不能提示体内是否存在 A 组乙型溶血性链球菌感染诱发的自身免疫反应。

2. 急性炎症反应指标与免疫学检查　急性期红细胞沉降率（ESR）和 C 反应蛋白（CRP）阳性率较高，可达 80%。但来诊较晚或迁延型风湿热，ESR 增快的阳性率仅为 60% 左右，CRP 阳性率可下降至 25% 或更低。血清蛋白电泳 α1 与 α2 增高达70%，较前两者敏感。非特异性免疫指标，如免疫球蛋白（19M、IgG）、循环免疫复合物（CIC）和补体 C3 增高占 50%～60%。抗心肌抗体（AHRA）用间接免疫荧光法和 ELISA 测定阳性率分别为 48.3% 和 70%，抗 A 组链球菌菌壁多糖抗体（ASP）阳性率 70%～80%，外周血淋巴细胞促凝血活性试验（PCA）阳性率在 80% 以上，后者有较高的敏感性和特异性。肿瘤坏死因子（TNF）-α、血清可溶性白细胞介素（SIL）-2受体参与急性风湿热的发病过程，在急性风湿热活动期显著增高，治疗后明显下降。并且静止期其血清浓度较对照组增高，有望成为监测风湿活动和观察药物疗效的指标。

3. 心电图及影像学检查　对风湿性心肌炎有较大意义。心电图检查有助于发现窦性心动过速、P-R 间期延长和各种心律失常。超声心动图可发现早期、轻症心肌炎及亚临床型心肌炎，对轻度心包积液较敏感。心肌核素检查（ECT）可检测出轻症及亚临床型心肌炎。

【诊断与鉴别诊断】

1. 诊断　风湿热临床表现多种多样，至今尚无特异性的诊断方法，临床上沿用美国心脏协会（AHA）在 1992 年修订的急性风湿热诊断标准（表 12-1），主要表现包括心脏炎、多发性关节炎、舞蹈病、皮下结节及环形红斑。心脏炎的诊断应具有以下特征之一：①新出现有意义的杂音，如心尖部收缩全期杂音或舒张中期杂音；②心脏增大；③心包炎；④心力衰竭。次要表现包括发热、关节痛、心电图 P-R 间期延长、红细胞沉降率增快、C 反应蛋白阳性或白细胞增多、既往有风湿热史或有风湿性心瓣膜病。需要说明的是，该标准只能指导诊断，并不意味着它是"金标准"。

针对近年来发现的问题，2002～2003 年，WHO 在原急性风湿热诊断标准基础上进行修订。新标准最大的特点是对风湿热分类地提出诊断标准，有关主要和次要临床表现沿用过去标准的内容，但对链球菌感染的前驱期做了 45 天的明确规定，并增加了猩红热作为链球菌感染证据之一，见表 12-2。

表 12-1　修订的急性风湿热诊断标准

主要临床表现	次要临床表现	链球菌感染证据
1. 心脏炎	1. 临床表现	1. 近期患过猩红热
（1）杂音	（1）既往风湿病史	2. 咽培养溶血性链球菌阳性
（2）心脏增大	（2）关节痛[a]	3. ASO 或风湿热抗链球菌抗体增高

主要表现	次要表现	链球菌感染证据
（3）心包炎	（3）发热	
（4）充血性心力衰竭		
2. 多发性关节炎	2. 实验室检查	
3. 舞蹈症	（1）ESR 增快，CRP 阳性，白细胞增多，贫血	
4. 环形红斑	（2）心电图 [b]：P–R 间期延长，Q–T 间期延长	
5. 皮下结节		

注：a. 如关节炎已列为主要表现，则关节痛不能作为 1 项次要表现；b. 如心脏炎已列为主要表现，则心电图不能作为 1 项次要表现。如有前驱的链球菌感染证据，并有 2 项主要表现或 1 项主要表现加 2 项次要表现者，高度提示可能为急性风湿热。但对以下 3 种情况，又找不到风湿热病因者，可不必严格遵循上述诊断标准，即以舞蹈病为唯一临床表现者；隐匿发病或缓慢发生的心脏炎；有风湿热史或现患风湿性心脏病，当再感染 A 组链球菌时，有风湿热复发高度危险者。

表 12–2　WHO 对风湿热和风湿性心脏病诊断标准（2002 ～ 2003 年）

项目	诊断标准
初发风湿热 [a]	2 项主要表现或 1 项主要表现以及 2 项次要表现加上前驱的 A 组链球菌感染证据
复发性风湿热不患有风湿性心脏病 [b]	2 项主要表现或 1 项主要表现以及 2 项次要表现加上前驱的 A 组链球菌感染证据
复发性风湿热患有风湿性心脏病	2 项次要表现加上前驱的 A 组链球菌感染证据 [c]
风湿性舞蹈病、隐匿发病的风湿性心脏炎 [b]	风湿热主要表现或 A 组链球菌感染证据可不需要
慢性风湿性心瓣膜病［患者第一时间表现为单纯二尖瓣狭窄或复合型二尖瓣病和（或）主动脉瓣病］[d]	不需要风湿热任何标准即可诊断风湿性心脏病
主要表现	心脏炎、多关节炎、舞蹈病、环形红斑、皮下结节
次要表现	临床表现：发热、多关节痛
	实验室：急性期反应物升高（ESR 或白细胞计数）
	心电图：P–R 间期延长
近 45 天内有支持前驱链球菌感染的证据	ASO 或风湿热链球菌抗体升高，咽拭子培养阳性或 A 组链球菌抗原快速试验阳性或新近患猩红热

注：a. 患者可能有多关节炎（或仅有多关节痛或单关节炎）及有数项（3 个或 3 个以上）次要表现，联合有近期 A 组链球菌感染史证据。其中有些病例后来发展为风湿热，一旦风湿热诊断被排除，应慎重地把这些病例视作"可能风湿热"，建议进行继发预防。对这些患者需予以密切追踪和定期检查其心脏情况，尤其适用于高发地区和易患年龄患者。b. 感染性心内膜炎必须被排除。c. 有些复发性病例可能不满足这些标准。d. 先天性心脏病应予排除。

对比 1992 年修订的急性风湿热诊断标准，2002 ～ 2003 年，WHO 制定的标准由于对风湿热做出了分类诊断，实现了以下改变：①对伴有风湿性心脏病的复发性风湿热的诊断标准明显放宽，只需具有2项次要表现及前驱链球菌感染证据即可确立诊断；②对隐匿性发病的风湿性心肌炎和舞蹈病诊断标准也放宽，不需要有其他主要表现，即使前驱链球菌感染证据缺如也可做出诊断；③对多关炎、多关节痛或单关节炎可能发展为风湿热给予重视，以免误诊及漏诊。

2. 鉴别诊断

（1）关节方面

1）幼年特发性关节炎（全身型）：关节炎无游走性特点，伴不规则发热、脾及淋巴结肿大、全身斑丘疹等。部分病例反复发作后遗留关节畸形。X线骨关节摄片可见关节面骨质破坏、关节间隙变窄和邻近骨组织骨质疏松。

2）急性化脓性关节炎：为全身性脓毒血症的局部表现。中毒症状重，血培养可发现致病菌，以金黄色葡萄球菌多见。好发部位为髋关节，其次为膝关节、肘关节等大关节。

3）其他感染反应性关节炎：如风疹、肝炎病毒、耶尔森菌、沙门菌及痢疾杆菌感染亦可引起感染反应性关节炎表现。

4）生长痛：为小儿时期常见症状，肢痛多见于膝关节以下，以夜间为甚，因疼痛可使小儿突然惊醒，喜按摩，局部无红肿。

（2）心脏方面

1）生理性杂音：见于学龄儿童，为Ⅱ级左右、音调柔和的收缩期早中期吹风样杂音，杂音部位限于肺动脉瓣区，以及胸骨左缘与心尖之间。杂音响度和性质随体位变动和呼吸运动而改变。

2）病毒性心肌炎：常在一次呼吸道或肠道病毒感染后出现心肌炎的表现，可有低热和关节疼痛。近年来单纯风湿性心肌炎的病例日渐增多，与病毒性心肌炎难以区别。一般而言，病毒性心肌炎的心脏杂音往往不明显，可合并心包炎但极少合并心内膜炎，较多出现过早搏动等心律失常；心电图P-R间期延长较少见，而ST-T改变更为突出。实验室检查有病毒感染证据。

3）感染性心内膜炎：先天性心脏病或风湿性心脏病合并感染性心内膜炎时，易与风湿性心脏病伴风湿活动相混淆，贫血、脾肿大、皮肤淤斑或其他栓塞症状有助于诊断，血培养可获阳性结果，超声心动图可看到心瓣膜或心内膜有赘生物。

（3）其他方面

1）急性白血病：除发热、骨关节疼痛外，多数伴有贫血、出血倾向、肝脾及淋巴结肿大等。有时骨痛为早期突出表现，以胸骨痛最明显，常伴压痛，外周血涂片见到幼稚白细胞，骨髓检查发现大量幼稚细胞可资鉴别。

2）链球菌感染后综合征：主要见于链球菌感染的同时或感染后2周内。出现关节红、肿、热、痛，红细胞沉降率增快，持续1～2周可自愈。

【治疗】

西医提倡早期应用抗生素，以清除链球菌感染，同时合理应用抗风湿药及肾上腺皮质激素以减轻机体的非特异性炎症；中医在病初以祛邪为主，病久以扶正为要，同时配合针灸、推拿等疗法。

1. 西医治疗

（1）控制链球菌感染　应用青霉素 40 万 U 肌内注射，每日 2 次，持续 2 周，以彻底清除链球菌感染。青霉素过敏者可改用其他有效抗生素，如红霉素等。

（2）抗风湿治疗　有心脏炎者宜早期使用肾上腺皮质激素，泼尼松每日 2mg/kg，每日最大量 ≤ 60mg，分次口服，一般 2～4 周后减量，总疗程 8～12 周。水杨酸制剂，常用的阿司匹林剂量为每日 80～100mg/kg，每日最大量 ≤ 3g，分 3 次口服。监测阿司匹林血浓度，使其保持在 20～25mg/dL，避免中毒反应。用药 2 周左右减为原量的 3/4，继续用药 2 周，以后逐渐减量，当患儿体温下降，关节症状消失，红细胞沉降率、CRP 及白细胞计数降至正常水平方可停药。单纯关节炎者用药 6 周左右，有轻度心脏炎者用药 12 周。

（3）对症治疗　有充血性心力衰竭时应视为心脏炎复发，及时静脉注射大剂量糖皮质激素，如甲泼尼龙，每日 10～30mg/kg，每日 1 次，连用 1～3 天。慎用洋地黄制剂。同时低盐饮食、吸氧，可给予利尿剂和血管扩张剂，并注意限制液体入量，纠正电解质紊乱。舞蹈病可用苯巴比妥、地西泮等镇静剂。

2. 中医治疗

（1）辨证论治　本病以八纲辨证、脏腑辨证为主。初起以实证为多，根据感受风、寒、湿、热之邪的不同特点，分别投以祛风、散寒、利湿、清热等法；久病耗伤气血，损及肝肾，治疗当以扶正为先，或扶正祛邪并用；若病延日久，内舍于心，出现心脉瘀阻、脾虚水泛、耗伤气阴的证候，当明辨标本虚实之主次而治之。

1）湿热阻络

证候：发热恶风，汗出，关节肿痛，局部灼热，或呈游走性，可有鼻衄，皮肤红斑，小便短赤，大便黏滞不爽，舌质红，苔黄厚腻，脉滑数。

辨证：本证以发热口渴，关节肿痛，大便黏滞不爽为临床特征。

治法：清热化湿，祛风通络。

方药：宣痹汤加减。若热重者，加生石膏、黄芩、板蓝根清热解毒；关节肿胀者，加威灵仙、牛膝、丝瓜络以通络；关节痛剧者，加姜黄、海桐皮通络止痛；皮肤红斑者，加牡丹皮、紫草凉血化斑；口渴者，加麦冬、石斛养阴生津；鼻衄者，加鲜仙鹤草、白茅根凉血止血。

2）寒湿阻络

证候：关节酸痛，局部不红，遇寒加剧，得温痛减，或有低热，气短乏力，心悸怔忡，舌质淡，苔白腻，脉濡缓。

辨证：本证以关节酸痛，局部不红，遇寒加剧为临床特征。

治法：散寒除湿，通络止痛。

方药：蠲痹汤合独活寄生汤加减。若关节肿胀，皮肤色白者，加防己、木瓜、苍术以祛湿；肌肤麻木不仁者，加海桐皮、豨莶草祛风湿，通经络；疼痛剧烈，局部不红者，可加制附片温经散寒。

3）风湿痹心

证候：发热不退，头重身困，心悸气短，疲乏无力，关节肿痛，纳呆泛恶，舌质淡，苔腻，脉濡滑。

辨证：本证以关节肿痛，心悸气短，疲乏无力为临床特征。

治法：祛风除湿，通络宁心。

方药：大秦艽汤加减。若心悸肢冷者，加桂枝、白芍、郁金温经散寒；若纳呆泛恶者，加法半夏、焦山楂降逆止呕。

4）心脾阳虚

证候：心悸怔忡，动则气短，难以平卧，面色无华，浮肿尿少，手足不温，舌质淡胖，苔薄白，脉结代。

辨证：本证以心悸怔忡，动则气短，浮肿尿少，手足不温为临床特征。若不及时治疗可出现心阳虚脱、阴竭阳脱等危证。

治法：温阳利水。

方药：真武汤合金匮肾气丸加减。如喘息不得卧，自汗出者，可加人参、五味子、煅牡蛎、煅龙骨益气敛汗固脱；心悸甚者，加人参、丹参、炙甘草养阴益气复脉。

5）气虚血瘀

证候：病程日久，神疲乏力，心悸气短，动则尤甚，面晦颧红，唇甲发绀，形体瘦弱，舌质紫暗，苔薄，脉细弱或结代。

辨证：本证病程较长，临床以神疲乏力，心悸气短，唇甲发绀为特征。

治法：养血活血，益气通脉。

方药：补阳还五汤加减。若纳呆食少，疲乏无力甚者，可酌加党参、茯苓、白术健脾益气；若咳喘甚而有黏痰者，可酌加紫苏子、杏仁、白芥子、法半夏祛痰宣肺平喘；若咳嗽咯血甚者，加三七散瘀止血。

6）阴虚风动

证候：不自主动作，皱眉挤眼，努嘴吐舌，精神疲倦，肢体消瘦，手足心热，头晕目眩，夜寐多汗，舌质红，少苔，脉细数。

辨证：本证多见于疾病后期，临床以不自主动作，神疲形瘦，手足心热，舌红少苔为特征。

治法：滋补肝肾，活血通络

方药：三甲复脉汤加减。肢体拘急，疼痛不适者，加伸筋草、鸡血藤舒筋活络；阴虚症状明显者，加西洋参、石斛、玉竹养阴生津；不自主动作过于频繁者，加全蝎、蜈蚣息风止痉。

（2）中成药疗法　四妙丸，用于湿热阻络证。每次3～6岁为2g，7～9岁为4g，9岁以上为6g，每日3次，口服。

（3）针灸疗法

1）针刺治疗：关节痛常用穴位为肩髃、曲池、外关、后溪、环跳、阳陵泉、绝骨、足三里、膝眼等，每次取3～5穴，中强刺激，以泻法为主，适用于较大儿童。每日1

次，10 次为 1 个疗程。

2）灸法：采用温和灸法，可用于寒湿性关节疼痛。

（4）推拿疗法　发热重者，清天河水，开天门，推坎宫；上肢关节痛者，揉肩井，推三关，揉一窝风；下肢关节痛者，按揉足三里，掐膝眼，揉昆仑，拿委中。每日 1 次，10 次为 1 个疗程。

【预防与调护】

1. 预防

（1）初次发作的预防　无风湿热病史儿童主要是增强体质，防止上呼吸道感染，避免寒冷潮湿，及时应用青霉素治疗链球菌性咽峡炎可有效预防风湿热的发生。

（2）复发的预防　是指对已患过风湿热的小儿进行预防。首选药物为苄星青霉素（长效青霉素），每月肌内注射 120 万 U 以预防链球菌感染，注射期限至少 5 年，最好延长到 25 岁。有风湿性心脏病者，宜终身用药预防。对青霉素过敏者可改用红霉素类药物，每月口服 6 ～ 7 天，疗程同前。

（3）预防细菌性心内膜炎　风湿热或风湿性心脏病患儿，当拔牙或行其他手术时，术前、术后应给予抗生素静脉滴注预防细菌感染。

2. 调护

（1）急性期应卧床休息，期限取决于心脏受累程度和心功能状态。在急性期无心脏炎患儿，应卧床休息 2 周；有心脏炎无心力衰竭者，应卧床休息 1 个月；有心脏炎并心力衰竭者，应绝对卧床休息 2 ～ 3 个月。

（2）对于关节肿痛者，应控制活动。急性关节炎早期，应卧床休息至 ESR、体温正常后开始活动。

（3）注意保暖，避免潮湿和受寒。

【预后】

风湿热预后主要取决于心肌炎的严重程度、是否复发、有无并发症、是否早期诊断与接受合理治疗，以及是否按期进行预防风湿热的复发措施。严重心肌炎伴充血性心力衰竭者预后较差。

二、幼年特发性关节炎

幼年特发性关节炎（juvenile idiopathic arthritis，JIA）是儿童时期常见的风湿性疾病，以慢性关节炎为主要特征，并伴有全身多系统受累。该病命名繁多，如幼年类风湿关节炎、幼年慢性关节炎、幼年型关节炎等。作为一组原因不明，在遗传背景、临床特征、疾病进程及预后转归等各方面均高度异质疾病群，多数患儿预后良好，少数患儿出现关节功能丧失和前葡萄膜炎等并发症，是儿童时期残疾或失明的重要原因，并发巨噬细胞活化综合征时可危及生命。根据临床症状，可将其归属于中医学"温病""痹证""尪痹"等范畴。尪痹是指因风、寒、湿、热之邪留滞于筋骨关节，久之损伤肝、肾气血，以关节晨僵、小关节对称性多发性肿痛、活动受限，甚至僵硬变形为主要临床表现的一类疾病。

【西医病因、发病机制及病理与中医病因病机】

1. 西医病因、发病机制及病理

（1）病因　病因至今尚不明确，可能与多种因素有关。

1）感染因素：目前有报道多种细菌（链球菌、耶尔森菌、空肠弯曲菌和沙门菌属等）、病毒（细小病毒 B19、风疹病毒和 EB 病毒等）、支原体和衣原体感染与本病发生有关，但尚未证实是诱导本病发生的直接原因。

2）遗传因素：很多资料证实 JIA 具有遗传学背景，研究最多的是人类白细胞抗原（HLA），具有 HLA-DR4、HLA-DR8 和 HLA-DR5 位点者是 JIA 的易发病人群。其他与 JIA 发病有关的 HLA 位点为 HLA-DR6、HLA-A2 等。

3）免疫学因素：有许多研究证实 JIA 为自身免疫性疾病，部分患儿血清和关节滑膜液中存在类风湿因子（RF）和抗核抗体（ANA）等自身抗体；外周血 CD_4^+T 细胞克隆扩增；多数患儿的血清 IgG、IgM 和 IgA 上升；血清炎症细胞因子明显增高；关节滑膜液中有 IgG 和吞噬细胞。

（2）发病机制　目前 JIA 的发病机制尚未明确，可能为各种感染性微生物的特殊成分作为外来抗原，作用于具有遗传学背景的人群，激活免疫细胞，通过直接损伤或分泌细胞因子、自身抗体触发异常免疫反应，引起自身组织的损害和变性。

（3）病理　主要病理改变为关节的慢性非化脓性滑膜炎。早期受累关节呈非特异性水肿、充血、纤维蛋白渗出、淋巴细胞和浆细胞浸润，继之滑膜增生形成绒毛状突出于关节腔内，附着于软骨上并向软骨延伸成血管。软骨被吸收，软骨下骨质被侵蚀，随之关节面相互粘连，并被纤维性或骨性结缔组织所代替，引起关节畸形、僵直。受累关节附近可发生肌炎、腱鞘炎、骨质疏松、骨膜炎；皮疹部位毛细血管有炎性细胞浸润，皮下小结中心为坏死组织、纤维素和免疫复合物，以及增生的纤维细胞、肉芽肿；胸膜、心包膜和腹膜呈非特异性纤维素性浆膜炎；眼部病变可见虹膜睫状体炎及肉芽肿样浸润。

2. 中医病因病机　本病内因主要为胎禀不足、脏腑虚损、气血亏虚、营卫不和、腠理不固；外因为感受风寒湿热之邪。外邪侵袭，使肌肉、筋骨、关节痹阻，气血运行不畅。瘀血内生，凝津成痰，痰瘀互结关节，致关节肿痛，僵硬变形。

若小儿冒雨涉水，居处潮湿，或因气候变化，均易受风寒湿邪侵袭。寒湿凝滞关节，气血运行不畅，则关节肿痛，得暖痛减，遇寒加重，形成寒痹。若素体阳气偏亢，内有蕴热或阴虚阳亢之体，感受外邪易从热化，或风、寒、湿邪留注经络、关节日久不愈，郁而化热，损伤血脉，致关节灼热红肿疼痛，而形成热痹。小儿为纯阳之体，外邪化热生火，热毒内传，充斥表里，气营两燔，病情发展迅速，可致高热弛张、汗多渴饮，甚至烦躁谵语。痹证日久，风寒湿热之邪留注经络关节，瘀血内生，津凝成痰，痰瘀互结致关节僵硬变形，痛有定处。若寒邪伤阳，进一步可致阳虚寒凝；或热邪伤阴，致阴虚火旺；或耗损气血，致气血亏虚，引起经络、筋骨、关节失养，不荣而痛，僵硬变形，屈伸受限；正虚体弱，屡发不已，日久病邪内舍于脏，致心、脾、肝、肾等内脏虚损，肝藏血，主筋，肾藏精，主骨，肝肾同源，以养筋骨。若肝、肾精血不足，邪气侵袭筋骨，痹阻经络，流注关节，渐至筋挛骨松、关节变形，终成残疾。

【分类及临床表现】

1. 幼年特发性关节炎的分类　为了便于国际协作，2001 年，国际抗风湿病联盟（ILAR）儿科委员会专家会议，将 JIA 定义为 16 岁以前起病，持续 6 周或 6 周以上的单关节炎或多关节炎，并除外其他已知原因。各地分类的比较见表 12-3。

表 12-3　幼年特发性关节炎分类与美国和欧洲分类的比较

美国风湿病学会（ACR）	欧洲抗风湿病联盟（EULAR）	国际抗风湿病联盟（ILAR）
幼年类风湿关节炎（JRA）	幼年慢性关节炎（JCA）	幼年特发性关节炎（JIA）
全身型	全身型	全身型
多关节炎型	多关节炎型 JCA	多关节炎型（RF 阴性）
		多关节炎型（RF 阳性）
少关节炎型	幼年类风湿关节炎	少关节炎型
	少关节炎型	持续型
		扩展型
	银屑病关节炎（PsA）	银屑病关节炎
	幼年强直性脊柱炎（JAS）	与附着点炎症相关的关节炎
		其他关节炎

2. 各型幼年特发性关节炎的定义及临床特点　5 条除外标准：①患银屑病或一级亲属中有银屑病病史者；②6 岁以上 HLA-B27 阳性的男性关节炎患者；③患强直性脊柱炎、与附着点炎症相关的关节炎、伴炎症性肠病的骶髂关节炎、瑞特综合征或急性前葡萄膜炎，或一级亲属中有以上疾病之一者；④至少 2 次 IgM 型 RF 阳性，2 次时间至少间隔 3 个月；⑤有全身型 JIA 表现的患者。

（1）全身型（systemic arthritis）　定义：1 个及以上关节炎，弛张高热至少 2 周，连续发热至少 3 天，同时伴有以下 1 项或更多表现：①短暂、非固定的红斑样皮疹；②全身淋巴结肿大；③肝脏和（或）脾脏肿大；④浆膜炎。

应排除下列情况：上述除外标准的①②③④。

本型可发生于任何年龄，但以 5 岁前起病略多见，无明显性别差异。本型的发热呈弛张高热，$36 \sim 41℃$，骤升骤降，一日内可出现 $1 \sim 2$ 次高峰。其皮疹特点为随体温升降而出现或消退。关节症状主要是关节痛或关节炎，常在发热时加剧，热退后减轻或缓解。关节症状既可首发，又可在急性发病数月或数年后才出现。部分有神经系统症状。

（2）多关节型，类风湿因子阴性（polyarticular，RF negative）　定义：病初 6 个月受累关节 ≥ 5 个，IgM 型 RF 阴性。

应排除下列情况：上述除外标准的①②③④⑤。

类风湿因子阴性型占新发关节炎病例 20%～30%。本型任何年龄都可起病，但起病有两个高峰，即 3.5 岁和 10～11 岁。关节炎起病隐匿，受累关节呈对称性或非对称性分布，可同时累及大、小关节。对称性关节炎及早期手部关节受累的患儿容易远期致残及预后较差。此类患儿最终身高受限。

（3）多关节型，类风湿因子阳性（polyarticular, RF positive）　定义：病初 6 个月受累关节 ≥ 5 个，且至少间隔 3 个月，2 次以上 IgM 型 RF 阳性。

应排除下列情况：上述除外标准的①②③⑤。

本型发病以女孩多见。本型临床表现基本上与成人 RA 相同。关节症状较类风湿阴性组为重，后期可侵犯髋关节，若未经规范治疗，最终约半数以上发生关节强直变形而影响关节功能。除关节炎表现外，可出现类风湿结节。

（4）少关节型（oligoarticular）　定义：发病最初 6 个月仅 1～4 个关节受累。疾病又分两个亚型：①持续性少关节型，整个疾病过程中关节受累均不超过 4 个；②扩展型少关节型，在疾病发病后 6 个月发展成关节受累 ≥ 5 个，约 20% 少关节型患儿发展成扩展型。

应排除下列情况：上述除外标准的①②③④⑤。

本型女孩多见，起病多在 6 岁以前，多为大关节受累，膝、踝、肘或腕等大关节为好发部位，常为非对称性。反复发作可导致双腿不等长。20%～30% 患儿发生慢性虹膜睫状体炎而造成视力障碍，甚至失明。

（5）与附着点炎症相关的关节炎（enthesitis related arthritis, ERA）　定义：关节炎合并附着点炎症，或关节炎或附着点炎症伴有以下 2 项或更多表现：①有骶髂关节压痛和（或）炎症性腰骶疼痛表现或既往有上述病史；② HLA-B27 阳性；③ 6 岁以上男性关节炎；④急性（症状性）前葡萄膜炎；⑤一级亲属中强直性脊柱炎、与附着点炎症相关关节炎、伴炎症性肠病的骶髂关节炎、瑞特综合征或急性前葡萄膜炎病史。

应排除下列情况：上述除外标准的①④⑤。

本型男性多发，典型病例表现为 6 岁以上男童起病（通常为青春期前及青春期），以骶髂关节、脊柱和四肢大关节的慢性炎症为主。此型的一个显著特点是附着点炎（肌腱或韧带与骨骼的连接点）。髌骨下韧带、跟骨肌腱、插入跟骨的断腱膜最常受累。关节炎以髋关节、膝关节、踝关节为著，可对称分布亦可呈非对称分布，表现为关节肿痛和活动受限，部分患儿有夜间痛，查体受累关节肿胀、触痛、活动受限，肌腱附着点肿胀、压痛。骶髂关节病变可于病初发生，但多数于起病数月至数年后才出现。典型症状为下腰部疼痛，初为间歇性，数月或数年后转为持续性，疼痛可放射至臀部，甚至大腿。直接按压骶髂关节时有压痛，髋关节 4 字征阳性。随着病情发展，腰椎受累时可致腰部活动受限，严重者病变可波及胸椎和颈椎，使整个脊柱呈强直状态。在儿童常只有骶髂关节炎的影像学早期改变，而无症状和体征。

患儿还可有反复发作的急性虹膜睫状体炎和足跟疼痛，由跟腱、足底筋膜及跟骨附着处炎症所致。本型 HLA～B27 阳性者占 90%，多有家族史。

（6）银屑病关节炎（psoriatic arthritis）　定义：1 个或更多的关节炎合并银屑病，或关节炎合并以下任何两项：①指（趾）炎；②指甲凹陷或指甲脱离；③家族史中一级亲属有银屑病。

应排除下列情况：上述除外标准的②③④⑤。

本型儿童时期罕见，发病以女性占多数，表现为一个或几个关节受累，常为不对称性。大约有半数以上患儿有远端指间关节受累及指甲凹陷。关节炎可发生于银屑病发病前或数月、数年后。银屑病关节炎患者的葡萄膜炎病情隐匿、非疼痛性，未经治疗可致盲。40%患者有银屑病家族史。发生骶髂关节炎或强直性脊柱炎者，HLA-B27阳性。

（7）未分化幼年特发性关节炎（undifferentiated arthritis）　不符合上述任何1项或同时符合上述2项及以上分类标准的关节炎。

【辅助检查】

1. 炎症反应指标检查　红细胞沉降率明显增快，但少关节型患儿红细胞沉降率多正常。多关节型和全身型患儿急性期C反应蛋白、IL-1、IL-6增高。

2. 自身抗体检查

（1）类风湿因子（RF）　类风湿因子的阳性率与临床类型有关，提示严重关节病变；RF阴性中约75%患儿能检出隐匿型RF。

（2）抗核抗体（ANA）　约40%JIA患儿出现低、中滴度的ANA阳性。

3. 血常规检查　常见轻-中度贫血；外周血白细胞和中性粒细胞增多，全身型JIA可伴类白血病反应。

4. 关节液分析和滑膜组织学检查　可以鉴别化脓性关节炎、结核性关节炎等。

5. X线检查　早期（病程1年左右）表现为关节附近软组织肿胀、骨质稀疏和骨膜炎。晚期可出现关节面破坏和软骨间隙变窄、融合，以手腕关节多见。

6. 其他　骨关节彩超检查和MRI检查均有助于发现骨关节损害。

【诊断与鉴别诊断】

1. 诊断　JIA的诊断主要依靠临床表现，采用排除诊断法。

2. 鉴别诊断　以少关节炎为表现的患儿应注意除外化脓性关节炎、结核性关节炎、骨髓炎、莱姆关节炎。全身症状多的JIA患儿应注意与系统性红斑狼疮、风湿热、传染性单核细胞增多症、白血病、淋巴瘤及败血症等疾病鉴别。有腰、骶部疼痛者要注意考虑儿童强直性脊柱炎、炎症性肠病、赖特（Reiter）综合征等。特别要提出的是，个别J1A患儿有严重的肺部病变时应注意与各型儿童细菌性、病毒性肺炎相鉴别。

【治疗】

本病多采用中西医结合疗法。西医旨在控制病变的活动度，减轻或消除关节疼痛和肿胀；预防感染和关节炎症的加重；预防关节功能不全和残疾；恢复关节功能及生活与劳动能力。中医采用辨证疗法，同时配合推拿、针灸、中药浴等方法，可缓解临床症状，提高患儿生存质量。中西医结合疗法可有效克服单独运用西药出现的不良反应，在改善病情、缓解症状、保护关节功能等方面具有显著优势。

1. 西医治疗

（1）非甾体抗炎药（non-steroidal anti-inflammatory drugs, NSAIDs）　如萘普生（naproxen），推荐剂量10～15mg/（kg·d），分2次口服；或布洛芬（ibuprofen）

50mg/（kg·d），分2～3次口服，1～2周见效，病情缓解后逐渐减量，最后以最低临床有效剂量维持，可持续数月至数年。不良反应包括胃肠道反应，肝、肾功能损害，过敏反应等。近年由于发现阿司匹林（aspirin）的不良反应较多，已较少使用。其他NSAIDs的使用逐渐增多，如双氯芬酸钠等。对于NSAIDs的选择因人而异，每个个体对NSAIDs的疗效反应并不一致，如果用药4周无效时，换用另一种NSAIDs可能会有效，但避免两种NSAIDs同时应用，以免增加其毒副作用。

（2）病情缓解药（disease modifying anti-rheumatic drugs，DMARSs） 本类药物作用缓慢，常需数周至数月方能见效，故又称慢作用抗风湿药。近年来有学者认为及早使用本组药物可以控制骨病变的加重。

1）甲氨蝶呤（methotrexate，MTX）：剂量为7.5～10mg/m²，每周1次，顿服，最大剂量为每周15mg/m²，服药3～12周即可起效。MTX不良反应较轻，有不同程度胃肠道反应、一过性转氨酶升高、胃炎、口腔溃疡、贫血和粒细胞减少等。长期使用应注意监测发生肿瘤的风险。

2）羟氯喹（hydroxychloroquine）：剂量为每日5～6mg/kg，最大量不超过250mg/d，分次服用，疗程3个月～1年。不良反应可有视网膜炎、白细胞计数减少、肌无力和肝功能损害。建议定期（3～6个月）眼科随诊。

3）柳氮磺胺吡啶（sulfasalazine）：剂量为每日50mg/kg，1～2个月起效。不良反应包括恶心、呕吐、皮疹、哮喘、贫血、溶血、骨髓抑制、中毒性肝炎和不育症等。

（3）肾上腺皮质激素 虽可减轻JIA患儿的关节炎症状，但不能阻止关节破坏，长期使用不良反应大，故不作为首选或单独使用，应严格掌握指征。

（4）其他免疫抑制剂 可选用环孢素A、环磷酰胺（CTX）、来氟米特、硫唑嘌呤及雷公藤多苷。需根据JIA不同亚型选择用药。注意药物的有效性和安全性评价。

（5）生物制剂 用于治疗JIA效果良好。可能的风险包括结核感染、其他机会致病菌感染、肝炎及肿瘤的发生等，治疗前需常规行结核菌素试验、胸片和肝炎病毒抗体检测等。TNF受体抗体融合蛋白适用于关节症状较明显的患儿。IL-6抑制剂，托珠单抗用于难治性多关节型JIA患儿可有效改善其临床症状和体征。不良反应可能增加感染风险，其他如胃肠道症状、皮疹和头疼等。

2. 中医治疗

（1）辨证论治 本病是一种以正气亏虚、肝肾不足为本，风、寒、湿、热邪痹阻关节、经络，久则以痰瘀阻络为标的慢性、反复发作性疾病。在发作期以卫气营血辨证为主，缓解期以脏腑辨证为主。初起实证多见，治疗应以祛邪为主，根据感受风、寒、湿、热之邪的不同特点，分别投以祛风、散寒、利湿、清热等法。病久可致血瘀，临床应配以活血化瘀之品。久病耗伤气血，损及肝肾，故治疗当以扶正为先，或扶正祛邪并用。

1）湿热流注

证候：起病较急，多伴发热，手足小关节红肿灼痛，关节屈伸不利，自汗烦渴，眼干泪少，大便干结，舌红，苔薄黄，脉滑数或细数。

辨证：本证多见于初期。临床以手足小关节红肿灼痛，关节屈伸不利为特征。

治法：清热利湿，祛瘀通络。

方药：丁氏清络饮加减。关节肿痛较剧者，加秦艽、威灵仙、海风藤、延胡索清热利湿通络；大关节受累，肌肉萎缩，舌紫暗者，加木瓜、乌梢蛇、全蝎、桃仁活血通络。

2）气营两燔

证候：高热弛张，斑疹显现，面红目赤，汗多渴饮，烦躁谵语，关节疼痛，舌质红绛，舌苔黄，脉洪数。

辨证：本证多见于本病发作期全身型。临床以长期弛张高热，斑疹显现，关节疼痛，舌质红绛为特征。

治法：清气泄热，凉营化斑。

方药：清瘟败毒饮加减。热重者，加金银花、连翘、龙胆草清热解毒；便干者，加生大黄通腑泄热；汗出，口渴者，加石斛、天花粉清热生津；下肢肿痛，小便短赤者，加海桐皮、防己清热利湿。

3）寒湿郁滞

证候：起病稍缓，体温正常或低热，形寒肢冷，关节拘急疼痛，患处不红不热，得暖痛减，遇寒加重，晨僵，舌淡，苔白滑，脉沉细。

辨证：本证常见于发作期多关节型与少关节型。临床以关节剧痛，得温痛减，关节晨僵为特征。

治法：温经散寒，活血通络。

方药：薏苡仁汤加减。寒盛者，加细辛辛温散寒；风盛者，加海风藤、乌梢蛇祛风活络；关节腔有积液者，加白芥子，重用麻黄温化寒湿；关节肿大变形者，加当归、红花、乳香、没药活血通络。

4）痰瘀痹阻

证候：痹证日久，关节漫肿，僵硬变形，活动不便，痛有定处，或痛如针刺，口燥，舌质紫暗，或有瘀斑，苔白腻，脉涩或弦滑。

辨证：本证病程较长。临床以关节僵硬变形，活动不便，痛有定处，或痛如针刺为特征。

治法：化痰行瘀，蠲痹通络。

方药：双合汤加减。痰浊滞留，皮下有结节者，加胆南星、天竺黄化痰泄浊；瘀血明显，关节刺痛、固定，舌质紫暗，脉涩者，可加莪术、三七、地鳖虫破瘀通络；疼痛不已者，加白花蛇、全蝎、蜈蚣、地龙搜剔络道。

5）肝肾亏虚

证候：反复发作关节疼痛，拘挛不利，局部轻度灼热红肿，伴头晕目眩，舌干口燥，手足心热，腰膝酸软，舌红少苔，脉细数。

辨证：本证病程较长。临床以关节疼痛，拘挛不利，手足心热，舌红少苔为特征。

治法：滋补肝肾，养血通络。

方药：独活寄生汤加减。气虚者，加黄芪益气养血；关节不利者，加桑枝、地龙、白僵蚕通络止痛；骨节疼痛较重者，加姜黄、豨莶草祛风胜湿通络。

（2）中成药疗法

1）湿热痹片：用于湿热流注证。每次6岁以下为2片，6～9岁为3～4片，10～14岁为5～6片，每日2～3次，口服。

2）寒湿痹冲剂：用于寒湿郁滞证。每次6岁以下为1/3袋，6～9岁为1/2袋，10～14岁为1袋，每日2～3次，温水冲服。

3）尪痹冲剂：用于肝肾亏虚证。每次6岁以下为1/3袋，6～9岁为1/2袋，10～14岁为1袋，每日2～3次，温水冲服。

4）瘀血痹冲剂：用于痰瘀痹阻证。每次6岁以下为1/3袋，6～9岁1/2袋，10～14岁为1袋，每日2～3次，温水冲服。

（3）针灸疗法　早期发热较盛者，取穴合谷、外关、曲池、大椎，泻法不留针；下肢关节肿痛者，取穴环跳、足三里、阳陵泉、昆仑，平补平泻法；上肢关节肿痛者，取穴合谷、外关、曲池，平补平泻法，每日1次，一般留针时间以10～15分钟为宜。

（4）中药外治法　海风藤、海桐皮、两面针、桂枝、红花、透骨草各30g，水煎后熏洗关节处，每次20～30分钟，每日1～2次。用于关节肿痛者。

【预防与调护】

1.注意防寒、防潮和保暖，尤其在气候变化反常时，要避免汗出当风，防止感冒。阴雨寒湿天气更应注意保护，可在疼痛处加用护套，以免病情加重或急性发作。

2.饮食宜营养丰富，少食辛辣刺激食物。根据脏腑气血不足的情况，酌情选用各种补养食品，以增强机体的抗病能力。

3.注意自身功能锻炼，循序渐进，持之以恒，使肢体活动，筋骨强健。

三、过敏性紫癜

过敏性紫癜（anaphylactoid purpura）又称亨－舒综合征（henoch–schonlein syndrome，henoch–schonlein purpura，HSP），是一种以小血管炎为主要病变的系统性血管炎。本病临床特点为血小板不减少性皮肤紫癜，常伴关节肿痛、腹痛、便血及血尿、蛋白尿。各年龄均可发病，常见发病年龄为2～8岁，男孩发病率高于女孩，一年四季均可发病，以春、秋两季多见。近年来，由于社会环境的改变、食物污染等因素，发病率呈逐年上升趋势。本病属于中医学"血证"范畴。中医古籍中记载的"血证""紫癜""紫斑""紫癜风""葡萄疫""肌衄"等病证与本病有相似之处。中国中西医结合学会血液病专业委员会在2008年正式将其中医学病名命名为"紫癜风"。

【西医病因、发病机制及病理与中医病因病机】

1. 西医病因、发病机制及病理

（1）病因　导致本病发生的因素较多，但直接致病因素尚难确定，可能涉及的病因：①感染，细菌和病毒感染是引起本病最常见的原因。细菌感染尤以链球菌所致上呼吸道感染多见；病毒感染常见微小病毒、风疹病毒、水痘病毒、腺病毒、流感病毒等。

此外，寄生虫感染也为本病的较常见原因。②食物，主要有鱼、虾、蟹、蛋、豆类、牛奶等。③药物，如青霉素、链霉素、各种磺胺类、解热镇痛类药物及镇静剂等。④其他，如植物花粉、昆虫咬伤、预防接种、麻醉、恶性病变、寒冷等与过敏性紫癜发病有关，但均无确切证据。

（2）发病机制　各种因素对特异性体质具有致敏作用，导致 B 淋巴细胞克隆活化为其特征，患儿 T 淋巴细胞和单核细胞 CD40 配体（CD40L）过度表达，促进 B 细胞分泌大量抗体，主要为 IgA（少量为 IgG、IgM、IgE），引起自身免疫反应，患儿血清 IgA 浓度升高，急性期外周血分泌 IgA 的 B 淋巴细胞数、IgA 类免疫复合物等增高，血清中肿瘤坏死因子 $-\alpha$、IL-6 等前炎症因子表达亦升高。大量的 IgA、补体 C3 和纤维蛋白沉积于肾小球系膜、皮肤和肠道毛细血管，免疫复合物沉积在血管壁上，损伤小动脉和毛细血管，进而引起广泛的毛细血管炎，使毛细血管通透性增高，导致皮下组织、黏膜及内脏器官出血、水肿，提示本病为 IgA 相关免疫复合物增生性疾病。最新的血管炎分类标准中已将本病更名为 IgA 相关血管炎。

综上所述，过敏性紫癜的发病机制可能为各种因素，包括感染原和过敏原作用于具有遗传背景的个体，激发 B 细胞克隆扩增，导致 IgA 介导的系统性血管炎。

（3）病理　皮肤白细胞碎裂性血管炎是本病基础病变，以毛细血管炎为主，亦可波及小静脉和小动脉。血管壁可见胶原纤维肿胀和坏死，中性粒细胞浸润，周围散在核碎片。间质水肿，有浆液性渗出，同时可见渗出的红细胞。内皮细胞肿胀，可有血栓形成。病变累及皮肤、肾脏、关节及胃肠道，少数涉及心、肺等脏器。在皮肤和肾脏荧光显微镜下可见 IgA 为主的免疫复合物沉积。过敏性紫癜肾炎的病理改变：轻者可为轻度系膜增生、微小病变、局灶性肾炎，重者为弥漫增殖性肾炎伴新月体形成。肾小球 IgA 性免疫复合物沉积也可见于 IgA 肾病，后者无皮疹，缺乏皮肤血管炎过程。

2. 中医病因病机　小儿素体正气亏虚是发病的内因，外感风热及饮食不当等是发病的外因，更或由失治、误治而发为本病。风热邪毒在表，失于宣解，或热邪在里，久而失下，邪蕴胃腑，走入营血，蕴于肌肤，热伤血络，或素体气阴亏虚，虚火上炎，血脉受损，血溢脉外，发于肌腠而致。离经之血经久不去，导致瘀血阻络，往往加重出血，使病程迁延；或过服凉药，损其胃阳，或因他病汗吐下后，中气虚乏，致邪无依附，散于肌表；更或有肾阳大虚，阴盛于下，逼其无根之火，聚于胸中，上熏肺分，传于皮肤，发为紫癜。

（1）风热伤络　外感风热之邪，失于宣解，蕴郁于皮毛肌肉，热伤血络，溢于脉外，渗于皮下，发为紫癜；风热侵袭肺卫，肺卫失宣则可见发热、咳嗽、咽痛等。

（2）血热妄行　邪热由表入里，或饮食内有蕴热，热入血分，迫血妄行，血溢脉外，留于皮下，发为紫癜；邪热损伤胃肠血络则见呕血、便血；气血瘀滞肠络，不通则痛，可致腹痛；邪热夹湿下注膀胱，灼伤下焦血络而见尿血。

（3）湿热痹阻　邪热与内湿相合，湿热邪毒留注四肢关节，阻滞经络，则关节肿痛；湿热邪毒损伤血络，血溢脉外，泛溢肌肤，发为紫癜。

（4）阴虚火旺　素体阴虚，或热邪伤阴，或久病耗伤阴血，阴虚火旺，虚火灼伤络脉，血溢脉外，渗于皮下，发为紫癜。

（5）**气虚血瘀**　先天禀赋不足，或疾病反复发作后脏腑虚损，气虚则运血无力，瘀血阻滞，血液不循常道，溢于脉外，发为紫癜。

（6）**脾肾阳虚**　过服凉药或误汗吐下，损伤胃阳，以致阳邪无所依附，发于肌表，现于胸背、手足，点稀色淡，脉沉细且迟，与上述因热迫血外溢发为紫癜相迥异。

小儿脏腑娇嫩，形气未充，易受外感邪气侵扰，若失于宣解，则邪热易闭于里，以《伤寒论》六经传变则易入阳明经从阳化热；若以温热邪气由口鼻而入，肺胃先受邪，若邪不得从外解，则由上焦传至中焦，致成里结在阳明胃与肠；或因饮食不当伤胃为实而积滞化热，久而失下，邪热在里，蕴于胃腑，胃主肌肉，肌肉间有肌腠，腠理为三焦之外应也，肾中元气与相火游行于三焦，三焦中的元气和津液可通过腠理内至脏腑，外达肤表，胃腑邪热伤血，血热不散，留于经络，发于肌表；若失治或误治，过用寒凉药物，中气虚衰，邪因之内陷，发为色暗淡的虚寒性紫斑。

综上所述，本病初期多为实证，多为血热、血瘀；病久多致虚证，或虚实夹杂，多为气虚、阴虚。瘀血贯穿本病各阶段，是主要的病理产物。

【临床表现】

过敏性紫癜多为急性起病，各种症状出现可先后不一。首发症状以皮肤紫癜为主，少数病例以腹痛、关节炎或肾脏症状首先出现为特征。多数患儿在发病前 1～3 周有上呼吸道感染史，可伴有低热、食欲缺乏、乏力等全身症状。一般在 1～4 周渐呈现一组典型的临床综合征。过敏性紫癜主要症状和体征有以下几个方面。

1. 皮肤症状　以病程中反复出现的皮肤紫癜为本病特点，多见于四肢和臀部，对称分布，伸侧居多，分批出现，躯干及面部少见。典型皮疹初为紫红色斑丘疹，高出皮肤，压之不退色，数日后转为暗紫色，最终呈棕褐色而消退。少数重症患儿紫癜可融合成大疱伴出血性坏死。部分病例可伴有荨麻疹和血管神经性水肿，有时发病早期手臂、足背、眼周、前额、头皮及会阴部出现血管神经性水肿，肿胀处可有压痛。皮肤紫癜一般 4～6 周消退，不留痕迹；部分患儿间隔数周、数月后又复发。

2. 消化道症状　约 2/3 患儿出现消化道症状。由血管炎引起的肠壁水肿、出血、坏死或穿孔是产生肠道症状及严重并发症的主要原因。一般以阵发性剧烈腹痛为主，常位于脐周或下腹部，疼痛，可伴呕吐，但呕血少见。部分患儿可有黑便或血便，偶见并发肠套叠。对肠梗阻或肠穿孔及出血性小肠炎者，需行外科手术治疗。如果腹痛在皮肤症状之前出现，易被误诊为外科急腹症，甚至错行开腹手术。

3. 关节症状　近 1/3 病例出现多发性大关节肿痛，以膝、踝受累多见，肘、腕次之，可单发也可多发，呈游走性、对称性，活动受限，常反复发作，关节腔内为浆液性渗出积液，但一般无出血，可在数日后消失，不留后遗症。

4. 肾脏症状　30%～60% 患儿出现肾脏损害的临床表现。肾脏症状多发生于起病 1 个月内出现，亦可在病程晚期，于其他症状消失后发生，少数则以肾炎作为首发症状。肾脏症状轻重不一，与肾外症状的严重度无一致性关系。多数患儿出现血尿、蛋白尿和管型尿，伴血压增高及水肿，称为紫癜性肾炎。少数呈肾病综合征表现。虽然有些患儿的血尿、蛋白尿持续数月甚至数年，但多数患儿肾脏病变能完全恢复，少数患儿在几年后发展为慢性肾炎，偶有发生急性肾功能衰竭，死于慢性肾衰竭。

5. 其他表现　偶可发生颅内出血，导致惊厥、瘫痪、昏迷、失语。出血倾向包括鼻出血、牙龈出血、咯血等。偶尔累及循环系统发生心肌炎和心包炎，累及呼吸系统发生喉头水肿、哮喘、肺出血等。

【辅助检查】

对过敏性紫癜，尚无特异性诊断试验，以下试验有助于了解病程和并发症。

1. 外周血象检查　白细胞计数正常或增加，中性粒细胞和嗜酸性粒细胞可增多；除非严重出血，一般无贫血。血小板计数正常或升高；出血和凝血时间正常，血块退缩试验正常。部分患儿毛细血管脆性试验阳性。

2. 尿常规检查　肾脏受累时尿中可有红细胞、蛋白质、管型，重症时肉眼可见血尿。

3. 大便常规检查　有消化道症状，如腹痛患儿的大便隐血试验呈阳性。

4. 免疫学检查　红细胞沉降率轻度增快；血清 IgA 水平升高，IgG、IgM 水平正常，亦可轻度升高；补体 C3、C4 正常或升高。抗核抗体及类风湿因子（RF）阴性；重症血浆黏度增高。

5. 其他　腹部超声检查有利于早期诊断肠套叠；头颅 MRI 检查对有中枢神经系统症状患儿可有提示；肾脏症状较重和迁延患儿可行肾穿刺以了解病情，并给予相应治疗。

【诊断与鉴别诊断】

1. 诊断　典型病例诊断不难，依据 2006 年欧洲抗风湿病联盟和欧洲儿科风湿病学会制定的相关儿童血管炎分类标准，具备典型皮疹紫癜，同时伴有以下四项之一者，可以确诊。四项标准包括弥漫性腹痛、关节炎或关节痛、任何部位活检显示 IgA 免疫复合物沉积、肾损害。

2. 鉴别诊断　当以单一症状起病时，初期需与以下疾病相鉴别。

（1）免疫性血小板减少症　皮肤、黏膜可见出血点及淤斑，不高出皮肤，分布在全身各处，血小板计数减少，出血时间延长，骨髓中成熟巨核细胞减少。

（2）败血症　如脑膜炎双球菌菌血症、败血症及亚急性细菌性心内膜炎均可出现紫癜样皮疹，这些疾病的紫癜一开始即为淤血斑，其中心部位可有坏死。败血症起病急骤，全身中毒症状重，血培养阳性。

（3）急腹症　在皮疹出现前发生腹痛等症状应与急腹症相鉴别。儿童期出现急性腹痛者，要考虑过敏性紫癜的可能，此时应仔细寻找典型皮肤紫癜，注意关节、腹部、肾脏的综合表现。

（4）其他　肾脏症状明显时应与链球菌感染后肾小球肾炎、IgA 肾病等相鉴别；有关节症状者应注意与风湿性关节炎相鉴别。

【治疗】

目前西医尚无特异性治疗方法，主要采取支持和对症治疗。中医治疗初期以清热凉血为主，久则治以滋阴清热。恢复期常扶正祛邪，以防复发。紫癜为离经之血，皆属瘀血，故活血化瘀之品应用始终贯穿整个治疗过程。

1. 西医治疗

（1）对症治疗　卧床休息，积极寻找和去除致病因素，如控制感染，补充维生素。有荨麻疹或血管神经性水肿时，应用钙剂及抗组胺药可降低过敏反应强度；有腹痛时，应用654-2、阿托品等解痉药物；有消化道出血时，应禁食，可静脉滴注西咪替丁，每日 20～40mg/kg，必要时输血。

（2）糖皮质激素与免疫抑制剂治疗　激素的使用对缓解急性期的关节痛、腹痛可予缓解，但不能预防肾脏损害的发生，亦不能影响预后，因此不建议使用激素预防紫癜发生。如出现消化道出血、血管性水肿、严重关节炎等，建议一般采用短程用药，在急性发作症状明显时服用泼尼松，每日 1～2mg/kg，分次口服 1～2 周，或用地塞米松，或甲基泼尼松龙每日 5～10mg/kg，分 2 次静脉滴注，症状缓解后即可停药。若严重过敏性紫癜肾炎可在激素使用基础上，考虑联合用免疫抑制剂如硫唑嘌呤、环磷酰胺（冲击或口服）或雷公藤多苷片以抑制严重免疫损伤，有利于保护残存肾功能。

（3）抗凝治疗　①阻止血小板聚集和血栓形成的药物：阿司匹林每日 3～5mg/kg，或每日 25～50mg，每日 1 次口服；双嘧达莫每日 3～5mg/kg，分次口服，可阻止血小板聚集和血栓形成，改善微循环。②肝素：如伴明显高凝状态，可予低分子肝素治疗，每次 0.5～1mg/kg，每日 1 次，持续 7 天，同时检测凝血功能。

2. 中医治疗

（1）辨证论治　首辨虚实，根据起病、病程、紫癜颜色等辨别。凡起病急，病程短，紫癜颜色鲜明者，多属实、热证；起病缓，病情反复，病程缠绵，紫癜颜色较淡者，多属虚、寒证。早期多为风热伤络，血热妄行，常兼见湿热痹阻或热伤胃络，后期多见阴虚火旺或气不摄血。

本病治疗不外祛除病因和消斑两方面，可标本同治。实证治以清热凉血，辅以祛风通络、缓急和中之法；虚证治以益气摄血，滋阴降火，更有中、下焦阳虚，则需温阳散邪。早期当以祛邪为主，迁延期当以顾护气阴为本，消除紫癜为标。紫癜为离经之血，皆属于瘀血，常在辨证的基础上加用活血化瘀之品。临证需注意证型之间的相互转化，治疗时要分清主次，统筹兼顾，活血化瘀可贯穿疗程始终。

1）实证

①风热伤络

证候：起病较急，全身皮肤紫癜散发，尤以下肢和臀部为多，呈对称性分布，色泽鲜红，呈丘疹或红斑，大小形态不一，可融合成片，或伴有痒感，可有发热、微恶风，咳嗽咽痛，舌质红，苔薄黄，脉浮数。

辨证：本证多见于疾病初起。临床以紫癜颜色鲜红，兼舌质红，苔薄黄，脉浮数等外感风热表证为特征。

治法：祛风清热，凉血安络。

方药：银翘散加减。皮肤瘙痒者，加白鲜皮、地肤子、蝉蜕、钩藤祛风止痒；咳嗽者，加桑叶、菊花、前胡；尿血者，加白茅根、大蓟、小蓟、藕节炭凉血止血；便血者，加苦参、槐花炭；关节肿痛者，加秦艽、防己、牛膝祛风通络；腹痛者，加广木香、赤芍、延胡索行气止痛。

②血热妄行

证候：起病急骤，皮肤瘀点瘀斑密集或成片，色泽鲜红，或伴鼻衄、齿衄、便血、尿血，血色鲜红或紫红，同时见心烦、口渴、便秘，或伴关节肿痛，或伴腹痛，或有发热，舌质红绛，脉弦数有力。

辨证：本证起病急骤。临床以皮肤紫癜密集成片，色泽鲜红，心烦口渴，舌质红绛，脉数有力为特征。

治法：清热解毒，凉血止血。

方药：犀角地黄汤加减。皮肤紫癜多者，加丹参、荆芥、忍冬藤；鼻衄量多者，加白茅根、炒栀子凉血解毒；便血者，加地榆、血余炭、槐花炭；便秘者，加生大黄通腑泄热；目赤者，加青黛、菊花清肝泻火；腹痛甚者，加木香、白芍；尿血者，加大蓟、小蓟、白茅根；关节疼痛者，加忍冬藤、海风藤、牛膝。

③湿热痹阻

证候：皮肤紫癜多见于关节周围，尤以膝、踝关节为主，关节肿胀灼痛，影响肢体活动，偶见腹痛、泄泻，舌质红，苔黄腻，脉滑数或弦数。

辨证：本证常见于关节症状突出者。临床以关节周围皮肤紫癜较多，关节肿胀灼痛明显，舌质红，苔黄腻，脉滑数或弦数等为特征。

治法：清热利湿，通络止痛。

方药：四妙丸加减。关节肿痛，活动受限者，加赤芍、鸡血藤、忍冬藤清热利湿通络；小便出血者，加小蓟、石韦、地黄凉血止血；腹痛较著者，则可配芍药甘草汤缓急止痛。

2）虚证

①气虚血瘀

证候：起病缓慢，病程迁延，紫癜反复出现，瘀斑、瘀点颜色淡紫，常有鼻衄、齿衄，神疲倦怠，面色苍黄，面色少华，食欲不振，头晕心慌，舌淡边尖有瘀点瘀斑，苔薄白，脉细弱。

辨证：本证病程迁延。临床以紫癜反复发作，斑疹色泽淡紫，面色苍黄，面色少华，神疲倦怠，食欲不振，头晕心慌为特征。

治法：健脾益气，养血摄血。

方药：归脾汤加减。腹痛便血者，加乌梅、白芍、地榆；出血不止者，加鸡血藤、血余炭、阿胶；兼有风邪表证者，可酌加荆芥、防风、牛蒡子；关节肿痛者，加独活、威灵仙、防己、薏苡仁除湿止痛；食欲不振者，加砂仁、神曲醒脾消食。

②阴虚火旺

证候：起病缓慢，时发时隐，或紫癜已退，仍有腰背酸软，手足心热，低热盗汗，心烦少寐，夜醒口咽干，头晕耳鸣，鼻衄、齿衄、尿血、便血，舌质红，少苔，脉细数。

辨证：本证病程较长。临床以紫癜时发时止，血色鲜红，手足心热，潮低盗汗，舌红少苔少津，脉细数为特征。

治法：滋阴清热，活血化瘀。

方药：大补阴丸加减；或用知柏地黄丸加减。若腰膝酸软甚者，加枸杞子、女贞子；鼻衄，齿衄者，加白茅根、栀子；尿血色红者，可另吞服三七粉、琥珀粉凉血止血；低热者，加银柴胡、地骨皮；盗汗者，加煅牡蛎、煅龙骨、五味子。

③脾肾阳虚

证候：或因误汗吐下，紫癜现于胸背、手足，点稀色淡，手足多冷，短气嗜卧，小腹拘急，关节肌肉酸痛，胃中虚冷，食欲差，便溏，小便频数，脉沉细且迟。

辨证：本证可出现在病程后期，临床以紫癜点稀色淡，脉沉细且迟为特征。

治法：温肾健脾，益气补血。

方药：十四味建中汤加减。若久泻不止，完谷不化，或伴脱肛，形寒肢冷，精神萎靡，舌淡，苔白脉沉细者，则肾阳大虚，阴盛于下，宜服附子理中汤挽救浮阳。

（2）中成药疗法

1）荷叶丸：用于血热妄行证。

2）维血宁冲剂：用于阴虚火旺证。

3）白及粉：用于过敏性紫癜消化道出血。

4）血康口服液：用于血热妄行证。

5）知柏地黄丸：用于阴虚火旺证。

6）归脾丸：用于气不摄血证。

7）雷公藤多苷片：用于风湿热瘀毒痹阻经脉。

8）银翘解毒丸：用于风热犯表初起。

（3）针灸疗法　①主穴选用曲池、足三里，配穴选用合谷、血海。先刺主穴，必要时加刺备穴。腹痛者，加刺三阴交、太冲、内关。用于各证，注意避开紫癜。②取穴八髎、腰阳关。艾炷隔姜灸。每穴灸45分钟，每日1次，半个月为1个疗程。用于气不摄血证，注意避开紫癜。

【预防与调护】

1. 预防

（1）注意寻找引起本病的各种原因，去除过敏原。

（2）清除慢性感染灶，积极治疗上呼吸道感染。

（3）积极参加体育活动，增强体质，提高抗病能力，避免感冒。

2. 调护

（1）急性期或出血量多时，宜卧床休息，限制患儿活动，消除紧张情绪。

（2）密切观察腹痛、腹泻、黑便及关节疼痛、肿胀情况。

（3）发病期间饮食宜清淡，适当增加摄入含维生素C丰富的水果（菠萝除外）。

（4）忌辛辣、油腻食物，忌公鸡、鸽子、海鲜、牛羊肉、牛奶、红薯、糯米、土豆、芋头、笋、香菇等。

【预后】

本病预后一般良好，除少数重症患儿可死于肠出血、肠套叠、肠坏死或神经系统损害外，多数病例可完全恢复。病程一般 1 ～ 3 个月，少数可长达数月或 1 年以上，因此建议患儿长期规律门诊随访。本病的远期预后取决于肾脏是否受累及程度。肾脏病变常较迁延，可持续数月或数年，少数病例病情反复顽固，可发展为慢性肾脏病，甚至慢性肾功能不全。

第十三章　营养性疾病 ▷▷▷▷

一、单纯性肥胖

肥胖症（obesity）是由于长期能量摄入超过人体消耗量，使体内脂肪过度积聚而引起的一种营养障碍性疾病，临床以人体脂肪含量过多、体重过重为特点。

自工业时代以来，肥胖的发生率逐年升高，目前肥胖问题已经从发达国家蔓延到许多发展中国家，呈现全球态势。肥胖不仅危害儿童健康，有10%～30%的儿童可能发展为成人肥胖症，增加成年期患心血管疾病、高脂血症、肝脏疾病、胆石症、糖尿病等非感染性疾病的概率。95%～97%的肥胖症患儿是因内在遗传因素和外界环境因素相互作用导致的结果，不伴有明显的内分泌及遗传代谢性疾病，称之为单纯性肥胖；而由一些内分泌、遗传代谢性疾病或精神性疾病所致的肥胖，称之为继发性肥胖。儿童肥胖大多属于单纯性肥胖。本节主要讨论单纯性肥胖，任何年龄均可发生，以婴儿期、6～7岁及青春期多见。

其属中医学"肥人""肉人"的范畴，古代文献中可见相关证候记载，如《灵枢集注》说："中焦之气，蒸津液，化其精微……溢于外则皮肉膏肥，余于内则膏肓丰满。"《素问·奇病论》记载："必数食甘美而多肥也。"《素问·通评虚实论》记载："肥贵人，则膏粱之疾也。"其指出肥胖症的发生与食物摄入过量有关。《金匮要略》论述血痹时指出："夫尊荣人，骨弱肌肤盛。"其强调养尊处优在肥胖发病中的作用。《格致余论》总结肥人："肥白人多湿，肥白人多痰饮。"其指出肥胖与脾胃酿湿生痰有关。

【西医病因、发病机制与中医病因病机】

单纯性肥胖的发生难以明确病因，目前认为是多基因参与，并与环境因素（饮食习惯、体力活动等）相互作用的结果。

1. 西医病因及发病机制

（1）病因

1）饮食因素：脂肪、糖类及能量密度高的食物摄入增加；小儿三餐不均衡（不吃早餐而午餐、晚餐进食过多），以及吃零食太多导致摄入的能量超过机体代谢所需，多余部分转化为脂肪贮存于体内，引起肥胖。

2）运动因素：缺乏适当的活动和体育锻炼，是肥胖发生的重要因素。因能量消耗过少，即使摄食不多，也可引起肥胖。同时，肥胖儿童由于活动不便、动作笨拙，多不喜欢运动，形成恶性循环。室内外活动量明显降低是肥胖儿童的一个生活特点。

3）遗传因素：肥胖有高度遗传性，父母皆肥胖者，其后代肥胖率高达70%～80%；双亲之一肥胖者，后代肥胖发生率为40%～50%；而双亲正常的后代发生肥胖仅10%～14%。

4）其他因素：如精神创伤及心理异常等因素亦可导致儿童进食过量。

（2）发病机制　肥胖的发生主要是脂肪细胞数目增多或体积增大。正常体重的新生儿脂肪细胞的增殖和细胞扩大可能在出生前3个月、生后第1年和青春期。若肥胖发生在这三个关键时期，引起脂肪细胞数目增多且体积增大，治疗较困难且容易复发；不在此关键期发生的肥胖，仅出现脂肪细胞体积增大而数目正常，治疗容易奏效。肥胖患儿可有以下内分泌与代谢改变。

1）体温调节与能量代谢：因肥胖儿对外界温度的变化反应不甚敏感，故有低体温倾向。

2）脂类代谢：肥胖儿血浆的甘油三酯、胆固醇、极低密度脂蛋白（VLDL）及游离脂肪酸增加，高密度脂蛋白（HDL）减少，故易并发动脉硬化、冠心病、胆石症及高血压等病。

3）蛋白质代谢：肥胖儿因嘌呤代谢异常，血尿酸水平增高，易患痛风症。

4）内分泌变化：肥胖儿易发生内分泌变化，常见有甲状腺功能变化、甲状旁腺激素及维生素D代谢异常、生长激素下降、性激素变化、糖皮质激素变化、胰岛素与糖代谢变化等。

2. 中医病因病机　引起小儿肥胖症的主要原因有饮食因素、运动因素、遗传因素及情志因素。

（1）饮食因素　小儿饮食不知自节，平素嗜食膏粱肥甘厚味，消谷善饥，胃中热盛，热蒸肉长而致肥胖；饮食壅滞难化，损伤脾气，脾虚则内湿不运，日久躯脂满溢，发为肥胖。

（2）运动因素　小儿少劳少动，形神松懈，嗜睡多坐，"久坐伤肉"，影响脾胃运化水谷功能，致中气不足，水湿浊脂不能运化，聚生痰湿，终成肥胖。

（3）遗传因素　禀受父母肥胖之体，肾之蒸腾气化失常，导致痰湿内生发生本病。

（4）情志因素　因周围环境影响导致青少年身心发生变化，容易情志失调，肝失疏泄，气机郁滞，导致脾气运化能力减弱，气郁化火，形成肥胖。

正常情况下，食物经脾胃的吸收、转运，肺的输布、肝的疏泄、肾的蒸腾气化而运行、营养全身。小儿饮食不节，嗜食肥甘厚味；或过于安逸，伤及一身之气；或先天禀赋不足，脾肾两虚；或肝之疏泄功能失调等，都可引起津液及脂膏的生成、输布失常，导致痰湿、脂膏停于体内，外至四肢百骸，内至脏腑，发生肥胖。

本病的基本病机是脾胃运化不足，痰湿、脂膏内停。痰湿、脂膏为其主要病理产物。病位主要在脾、胃，其次在肝、肺、肾，多属本虚标实。

【临床表现】

肥胖儿常表现为食欲旺盛、喜食甜食和高脂食物、懒于活动。明显肥胖儿常有疲乏感，活动时有心慌、气短、易疲劳和不爱参加体力活动的行为习惯。严重肥胖儿由于脂肪堆积，限制胸廓扩展和膈肌运动，使肺换气量减少，可造成缺氧、气急、发绀、红细胞增多、心脏增大或出现充血性心力衰竭，甚至死亡，称为肥胖-换氧不良综合征。

体格检查肥胖儿皮下脂肪丰满，分布均匀，腹部膨隆下垂，严重肥胖者胸腹、臀部及大腿皮肤可出现白纹或紫纹。男性肥胖儿因大腿内侧和会阴部脂肪过多，阴茎隐匿在脂肪组织中而被误诊为阴茎发育不良。女性肥胖儿因胸部脂肪过多，应与乳房发育相鉴别，后者可触及乳腺组织硬结。由于体重过重，肥胖儿行走时下肢负荷过重，可致膝外翻和扁平足。

肥胖儿可较早发育，最终身高可能低于正常小儿，还常伴有心理上的障碍，如自卑、胆怯、孤独等。

【辅助检查】

肥胖儿血清甘油三酯、总胆固醇大多增高，严重者血清 β 白蛋白也增高；血清胰岛素水平增高；血生长激素水平偏低。肝脏 B 超检查常有脂肪肝。

【诊断与鉴别诊断】

1. 诊断　体质指数（body mass index，BMI）是体重（kg）和身高平方（m^2）的比值。小儿 BMI 随年龄性别而有差异，若 BMI 值在 P_{85} ～ P_{95} 为超重，> P_{95} 为肥胖。

2. 鉴别诊断

（1）普拉德-威利综合征（Prader-Willi syndrome）　又称低肌张力-低智力-性腺低下-肥胖综合征，为常染色体显性遗传。1 ～ 3 岁开始发病，呈周围型肥胖体态，身材矮小，智力低下，手脚小，肌张力低，外生殖器发育不良，到青春期常并发糖尿病。

（2）巴德毕氏综合征（Bardet-Biedl syndrome）　又称视网膜色素变性-肥胖-多指综合征，为常染色体隐性遗传。1 ～ 2 岁开始肥胖，呈周围型，智力轻度低下，视网膜退行性病变，多指趾，性功能减低。

（3）先天性黑矇（Alstrom syndrome）　为常染色体隐性遗传。2 ～ 5 岁开始肥胖，呈中央型，视网膜色素变性，失明，神经性耳聋，糖尿病，智商正常。

（4）肥胖性生殖无能综合征　继发于下丘脑及垂体病变，其体脂主要分布在颈、颔下、乳房、下肢、会阴及臀部，手指、足趾纤细，身材矮小，低血压，低体温，第二性征延迟或不出现。

（5）其他内分泌疾病　如肾上腺皮质增生症、甲状腺功能减退症、生长激素缺乏症等都伴有皮脂增多的表现，但各有其疾病特点，不难鉴别。

【治疗】

以饮食和运动疗法为基本的治疗措施，使患儿体重控制在接近理想状态，但以不影响小儿健康及正常生长发育为原则。中医学认为，本病属本虚标实，故治疗以补虚泻实为主，调理中焦脾胃，化湿涤痰，同时采取针灸、推拿等方法治疗。

1. 西医治疗

（1）饮食疗法　鉴于儿童处于生长发育的关键阶段及肥胖治疗的长期性，提供的能量既要低于机体的能量消耗，又要能满足营养的需要，故应选用低脂肪、低碳水化合物和高蛋白、高微量营养素、适量纤维素的食谱。新鲜的蔬菜和水果富含多种维生素和纤维素，热量低且体积大，饱腹感明显，可鼓励肥胖儿多进食此类食物。注意培养良好的饮食习惯，如重视早餐摄入、不吃夜宵、不吃零食、减慢进食速度等。

（2）运动疗法 单纯控制饮食不易减轻体重，适当运动可促使脂肪分解，减少胰岛素分泌，使脂肪合成减少，加强蛋白质合成，促进肌肉发育，但活动过度会使食欲激增。活动量以运动后轻松愉快、不感到疲劳为原则，如晨间跑步、跳绳、爬楼梯、做操等。

（3）其他 目前一般不主张肥胖儿应用药物来降低食欲或增加消耗量，该类药物疗效不持久，而且不良反应大。

2. 中医治疗

（1）辨证论治 临床应细辨本虚与标实。病初邪实为主，治疗以清胃泻热为主；若脾虚与痰湿并见，虚实夹杂，则补虚泻实并重，治疗以调理中焦脾胃、化湿涤痰为主。后期以虚为主，治疗以补为要，注重健脾益肾。

1）胃腑热盛

证候：肥胖臃肿，腹胀懒动，消谷善积，喜食肥甘，口渴喜饮，口气明显，大便秘结，舌质红，苔黄厚，脉滑数或弦滑。

辨证：本证见于肥胖早期。临床以形体肥胖，消谷善积，喜食肥甘，舌苔黄厚，脉滑数为特征，以实证为主。

治法：清胃泻热，除湿消脂。

方药：泻黄散加减。胃热甚，口渴者，加芦根、石斛、天花粉、黄连清热生津；湿盛者，加薏苡仁、车前子、滑石清热除湿，或加藿香、佩兰、砂仁芳香化浊；便秘者，加决明子、大黄清热通便。

2）脾虚痰阻

证候：肢体虚胖、头身困重，疲乏无力或胸闷气促，下肢浮肿，少气懒言，纳差，腹满，大便稀溏，小便少，舌质淡红，苔白腻，脉沉缓。

辨证：本证以肥胖臃肿，身重乏力，纳差腹满，苔白腻，脉沉缓为临床特征，为虚实夹杂。

治法：运脾除湿，温中燥湿。

方药：胃苓汤加减。腹满显著者，加槟榔、木香、香附行气除胀；下肢水肿者，加车前子、薏苡仁、冬瓜仁淡渗利湿；乏力明显者，加党参、黄芪益气健脾；大便稀溏者，加煨姜、附子温中运脾。

3）脾肾阳虚

证候：肥胖虚浮，疲乏无力，腰膝酸软，甚者畏寒肢冷，懒言少动，大便溏，舌质淡或舌体胖大，苔薄白，脉沉缓或迟。

辨证：本证以大便溏，疲乏无力，腰膝酸软，舌淡红，苔白，脉沉缓为特征，以虚证为主。

治法：补益脾肾，温阳化湿。

方药：实脾饮加减。汗多者，加浮小麦、煅牡蛎、五味子等收敛止汗；乏力气短者，加党参、黄芪、白术等健脾益气；浮肿者，加车前子、猪苓利水消肿；畏寒肢凉明显者，加附子温阳散寒。

（2）中成药疗法

1）右归丸：每次 9g，每日 3 次；各年龄段儿童需在医师指导下用药；用于脾肾阳虚证。

2）参苓白术颗粒：开水冲服，每次 6g，每日 3 次。可酌情加减，用于脾虚痰阻证。

（3）推拿疗法　推擦肩背，按揉及拿捏腹部，揉臀部，拿捏手足三阳经、三阴经，并顺经推擦四肢。脾虚痰阻者，加补脾经，按揉丰隆、足三里；胃腑热盛者，加按揉中脘，掐揉四横纹；脾肾两虚者，加捏脊，补脾经，补肾经，推上七节骨，推三关。

（4）针灸疗法

1）脾虚痰阻证：取内关、水分、天枢、丰隆、三阴交。

2）胃腑热盛证：取曲池、支沟、三阴交、内庭。

3）脾肾两虚证：取脾俞、肾俞、足三里、天枢、三阴交、太溪。用平补平泻手法，中等刺激，脾肾两虚者用补法。每日 1 次，10 次为 1 个疗程。

（5）其他疗法

1）耳穴压豆：脾、胃、神门、肾、贲门等；虚胖多选肺，有抑制食欲和利尿作用；实胖多选贲门、胃，抑制食欲效果明显。

2）单方验方：精制大黄片，用于痰瘀阻滞证型，连服 3 个月。

【预防与调护】

1. 预防

（1）指导孕母孕期后 3 个月应避免营养过度，以减少肥胖儿的出生。

（2）保持膳食平衡，不得偏食高糖、高脂等高热量食物。

2. 调护

（1）定期到儿科门诊接受系统的体重、身高监测及指导。

（2）建立良好的饮食行为，少吃甚至不吃零食，能量摄入要适量，饮食清淡。

（3）养成定期运动的好习惯，多参加户外活动。

（4）增强肥胖的知识教育，正视自我，消除因肥胖引起的各种不良心态。

（5）对于严重肥胖者并发气促、低氧血症等情况，应及时处理。

【临证思维与进展】

儿童单纯性肥胖与饮食、运动、遗传，以及心理、精神创伤等密切相关。中医学认为，儿童肥胖症多由先天禀赋不足及后天脾胃功能失调所致，即"阳化气"功能不足和"阴成形"湿、痰太过所致。西医治疗强调以运动处方为基础，以行为矫正为关键技术，饮食调整和心理健康教育贯彻疗程始终。一般不宜使用减肥药，药物主要用于并发症的治疗，如护肝、降血脂、增加胰岛素的敏感性等。近年来除中医辨证分型治疗外，尚有针灸、耳穴压豆、推拿减肥等外治方法。

二、蛋白质－能量营养不良

蛋白质－能量营养不良（protein-energy malnutrition，PEM）是由各种原因所致膳食中蛋白质和能量摄入不足、吸收不良或消耗增加的一种营养缺乏症，临床以体重不增、体重下降、渐进性消瘦或水肿、皮下脂肪减少或消失，同时伴有全身各系统功能紊乱、免疫力低下为特征。PEM 是 5 岁以下儿童期发病和死亡的常见原因，常并发很多疾病，特别是婴幼儿肺炎和腹泻，不仅威胁儿童的健康，而且增加了成年期慢性疾病的发生风险。

本病属中医学"疳证"范畴。中医学认为，疳证是由于喂养不当，或受多种疾病不当治疗的影响，使脾胃受损，气液耗伤而引起的一种慢性疾病。疳证临床表现以形体羸瘦，面黄发枯，腹大肢细，肤色无华，精神异常为特征，病情顽固易合并兼证，甚至危及生命，被历代医家视为"恶候"，故被列为儿科四大要证（痧、痘、惊、疳）之一。

【西医病因、发病机制及病理与中医病因病机】

1. 西医病因、发病机制及病理

（1）病因

1）喂养因素：多因摄入不足、喂养不当和不良饮食习惯所致。婴幼儿生长发育迅速，对营养的需要相对较多，必须合理喂养，供给足够的营养物质才能满足成长需要。如因母乳不足而未及时添加其他乳品，或人工喂养调配不当，或母乳喂养时间过长未及时添加辅食、骤然停奶，或长期以淀粉类（米、面）食物为主，以及患儿偏食、挑食、吃零食过多等不良饮食习惯导致营养素摄入不足或不均衡而发生本病。

2）疾病因素：多见于消化系统疾病及慢性消耗性疾病或心理异常。消化系统解剖和功能上的异常，如唇裂、幽门痉挛或梗阻、慢性腹泻、胰蛋白酶缺乏、肠结核、肠吸收不良综合征等可影响饮食的消化和吸收；长期发热、各种急慢性传染病的恢复期等均可导致分解代谢增加，营养需求量增多；慢性消耗性疾病，如糖尿病、大量蛋白尿、甲状腺功能亢进症、恶性肿瘤等可致代谢消耗过多；部分青春期少年为了形体苗条而节食，甚者出现神经性厌食。

3）先天因素：多见于胎儿营养不良引起的低体重出生儿、足月小样儿、早产儿及多胎儿等，以及宫内感染及先天代谢缺陷病等。

（2）发病机制　机体得不到能量和蛋白质供应时，在减少活动和能量消耗而进行适应性反应的同时，体内多种激素水平和身体成分发生改变，体重减轻，各器官功能低下，并出现负氮平衡。本病造成影响如下。

1）因蛋白质摄入量少或丢失过多，使体内蛋白质代谢处于负平衡，体重减轻；白蛋白的缺乏，血浆胶体渗透压降低，可发生低蛋白水肿。

2）能量摄入不足，机体动员脂肪以维持必要的能量消耗，以维持生命活动的需要，故血清胆固醇浓度下降；脂肪消耗过度，超过肝脏的代谢能力可造成肝脏脂肪浸润及变性。

3）由于食物不足或消耗增多，可出现低血糖。

4）营养不良时，ATP 合成减少，影响细胞膜上钠泵转运，致使细胞内水钠潴留；低蛋白血症可加剧水肿。

5）由于热量摄入不足，皮下脂肪薄，散热快，氧耗量及周围血循环减少，导致体温偏低。

（3）病理　随着疾病的进展，组织、器官会发生以下病理变化。

1）消化系统：胃肠黏膜萎缩变薄，唾液腺、肠壁消化腺、胰腺均有退化，各种消化酶分泌减少，活性低下，消化功能显著减退，肠蠕动减少，易引起腹泻和胃肠道感染。

2）循环系统：心肌纤维浑浊肿胀，心肌收缩力减弱，心搏出量减少，心电图示低电压，血压也偏低。

3）中枢神经系统：脑体积变小，重量减轻，脑细胞数量减少和成分发生变化，如营养不良发生在胎儿期、新生儿期及婴儿期等脑发育的关键期，则可导致不可逆的改变，乃至影响日后的智力和行为。

4）泌尿系统：肾小管浑浊肿胀，肾小管重吸收功能降低，出现尿量增多而比重下降，

5）免疫系统：非特异性免疫功能如皮肤屏障、白细胞吞噬及补体功能低下；细胞免疫功能及体液免疫功能均降低，故极易并发各种感染。

2. 中医病因病机　疳证主要是由于喂养不当，或其他疾病的影响，或先天禀赋不足，导致脾胃受纳腐熟运化的功能失调，气血津液化生不足。疳证的基本病机是脾胃受损，津液亏耗。主要病变部位在脾胃，可涉及五脏六腑、气血阴阳。

（1）饮食不节　小儿"脾常不足"，若过食肥甘厚味、生冷瓜果之品，或乳食不节，饥饱无度，或妄投滋补食品，或长食寒凉性燥之品，均可致乳食壅滞中焦，难以腐化，致积滞或厌食。若反复发生，则积久不消，气液亏耗，形体日渐消瘦而转化成疳，故有"积为疳之母，无积不成疳"之说。

（2）疾病影响　由于小儿久吐久泻、反复外感、各种虫证，都可影响脾胃功能，导致气血亏虚，津液耗伤，而形成疳证。再加上不恰当的治疗和药物，一味地清、解、消、导等，或苦寒竣烈、辛燥升散等，均可致脾胃受损而发生本病。

（3）禀赋不足　小儿先天胎禀不足，或早产、多胎，或孕期久病，重症呕吐，饮食不进等同样可造成真元怯弱，脾胃功能薄弱，气血生化无源。肾为先天之本，脾为后天之本，肾虚失于温煦，脾虚失于健运，致津液干涸，形成疳证。

疳证按病情进展程度分为疳气、疳积和干疳。本病初起，仅表现为脾胃失和，运化失常，或胃气未损，脾气已伤，胃强脾弱，为病情轻浅；继之脾胃受损，运化失常，积滞内停，壅塞气机，阻滞络脉，则呈现虚实夹杂的疳积证候；若失于调治，或病情进一步发展，脾胃日渐衰败，津液消亡，气血耗伤，则导致干疳。

干疳或疳积重症阶段，因脾胃虚衰，气血津液生化乏源，诸脏失于濡养，可累及五脏，出现各种兼证。如脾病及肝，则肝阴血不足，不能上承于目，而见视物模糊，夜盲目翳者，谓之"眼疳"；脾病及心，心血不足，心阴受损，心开窍于舌，心火上炎则见

口舌生疮，称为"口疳"；脾病及肺，土不生金，肺阴受损，卫外不固，易感受外邪而见咳喘，潮热者，称为"肺疳"；脾病及肾，肾精不足，骨失所养，日久可致骨骼畸形，称为"骨疳"；阴损及阳，气不化水，水湿泛溢肌肤，则出现"疳肿胀"。若脾虚失于统摄，血不归经而溢出脉外者，则见皮肤瘀点、瘀斑及各种出血证候。重者脾气衰败，元气耗竭，直至阴竭阳脱而死亡。

【临床表现】

营养不良的早期表现是体重不增，继而体重逐渐下降，皮下脂肪减少或消失顺序依次为腹部、胸、背、腰部、上下肢、臀部、额、颈、颏及面颊部。皮下脂肪层厚度是判断营养不良程度的重要指标之一。营养不良初期，身高不受影响，但随病情加重，骨骼生长减慢，身高亦低于正常。轻度 PEM 患儿精神状态正常；重度可有精神萎靡、反应差、体温偏低、脉细无力、无食欲，腹泻与便秘交替。血浆白蛋白明显下降时，出现凹陷性水肿，严重感染时形成慢性溃疡。重度营养不良可伴有重要脏器功能损害。

严重蛋白质－能量营养不良分为能量摄入不足的消瘦型（marmamus）、蛋白质严重缺失为主的水肿型（kwashiorkor，恶性营养不良）和中间型（marmamic kwashiorkor，介于两型之间）。

营养不良常见的并发症：①营养性贫血，由于营养不良常伴有铁、叶酸、维生素 B_{12} 等营养物质缺乏而导致贫血，常见营养性缺铁性贫血。②维生素及微量元素缺乏，尤以维生素 A 缺乏最为常见，还可伴有维生素 B、维生素 C 的缺乏。由于生长迟缓，钙、磷需要较少，因而继发严重的维生素 D 缺乏症较为少见。③感染，由于免疫力低下，易患各种感染如肺炎、腹泻、败血症及尿路感染，感染又可加重营养不良，形成恶性循环。④自发性低血糖，迁延不愈的营养不良患儿可突然发生低血糖，表现为体温不升，面色灰白，神志不清，脉搏缓慢，甚至呼吸暂停，若不及时诊治，可危及生命。

【辅助检查】

1. 血浆蛋白检查 血浆白蛋白浓度降低是特征性改变，但由于其半衰期较长（18～20 天），故不够灵敏。某些代谢周期短的血浆蛋白水平降低具有早期诊断价值，如维生素 A 结合蛋白、前白蛋白、甲状腺结合前白蛋白、转铁蛋白等。

2. 血浆胰岛素生长因子 I（IGF-I）检查 IGF-I 在介导生长激素促进生长发育中具有重要作用，反应灵敏且不受肝功能的影响，故是早期诊断 PEM 的灵敏、可靠指标。

3. 多种血清酶检查 多种血清酶如淀粉酶、胆碱酯酶、转氨酶、碱性磷酸酶、胰酶和黄嘌呤氧化酶等，活性降低，治疗后又很快恢复正常。

【诊断】

根据儿童年龄、喂养史、体重低下、生长迟缓、皮下脂肪减少、全身各系统功能紊乱，以及其他营养素缺乏的症状和体征，结合实验室检查，典型的营养不良不难诊断，但轻症或早期营养不良患儿易被漏诊，应定期监测、随访才能确诊。5 岁以下儿童营养不良的分型和分度（均值离差法）如下。

（1）体重低下（underweight） 体重低于同年龄、同性别参照人群值的均数减 2 个标准差以下为体重低下。如在均数减 2～3 个标准差为中度；低于均数减 3 个标准差为重度。此指标反映患儿有慢性或急性营养不良。

（2）生长迟缓（stunting） 身长（高）低于同年龄、同性别参照人群值的均数减2个标准差以下为生长迟缓。如在均数减2～3个标准差为中度；低于均数减3个标准差为重度。此指标主要反映慢性长期营养不良。

（3）消瘦（wasting） 体重低于同性别、同身高参照人群值的均数减2个标准差以下为消瘦，如在均值减2～3个标准差为中度，低于均值减3个标准差为重度。此指标主要反映儿童近期、急性营养不良。

【治疗】

西医采用去除病因、调整饮食及补充营养物质、促进消化及改善代谢、积极治疗并发症等综合治疗措施。中医治疗以顾护脾胃为本，通过调理脾胃，助其运化、受纳，使后天生化有源，气血津液得以充盛，故重在"内"调；其治法有攻、补、和、消，有内服法，更有外治诸法。中医以运脾和胃、启迪化源、滋生气血、填精盈津、调补五脏、荡泻余热为其法则。中西医结合治疗的侧重点不同，两者优势的结合可以提高本病的疗效。

1. 西医治疗

（1）去除病因 在查明病因的基础上，积极治疗原发病，如纠正消化道畸形、控制感染性疾病、根治各种消耗性疾病等。

（2）调整饮食及补充营养物质 根据营养不良的程度、消化功能和对食物的耐受力逐步调整营养。调整原则是由少到多，由稀到干，由单一到多样化，直到小儿恢复到正常饮食，营养改善；开始时应给予少渣食物。

轻度营养不良可从每日250～334kJ（60～80kcaL）/kg开始，较早较快添加含蛋白质和高热量的食物；中、重度营养不良从每日167～250kJ（50～70kcaL）/kg开始，并根据情况逐渐少量增加，当增加能量至满足追赶生长需要时，一般可达628～711kJ（150～170kcaL）/kg。待体重接近正常后，再恢复至正常生理需要量。蛋白质摄入量从每日1.5～2.0g/kg开始，逐渐增加至每日3.0～4.5g/kg。若患儿不能接受大量食品，可口服水解蛋白，每次10～20g，放入糖水果汁中服下，每日2～4次。

对极少数严重患者，或胃肠对食物不耐受者，可短期给予静脉营养疗法，酌情选用葡萄糖、氨基酸、脂肪乳等。

由于营养治疗后，组织修复增加，因此维生素和矿物质的供给量应大于每日推荐量。治疗早期应及时补充钾、镁、锌、钙等矿物质和多种维生素，铁剂的补充应在恢复期后开始，因为过早补充铁剂会加剧组织细胞的氧化损伤。

（3）促进消化及改善代谢 ①给予各种消化酶，如胃蛋白酶、胰酶等辅助消化。②应用蛋白同化类固醇制剂如苯丙酸诺龙，口服各种维生素。③食欲差者，给予胰岛素肌内注射，可降低血糖，增加饥饿感。注射前可口服葡萄糖，1～2周为1个疗程；因营养不良患儿均存在不同程度缺钾，应用胰岛素时要注意补钾。④锌制剂可提高味觉敏感度，增加食欲，每日可口服锌元素。血锌过低者，可加1%硫酸锌，连用4周。

（4）治疗并发症 ①合并细菌感染时，应查明病灶并给予相应的抗生素治疗。②严重贫血时，可少量多次给予输血，每次 < 10mL/kg，且输血速度应慢。③营养不良患儿出现严重脱水、酸中毒、电解质紊乱、休克、低血糖昏迷及维生素 A 缺乏引起眼部损害等情况时，应给予及时处理。

2. 中医治疗

（1）辨证论治　疳证有主证、兼证之不同。主证以八纲辨证为纲，重在辨清虚、实；兼证以脏腑辨证为纲，以分清累及的脏腑。主证按病程长短、病情轻重分为疳气、疳积、干疳的三个阶段，疳气以和为主；疳积以消为主，或消补兼施；干疳以补为要。出现兼证以调理脾胃为本兼治他脏合参。

1）主证

①疳气

证候：形体略见消瘦，面色少华，食欲不振，夜卧不安，毛发稀疏，入睡汗多，精神正常或欠佳，性急易怒，大便干稀不调，舌质略淡，苔薄微腻，脉细或弦。

辨证：本证为疳证早期，病情尚轻。临床以形体略消瘦，食欲不振，夜卧不安为特征。

治法：调脾和中。

方药：资生健脾丸加减。腹胀嗳气，舌苔厚腻者，去党参、山药、白术，加苍术、厚朴、枳实、槟榔运脾化湿，消积除胀；大便溏薄者，加炮姜、肉豆蔻温运脾阳；大便秘结者，加火麻仁、决明子润肠通腑；性情急躁者，加钩藤、白蒺藜抑木除烦；多汗易感者，加黄芪、煅牡蛎固表止汗。

②疳积

证候：形体明显消瘦，肚腹胀大，甚则青筋暴露，面色萎黄，毛发稀疏结穗，食欲减退，精神烦躁，夜卧不宁，或伴有动作异常，揉鼻挖眉，吮齿磨牙，或善食易饥，大便下虫，或嗜食异物，大便夹有不消化残渣、味酸臭，舌质偏淡，苔腻，脉沉细而滑。

辨证：本证由疳气发展而来，常夹积滞，虚实夹杂。临床以形体明显消瘦，肚腹胀大，甚则青筋暴露，面黄发疏为特征。

治法：消积理脾。

方药：肥儿丸加减。有积滞，大便不调者，酌加消积丸；腹胀明显者，加厚朴、枳实、木香理气宽中；烦躁不安，揉鼻挖眉者，加钩藤、牡蛎、莲子心平抑肝木，清热除烦；善食易饥，口干舌红者，加石斛、沙参、天花粉滋养胃阴；胁下痞块者，加丹参、郁金、赤芍活血散结；大便下虫者，加苦楝皮、川楝子、使君子等杀虫消积。

③干疳

证候：形体极度消瘦，皮肤干瘪起皱，大肉已脱，呈老人貌，毛发干枯，面色无华，精神萎靡，啼哭无泪，或见肢体浮肿，或见皮肤瘀点、瘀斑等，舌质淡嫩，苔少，脉细弱无力。

辨证：本证见于疳证病重患儿。临床以形体极度消瘦，精神萎靡，皮肤干瘪起皱，啼哭无泪，舌淡苔少，脉细弱无力为特征。

治法：补益气血。

方药：八珍汤加减。四肢欠温，大便稀溏者，去熟地黄、当归，加肉桂、炮姜、巴戟天温补脾肾；夜寐不安者，加五味子、夜交藤；唇干口裂，舌绛少苔者，加石斛、西洋参、乌梅生津敛阴；若出现面色苍白，呼吸微弱，四肢厥冷，脉微欲绝者，应急施独参汤或参附龙牡救逆汤以回阳救逆固脱，并配合西医抢救措施。

2）兼证

①眼疳

证候：兼见两目干涩，畏光，眼角赤烂，甚则黑睛浑浊，白翳遮睛，或夜间视物不明，舌红苔少。

辨证：本证以病程中兼见两目干涩，畏光或夜间视物不明为辨证要点。

治法：养血柔肝，滋阴明目。

方药：石斛夜光丸加减。若偏于肝肾阴虚而火不甚者，可选用杞菊地黄丸加减；肝热重者，选加谷精草、石决明、白蒺藜、白菊花、夏枯草清肝泄热；夜盲者，选用羊肝丸加减养肝明目。

②口疳

证候：兼见口舌生疮，甚者满口糜烂，秽臭难闻，面红唇赤，五心烦热，夜卧不宁，小便短赤，舌质红，苔薄黄，脉细数。

辨证：本证以病程中兼见口舌生疮、糜烂，五心烦热，小便短赤，舌红苔黄，脉细数为特征。

治法：清心泻火，滋阴生津。

方药：泻心导赤散加减。大便秘结者，可加大黄以清热通便；心火盛者，加栀子、连翘以泻火除烦；偏于阴虚者，加麦冬、玉竹以滋阴生津。在内服药物的同时，可外用冰硼散或西瓜霜涂搽患处。

③疳肿胀

证候：兼见足踝浮肿，甚则四肢、全身浮肿，面色无华，神疲乏力，四肢欠温，小便短少，舌质淡嫩，苔薄白，脉沉缓无力。

辨证：本证多见于疳证病重阶段。临床以四肢、全身浮肿，小便短少，神疲乏力，四肢欠温，舌质淡嫩，脉沉缓无力为特征。

治法：健脾助阳，利水消肿。

方药：防己黄芪汤合五苓散加减。本方适于偏脾阳虚者。若浮肿以腰部以下肿为甚，四肢欠温，偏于肾阳虚者，可加附子、补骨脂、淫羊藿温补肾阳，或选用真武汤加减。

（2）中成药疗法

1）肥儿丸：每次1粒，每日2次，口服。用于小儿疳气证及疳积。

2）六味地黄丸：用于口疳偏阴虚者。

（3）推拿疗法　①补脾经，运内八卦，揉板门、足三里、天枢，捏脊。用于疳气证。②补脾经，清胃经、心经、肝经，掐揉四横纹，分手阴阳、腹阴阳。用于疳积证。③补脾经、肾经，运内八卦，揉足三里。用于干疳证。

（4）针灸疗法　①体针：以足三里、中脘、气海商丘为主穴，配以太白、脾俞、胃俞、痞根（奇穴，腰一椎旁开3.5寸）。每次取4～5穴，中等刺激，用补法，夹积用平补平泻法。每日1次。②刺四缝疗法：取穴四缝，常规消毒后，用三棱针在穴位上快速点刺，挤压出黄色或白色黏液或血数滴，每周2次，3～6次。用于疳积证。③梅花针扣刺：选脾俞、胃俞、华佗夹脊穴，轻扣，每日1次，每次15～20分钟。用于疳气、疳积证。

（5）其他疗法　①当归、白术、桔梗、陈皮、玄明粉、大腹皮、莱菔子各等份，共研细末，炒热后用醋调敷于神阙穴。用于疳积腹胀。②杏仁10g，桃仁10g，栀子10g，芒硝10g，白胡椒7粒，葱白7根，共研末捣烂，加鸭蛋清1个，白酒3mL，敷于双侧涌泉穴及神阙穴，每日1次。用于疳气、疳积证。

【预防与调护】

1. 预防

（1）合理均衡喂养，提倡母乳喂养，及时添加辅食。

（2）纠正不良饮食习惯，如挑食偏食、喜好零食等。

（3）定期进行体格发育和营养健康监测，推广使用儿童生长发育监测图，及时发现营养不良患儿，做到早干预、早治疗。

（4）积极防治感染性疾病，肺炎、腹泻等感染性疾病是儿童营养不良发生的高危因素，故对感染性疾病需积极预防和治疗。

2. 调护

（1）对病情较重的患儿要加强全身护理，防止褥疮、呕吐、呛咳，预防眼疳、口疳等并发症的发生。对低体温者要注意保暖。

（2）定期测量患儿的身高、体重，以了解病情变化，观察治疗效果。

（3）注意保护患儿身心健康，家庭成员多营造良好的气氛，患儿食欲差时不强迫喂养。

三、维生素 D 缺乏病

（一）维生素 D 缺乏性佝偻病

维生素 D 缺乏性佝偻病（rickets of vitamin D deficiency）是小儿体内维生素 D 不足致使钙磷代谢、骨化障碍而引起的一种以骨骼病变为特征的全身慢性营养障碍性疾病，以正在生长的长骨干髓端软骨板不能正常钙化而致骨骼病变为其特征。本病发生于骨骺闭合之前的儿童生长发育期，主要见于2岁以内婴幼儿，北方地区发病率高于南方地区，工业城市高于农村，人工喂养的婴儿发病率高于母乳喂养者。近年来，随着我国卫生保健水平的提高，维生素 D 缺乏性佝偻病的发病率逐年降低，重症佝偻病已大为减少。本病属于中医学"五迟""五软""鸡胸""龟背""夜惊""汗证"的范畴。

【西医病因、发病机制与中医病因病机】

1. 西医病因及发病机制

（1）病因

1）围生期维生素 D 不足：母亲妊娠期，特别是妊娠后期维生素 D 营养不足，以及早产、双胎均可使婴儿体内维生素 D 贮存不足。

2）日照不足：紫外线不能通过普通玻璃，婴幼儿长期在室内活动，加之城市中高大建筑物阻挡光照，烟尘吸收部分紫外线，冬季日照短、紫外线弱等，均易造成维生素 D 缺乏。

3）维生素 D 摄入不足：天然食物中维生素 D 含量少，不能满足小儿生长需要，若不及时补充鱼肝油、蛋黄、肝泥等富含维生素 D 的辅食，则易患佝偻病。

4）生长过快：早产、双胎婴儿体内维生素 D 储备不足，而出生后其生长速度快，需要量大，易发生维生素 D 缺乏性佝偻病。

5）疾病因素：肝胆、肠道的慢性疾病会影响维生素 D 的吸收、利用；严重的肝、肾疾病亦可致维生素 D 羟化障碍、生成量不足而致佝偻病。

6）药物因素：长期服用抗癫痫药如苯妥英钠、苯巴比妥，以及抗结核药物异烟肼等，可加速维生素 D 和 $25-(OH)D_3$ 分解为无活性的代谢产物，干扰维生素 D 的合成与代谢；糖皮质激素能拮抗维生素 D 对钙的调节作用而导致佝偻病。

（2）发病机制　维生素 D 缺乏性佝偻病可以看成是机体为维持血钙水平而对骨骼造成的损害。维生素 D 缺乏造成肠道钙、磷吸收减少，血钙降低，导致甲状旁腺功能代偿性亢进，甲状旁腺激素（PTH）分泌增加，使破骨细胞活性增加，骨重吸收增加，血钙释放入血，以维持血清钙浓度的正常水平；但 PTH 同时也抑制肾小管重吸收磷，使尿磷排出增加，血磷降低，继发机体严重钙、磷代谢失调，使骨基质不能正常钙化。骨样组织因钙化过程发生障碍，成骨细胞代偿增生，故堆积于干骺端，骺端增厚，向两侧膨出，形成临床常见的肋骨"串珠"和"手足镯"等特征。扁骨和长骨骨膜下的骨质钙化不全，骨皮质被骨样组织代替，骨膜增厚，骨质疏松，容易受肌肉牵拉和重力影响而发生弯曲和变形，甚至病理性骨折。颅骨骨样组织堆积，颅骨变薄和软化，则出现"方颅"。

2. 中医病因病机

（1）先天禀赋不足　父母精血不足，体质虚弱而孕；或其母受胎而多病，长期营养失调、日照较少；或早产、多胎等因素，导致胎元失养、禀赋不足，出生后脾肾亏虚，气血虚衰而成。

（2）后天调护失宜　婴幼儿生机蓬勃，发育迅速，如母乳喂养而未及时添加辅食，或食物的质和量不能满足生长发育的需要，致使脾之后天不足，气血虚弱，脏腑失其所养而致。另外，婴幼儿日照不足、体虚多病等也可导致肝肾亏虚、气血不足而发病。

本病病机为肝肾亏虚，脾胃虚弱，病位常累及心、肝、肺。肾为先天之本，主骨生髓，齿为骨之余，髓之所养也，故先天肾气不足，则骨髓不充，骨失所养，则出现颅骨软化、囟门迟闭、齿迟，甚至骨骼畸形等。脾为后天之本，气血生化之源，若喂养失宜，或饮食失调，则可导致脾失健运，水谷精微输布无权，久之全身脏腑失于濡养。肝藏血，主筋，束骨，肝失所养，筋骨不坚，则见头项手足痿软无力，肝木亢盛，出现夜惊、烦躁；脾土虚弱则肺金不生，肺气不足，卫外不固，故多汗、易感；心气不足，心失所养，则心神不安。

【临床表现】

本病多见于 3 个月～2 岁的婴幼儿，主要表现为生长最快部位的骨骼改变、肌肉松弛及神经兴奋性的改变。年龄不同，临床表现也不同，佝偻病在临床上分期如下。

1. 初期（早期） 常见于 3～6 个月的小婴儿，主要表现为神经兴奋性增高，如有烦躁、睡眠不安、易惊、夜啼、多汗等症，并可致枕部脱发而见枕秃。血生化改变轻微，血清 25-（OH）D_3 下降，PTH 增高，血钙正常或略下降，血磷降低，碱性磷酸酶正常或稍高，骨骼 X 线检查可无异常，或见临时钙化带稍模糊。

2. 激期（活动期） 主要表现为骨骼变化和肌肉改变。

（1）骨骼改变 ①头部：因颅骨外层变薄而见颅骨软化，主要见于 6 个月以内的婴儿，用手压枕部或顶骨后方有压乒乓球感；8～9 个月以上的婴儿，顶骨与额骨双侧骨样组织增生可隆起成方颅、臀形颅；囟门较大且闭合延迟，严重者可迟至 2～3 岁；乳牙萌出迟，可迟至 10 个月，甚至 1 岁多才出牙，可有珐琅质缺损并易患龋齿，甚者会影响恒齿钙化。②胸部：胸部畸形多见于 1 岁左右婴儿，肋骨与软骨交接处膨大成串珠状，重者可压迫肺脏；因肋骨变软，膈肌附着处牵引形成郝氏沟及肋下缘外翻；胸骨及相邻肋骨向前突出形成鸡胸，或胸骨下缘内陷形成漏斗胸。③四肢：各骨骺端膨大，腕、踝部最明显，呈"手镯"及"脚镯"改变，多见于 6 个月以上的婴儿；因骨质软化，开始行走后，下肢骨不能支持体重而变弯，形成严重膝内翻（"O"形）或膝外翻（"X"形），长骨可发生青枝骨折。④脊柱：患儿会坐或站立后，因韧带松弛可致脊柱后凸或侧弯畸形，严重者可伴有骨盆畸形，造成生长迟缓，女孩成年后怀孕可造成难产。

（2）肌肉改变 由于低血磷所致肌肉中糖代谢障碍，引起全身肌肉松弛、乏力、肌张力降低，坐、立、行等运动功能发育落后，腹肌张力低下，腹部膨隆如蛙腹。

重症患儿神经系统发育落后，表情淡漠，语言发育落后，条件反射形成迟缓；免疫功能低下，易合并感染及贫血。此期血生化及骨骼 X 线片明显改变。血清 25-（OH）D_3 更加下降，血钙正常或下降，血磷下降，碱性磷酸酶明显升高，X 线片显示骨骺端钙化带消失，呈杯口状、毛刷状改变，骨骺软骨带增宽。

3. 恢复期 初期或激期患儿经日光照射或足量维生素 D 治疗后，临床症状和体征逐渐减轻、消失，血生化逐渐恢复正常，骨骼 X 线片出现不规则钙化线。

4. 后遗症期 多见于 2 岁以后儿童：因婴幼儿期重症佝偻病可残留不同程度的骨骼畸形。临床症状消失，血生化和 X 线检查正常。

【辅助检查】

1. 血清 25-（OH）D_3 检测 25-（OH）D_3 是维生素 D_3 在血浆中的主要存在形式，正常值是 25～125nmoL/L（10～80μg/mL），佝偻病早期血清 25-（OH）D_3 明显降低，当 < 8μg/mL 时，可诊断为维生素 D 缺乏症。

2. 血清钙、磷测定 血钙正常或降低，血磷 < 40mg/dL。

3. 血清碱性磷酸酶测定　在佝偻病激期时增高明显，一般 > 500IU/dL（正常儿童 < 200IU/dL），但血清碱性磷酸酶受众多因素影响，如受低蛋白血症和锌缺乏等影响，故不作为判断维生素 D 营养状况的指标。

4. X 线检查　在佝偻病激期，长骨 X 线片显示骨骺端临时钙化带消失，呈杯口状、毛刷状改变，骨骺软骨带增宽，骨质疏松，骨皮质变薄，可有骨干弯曲畸形或青枝骨折，骨折可无临床症状。

【诊断与鉴别诊断】

1. 诊断　根据维生素 D 摄入不足或日光照射不足史，佝偻病的症状和体征，结合血生化和骨骼 X 线改变可进行诊断。早期表现的多汗、烦躁等神经兴奋性增高症状缺乏特异性，血清 25-（OH）D_3 在早期明显减少，是早期诊断的可靠指标。

2. 鉴别诊断

（1）先天性甲状腺功能减退症　又称呆小症，患儿生长发育迟缓，如体格明显短小、出牙迟、前囟大而闭合晚等，与佝偻病相似，但患儿智力低下，表情呆滞，有特殊面容，眼裂小、眼距宽、鼻梁低、舌大常伸出于口外等，血清 TSH、T_4 测定可鉴别。

（2）软骨营养不良　本病患儿头大、前额及下颌突出、长骨骺端膨出、胸部串珠、腹大等与佝偻病相似，但四肢及手指短粗，五指齐平，腰椎前突，臀部后突。血钙磷结合正常，骨骼 X 线片可见特征性改变，如长骨粗短弯曲，干骺端变宽，呈喇叭口状，但轮廓光整，部分骨骺可埋入扩大的干骺端中。

（3）脑积水　生后数月起病者，可见头颅及前囟进行性增大。因颅内压增高，前囟饱满紧张、骨缝分裂，叩之呈破壶音，两眼下垂如落日状。无佝偻病四肢及胸部体征。结合头颅 CT 或 MRI 检查可做出诊断。

（4）其他　与其他病因所致的佝偻病相鉴别（表 13-1）。

表 13-1　各型佝偻病（活动期）的实验室检查

项目	血清						氨基酸尿	其他
	钙	磷	碱性磷酸酶	25-（OH）D_3	1.25-（OH）$_2D_3$	甲状旁腺素		
维生素 D 缺乏性佝偻病	正常（↓）	↓（正常）	↑（正常）	↓	↓	↑（正常）	（-）	尿磷↑
低血磷性抗维生素 D 佝偻病	正常	↓	↑	正常（↑）	正常（↓）	正常	（-）	尿磷↑
远端肾小管性酸中毒	正常（↓）	↓	↑	正常（↑）	正常（↓）	正常（↑）	（-）	碱性尿、氯、低钾
Ⅰ型	↓	↓	↑	↑	↓	↑	（+）	—
Ⅱ型	↓	↓	↑	正常	↓	↑	（+）	—
肾性佝偻病	↓	↑	正常	正常	↓	↑	（-）	等渗尿、氮质血症、酸中毒

【治疗】

西医以维生素 D 治疗为主，旨在控制活动期症状，防止骨骼畸形；中医以调补脾肾为主，标本兼治。

1. 西医治疗

（1）维生素 D 制剂 ①初期（轻度）：以口服为主，维生素 D 一般剂量为每日 25～50μg（1000～2000IU），或 1,25-（OH）$_2$D$_3$，0.5～2.0μg，1 个月后改每日预防剂量，<1 岁改为 400IU，>1 岁改为 600IU；新生儿或小婴儿有低钙症状（惊厥）者，可静脉缓注或滴注 10% 葡萄糖酸钙，并口服钙剂。②激期（中、重度）：维生素 D 口服，中度每日 75～100μg（3000～4000IU），重度每日 125～150μg（5000～6000IU）。1 个月后改为 400IU/d。③恢复期：同初期。

大剂量维生素 D 与治疗效果无正比例关系，且目前尚无可靠的指标来评价血中维生素 D 的毒性及远期后果。因此大剂量治疗应有严格的适应证。当重症佝偻病有并发症或无法口服者，可大剂量一次肌内注射维生素 D$_3$ 20 万～30 万 IU，3 个月后改为口服预防量。治疗 1 个月后应复查，如临床表现、血生化检查和骨骼 X 线改变无恢复征象，应与抗维生素 D 佝偻病相鉴别。

（2）其他治疗 ①可同时适当补充钙。如从牛奶、配方奶及豆制品中摄入钙和磷；亦可用钙剂，如葡萄糖酸钙、乳酸钙等。②适当日照促进皮肤维生素 D 合成；③必要时补充其他矿物质和维生素；④严重畸形者可考虑外科手术治疗。

2. 中医治疗

（1）辨证论治 本病以虚为主，以健脾益气、补肾填精为基本治则。初期表现为肺脾气虚，卫表不固，治以健脾益气，补肺固表；激期早期表现为脾虚肝旺，气血不和，治以培土抑木，镇惊安神；激期后期表现为脾肾亏虚，治以健脾补肾，填精补髓；后遗症期则表现为肾虚骨弱，精血不足，治以补肾填精，强筋壮骨。

1）肺脾气虚

证候：多汗，乏力，烦躁，睡眠不安，夜惊，发稀枕秃，或形体虚胖，肌肉松软，纳呆，大便不实，或反复感冒，舌质淡红，苔薄白，指纹偏淡。

辨证：本证多见于佝偻病的初期。临床以多汗夜惊，纳呆食少，大便不实为特征。

治法：健脾益气，补肺固表。

方药：人参五味子汤加减。多汗者，加煅龙骨、煅牡蛎、浮小麦收敛止汗；夜惊，睡眠不安者，加蝉蜕、煅龙骨定惊安神，加酸枣仁、合欢皮养心安神；大便不实者，加山药、扁豆健脾助运；体虚易感者，加玉屏风散益气固表。

2）脾虚肝旺

证候：多汗，毛发稀疏，乏力，纳呆食少，囟门迟闭，出牙延迟，坐立行走无力，烦躁，夜啼不宁，惊惕不安，甚者抽搐，舌质淡，苔薄，指纹淡紫。

辨证：本证由脾虚气弱，气血不足，肝失濡养所致。临床以纳呆食少，四肢无力，烦躁夜啼，惊惕抽搐为特征。

治法：培土抑木，镇惊安神。

方药：益脾镇惊散加减。汗多者，加生黄芪、浮小麦、煅牡蛎、煅龙骨固表止汗；夜啼不安者，加灯心草、竹叶清心降火；睡中惊惕者，加蝉蜕、珍珠母安神镇惊；抽搐者，加全蝎、蜈蚣平肝息风。

3）脾肾亏虚

证候：多汗夜惊，纳呆食少，面白无华，四肢无力，立迟、行迟、齿迟，头颅方大，肋骨串珠，手镯、足镯，甚则鸡胸、龟背，下肢畸变，舌淡苔少，指纹色淡。

辨证：本证多见于佝偻病的激期，脾虚及肾，脾肾亏虚，而以肾虚为主。临床以多汗，纳呆乏力，烦躁夜啼，伴明显骨骼改变为特征。

治法：健脾补肾，填精补髓。

方药：补肾地黄丸加减。汗多者，加生黄芪、煅龙骨、煅牡蛎益气止汗；乏力者，加党参、茯苓健脾益气；烦躁夜惊者，加茯神、酸枣仁养血安神。

4）肾虚骨弱

证候：仅遗留有明显的骨骼畸形，如肋骨串珠，手镯、足镯，甚至鸡胸、龟背，"O"形或"X"形腿，脊柱畸形等，而激期时多汗、乏力、烦躁等伴见症状基本缓解。

辨证：本证多见于佝偻病恢复期及后遗症期，临床以遗留明显骨骼畸形为特征。

治法：补肾填精，强筋壮骨。

方药：补天大造丸加减。骨骼改变明显，舌红少苔者，加龟甲、鳖甲、阿胶养阴填精；骨骼改变，舌淡苔白者，加巴戟天、淫羊藿等温肾强骨。

（2）中成药疗法

1）玉屏风颗粒：用于肺脾气虚证。

2）龙牡壮骨颗粒：用于肺脾气虚及脾肾亏虚证。每次2岁以下为5g，2～7岁为7.5g，7岁以上为10g，每日3次，口服。

3）六味地黄丸：用于脾肾亏虚证。

（3）推拿疗法　适用于单纯性维生素D缺乏在早、中期骨骼畸形改变不明显的患儿。以健脾益肾为基本治法，主要方法包括补脾经，补肾经，摩腹，按揉神门、期门、章门、足三里、三阴交等，捏脊，按揉脾俞、胃俞、肾俞等。

（4）针灸治疗　针灸治疗目的主要是健脾补肾，用于单纯性维生素D缺乏在早、中期骨骼畸形改变不明显的患儿。主穴选取足三里、中脘、天枢、脾俞、胃俞、命门、肾俞。夜间睡眠不安者，可加神门、内关；乏力者，可加关元、气海、阳陵泉。采用补法，留针20分钟。可配合灸法，选足三里、神阙、命门、脾俞，选2～4穴，灸15～20分钟。

（5）其他疗法

1）耳穴压豆：选穴脾、胃、神门、肾、肝，每次按压3～5分钟，每日3次。

2）单方验方：龙骨、牡蛎、太子参、淫羊藿各10g，研成粉末，每次0.5g，水冲服，每日3次。

【预防与调护】

1. 预防

（1）适当日照及进行户外运动。晒太阳是预防佝偻病有效、经济、方便的方法。出生后的新生儿可到户外晒太阳，应挡住眼睛，避免强光损伤眼睛；婴幼儿坚持户外活动，冬季也要保证每日 1～2 小时的户外活动，以舒适、不损伤皮肤为度。

（2）孕妇应经常到户外活动，进食含钙、磷丰富的食物；妊娠后期孕妇、乳母及婴幼儿定量口服维生素 D，母乳喂养要及时添加辅食，或选用维生素 D 强化食品。研究发现，儿童每日获得维生素 D 400IU 是治疗和预防本病的关键。早产儿、低出生体重儿、双胎儿生后 1 周开始补充维生素 D 800IU/d，3 个月后改为预防量；足月儿生后 2 周后开始补充维生素 D 400IU/d，补充至 2 岁。夏季阳光充足，暂停或减量服用维生素 D。

2. 调护

（1）勿过早让小儿站立、行走，或久坐、久站，以免骨骼发生畸形。

（2）定期体检，及早发现和治疗。

（二）维生素 D 缺乏性手足搐搦症

维生素 D 缺乏性手足搐搦症（tetany of vitamin D deficiency），又称佝偻病性低钙惊厥或静儿手足搐搦症，是由于维生素 D 缺乏、血钙降低，从而引起神经肌肉兴奋性增高的一种疾病，以惊厥、手足肌肉抽搐或喉痉挛等为主要症状。本病多发生于 2 岁以下婴幼儿，尤以 6 个月以内小婴儿多见，我国北方冬、春两季及少见日光的婴儿常见。近年来由于广泛应用维生素 D 预防，发病率已逐年减少。本病属于中医学"慢惊风"范畴。

【西医病因、发病机制与中医病因病机】

1. 西医病因及发病机制 本病的病因与维生素 D 缺乏性佝偻病相同，而血清钙离子降低则为其直接原因。当血清总钙量降至 1.75～1.88mmol/L（7～7.5mg/dL），或钙离子降至 1.0mmol/L（4mg/dL）以下时，则可见手足搐搦、喉痉挛，甚至全身性抽搐等症状。血钙降低时，甲状旁腺受刺激而显示出继发性功能亢进，分泌较多的甲状旁腺素，使尿磷的排泄增加，并使骨骼脱钙而补充血钙不足，故当甲状旁腺代偿功能不足时，血钙不能维持正常水平则发病。

2. 中医病因病机 小儿先天禀赋不足和后天调护失宜为本病的主要发病原因。

（1）先天禀赋不足 父母精血不足，体质虚弱而孕，或其母受胎而多病，或早产、多胎等因素，致胎元失养，禀赋不足，出生后脾肾亏虚，气血虚弱，筋脉失于濡养而发病。

（2）后天调护失宜 小儿后天喂养不当、调护失宜，或暴吐暴泻、久吐久泻，或妄用苦寒攻伐之法，可导致中焦受损，脾胃虚弱，则土虚木乘，肝亢风动；若吐泻日久，或误服寒凉，伐伤阳气，则可致脾肾阳虚，阴寒内盛，不能温煦筋脉而致虚极生风之证；外感热病后耗伤阴液，肝肾阴虚，水不涵木，而致虚风内动。

本病病程较长，以虚证为主，病机总属脾肾不足，肝亢有余，病位主要在肝、脾、肾。

【临床表现】

本病主要表现为惊厥、手足搐搦和喉痉挛，同时伴有不同程度的佝偻病表现。

1. 惊厥　为常见的发作形式。患儿常无发热或其他原因而突发的四肢抽动，目珠上窜，面肌震颤，意识暂时丧失，甚或二便失禁等，发作时间为数秒至数分钟左右，可数日发作 1 次，或每日发作数次。发作后意识恢复，发作轻时仅有短暂的眼球上窜和面肌抽动，神志清楚。

2. 手足搐搦　常见于较大的婴幼儿，突发性手足强直痉挛，双手腕部屈曲、手指伸直、拇指内收向掌心贴近；足部踝关节伸直，足趾强直向下弯曲，足底呈弓状，发作时意识清楚。

3. 喉痉挛　婴儿多见，喉部肌肉及声门突发痉挛，呼吸困难，严重者可发生窒息、发绀、严重缺氧，甚至死亡。6 个月以内婴儿若表现为颜面部无热阵发性青紫，应提高警惕。

4. 其他　往往有出汗、睡眠不安、易惊哭等神经兴奋症状。此外，在患儿不发作时可通过刺激神经肌肉引出以下体征：①面神经征，以叩诊锤或手指尖轻击患儿颧弓与口角间的面颊部（第 7 颅神经孔处），可引起眼睑和口角抽动者为阳性，新生儿期可呈假阳性。②腓反射，以叩诊锤骤击膝下外侧腓神经处，可引起向外侧收缩者为腓反射阳性。③陶瑟征，以血压计袖带包裹上臂，使血压维持在收缩压和舒张压之间，5 分钟之内该手出现痉挛状属阳性。

【诊断与鉴别诊断】

1. 诊断　患儿突发无热惊厥、手足搐搦或喉痉挛等症状，反复发作，发作后神志清醒，无神经系统体征者，应首先考虑本病；若有维生素 D 缺乏史，或同时有佝偻病存在，可有助于诊断；血清总钙 < 1.75mmoL/L，或血清离子钙 < 1.0mmoL/L 者则可确诊。

2. 鉴别诊断

（1）低血糖症　常发生于清晨空腹时，有进食不足或腹泻病史，一般口服或静脉注射葡萄糖液后抽搐立即停止，血糖常 < 2.2mmol/L，血钙正常。

（2）低镁血症　多见于新生儿，或牛乳喂养的小婴儿，常同时合并低钙血症。听觉或触觉刺激可引起烦躁、惊跳、阵发性屏气，甚至惊厥、手足痉挛，严重时可有心律失常。血清镁常 < 0.58mmol/L。

（3）原发性甲状旁腺功能减退症　表现为间歇性惊厥或手足搐搦，间隔几天或数周发作 1 次。血磷升高 > 3.2mmol/L，血钙降至 1.75mmol/L 以下，碱性磷酸酶正常或稍低；颅骨 X 线片可见基底节钙化灶。

（4）婴儿痉挛症　多见于 1 岁以内起病，突然发作，头、躯干及上肢均屈曲，手握拳，下肢弯曲至腹部，伴点头状搐搦、意识障碍，发作数秒至数十秒后停止。智力多受影响，脑电图有高幅异常节律。

【治疗】

首先急救，控制惊厥、解除喉痉挛；其次补钙，使血钙迅速上升，使惊厥等症状不再出现；最后补充维生素 D，使钙、磷代谢恢复正常，以根治本病。因本病多属虚证，中医治疗以补益为主，重在培补元气，调理脾肾，平肝息风。

1. 西医治疗

（1）急救处理 ①控制惊厥或喉痉挛：立即肌内注射或静脉注射苯巴比妥钠，初始量每次 15 ～ 20mg/kg，以后每次 2.5 ～ 5mg/kg，每日 1 ～ 2 次；或地西泮肌内或静脉注射，每次 0.3 ～ 0.4mg/kg；或 10% 水合氯醛灌肠，每次 40 ～ 50mg/kg，总量不超过 10mL。或配合中医针灸治疗。②通畅气道：喉痉挛者须立即将舌头拉出口外，加压给氧，必要时行气管插管。

（2）钙剂治疗 10% 的葡萄糖酸钙 1 ～ 2mL/kg 加入 5% ～ 10% 葡萄糖液 10 ～ 20mL 稀释，缓慢静脉滴注，以防血钙骤升导致心搏骤停。惊厥反复时，可在 6 小时后重复 1 次，直至惊厥停止后改为口服钙剂。

（3）维生素 D 治疗 经过钙剂治疗，低血钙症状控制后，补充维生素 D 可参照"维生素 D 缺乏性佝偻病"。

2. 中医治疗 见"慢惊风"相关内容。

第十四章　感染性疾病 ▷▷▷▷

一、麻疹

麻疹（measles）是小儿时期常见的一种急性呼吸道传染病，临床以发热、上呼吸道炎症、结膜炎、麻疹黏膜斑及全身斑丘疹为特征。本病一年四季均可发病，冬、春两季多见。患儿及亚临床病毒携带者是主要传染源，通过打喷嚏、咳嗽和说话等飞沫或接触眼部的分泌物传播，其传染性较强，人群普遍易感，患病后大多可获持久免疫力。本病一般预后良好，死亡主要是由于肺炎、脑炎等严重并发症。随着麻疹减毒活疫苗预防接种工作的开展，本病只有一些散发病例及小范围的流行，但发病有向大年龄推移趋势，并发症及死亡者却不多见。本病西医病名与中医病名相同。

【西医病因、发病机制及病理与中医病因病机】

1. 西医病因、发病机制及病理

（1）病因　麻疹为感染麻疹病毒所致。麻疹病毒只有一个血清型，抗原性稳定。人是唯一宿主，病毒在体外生存力不强，不耐热，对紫外线和一般消毒剂均敏感，在室内可存活32小时，但在流通的空气中或阳光下半小时即失去活力。麻疹患者出疹前后的5天均有传染性，如有并发症的患者传染性可延长至出疹后10天。前驱期和出疹期在患者的鼻咽分泌物、血和尿中可分离出麻疹病毒。

（2）发病机制　麻疹病毒通过鼻咽部进入人体后，在局部呼吸道黏膜及附近淋巴组织内繁殖，同时有少量病毒侵入血液，引起第一次毒血症；此后病毒在全身单核 - 吞噬细胞系统继续复制，感染后第5～7天再大量进入血液，引起第二次病毒血症。病毒播散至全身组织器官，进而造成皮肤、眼结合膜、呼吸道和其他器官的损害。麻疹过程中，由于全身及局部免疫反应受到抑制，故部分患者常继发鼻炎、中耳炎、喉炎、支气管肺炎或导致结核病复燃，特别是营养不良或免疫功能缺陷的儿童，可发生重型麻疹或因严重肺炎、腹泻、脑炎等并发症而导致死亡。

（3）病理　在皮肤、黏膜及淋巴组织处可见有单核细胞增生及多核巨细胞围绕在毛细血管周围的典型病理改变。麻疹黏膜斑和皮疹的发生是由真皮和细胞充血、水肿、增殖及浆液渗出所致。麻疹病毒引起的间质性肺炎为巨细胞病毒肺炎，继发细菌感染则引起支气管肺炎。亚急性硬化性全脑炎（subacute sclerosing panencephalitis，SSPE）患者有皮质和白质的变性，细胞核及细胞质内均见包涵体。

2. 中医病因病机　麻疹主要因感受麻毒时邪，病变主要在肺、脾。病毒时邪由口鼻而入犯肺，肺卫失宣，故见发热、咳嗽、鼻塞、流涕等症，此为前驱期；麻毒进一步由肺及脾，正气奋起抗争，驱邪外出，麻毒从皮肤透发全身，达于四末，则出现红色斑丘疹，此为出疹期；疹透齐后，毒随疹泄，热去津伤，故麻疹按出疹顺序逐渐回收，疹退脱皮，进入恢复期，此为典型麻疹之顺证。麻疹以外透为顺，内传为逆，若患儿素体正气不足，不能托邪外泄，或因感受麻毒炽盛，极易化火内陷，出现麻疹透发不顺，形成逆证、险证。若麻毒内归于肺，或复感外邪侵袭于肺，灼津炼液成痰，痰热壅盛，肺气郁闭，则出现咳嗽、气喘、鼻扇的邪毒闭肺证；若麻毒时邪热盛，夹痰循经上攻咽喉，则出现犬吠样咳嗽、声音嘶哑的麻毒攻喉证；若麻毒内陷厥阴，邪毒蒙蔽心包，引动肝风，则出现抽搐、昏迷的邪陷心肝证。

【临床表现】

1. 典型麻疹

（1）潜伏期 大多 6～18 天（平均为 10 天左右）。潜伏期末可有低热或全身不适。

（2）前驱期 常持续 3～4 天。主要表现：①发热，多为中度以上，热型不一。②在发热同时出现咳嗽、打喷嚏、咽部充血等，特别是流鼻涕、结膜充血、眼睑水肿、畏光、流泪等眼鼻卡他症状是本病特点。③麻疹黏膜斑，是麻疹早期的特异性体征，常在出疹前 1～2 天出现，开始时见于上下磨牙相对的颊黏膜上，如沙砾大小的灰白色小点，周围有红晕，常在 1～2 天迅速增多，可累及整个颊黏膜并蔓延至唇部黏膜，于出疹后逐渐消失，可留有暗红色小点。④部分病例可有一些非特异症状，如全身不适、食欲减退、精神不振等。婴儿可有呕吐、腹泻等消化道症状。偶见皮肤荨麻疹，隐约斑疹或猩红热样皮疹，在出现典型皮疹时消失。

（3）出疹期 多在发热 3～4 天后出现皮疹，此时全身中毒症状加重，体温可突然高达 40℃，咳嗽加剧，伴嗜睡或烦躁不安，重者有谵妄、抽搐。皮疹先出现于耳后、发际，渐及额、面、颈部，自上而下蔓延至躯干、四肢，最后达手掌与足底。皮疹初为红色斑丘疹，呈充血性，疹间可见正常皮肤，不伴痒感。以后部分融合成片，颜色加深呈暗红。此期肺部可闻及干、湿性啰音。

（4）恢复期 若无并发症发生，出疹 3～4 天后发热开始减退，食欲、精神等全身症状逐渐好转，皮疹按出疹的先后顺序开始消退，疹退后皮肤留有棕褐色色素沉着并伴糠麸样脱屑，一般 7～10 天后消退。

2. 非典型麻疹

（1）轻型麻疹 多见于曾接种过麻疹疫苗或在潜伏期内曾接受过丙种球蛋白，或 8 个月以下从母体获得的抗体尚部分存在的婴儿。发热、眼结膜充血及上呼吸道症状轻，皮疹稀疏，色淡，消失快，疹退后无色素沉着或脱屑，麻疹黏膜斑不明显，病程约 1 周，无并发症。常需要靠流行病学资料和麻疹病毒血清学检查确诊。

（2）重型麻疹 多见于免疫力低下继发严重感染或原患有营养不良者。起病即呈现高热，且持续在 40℃以上，全身中毒症状及呼吸道症状重，甚或谵妄、惊厥、昏迷等。皮疹密集或融合成片，呈紫蓝色出血性皮疹者，常有黏膜和消化道出血，或咯血、血尿、血小板减少等，又称为黑麻疹。部分患儿可表现皮疹少、色暗淡，或皮疹骤退、四肢冰冷、血压下降等，出现循环衰竭的表现。此型患儿常有肺炎、心力衰竭等并发症，死亡率高。

（3）无疹型麻疹　主要见于用免疫抑制剂的患儿。可无典型黏膜斑和皮疹，甚至整个病程中无皮疹出现。此型诊断不易，只有依赖前驱症状和血清中麻疹抗体滴度增高才能确诊。

（4）异型麻疹　多见于接种麻疹灭活疫苗后 4～6 年，再次感染麻疹病毒者。可表现为突然高热、头痛、肌痛或四肢浮肿，无麻疹黏膜斑；病后 2～3 天出疹，出疹顺序与正常顺序相反，从四肢远端开始，逐渐扩散到躯干、面部，皮疹呈多形性。

【并发症】

1.喉炎　多见于 3 岁以下小儿，由麻疹病毒感染或继发细菌引起，临床表现为声音嘶哑、犬吠样咳嗽、吸气性呼吸困难及三凹征等，严重者可窒息死亡。

2.肺炎　为麻疹常见的并发症，多见于 5 岁以下小儿。原发性系麻疹病毒本身引起的间质性肺炎，多随麻疹减轻而消失；继发性为肺炎链球菌、金黄色葡萄球菌、流感嗜血杆菌等感染引起，易并发脓胸和脓气胸，继发肺炎常见于重度营养不良或免疫功能低下的小儿，临床症状重，预后较差。

3.心肌炎　当 2 岁以下小儿在出疹期或恢复期出现烦躁、气促、面色苍白、发绀、心音低钝、心率快、心电图改变等表现时，要注意并发心肌炎，重者可出现心力衰竭、心源性休克。

4.脑炎　常发生于出疹后 2～6 天。临床表现和脑脊液检查与其他病毒性脑炎类似。病死率高，后遗症多，有运动、智力、精神障碍及癫痫等后遗症。

5.亚急性硬化性全脑炎　是麻疹的一种远期并发症，发病率约为百万分之一。本病常在原发麻疹 2～17 年后发病，开始症状很隐匿，有轻微的行为改变和学习障碍，继而出现智力低下、对称性肌阵挛，最后发展至木僵、昏迷、去大脑强直等。患者血清或脑脊液中麻疹病毒 IgG 抗体持续强阳性。

6.结核病恶化　麻疹患儿因免疫反应受到暂时抑制，可使体内原有潜伏的结核病灶重趋活动恶化，甚至播散而致粟粒性肺结核或结核性脑膜炎。

7.其他　由于麻疹病程中持续高热、食欲不振或护理不当，可导致营养不良和维生素 A 缺乏，引起干眼症，出现视力障碍，甚至角膜穿孔、失明。

【辅助检查】

1.外周血常规检查　外周血白细胞计数减少，分类中淋巴细胞相对增多。

2.血清抗体检测　患儿出疹后 3 天～4 周取血，麻疹病毒特异性 IgM 抗体阳性，或双份血清 IgG 抗体效价呈 4 倍以上升高，有助于诊断。

3.病毒抗原检测　用免疫荧光法测定鼻咽分泌物或尿沉渣脱落细胞中麻疹病毒特异性抗原，可做出早期快速诊断，也可采用聚合酶链反应（polymerase chain reaction，PCR）法检测麻疹病毒 RNA。

4.病毒分离检查　取早期患儿鼻咽分泌物、血、尿标本，可分离到病毒。

5.多核巨细胞检测　于出疹前 2 天至出疹后 1 天，取患者口腔黏膜、鼻咽拭子或尿沉渣涂片检查，可找到多核巨细胞或包涵体细胞。

【诊断与鉴别诊断】

1. 诊断　典型麻疹根据流行季节、麻疹接触史，前驱期有卡他症状、口腔内麻疹黏膜斑，恢复期疹退后有皮肤脱屑及色素沉着等特点，诊断不难。对非典型患者难以确诊者，需依赖于实验室检查。

2. 鉴别诊断　本病需与风疹、幼儿急疹及猩红热相鉴别，见相应章节内容。

【治疗】

西医目前尚无特殊治疗，以对症治疗、恰当的护理及预防并发症为主。对典型麻疹无并发症者，应以中医辨证治疗为主，治疗原则为以透为顺，以清为要；对重症麻疹或出现并发症者，则应积极采取中西医结合的治疗方法。

1. 西医治疗

（1）对症治疗　高热者，给予小量退热剂或物理降温，注意降温幅度不宜过大过快，体温宜维持在 38～38.5℃，有利于麻疹透发；烦躁不安时，可给予镇静剂；剧咳时，用非麻醉镇咳剂或超声雾化吸入；有明确的细菌继发感染时，应给予相应的抗生素。麻疹患儿对维生素 A 需要量大，WHO 推荐在维生素 A 缺乏区的麻疹患儿应补充维生素 A。

（2）并发症治疗　出现并发症者，应积极治疗，可参考相应章节内容处理。

2. 中医治疗

（1）辨证论治　首辨顺证与逆证。顺证表现为皮疹按正常顺序出没，疹色红活，分布均匀，身热不甚，微有汗出，神志清楚，咳无气促，二便调和通畅，为正气盛，邪毒轻之表现；逆证表现为疹出先后无序或疹出不畅，或暴出暴收，疹色紫暗，稠稀不匀，并伴高热持续，或身热骤降，精神萎靡，或烦躁不安，或咳剧喘促，或声音嘶哑，状如犬吠，或神昏谵妄、惊厥抽搐等，为邪盛正衰之危候。

因"麻为阳毒，以透为顺""麻喜清凉"，本病以清凉透疹为基本治疗原则。前驱期以辛凉透表为主；出疹期重在清热解毒；恢复期应甘凉养阴，清解余热。治疗中需注意：透疹不可过于辛温，避免温燥伤津；清解勿过于寒凉，以免伤阳而透疹无力；养阴忌滋腻留邪。逆证宜采取中西医结合疗法。

1）顺证

①邪犯肺卫

证候：发热恶风，鼻塞流涕，打喷嚏，咳嗽，眼睑红赤，泪水汪汪，畏光羞明，体倦食少，小便短黄，或大便稀溏，发热 2～3 天在口腔颊部近臼齿处出现麻疹黏膜斑，舌苔薄白或微黄，脉浮数。

辨证：本证多见于前驱期。临床以发热恶风，鼻塞流涕，流泪畏光，发热 2～3 天在口腔颊部近臼齿处出现麻疹黏膜斑为特征。

治法：辛凉透表，清宣肺卫。

方药：宣毒发表汤加减，发热恶寒，鼻流清涕者，加紫苏叶、荆芥辛温解表；潮热有汗，精神疲倦，恶心呕吐，大便稀溏者，加藿香、佩兰燥湿和中；高热无汗者，加浮萍透疹散邪；发热烦躁，咽红口干者，加金银花、蝉蜕辛凉解表；咽喉肿痛者，加射干、马勃清咽散结；发热阴伤者，加生地黄、玄参、石斛养阴清热；素体虚弱，无力透疹者，加党参、黄芪、黄精扶正透表；风寒外束，腠理开合失司，影响透疹者，加麻黄、细辛辛温透表；夜睡不安，尿黄短少者，加淡竹叶、通草清心利水。

麻疹轻证患者多见于潜伏期内接受过丙种球蛋白注射，或曾接种过麻疹疫苗，或<8个月婴儿体内尚留存母亲抗体者，表现为低热，有轻度肺卫症状，麻疹黏膜斑不明显，皮肤红色斑丘疹稀疏、色淡，疹退后无色素沉着或脱屑，病程1周左右，无并发症，常作邪犯肺卫诊断，可依此证辨治。

②邪入肺胃

证候：发热持续，起伏如潮，每潮一次，疹随汗出，依序而现，疹点细小，由疏转密，稍觉凸起，触之碍手，疹色暗红，伴烦渴嗜睡，目赤眵多，咳嗽加剧，大便干结，小便短少，舌红苔黄，脉洪数。

辨证：本证为麻疹出疹期。临床以发热起伏如潮，疹随汗出，咳嗽加剧，烦渴，大便干结为特征。

治法：清热解毒，透疹达邪。

方药：清解透表汤加减。咳嗽剧者，加黄芩、鱼腥草、杏仁清肺化痰止咳；壮热、面赤、烦躁者，加生石膏、栀子、知母清热泻火；壮热不退，四肢抽搐者，加羚羊角、钩藤清肝息风；低热不退，口干，舌绛者，加地黄、淡竹叶、玄参养阴清热；疹点紫暗，融合成片者，加赤芍、牡丹皮、生地黄清热凉血；齿衄、鼻衄者，加藕节炭、白茅根凉血止血；神识昏蒙，嗜睡者，加石菖蒲、郁金豁痰开窍；身热不起，皮疹未透，或疹稀色淡者，加黄芪、太子参益气扶正。

③阴津耗伤

证候：疹点出齐后，发热渐退，咳嗽渐减，胃纳增加，精神好转，疹点依次渐回，皮肤呈糠麸状脱屑，留有色素沉着，舌红少津，苔薄，脉细数。

辨证：此期为麻疹恢复期。临床以疹点依次回收、皮肤脱屑、色素沉着为特征。

治法：养阴生津，清解余邪。

方药：沙参麦冬汤加减。大便干结者，加火麻仁、全瓜蒌润肠通便；低热不退者，加银柴胡、地骨皮、白薇清退虚热；纳谷不香者，加山药、谷芽、炒麦芽健脾开胃；烦躁不安，手足心热者，加灯心草、生地黄、莲子心清热除烦。

2）逆证

①邪毒闭肺

证候：高热不退，疹点不多，或疹点早回，或疹点密集，疹色紫暗，咳嗽气促，鼻翼扇动，唇周发绀，喉间痰鸣，烦躁不安，舌红，苔黄，脉数。

辨证：本证为麻疹合并肺炎。临床以高热不退，疹点不多，或疹点密集，咳嗽气促，鼻翼扇动，喉间痰鸣为特征。

治法：宣肺开闭，清热解毒。

方药：麻杏石甘汤加减。咳剧痰多者，加川贝母、鲜竹沥、天竺黄清肺化痰；咳嗽喘促者，加桑白皮、款冬花肃肺止咳；壮热不退，痰稠色黄者，加栀子、鱼腥草清肺解毒；疹点稠密，疹色紫暗，口唇发绀者，加丹参、紫草、红花活血化瘀；壮热气急，腹胀便秘者，加生大黄、玄明粉、栀子泻火通腑，急下存阴。

②麻毒攻喉

证候：身热不退，咽喉肿痛，声音嘶哑，咳声重浊，状如犬吠，喉间痰鸣，甚则吸气困难，胸高胁陷，面唇发绀，舌质红，苔黄腻，脉滑数。

辨证：本证为麻疹合并喉炎。临床以麻疹疾病中出现咽喉肿痛、声音嘶哑、咳如犬吠，甚则吸气困难为特征。

治法：清热解毒，利咽消肿。

方药：清咽下痰汤加减。大便干结者，加生大黄、芒硝清热泻火通腑；咽喉肿痛甚者，加六神丸清热利咽。若出现吸气困难及面色发绀等喉梗阻征象时，应采取中西医结合治疗措施，必要时需切开气管。

③邪陷心肝

证候：疹点密集成片，色泽紫暗，高热不退，烦躁谵妄，甚则神昏、抽搐，舌红绛，苔黄糙，脉数。

辨证：本证为麻疹合并脑炎。临床以麻疹疾病中出现高热、烦躁谵语、神昏抽搐为特征。

治法：清热解毒，息风开窍。

方药：羚角钩藤汤加减。高热、神昏及抽搐者，加紫雪丹清热解毒，镇痉开窍；痰涎壅盛者，加石菖蒲、鲜竹沥清热化痰开窍；大便干结者，加生大黄、芒硝清热通腑；若疹点骤没，面色青灰，汗出肢厥，心阳虚脱者，此为内闭外脱之危候，急宜独参汤或参附龙牡救逆汤以回阳救逆固脱。

（2）推拿疗法

1）前驱期：推攒竹，分推坎宫，推太阳，擦迎香，按风池，清脾胃，清肺经，推上三关。

2）出疹期：拿风池，清脾胃，清肺经，清天河水，按揉二扇门，推天柱。

3）恢复期：补脾胃，补肺经，揉中脘，揉脾俞、胃俞，揉足三里。

（3）中成药疗法

1）双黄连口服液：每支10mL。每次3岁以下为10mL，每日2次；每次3～6岁为10mL，每日3次；每次6岁以上为20mL，每日2次。口服。用于邪犯肺卫证、邪入肺胃证。

2）小儿羚羊散：每包1.5g。每次1岁为1/5包、2岁为1/4包、3岁为1/3包，每日3次。温开水冲服。用于邪毒闭肺证、邪陷心肝证。

3）安宫牛黄丸：每丸重3g。每次＜3岁为1/4丸、4～6岁为1/2丸，每日1次。温开水化开送服。用于邪陷心肝证。

4）痰热清注射液：0.3～0.5mL/kg，最大剂量不超过20mL，加入5%葡萄糖注射液或0.9%氯化钠注射液100～200mL，静脉滴注，控制滴数每分钟30～60滴，每日

1 次。或遵医嘱。用于邪入肺胃证、邪毒闭肺证、邪毒攻喉证。

5）醒脑静注射液：0.5mL/（kg·d），最大剂量不超过 20mL，加入 5%～10%葡萄糖注射液或 0.9%氯化钠注射液 50～250mL 稀释后静脉滴注。用于邪毒攻喉证、邪陷心肝证。

（4）中药外治法　麻黄、芫荽、浮萍各 15g，加水适量煮沸，使水蒸气布满室内，再用热毛巾沾药液，热敷胸背。也可用柽柳 30g，荆芥穗、樱桃叶（或樱桃树根、皮，剂量同）各 15g，煎药熏蒸。用于出疹期，疹点透发不畅者。

（5）食疗

1）前驱期（宜作汤食，以助发汗；不宜摄入酸湿收敛类食物，以免敛邪）：①苦菜煮汤，用于麻疹发热。②芫荽煮汤，用于小儿麻疹，发热无汗。

2）出疹期（同前驱期）：①马蹄芫荽胡萝卜汤：马蹄、芫荽、胡萝卜，煮汤。用于小儿麻疹透发不畅，疹出去芫荽。②竹笋鲫鱼汤：竹笋、鲫鱼，煮汤。用于小儿麻疹不透。

3）恢复期（宜逐渐加强营养，以利病体恢复；不宜摄入海腥发物，以免变生他病）：百合鸡蛋黄汤：百合、鸡子黄、冰糖，煮汤。用于养阴清热。

4）其他：①煮鸽蛋：鸽蛋，煮食。麻疹流行期每日 2 个，连食 6～10 个。用于预防麻疹。②葵子散：向日葵子捣碎，开水冲食。用于小儿麻疹不透。③绿豆皮汤：绿豆皮、白糖，煮汤。用于麻疹合并肠炎。

【预防与调护】

1. 预防

（1）易感儿进行麻疹减毒活疫苗预防接种；有明显麻疹接触史者，5 天内及时注射丙种球蛋白 0.25mL/kg 可预防发病，若使用量不足或接触麻疹 5 天之后使用，仅可减轻症状。被动免疫只可维持 3～8 周，以后应采取主动免疫措施。

（2）麻疹流行期间，避免去公共场所及探亲访友。对麻疹患者应做到早诊断、早报告、早隔离、早治疗，患儿隔离至出疹后 5 天，并发肺炎者，延长隔离至出疹后 10 天。

2. 调护

（1）患儿应卧床休息，居室空气要流通，保持适当温度和湿度，有畏光症状时室内光线要柔和。

（2）注意补充水分，给予易消化、富含营养的食物。

（3）保持患儿皮肤、眼睛、鼻腔及口腔的清洁，勤换内衣，注意消毒。

二、幼儿急疹

幼儿急疹（exanthema subitumn，ES）又称婴儿玫瑰疹，是人疱疹病毒（human herpesvirus，HHV）6、HHV7 导致的婴幼儿期常见的一种发疹性疾病，以持续高热 3～5 天、热退疹出为临床特点。本病多发生于春、秋两季，多见于 6～18 个月小儿，3 岁以后少见。无症状的成人患者是本病的主要传染源，经呼吸道飞沫传播。本病很少有并发症，少数出现惊厥，其预后良好，病后可以获得持久免疫力。本病相当于中医学"奶麻"范畴，因多发生于 2 岁以下的哺乳婴儿而得名。因其形似麻疹而又与麻疹有别，故又称"假麻"。

【西医病因与中医病因病机】

1. 西医病因 幼儿急疹主要是因感染 HHV-6B 型所致。HHV-6 与 HHV-7 常存在于健康成人的唾液中。由于新生儿可以从母亲获得该病毒抗体，6 月龄后易于发生原发感染。

2. 中医病因病机 感受幼儿急疹时邪，从口鼻而入，侵犯肺卫，邪正交争，故见高热。邪热蕴于肺胃，外泄于肌肤，则见皮疹。本病病位在肺、脾。小儿正气充盛，邪正相搏，时邪一般从卫分而解，不致入里深入营血。因此，本病来势虽盛，但邪热能解，预后良好。

【临床表现】

本病多发生于 2 岁以下的婴幼儿，发热持续 3 ~ 5 天，体温多达 39℃或更高，但全身症状较轻；热退后皮肤出现红色斑丘疹，迅速遍布躯干及面部，皮疹呈向心性分布，躯干为多，2 ~ 3 天皮疹消失，无色素沉着及脱屑。本病一般症状较轻，多数为良性经过。

由 HHV-6 及 HHV-7 感染引起的幼儿急疹临床表现相似。第一次幼儿急疹的病因多由 HHV-6 感染引起。HHV-7 感染所致幼儿急疹约 30％有既往幼儿急疹发作史，两次发作间隔几个月不等。

【辅助检查】

1. 病毒分离检查 是 HHV-6、HHV-7 感染的确诊方法。

2. 病毒抗体测定 采用 ELISA 方法和间接免疫荧光方法测定 HHV-6、HHV-7 IgM 抗体，是目前常用和简便的方法。

3. 病毒核酸检测 采用核酸杂交方法及 PCR 方法可以检测 HHV-6、HHV-7。

【诊断与鉴别诊断】

1. 诊断 根据幼儿急疹典型的临床表现诊断并不难。

2. 鉴别诊断 本病需与麻疹、风疹及猩红热相鉴别，见相应章节内容。

【治疗】

本病西医无特异性治疗方法，以对症治疗为主。中医治疗原则为"以透为顺"，予以辛凉解表，清热透疹。

1. 西医治疗 高热者可给予解热镇静药口服，并给予足够水分。

2. 中医治疗

（1）辨证论治

1）邪郁肌表

证候：突然高热，多为 39 ~ 40℃，但精神如常，或略烦躁，食欲略差，尿黄，或见呕吐，腹痛，泄泻，咽红，舌红，苔薄黄，指纹浮紫。

辨证：本证以发热为主症。临床以突起高热，持续 3 ~ 4 天，一般情况良好为特征。

治法：辛凉解表。

方药：银翘散加减。高热甚者，加用栀子、生石膏、羚羊角粉以增退热之功；时邪夹寒郁表，发热恶寒，鼻塞流涕者，加紫苏叶、防风解表散寒；囟填或见抽风者，加僵蚕、钩藤、石决明，或加用小儿金丹片凉肝息风；食欲不振，大便溏薄者，加葛根、白扁豆、焦山楂调脾止泻；咽部红肿疼痛，颈及耳后淋巴结肿大明显者，加大青叶、蒲公英、浙贝母、射干利咽消肿。

2）热透肌肤

证候：热退身凉，周身出现红色小丘疹，从躯干延及全身，压之退色，1～2天皮疹消退，或有口干、纳差，舌红，苔薄黄，指纹紫滞。

辨证：本证以身热骤降，皮疹透发为临床特征。

治法：清热透疹。

方药：化斑解毒汤加减。食欲不振者，加鸡内金、炒麦芽健脾开胃；大便干硬者，加火麻仁、瓜蒌子润肠通便；口干，舌苔少津者，加芦根、玉竹养阴生津止渴。

（2）中成药疗法

1）银黄口服液：用于邪郁肌表证。每次1岁以下为1/2支，1～2岁为1支，每日3次，口服。

2）小儿紫草丸：用于热透肌肤证。每次1岁以内为1/2丸，1～2岁为1丸，每日2次，口服。

（3）推拿疗法　开天门，推坎宫，揉太阳，揉风池，补脾经，揉一窝风，揉总筋，掐揉小天心，推三关，退六腑。邪郁肌表者，加清天河水，掐揉二扇门，推天柱骨；热透肌肤者，加清天河水，揉血海、三阴交。

（4）针灸疗法　高热时，用体针，取穴大椎、曲池、合谷、足三里。强刺激泻法，持续捻针3～5分钟，不留针。

（5）食疗法　①金银花粳米粥：金银花5～10g，粳米30～50g，食盐适量。先将金银花加适量水煎汁，去药渣后加入粳米煮成稀粥，酌加食盐调味即可，待温服食。可疏风清热。适宜出疹期热蕴肺胃证。②蝉蜕粳米粥：蝉蜕3～5g，粳米30～50g，冰糖少许。先将蝉蜕洗去杂质，晒干研细末，和粳米一同煮成粥。亦可待粥将熟时，加入蝉蜕末、冰糖煮数沸即成，待温服食。可清热除烦，也适宜出疹期烦躁不安者。

【预防与调护】

1. 预防　在婴幼儿集体场所，发现可疑患儿应隔离观察7～10天，隔离至患儿出疹后5天。

2. 调护　婴幼儿患病期间，宜安静休息，注意避风寒、防感冒。饮食宜清淡，容易消化，忌油腻，适当多饮水。对持续高热患儿可做物理降温，防止发生高热惊厥。

三、风疹

风疹（german measles，rubella）又称德国麻疹（German measles），是由风疹病毒引起的急性呼吸道传染病，临床以发热，皮疹，耳后、枕后、颈部淋巴结肿大和全身症状轻微为特征。本病一年四季均可发生，春季发病率最高。患者是唯一的传染源，主要经呼吸道飞沫传播，5 岁以下小儿多见，可在幼托机构发生流行。本病病程短，预后一般良好，患病后可获持久免疫力。妊娠早期感染风疹病毒后，病毒可通过胎盘传给胎儿，导致死胎、早产及多种先天异常，如听力异常、发育延迟、生长落后、先天性白内障、先天性心脏病等，称为"先天性风疹综合征"。本病相当于中医学"风痧""瘾疹"等范畴。

【西医病因、发病机制与中医病因病机】

1. 西医病因及发病机制

（1）病因　风疹病毒只有一种抗原型，不耐热，在室温很快失去活力，但能耐寒和干燥。出疹前 5 ～ 7 天到疹后 3 ～ 5 天，在患儿鼻咽部的分泌物中能找到病毒。先天性风疹患儿，病毒可在新生儿咽部持续存在数月，并随二便排出，可以在家庭成员及医护人员中传播。

（2）发病机制　病毒主要通过空气飞沫侵入患儿的上呼吸道黏膜、颈淋巴结并复制，引起上呼吸道炎症和病毒血症，表现为发热、皮疹和浅表淋巴结肿大，其皮疹是由病毒直接损害真皮层毛细血管内皮细胞所致。孕妇妊娠初期 3 个月内感染风疹病毒，可经胎盘感染胎儿，通过抑制细胞有丝分裂、细胞溶解、胎盘绒毛炎等引起胎儿损伤，导致各种先天畸形。

2. 中医病因病机　风疹病因为感受风疹时邪，主要病机为邪毒与气血相搏，外泄肌肤所致。风疹时邪从口鼻而入，郁于肺卫，蕴于肌腠，与气血相搏，邪毒外泄于肌肤故发皮疹。本病邪轻病浅，一般只伤及肺卫，故见发热、咳嗽、流涕，皮疹色淡红、分布均匀等，邪随疹泄后迅速康复；但也有因邪毒炽盛，内传入里，燔灼气营，或破伤营血，而见高热烦渴，疹色鲜红或紫暗，疹点密集。邪毒与气血相搏，阻滞于少阳经络，则发为耳后及枕后臖核肿大。本病邪毒外泄，疹点透发之后，即热退而解。

【临床表现】

1. 获得性风疹

（1）潜伏期　长短不一，一般为 14 ～ 21 天。

（2）前驱期　较短，多数为 1 ～ 2 天，有低热或中度发热，轻咳、咽痛、流涕，或轻度呕吐、腹泻等。耳后、枕后及颈部淋巴结肿大，单个分散，有轻度压痛。

（3）出疹期　多数患儿发热 1 ～ 2 天后出疹，皮疹呈多形性，多为散在淡红色斑丘疹，也可呈大片皮肤发红或针尖状猩红热样皮疹。先见于面部，迅速由面部、颈部、躯干波及四肢，24 小时内波及全身，一般历时 3 天，疹退后无脱屑或留有细小脱屑，但无色素沉着。出疹时可伴低热、淋巴结肿大、轻度脾肿大等。

风疹并发症很少，偶可并发中耳炎、支气管炎、肺炎、心肌炎等。风疹后数周，偶见肾小球肾炎、关节炎、血小板减少等。偶见并发脑炎，发病率低，约为 1/6000，表现与其他病毒性脑炎相似，病程约 1 周，大部分可痊愈。

2. 先天性风疹综合征　妊娠 3 个月以内患风疹的孕妇，风疹病毒可通过胎盘传给胎儿，使胎儿发生严重的全身感染，引起多种先天缺陷或畸形，称之为先天性风疹综合征。患先天性风疹综合征胎儿生后可发生：①新生儿期表现，如肝脾肿大、血小板减少、淋巴结肿大、脑膜脑炎等。②器官畸形和组织损伤，如生长发育迟缓、先天性心脏病、白内障、小眼睛、视网膜病、耳聋等。③慢性或自身免疫引起的晚发疾病，如慢性进行性全脑炎、甲状腺炎、间质性肺炎等，这些迟发症状可在生后 2 个月～20 年发生。

【辅助检查】

1. 外周血常规检查　白细胞计数正常或稍减低，淋巴细胞相对增多，可见异型淋巴细胞。

2. 病毒分离检查　患儿咽部分泌物及血清中可分离出病毒。孕妇原发感染风疹病毒后，可采取羊水、胎盘绒毛或胎儿活检组织进行病毒分离和鉴定。

3. 血清学检查　风疹特异性 IgM 抗体阳性，或取急性期和恢复期双份血清，检测特异性抗体，4 倍以上升高者诊断为近期感染。

【诊断与鉴别诊断】

1. 诊断　根据流行病史，全身症状轻，出疹迅速，消退亦快，耳后、枕后和颈部淋巴结肿大，有触痛的特点，临床诊断不难。对临床表现不典型者，可做病毒分离或血清学检测以确定诊断。

先天性风疹综合征诊断标准：①典型先天性缺陷，如白内障、青光眼、心脏病、听力丧失及色素性视网膜炎等。②实验室分离出病毒，或检出风疹 IgM 抗体，或血凝抑制抗体滴度持续增高等。如未见畸形而仅有实验室证据，称之为先天性风疹感染。

2. 鉴别诊断　本病需与麻疹、猩红热及幼儿急疹相鉴别，见相应章节内容。

【治疗】

西医治疗本病目前尚无特效药物，主要是对症和支持治疗。中医治疗原则为"以透为顺"，治以疏风透疹，清热解毒。

1. 西医治疗　早期可试用利巴韦林、干扰素等。先天性风疹患儿可长期携带病毒，影响其生长发育，应早期检测视力、听力损害情况。

2. 中医治疗

（1）辨证论治　本病按卫气营血辨证，分为轻症、重症。轻症者，低热，疹色淡红，疹点分布均匀，病程为 3～4 天，病在肺卫；重症者，壮热烦渴，疹色鲜红或紫暗，疹点分布密集，出疹持续 5～7 天始见消退，病程较长，病在气营。轻症治以疏风解表透疹；重症治以清气凉营解毒。

1）邪郁肺卫

证候：发热恶风，喷嚏流涕，轻微咳嗽，胃纳欠佳，精神倦怠，疹色淡红，疹点稀疏细小、分布均匀、微有痒感，耳后、枕后及颈部淋巴结肿大，舌尖红，苔薄黄，脉浮数。

辨证：本证多见于轻症。临床以发热恶风，轻微咳嗽，疹色淡红，疹点稀疏细小、分布均匀为特征。

治法：疏风清热透疹。

方药：银翘散加减。耳后、枕后及颈部淋巴结肿大疼痛者，加蒲公英、夏枯草清热解毒散结；咽喉肿痛者，加大青叶、板蓝根清热解毒利咽；皮肤瘙痒者，加赤芍、牡丹皮、蝉蜕凉血祛风止痒；左胁下痞块肿大者，加牡丹皮、郁金疏利少阳。

2）邪入气营

证候：壮热口渴，烦躁不安，疹色鲜红或紫暗，疹点较密，小便短赤，大便秘结，耳后、枕后及颈部淋巴结肿大触痛，舌质红，苔黄糙，脉洪数。

辨证：本证多见于重症。临床以壮热烦渴，疹点密集，颜色鲜红或紫暗为特征。

治法：清气凉营解毒。

方药：透疹凉解汤加减。高热不退者，加黄芩、生石膏清热泻火；口渴甚者，加天花粉、鲜芦根清热生津；大便秘结者，加生大黄、芒硝泻下通腑；疹色紫暗密集者，加生地黄、牡丹皮、紫草清热凉血透疹。

若本病邪陷心肝，出现高热不退、神昏抽搐等症者，治以清热解毒，开窍息风，常用黄连解毒汤合羚角钩藤汤加减。

（2）中成药疗法

1）板蓝根冲剂：用于邪郁肺卫证。每次 1～2 岁为 1/4 袋，3～6 岁为 1/3 袋，7～9 岁为 1/2 袋，10～14 岁为 1 袋，每日 2～3 次，冲服。

2）清开灵口服液：用于邪入气营证。每次 6 岁以内为 10mL，7 岁以上为 20mL，每日 2 次，口服。

3）痰热清注射液：0.3～0.5mL/kg，最高剂量不超过 20mL，加入 5% 葡萄糖注射液或 0.9% 氯化钠注射液 50～200mL，静脉滴注，控制滴数在每分钟 30～60 滴，每日 1 次，或遵医嘱。用于邪入气营证。

（3）针灸疗法 取穴曲池、合谷、血海、三阴交，外感风邪甚者，加风池、风门、大椎。每次选用 3～5 穴，一般用泻法。留针 15～30 分钟。

（4）推拿疗法 ①开天门，推坎宫，揉太阳，揉耳后高骨，揉风池、肺俞、风门，清肺经，揉合谷、曲池，捏脊。用于邪郁肺卫证。②清天河水，揉小天心、一窝风，掐揉二扇门，清肺经、胃经，揉肺俞，捏脊。用于邪入气营证。

（5）食疗 ①豆腐绿豆汤：绿豆 30g，豆腐 30g，冰糖适量。将绿豆淘洗干净，放入锅中，加水适量，浸泡 1 小时后煮烂，加入豆腐，再煮 20 分钟，调入冰糖，使之融化即可。可清热解毒。②百合粥：百合 30g，大米 100g。上两样熬煮成粥，可长期服用。可润肺养肺。③天冬粥：天冬 20g，大米 100g，冰糖 10g。先煎天冬，去榨取汁，加入大米煮熟，加入冰糖即可服用。可养阴润肺。

【预防与调护】

1. 预防

（1）风疹流行期间，不带易感儿去公共场所，避免与风疹患儿接触。孕妇在妊娠 3 个月内应避免与风疹患者接触，若有接触史者可于接触 5 天内注射丙种球蛋白，可减轻症状或防止发病。

（2）对儿童及易感育龄妇女，可接种风疹减毒活疫苗，疫苗接种是预防风疹的有效措施。对已确诊为风疹的早期孕妇，应考虑终止妊娠。

（3）风疹患儿，应隔离至出疹后 5 天。

2. 调护

（1）患儿应卧床休息，饮食宜富含营养和容易消化，供给足够水分，保持室内适宜温、湿度。

（2）防止因瘙痒抓伤皮肤引起的感染。

四、猩红热

猩红热（scarlet fever）是由 A 组乙型溶血性链球菌感染后引起的急性发疹性呼吸道传染病，临床以发热、咽峡炎、全身弥漫性猩红色皮疹和疹退后皮肤脱屑为特征。本病以冬、春两季多见，传染源为患者和带菌者，主要通过呼吸道飞沫传播。经皮肤伤口或产道侵入而致感染者，为外科猩红热或产科猩红热。3～7 岁儿童是主要的易感人群，一般预后良好，但仍有少数病例 2～3 周可引起风湿热、急性肾小球肾炎等并发症。感染本病后可获得较长久的抗菌和抗红疹毒素的能力。由于红疹毒素有型特异性，型间没有交叉免疫，故可见到再次罹患本病的患儿。

本病相当于中医学"丹痧""喉痧""疫痧""烂喉丹痧"等，属中医学"温病"范畴。"丹痧"这一病名，较早见于清代顾玉峰《痧喉经验阐解》一书，清代叶天士在《临证指南医案》中描述了丹痧的临床特点，并提出治疗大法。

【西医病因、发病机制与中医病因病机】

1. 西医病因及发病机制

（1）**病因** 为感染 A 组乙型溶血性链球菌。有较强的侵袭力，能产生三种抗原性不同的红疹毒素。

（2）**发病机制** 病菌从呼吸道侵入咽、扁桃体，引起局部炎症，表现为咽峡及扁桃体急性充血、水肿，有中性粒细胞浸润，纤维素渗出，并可向邻近组织器官扩散，亦可通过血源播散。炎症病灶处溶血性链球菌产生红疹毒素，经吸收后使人体表皮毛细血管扩张，真皮层广泛充血，在毛囊口周围有淋巴细胞及单核细胞浸润，形成猩红热样皮疹。恢复期表皮细胞角化过度，并逐渐脱落形成临床上的脱皮。舌乳头红肿突起，形成杨梅舌。重型患者可有全身淋巴结、肝、脾等网状内皮组织增生，心肌发生中毒性退行性病变。部分患者于 2～3 周后出现变态反应，主要表现为肾小球肾炎或风湿热。

2. 中医病因病机 发病原因为感受痧毒疫疠之邪，病位在肺、胃两经。主要病机为痧毒疫疠之邪侵犯肺、胃，热毒炽盛，内外充斥，外透肌肤。痧毒疫疠之邪趁时令不正、寒暖不调之时，从口鼻侵入人体，蕴于肺、胃二经，郁而化热、化火。火热之毒发散，犯卫、入营、伤阴，从而形成邪侵肺卫、毒在气营、疹后伤阴三个病理阶段。

病之初起，首犯肺卫，邪郁肌表，正邪相争，可见恶寒发热等肺卫表证。继而疫毒化火入里，蕴于肺胃。咽喉为肺胃之门户，咽通于胃，喉通于肺，肺胃热盛，熏蒸咽喉，则咽喉糜烂、红肿疼痛；热毒灼伤肌膜，导致咽喉溃烂白腐；肺主皮毛，脾（胃）主肌肉，痧毒之邪，内蕴肺胃，外泄肌表，则肌肤透发痧疹，色红如丹。邪毒进一步化火入里，传入气营，或内迫营血，则可见壮热烦渴，皮疹如丹，成片成斑。舌为心之苗，邪毒内盛，心火独盛，加之热耗阴津，故舌生红刺，舌光无苔，状如杨梅。病之后期，邪毒化火，伤阴耗津，故见肺胃阴伤之证。在本病的发展过程中或恢复期，因患儿体虚，邪毒炽盛，邪盛正虚，可发生变证。若邪毒内陷心肝，则见神昏、抽搐等变证。或邪毒伤于心络，耗损气阴，心失所养，则见心悸、乏力、脉象结代等；若余邪热毒流窜筋肉关节，经络痹阻，可导致关节红肿疼痛的痹证；热毒损伤肺脾肾，导致三焦水液通调失职，水湿内停，外溢肌肤，则见水肿、小便不利等。

【临床表现】

潜伏期一般 1～7 天，外科型 1～2 天。其临床表现轻重差别较大，可有几种不同类型。

1. 普通型

（1）前驱期　时间较短，1～2 天。起病急骤，发热，头痛，咽痛，全身不适，体温一般在 38～39℃，重者可高达 40℃。咽及扁桃体显著充血，扁桃体陷窝处覆有较易拭掉的点状或片状白色脓性分泌物，软腭处有细小红疹或出血点。颈部及颌下淋巴结肿大，有触痛。

（2）出疹期　除高热、咽痛外，皮疹于发热第 1～2 天迅速出现，最初见于耳后、颈及上胸部，然后迅速波及躯干及上肢，24 小时内迅速蔓延至全身。在全身皮肤弥漫性充血潮红的基础上出现均匀、密集、针尖大小的猩红色小丘疹，呈鸡皮样，触之似粗砂纸样。疹间皮肤潮红，用手按压则红色可暂时消退数秒钟，出现苍白的手印，此种现象称为"贫血性皮肤划痕"。面颊部潮红无皮疹，而口鼻周围皮肤苍白，形成"口周苍白圈"。在皮肤皱褶的腋窝、肘弯、腹股沟等处，皮疹色深红，可密集成深红色横纹线状，称之为"帕氏线"。咽及扁桃体显著充血，可有脓性分泌物。病初舌苔白，红肿乳头可突出于白苔之外。以后白苔脱落，露出鲜红舌面，舌乳头红肿明显并持续存在，形成"杨梅"样舌。

（3）恢复期　一般情况好转，热退，皮疹按出疹顺序消退后脱皮，脱屑程度与皮疹轻重有关，轻者呈糠屑样，重者则大片脱皮，一般 2～4 周脱尽，不留色素沉着。

2. 重型　本型现已罕见。除上述典型症状外，全身中毒症状明显，并可有不同程度的嗜睡、烦躁和意识障碍；如合并脓毒症状，可并发败血症、肺炎、化脓性脑膜炎等，甚至可发生中毒性休克，危险性很高。

3. 外科（产科）型　链球菌经皮肤或黏膜伤口感染时，可有局部急性化脓性病变，皮疹从创口开始，再发展到其他部位皮肤，局部淋巴结可肿大、压痛，全身症状轻，无咽炎和杨梅舌。

【辅助检查】

1. 血常规检查　白细胞计数升高，可达（10～20）×10⁹/L 或更高，中性粒细胞百分比大于 80%，有时可见到中毒颗粒。

2. 病原学检查　咽拭子或伤口细菌培养可有 A 组乙型溶血性链球菌生长。

3. 血清学检查　绝大多数患儿于感染后 1～3 周抗链球菌溶血素 O（ASO）＞500U，并发风湿热的患儿血清滴度明显增高，而肾炎患者则高低不一。

【诊断与鉴别诊断】

1. 诊断 依据流行病史、发热、咽炎、杨梅舌及典型皮疹特征，结合外周血常规白细胞总数和中性粒细胞计数升高，即可诊断；病原学检查阳性者更可确诊。

2. 鉴别诊断

（1）与麻疹、风疹及幼儿急疹相鉴别 鉴别要点如下（表14-1）。

表 14-1　四种出疹性疾病的鉴别诊断

项目	麻疹	风疹	幼儿急疹	猩红热
病原体	麻疹病毒	风疹病毒	人类疱疹病毒6型	乙型溶血性链球菌
前驱期	通常3日	0.5～1日	3～4日	约1日
常见症状及特征	呼吸道卡他症状严重，发热2～3日后口腔见麻疹黏膜斑	卡他症状轻，耳后、颈部、枕后淋巴结肿大并触痛	一般情况好，高热时可有惊厥	高热、咽峡炎、杨梅舌、帕氏线、贫血性皮肤划痕、口周苍白圈
发热与皮疹的关系	发热3～4日后出疹，出疹期热更高	发热0.5～1日后出疹	高热3～5日后出疹，热退疹出	发热1～2日后出疹，出疹时高热
皮疹特点	暗红色斑丘疹；出疹顺序依次为耳后发际、前额、面、颈、躯干、四肢；3～4日依出疹顺序回退；疹退后有细小脱屑及色素沉着	淡红色斑疹；顺序依次为面部、躯干、四肢；1日内布满全身，3～4日消退；无色素沉着及脱屑	玫瑰红色斑丘疹；发疹无一定顺序，颈及躯干部多见；1日出齐，1～2日消退；无色素沉着及脱屑	皮肤鲜红，均匀且较密集的红色丘疹，高出皮面；自耳后、颈及上胸部，迅速波及全身；持续3～5日疹退；1周后脱屑或大片脱皮

（2）金黄色葡萄球菌败血症 感染金黄色葡萄球菌后，可发生与猩红热同样的皮疹，但皮疹持续时间短暂，且常有局部和迁延性病灶，中毒症状更为明显，细菌培养结果不同。

（3）川崎病 发热持续时间较长，可有草莓舌、猩红热样皮疹，同时伴有眼结膜充血、口唇干裂、一过性颌下淋巴结肿大及指趾末端膜状或套状脱皮，可引起冠状动脉病变，病原学检查阴性，抗感染治疗无效。

（4）药物疹 某些药物如苯巴比妥、安替比林、阿托品等药都有引起猩红热样弥漫性皮疹的可能。但这类疾病缺乏全身症状，而且多有最近服药史。

【治疗】

西医有明确致病菌，治疗目的是控制感染、消除症状、预防并发症。中医治疗以清热解毒、清利咽喉为基本原则。

1. 西医治疗 A组乙型溶血性链球菌为革兰阳性球菌，故青霉素是治疗猩红热的首选药物，更重要的在于预防并发症如急性肾小球肾炎和风湿热的发生。早期应用可缩短病程，减少并发症，使用剂量：每日5万U/kg，分2次肌内注射。病情严重者可增加剂量到10万～20万U/kg，并予静脉注射；对青霉素过敏者可用红霉素等药物。

2. 中医治疗

（1）辨证论治 本病以温病卫气营血辨证为主。以清热解毒、清利咽喉为基本原则。初起邪侵肺卫，治以清凉宣透，清热利咽；痧毒入里，毒在气营，治以清气凉营，泻火解毒；病久伤阴，或余毒不清，治以养阴生津，清热润喉。

1）邪郁肺卫

证候：发热骤起，头痛，恶寒，灼热无汗，咽部红肿疼痛，常影响吞咽，上腭有粟粒样红疹，皮肤潮红，丹痧隐隐，或伴呕吐，舌红，苔薄白或薄黄，脉浮数有力。

辨证：本证见于前驱期，为时较短。临床以发热，咽喉红肿疼痛，皮肤潮红，痧疹隐现为特征。与其他出疹性时行疾病的区别在于发热后咽喉肿痛明显，1日之内便可见皮肤潮红，红疹隐隐，随后很快出疹。

治法：辛凉宣透，清热利咽。

方药：解肌透痧汤加减。若咽部红肿痛甚者，加板蓝根、玄参清热解毒利咽；渴甚者，加天花粉、芦根生津止渴；汗出不畅者，加防风、薄荷祛风发表。

2）毒炽气营

证候：壮热不解，面赤，口渴，咽喉肿痛，伴糜烂白腐，皮疹密布，色红如丹，甚则色紫。疹由颈、胸开始，继则弥漫全身，压之退色，见疹后的1～2日苔黄燥，舌红起刺，3～4日后苔剥脱，舌光红起刺，状如杨梅，脉数有力。

辨证：本证见于出疹期。临床以壮热，烦躁口渴，咽喉肿痛糜烂，痧疹密布，色红如丹，杨梅舌为特征。此时邪毒已成燎原之势，需密切观察发热、疹色、神情、脉搏，慎防内闭外脱等变证发生。

治法：清气凉营，泻火解毒。

方药：凉营清气汤加减。丹痧布而不透，壮热无汗者，加淡豆豉、浮萍解表透邪；苔糙，便秘者，加生大黄、芒硝通腑泻火；若邪毒内陷心肝，出现神昏、抽搐者，可选用紫雪丹、安宫牛黄丸清心开窍。

3）疹后伤阴

证候：丹痧布齐后1～2日，身热渐退，或低热，痧疹隐退，皮肤脱屑，咽部糜烂疼痛减轻，口唇干燥，或伴干咳，食欲不振，舌红少津，苔剥脱，脉细数。

辨证：本证见于恢复期。临床以口干唇燥，皮肤干燥脱屑，舌红少津为特征。

治法：养阴生津，清热润喉。

方药：沙参麦冬汤加减。口干，舌红少津明显者，加玄参、生地黄、芦根养阴生津润喉；大便干结者，加知母、火麻仁清肠润燥。

若后期产生心悸、痹证、水肿、昏迷抽搐等变证，参阅有关章节治疗。

（2）中成药疗法

1）银黄颗粒：用于邪侵肺卫证。每次1～2袋，每日2次，口服。

2）小儿豉翘清热颗粒：用于邪侵肺卫证。6个月～1岁，一次1～2g；1～3岁，一次2～3g；4～6岁，一次3～4g；7～9岁，一次4～5g；10岁以上，一次6g，每日3次。

（3）针灸疗法　发热咽痛，取天突、曲池、合谷、少商，泻法，不留针，每日1次；咽喉疼痛属实热者，选少商或商阳，三棱针点刺出血；咽喉疼痛属阴虚者，针刺太溪、照海、鱼际。

（4）推拿疗法 分手阴阳，清天河水，清补脾经，清肺经，清胃经，按曲池、合谷，按揉风门、肺俞、脾俞。用于猩红热恢复期。

（5）食疗法 猩红热咽痛者饮食应为流质或半流质。发热口干者，可饮白菜汤、冬瓜汤等。热退后可逐渐改为普食。合并急性肾炎者应限盐、限水、坚持优质蛋白饮食。

【预防与调护】

1. 预防

（1）隔离传染源。猩红热患儿应隔离至咽拭子培养阴性时。密切接触的带菌者，也应隔离，并同时用青霉素治疗。

（2）切断传播途径。流行期间，禁止小儿去公共场所，接触患者要戴口罩，对患者的污染物、分泌物及时消毒处理。

（3）保护易感人群，对密切接触患者的易感儿童，早期预防。

2. 调护

（1）居室安静，空气流通，但要避免直接吹风，注意定时消毒。

（2）保证患儿充分休息，高热期间需卧床休息，热退时也不宜过多活动，以防并发症的发生。多饮开水，饮食以流质或半流质、清淡饮食为宜。

（3）注意皮肤与口腔清洁，用淡盐水含漱，每日 2 ～ 3 次；皮肤保持清洁，可予炉甘石洗剂以减少瘙痒。

五、水痘

水痘（chickenpox，varicella）是由水痘 - 带状疱疹病毒引起的小儿常见急性传染病，临床特征为发热，皮肤黏膜分批出现的瘙痒性斑、丘、疱疹及结痂，且上述各期皮疹可同时存在。全年均可发生，以冬、春两季多见，6 ～ 9 岁多见。水痘患者或带状疱疹患者为主要传染源，通过空气飞沫或接触患者疱疹内的疱浆传播，人群对水痘普遍易感，一般预后良好。但免疫缺陷者，应用皮质激素、免疫抑制剂治疗者及患有恶性疾病者，罹患本病病情较重，甚至危及生命。感染水痘后可获得持久免疫力，但以后可以发生带状疱疹。水痘的潜伏期为 10 ～ 21 天，结痂后病毒消失，故传染期自发疹前 24 小时至病损结痂约 10 天。

本病中医与西医病名相同，属于中医学"水花""水疮""水疱""零落豆子"等范畴。中医对水痘早有认识，《小儿卫生总微论方·疮疹论》云："其疮皮薄，如水疱，破即易干者，谓之水痘。"

【西医病因、发病机制及病理与中医病因病机】

1. 西医病因、发病机制及病理

（1）病因 水痘病原为水痘 - 带状疱疹病毒（varicella-zoster virus，VZV）。水痘和带状疱疹是同一病毒所致两种不同的临床证型。VZV 只有一个血清型，在体外抵抗力弱，不耐酸，不耐高热，对乙醚敏感，在痂皮中不能存活，但在疱液中 –65℃可长期存活。人是该病毒唯一已知自然宿主。

（2）发病机制　病毒经眼结合膜或上呼吸道侵入人体，在局部皮肤、黏膜细胞及淋巴结内复制，然后进入血液，产生第一次毒血症；并在单核－吞噬细胞系统内增殖后再次释放入血，形成第二次病毒血症，病毒散布全身各组织器官，引起病变。临床上水痘皮疹分批出现与病毒间歇性播散有关。皮疹出现 1～4 日后，产生特异性细胞和抗体，病毒血症消失，症状随之好转。

（3）病理　水痘的皮肤病变主要发生在皮肤和黏膜。病初皮肤表皮层毛细血管内皮细胞肿胀，血管扩张充血，表现为斑丘疹和丘疹。随后表皮棘细胞层的上皮细胞发生气球样退行性变，细胞液化后形成单房性水疱，内含大量病毒，疱疹内炎症细胞渗出，浸润的多核巨细胞内有嗜酸性病毒包涵体，疱内组织残片增多，液体变浊，病毒数量减少，最后结痂，下层表皮细胞再生。因病变表浅，多未侵犯真皮层，故愈后不留瘢痕。但如炎症深入亦可累及真皮层，留下浅表溃疡。神经组织受累可见脑内静脉周围有神经脱髓鞘和神经细胞坏死等病变。

2. 中医病因病机　本病由于感受水痘时行邪毒，病位在肺、脾，主要病机为水痘时行邪毒经口鼻侵入人体，蕴郁于肺脾，与内湿相搏，外透肌肤而发病。

（1）邪郁肺卫　肺主宣发肃降。水痘时邪从口鼻而入，侵犯肺卫，则肺卫失宣，出现发热、流涕、咳嗽等肺卫表证；肺主皮毛，脾主肌肉，邪正交争，水痘时邪夹湿透于肌表，则水痘布露。因病尚在表，故水痘稀疏，疹色红润，疱浆清亮。

（2）毒炽气营　水痘时行邪毒与湿邪相搏结，郁而化热，毒热炽盛，直趋气营。气分毒热充斥全身，则见壮热、烦躁、口渴等症；毒传营分，透发肌肤，则痘疹稠密，色紫暗，疱浆浑浊。

若患儿体质虚弱，水痘时行邪毒炽盛，易化热化火，内窜心肝而引起壮热不退、神昏、抽搐等邪陷心肝之变证。若邪毒内犯，闭阻于肺，肺失宣肃，则出现高热、咳嗽、气喘、鼻扇等邪毒闭肺之变证。若痘疹破溃，污染邪秽，尚可引起痘疹溃烂、成疮等变证。

【临床表现】

1. 典型水痘　潜伏期 10～20 日，平均 14 日。临床可分为前驱期和出疹期。

（1）前驱期　可无症状或仅有轻微症状，可见低热或中等程度发热、头痛、全身不适、乏力、食欲减退、咽痛、咳嗽等邪郁肺卫证候，持续 1～2 日即迅速进入出疹期。

（2）出疹期　皮疹特点：①初为红斑疹，数小时后变为深红色丘疹，再经数小时发展为疱疹。位置表浅，形似露珠水滴，椭圆形，3～5mm，壁薄易破，周围有红晕。疱液初透明，数小时后变为浑浊，若继发化脓性感染则成脓疱，常因瘙痒使患者烦躁不安。②皮疹呈向心分布，先出现于头面、躯干，继为四肢、四肢远端、手掌及足底均较少。部分患者鼻、咽、口腔、眼结膜和外阴等处黏膜可发疹，黏膜疹易破，形成溃疡而疼痛。③水痘皮疹分批出现，每批历时 1～6 日，皮疹数目为数个至数百个。同一时期常可见斑、丘、疱疹和结痂同时存在。④疱疹持续 2～3 日后从中心开始干枯结痂，再经 1 周痂皮脱落，一般不留疤痕，若继发感染则脱痂时间延长，甚至可能留有瘢痕。

2. 重症水痘　免疫功能低下者易形成播散性水痘，表现为高热及全身中毒症状重，皮疹多而密集，易融合成大疱型或呈出血性，或伴有血小板减少而发生暴发性紫癜。此外，重症水痘还可出现水痘肺炎、水痘脑炎、横贯性脊髓炎、水痘肝炎、心肌炎及肾炎等并发症。若多脏器受病毒侵犯，病死率极高。

3. 先天性水痘　妊娠早期感染水痘可能引起胎儿先天畸形（肢体萎缩、头小畸形、白内障等）；若发生水痘后数天分娩亦可发生新生儿水痘。该型水痘易发生弥漫性水痘感染，呈出血性表现，并可累及肺、肝，病死率高。

【辅助检查】

1. 血常规检查　白细胞计数正常或稍低。

2. 疱疹刮片检查　刮取新鲜疱疹基底组织涂片，瑞氏染色可见多核巨细胞，苏木素 – 伊红染色可见细胞核内包涵体，亦可取疱疹液直接荧光抗体染色查病毒抗原，可供快速诊断。

3. 病毒分离检查　将疱疹液直接接种于人胚成纤维细胞，分离出病毒再做鉴定，仅用于非典型病例。

4. 血清学检测　检测水痘病毒特异性 IgM 抗体或双份血清特异性 IgG 抗体 4 倍以上升高可协助诊断。

【诊断与鉴别诊断】

1. 诊断　典型水痘根据流行病学资料、临床表现，尤其皮疹形态、分布特点，不难做出诊断。非典型病例需靠实验室检测进行确诊。

2. 鉴别诊断

（1）丘疹样荨麻疹　本病多见于婴幼儿，系皮肤过敏性疾病，皮疹多见于四肢、腰背部，可分批出现，为红色丘疹，顶端有小水痘，壁较坚实，痒感显著，遇热加重，周围无红晕，不结痂，易反复发作。

（2）手足口病　本病 1～2 周前有手足口病接触史，疱疹出现的部位以口腔、臀部、手掌、足底为主，疱疹分布以离心性为主；水痘疱疹较手足口病的皮疹稍大，呈向心性分布，躯干、头面部多，四肢少，疱壁薄，易破溃结痂。

（3）脓疱疮　好发炎热夏季，以头面、颈项、四肢等暴露部位多见，躯干少。病初为红斑丘疹，继而为水疱，疱浆浑浊成脓疱，根盘红晕显著，壁薄易破溃，脓液干涸后结成黄绿色厚痂，痂落后不留瘢痕。脓疱疮成批出现。外周血检查白细胞计数升高，以中性粒细胞为主。疱液可培养出细菌。

【治疗】

西医主要以对症治疗为主，必要时可应用抗病毒药物，同时注意防治并发症。中医以清热解毒利湿为基本治疗原则。

1. 西医治疗

（1）对症治疗　皮肤瘙痒可局部应用炉甘石洗剂。防止被抓破后感染。

（2）抗病毒治疗　对重症或有并发症或免疫功能受损的患者应及早使用抗病毒药。首选阿昔洛韦（acyclovir，ACV），一般在皮疹出现的 48 小时内开始使用。口服每次 20mg/kg（＜800mg），每日 4 次；重症患者则每次 10～20mg/kg，静脉滴注，每 8 小时一次，疗程 7～10 日。一般应在皮疹出现后 24 小时内开始应用。此外，早期应用 α-干扰素可促进疾病恢复。

继发皮肤细菌感染时加用抗生素。糖皮质激素对水痘病程有不利影响，可导致病毒播散，应禁用。

2. 中医治疗

（1）辨证论治 由于水痘时行邪毒常夹有湿邪，治疗宜配合应用利湿之法。轻症邪在肺卫，治以疏风清热，解毒利湿；重症毒炽气营，治以清气凉营，解毒化湿。对邪毒内陷之变证，当佐以息风开窍、开肺化痰之法。慎勿透发，以防疱疹加重。

1）邪郁肺卫

证候：发热恶寒，或无发热，鼻塞流涕，偶有轻咳，24 小时左右皮肤出现小红疹、数小时发展到头皮，舌质淡，苔薄白，脉浮数。

辨证：本证临床以发热，皮疹稀疏，疹色红润，疱浆清亮为特征。

治法：疏风清热，解毒利湿。

方药：银翘散加减。咽喉肿痛明显者，加射干、马勃解毒利咽；偏湿者，加滑石清热利湿；瘙痒明显者，加白鲜皮、白蒺藜祛风止痒。

2）毒炽气营

证候：壮热烦躁，口渴引饮，面赤唇红，口舌生疮，痘疹密布，疹色紫暗，疱浆浑浊，甚至出现出血性皮疹，大便干结，小便黄赤，舌质红绛，舌苔黄糙而干，脉洪数。

辨证：本证临床以壮热烦渴，痘疹密布，疹色紫暗，疱浆浑浊为特征。

治法：清气凉营，解毒化湿。

方药：清胃解毒汤加减。高热者，合用白虎汤透热转气；大便秘结者，加大黄、枳实以通腑泄热；口唇干燥者，加麦冬、芦根，养阴生津。

若邪毒炽盛，内陷厥阴，出现神昏、抽搐者，加钩藤、羚羊角镇惊息风，或予清瘟败毒饮加减，配用紫雪丹清热息风开窍；若邪毒闭肺，出现高热咳嗽、气喘鼻扇、口唇青紫者，可予麻杏石甘汤加减以清热解毒、开肺化痰。

（2）中成药疗法

1）桑菊感冒片：用于邪郁肺卫证。每次 1～2 片，每日 3 次，口服。

2）清开灵口服液：用于毒炽气营证。每次 6 岁以内为 10mL，7 岁以上为 20mL，每日 2 次，口服。

3）黄栀花口服液：用于毒炽气营证。每次 2～3 岁为 5mL，4～6 岁为 10mL，7～10 岁为 15mL，11 岁为 20mL，每日 2 次，口服。

（3）中药外治法

1）苦参 30g，芒硝 30g，浮萍 15g。煎水外洗，每日 2 次。用于皮疹稠密、瘙痒明显者。

2）青黛散麻油调后外敷，每日 1～2 次。用于疱疹破溃化脓者。

3）锡类散、冰硼散、珠黄散，任选一种，每次适量，每日 2～3 次，吹口。用于口腔黏膜水疱破溃成溃疡者。

（4）推拿疗法　清天河水，清肺经，清胃经。用于水痘初期。热重者，加退六腑；头疼者，加揉阳池；呕吐者，加揉板门。

（5）食疗　水痘患者宜饮食清淡，忌食鱼腥海味、辛辣刺激食物。邪郁肺卫者可用胡萝卜100g，芫荽60g，水煎代茶饮，每日1剂。毒炽气营者可用绿豆100g，加水煮至豆烂，冰糖调味后代茶分次饮用，每日1剂。

【预防与调护】

1. 预防

（1）控制传染源　一般水痘患者应在家隔离治疗至疱疹全部结痂；消毒患者呼吸道分泌物和被污染的用品；托幼机构宜用紫外线消毒；带状疱疹患者不必隔离，但应避免与易感儿童及孕妇接触。

（2）主动免疫　进行水痘减毒活疫苗的接种有较好预防效果。

（3）被动免疫　在接触水痘72小时之内肌内注射水痘–带状疱疹免疫球蛋白125～625U，主要适用于有细胞免疫缺陷者、免疫抑制剂治疗者、患有严重疾病者（白血病、淋巴瘤及其他恶性肿瘤等）或易感孕妇及体弱者，亦可用于控制、预防医院内水痘暴发流行。

2. 调护

（1）水痘患儿应卧床休息，注意水分和营养的补充，不宜吃辛辣、肥腻的食物。

（2）应避免因抓伤而继发细菌感染。为了防止患儿搔抓皮疹发生皮肤感染，要剪短小儿指甲，同时还要保持衣被的清洁。

六、手足口病

手足口病（hand，foot and mouth disease）是由人肠道病毒引起的急性发疹性传染病，病原体以柯萨奇A组16型（CoxA16）、肠道病毒71型（EV71）多见，临床以手、足、口腔等部位斑丘疹、疱疹或伴发热为特征。本病多见于夏、秋两季，常见于学龄前儿童，尤以3岁以下小儿发病率最高。患者和隐性感染者均为传染源，主要通过消化道、呼吸道和密切接触等途径传播。一般预后较好，少数重症患儿可合并脑炎、无菌性脑膜炎、急性弛缓性麻痹、神经源性肺水肿或肺出血、心肌炎、循环衰竭等重症，多由EV71感染引起，致死原因主要为脑干脑炎及心肺衰竭，而肺水肿或肺出血是导致心肺衰竭的主要原因。本病在中医文献中无专门记载，但根据临床表现应属于中医学"时疫""温病"等范畴。

【西医病因、发病机制与中医病因病机】

1. 西医病因及发病机制

（1）病因　手足口病主要病原体是柯萨奇病毒A组16型和肠道病毒71型（EV71）。

（2）发病机制　肠道病毒经上呼吸道进入人体消化道，在局部上皮细胞增殖，再转移至局部淋巴组织增殖，释放入血形成第一次病毒血症。病毒随血流扩散至正常有病毒受体的靶细胞，复制出第二代病毒，再次释放入血形成第二次病毒血症并引起临床症状。

重症病例大部分为 EV71 感染所致。EV71 是一种高度嗜神经病毒，脑干是最易被 EV71 感染的部位。一般认为 EV71 直接侵犯神经系统引起自主神经功能障碍，交感神经过度兴奋，儿茶酚胺类物质（肾上腺素、去甲肾上腺素）大量释放，体循环阻力血管收缩，体循环的血大量涌向肺循环，肺被动容量负荷加重，导致肺毛细血管床有效滤过压急剧增高，大量体液潴留在肺组织间隙，最终导致肺水肿、肺出血。也有研究提示 EV71 感染导致的肺水肿可能不是由肺毛细血管流体静力压增高引起的，而是肺血管通透性增高和（或）全身炎症反应引起的。

2. 中医病因病机 引起本病的病因包括内因和外因两个方面，内因责之于小儿脏腑娇嫩，卫外不固，外因责之于感受手足口病时邪。病机关键为邪侵肺脾，外透肌表。

（1）邪犯肺脾 风热时行邪毒由口鼻而入，伤及小儿肺脾。肺气失宣，卫阳被遏，则发热、咳嗽、流涕；脾气失健，胃失和降，则纳呆、恶心、呕吐，或泄泻。肺脾受损，湿热内停，与时行邪毒相搏，熏灼口腔则口咽部发生疱疹，甚或破溃疼痛、流涎拒食；湿热蕴蒸肌肤则发为疱疹。本证病势轻浅，故疱疹仅现于手足肌肤及口咽部，分布稀疏，全身症状轻浅。

（2）心脾积热 小儿乳食不知自节，若平素嗜食肥甘、辛辣、炙煿之品，脾胃积热内伏，复受时邪疫毒侵袭，内外合邪，热从火化，内归心脾。手少阴心经通于舌，止于手部；足太阴脾经通于口，起于足部。心脾积热，上蒸口舌，外泄肌肤，则手足、口舌部发生较多疱疹。

（3）湿热蒸盛 若素体虚弱，或感邪较重，邪盛正衰，湿热蒸盛，内燔气营，外灼肌肤，则壮热，口渴，面赤心烦，溲赤便结，疱疹稠密，波及四肢、臀部。

（4）正虚邪恋 手足口病时邪为疫毒之邪，易于耗气伤津。发疹期虽毒随疹泄，但气津亦伤，故后期常见气阴两伤之证。若湿热邪毒留恋，壅遏经脉，营卫受阻，筋脉失用，则肢体痿软无力，甚或瘫痪。

湿热蒸盛阶段，若患儿体虚，或邪毒炽盛，正气不支，则易转成变证。若邪毒化火，内陷心包，引动肝风，则形成邪陷心肝之变证；若感邪之后，肺失宣肃，通调失司，水气上凌，闭阻肺气，损伤心阳，则出现邪伤心肺之变证。

【临床表现】

1. 轻型 一般无明显的前驱症状，表现为手、足、口腔、臀部斑丘疹或疱疹。典型的疱疹呈圆形或椭圆形扁平突起，如黄豆大小，周围可有炎性红晕，疱内含浑浊液体，量较少，一般无疼痛及痒感，5 日左右消退，不留疤痕。患儿可伴有发热、咳嗽、流涕、食欲不振、恶心、呕吐或腹泻等。轻症患者多能自愈，无后遗症。部分病例仅表现为皮疹或疱疹性咽峡炎。

2. 重型

（1）神经系统 在发病 1～5 日出现无菌性脑膜炎、脑炎（以脑干脑炎最为凶险）、急性弛缓性麻痹、吉兰－巴雷综合征等。临床表现为精神差、嗜睡、易惊、头痛、呕吐、谵妄甚至昏迷；肢体抖动、肌阵挛、眼球震颤、共济失调、眼球运动障碍；肌无力或急性弛缓性麻痹；惊厥等。查体可见脑膜刺激征、腱反射减弱或消失、巴宾斯基征阳性等。

（2）呼吸系统　表现为神经源性肺水肿，以急性呼吸困难和进行性低氧血症为特征。早期仅表现为心率增快、血压升高、呼吸急促等非特异性临床表现，胸部 X 线检查也常无异常发现或仅有双肺纹理增粗模糊，使得早期诊断较为困难；待出现皮肤苍白湿冷和濒死感、双肺湿啰音、粉红色泡沫痰、严重低氧血症或胸部 X 线显示检查双肺大片浸润影时，虽易明确诊断，但已晚期，救治成功率很低，病死率高达 90%。

（3）循环系统　肠道病毒（特别是柯萨奇病毒）易引起心脏受累，表现为面色苍白、皮肤花纹、四肢发凉、出冷汗、呼吸困难、食欲缺乏、拒食等，年长儿自诉心前区不适、心慌、憋气、头晕等。查体可有心率增快、第一心音低钝、奔马律、心律失常、指（趾）端发绀。重者表现为暴发性心肌炎而出现严重心力衰竭、心源性休克，短时间内死亡。

【辅助检查】

1. 血常规检查　白细胞计数正常或降低，病情危重者白细胞计数可明显升高。

2. 病原学检查　检测 CoxA16、EV71 等肠道病毒特异性核酸阳性或分离到病毒。咽、气道分泌物，疱疹液，粪便阳性率较高；急性期与恢复期血清 CoxA16、EV71 等肠道病毒中和抗体有 4 倍以上的升高。

3. 其他检查　神经系统受累可进行脑脊液检查和头颅影像学检查；呼吸系统受累可进行血气分析和胸部 X 线检查；循环系统受累可进行心肌酶谱等相关检查；部分病例可有轻度 ALT、AST 升高，病情危重者可有肌钙蛋白（cTnI）和血糖升高。

【诊断与鉴别诊断】

1. 诊断

（1）临床诊断病例

1）在流行季节发病，常见于学龄前儿童，婴幼儿多见。

2）发热伴手、足、口、臀部皮疹，部分病例可无发热。极少数重症病例皮疹不典型，临床诊断困难，需结合病原学或血清学检查做出诊断。

3）无皮疹病例，临床不宜诊断为手足口病。

（2）确诊病例　临床诊断病例具有下列之一者即可确诊。

1）肠道病毒（CoxA16、EV71 等）特异性核酸检测阳性。

2）分离出肠道病毒，并鉴定为 CoxA16、EV71 或其他可引起手足口病的肠道病毒。

3）急性期血清相关病毒 IgM 抗体阳性。

4）恢复期与急性期血清相比，CoxA16、EV71 或其他可引起手足口病的肠道病毒中和抗体有 4 倍以上的升高。

（3）临床分类

1）普通病例：手、足、口、臀部皮疹，伴或不伴发热，有流涕、口痛等症。

2）重症病例：①重型，出现神经系统受累表现，如精神差、嗜睡、易惊、谵妄、头痛、呕吐、肢体抖动、肌阵挛、眼球震颤、共济失调、眼球运动障碍、无力或急性弛缓性麻痹、惊厥。体征可见脑膜刺激征、腱反射减弱或消失。②危重型，频繁抽搐、昏迷、脑疝；呼吸困难、发绀、血性泡沫痰、肺部啰音等；休克等循环功能不全表现。出现上述三种情况之一者。

2. 鉴别诊断

（1）水痘 由水痘 – 带状疱疹病毒所致。以发热、皮肤黏膜分批出现斑丘疹、疱疹、结痂为特征。疱疹多呈椭圆形，较手足口病稍大，呈向心性分布，以躯干、头面多，四肢少，疱壁薄，易破溃结痂，其长轴与躯体的纵轴垂直，在同一时期、同一部位斑丘疹、疱疹、结痂并见。

（2）疱疹性咽峡炎 由柯萨奇病毒 A 组（2～4 型）感染引起，夏、秋两季发病率高，多见于 5 岁以下小儿。起病较急，常突发高热、咽痛、流涕、头痛，体检可见软腭、悬雍垂、上腭弓、咽后壁等口腔后部出现灰白色小疱疹，周围红赤，1～2 日疱疹破溃形成溃疡，疼痛明显，伴流涎、拒食、呕吐等，皮疹很少累及颊黏膜、舌、龈及口腔以外部位皮肤。

【治疗】

普通病例以中医治疗为主，配合西药对症处理。重症病例应中西医结合积极抢救。中医以清热解毒祛湿为基本治疗原则。

1. 西药治疗

（1）对症治疗 高热者，给予物理降温，必要时给予解热镇痛剂；皮肤瘙痒重者，给予炉甘石洗剂外涂；口腔疱疹破溃者，用 2% 碳酸氢钠溶液漱口。

（2）神经系统受累治疗

1）控制颅高压：限制入量，积极给予 20% 甘露醇降颅压。每次 0.25～1.0g/kg，每 4～8 小时 1 次，20～30 分钟快速静脉注射。根据病情调整给药间隔时间及剂量。必要时加用呋塞米。

2）糖皮质激素治疗：甲基泼尼松龙 1～2mg/（kg·d），或氢化可的松每日 3～5mg/（kg·d），或地塞米松每日 0.2～0.5mg/（kg·d），病情稳定后尽早减量或停用。

3）丙种球蛋白治疗：非常规使用，有脑脊髓炎和持续高热等表现者及危重病例可酌情使用，剂量 1.0g/（kg·d），连用 2 日。

4）其他对症治疗：降温、镇静、止惊。

（3）呼吸、循环衰竭治疗

1）保持呼吸道通畅，吸氧。

2）监测呼吸、心率、血压和血氧饱和度。在维持血压稳定的情况下，限制液体入量。

3）呼吸功能障碍时，及时气管插管使用正压机械通气。根据血气、X 线胸片结果随时调整呼吸机参数。

4）根据血压、循环的变化可选用米力农、多巴胺、多巴酚丁胺等药物；酌情应用利尿药物治疗。

2. 中医治疗

（1）辨证论治 本病应以脏腑辨证结合卫气营血辨证。根据病程、疱疹特点及临床伴随症状以判定病情轻重，区别病变脏腑等。轻症病程短，疱疹仅见于手足掌心及口腔部，稀疏散在，疹色红润，根盘红晕不著，疱液清亮，全身症状轻微，或伴低热、流涕、咳嗽、恶心、呕吐、泄泻等邪犯肺脾之证；重症病程长，疱疹除见于手足掌心及口腔部外，四肢、臀部等其他部位也常累及，且分布稠密，或成簇出现，疹色紫暗，根盘红晕显著，疱液浑浊，全身症状较重，常伴高热烦躁、口痛拒食、尿赤便结等湿热蒸盛之证。严重者可出现邪陷心肝，或邪犯心肺之证。轻症治以宣肺解表，清热化湿；重症应注意分清湿重、热重。如若出现变证，或息风开窍，或温阳扶正，或泻肺逐水，或活血通络，随证治之。疾病后期，治以益气养阴，扶助正气，佐以清热化湿祛除余邪。

1）常证

①邪犯肺脾

证候：发热轻微，或无发热，流涕咳嗽，咽红疼痛，或纳差恶心，呕吐泄泻，1～2日后或同时出现口腔内疱疹，破溃后形成小的溃疡，疼痛流涎，不欲进食。随病情进展，手掌、足跖部出现米粒至豌豆大小斑丘疹，并迅速转为疱疹，分布稀疏，疹色红润，根盘红晕不著，疱液清亮，舌质红，苔黄腻，脉浮数。

辨证：本证为手足口病轻症。临床以手足肌肤、口腔部散在疱疹，全身症状不重为特征。

治法：宣肺解表，清热化湿。

方药：甘露消毒丹加减。恶心呕吐者，加苏梗、竹茹和胃降逆；泄泻者，加泽泻、薏苡仁祛湿止泻；高热者，加葛根、柴胡解肌退热；肌肤痒甚者，加蝉蜕、白鲜皮祛风止痒。

②心脾积热

证候：手掌、足跖、口腔疱疹，分布稀疏，疹色红润。根盘红晕不著，疱液清亮，心烦躁扰，口舌干燥，疼痛拒食，小便黄赤，大便干结，舌质红，苔薄黄，脉数有力。

辨证：本证为手足口病轻症。临床以口腔部疱疹为主，并伴心烦躁扰、口舌干燥、口痛拒食等为特征。

治法：清热泻脾，泻火解毒。

方药：清热泻脾散合导赤散加减。口渴甚者，加天花粉、芦根清热生津；大便秘结者，加大黄、玄明粉通腑泄热。

③湿热蒸盛

证候：身热持续，热势较高，烦躁口渴，口腔、手足、四肢、臀部疱疹，分布稠密，或成簇出现，疹色紫暗，根盘红晕显著，疱液浑浊，口臭流涎，灼热疼痛，甚或拒食，小便黄赤，大便秘结，舌质红绛，苔黄厚腻或黄燥，脉滑数。

辨证：本证为手足口病重症。临床以口腔、手足、四肢、臀部疱疹，全身症状显著为特征。热重偏于气分者，高热持续，口渴引饮，烦躁不安，溲赤便结；偏于营分者，身热夜甚，口干不欲饮，心烦不寐，舌质红绛；湿重者，身热不扬，午后热甚，口苦而黏，皮肤疱疹显著，瘙痒不适，脘闷纳呆，呕恶，苔腻。

治法：清热凉营，解毒祛湿。

方药：清瘟败毒饮加减。偏于湿重者，去知母、生地黄，加藿香、滑石、竹叶清热利湿；大便秘结者，加生大黄、玄明粉泻热通便；腹胀满者，加枳实、厚朴理气除胀；瘙痒重者，加白鲜皮、地肤子祛风止痒。

④正虚邪恋

证候：疱疹渐退，食欲不振，神疲乏力，唇干口燥，或伴低热，或肢体痿软无力，甚或瘫痪，舌淡红，苔少或薄腻，脉细。

辨证：本证见于手足口病恢复期，以疱疹渐退和全身症状好转为特征。偏于气虚者，神疲乏力，食欲不振，舌质淡，苔薄腻；偏于阴虚者，唇干口燥，或伴低热，舌红少苔。

治法：益气健脾，养阴生津。

方药：生脉散加味。余邪留恋，低热反复者，加地骨皮、青蒿滋阴退热；食欲不振者，加焦山楂、焦神曲、炒麦芽和胃消食。若肢体痿软无力，甚或瘫痪者，为湿热余邪浸渍经络，络脉痹阻，筋脉失养所致，可加四妙散清热利湿，舒通经络；同时积极配合推拿、针灸等法治疗。

2）变证

①邪陷心肝

证候：高热不退，烦躁谵语，疹点稠密，色浊紫暗，甚至神昏抽搐，舌暗红或红绛，苔黄起刺，脉数有力。

辨证：本证多因湿热蒸盛发展而致。临床以病情突然加重，高热烦躁、嗜睡易惊、神昏抽搐等为特征。若失于救治，易出现内闭外脱证。

治法：凉营解毒，息风开窍。

方药：清瘟败毒饮合羚角钩藤汤加减。高热不退者，另服安宫牛黄丸清心开窍。

②邪伤心肺

证候：身热不退，频咳气急，胸闷心悸，烦躁不安，手足厥冷，面色苍白，口唇发绀，可见粉红色或血性泡沫痰，舌质暗紫，苔白腻，脉沉细无力。

辨证：本证由邪伤心肺，水气上犯，导致肺气欲脱，心阳衰微。临床以胸闷心悸，咳频气急，口唇发绀，咯吐粉红色泡沫痰为特征。病情危重，急需救治。

治法：泻肺逐水，温阳扶正。

方药：己椒苈黄丸合参附汤加减。咯血者，加用青黛、栀子、阿胶清肺宁络。

（2）中成药疗法

1）双黄连口服液：用于邪犯肺脾证。每次5～10mL，每日2～3次，口服。

2）黄栀花口服液：用于心脾积热证。每次5～10mL，每日2～3次，口服。

3）清胃黄连丸：用于湿热蒸盛证。每次1丸，每日2次，口服。

（3）中药外治法

1）金银花15g，板蓝根15g，蒲公英15g，车前草15g，浮萍15g，黄柏10g。水煎外洗手足疱疹处，适用于手足疱疹重者。

2）西瓜霜、冰硼散、珠黄散、喉风散：任选1种，适量，每日3次涂搽口腔患处。

3）金黄散、青黛散、紫金锭：任选 1 种，适量麻油调，每日 2 次敷于手足疱疹患处。

（4）推拿疗法　清脾胃，清大肠，清天河水，退六腑，补肾经，运水入土，清肺经，平肝经。用于手足口病初期。

（5）食疗法　手足口病患者饮食宜吃易消化食物，忌辛辣、油腻、荤腥发物。口腔疱疹致口痛者可流质或半流质饮食。可用甘蔗皮、梨皮、冬瓜皮各 30g 水煎取汁，红糖调味后分 2～3 次饮用，每日 1 剂。

【预防与调护】

1. 预防

（1）本病流行期间，勿带孩子去公共场所，发现疑似患者应及时进行隔离。对密切接触者应隔离观察 7～10 日；体弱者接触患儿后，可予丙种球蛋白肌内注射以被动免疫。

（2）注意个人卫生，养成饭前便后洗手的习惯。对被污染的日常用品、食具等应及时消毒处理，患儿粪便及其他排泄物可用 3% 漂白粉澄清液或 84 消毒液浸泡，衣物置阳光下曝晒，室内保持通风换气。

（3）注意饮食起居，合理供给营养。保持充足睡眠，防止过度疲劳，降低人体抵抗力。加强体育锻炼，增强体质。

2. 调护

（1）给予清淡无刺激、富含维生素的流质或软食，多饮开水。进食前后用生理盐水或温开水漱口，清洁口腔，以减轻食物对口腔的刺激。

（2）注意保持皮肤清洁，对皮肤疱疹切勿挠抓，以防溃破感染。对已有破溃感染者，可用金黄散或青黛散麻油调后敷于患处。

（3）密切观察病情变化，及时发现重症病例并积极救治。

七、流行性腮腺炎

流行性腮腺炎（mumps，epidemic parotitis）是由感受风温时邪（腮腺炎病毒）所引起的一种急性呼吸道传染病，临床以发热、耳下腮腺肿胀、疼痛为主要特征。腮腺炎病毒除侵犯腮腺外，还可能累及其他多种腺体组织及神经系统。本病一年四季均有发生，发病高峰期通常在晚冬至早春季节。本病多见于 3 岁以上儿童，尤以学龄儿童高发，在集体中可见暴发流行，一般预后良好，感染后可获终身免疫。本病相当于中医学"痄腮"，在中医文献中属于"鸬鹚瘟""蛤蟆瘟""大头瘟""虾蟆瘟"等范畴。

【西医病因、发病机制及病理与中医病因病机】

1. 西医病因、发病机制及病理

（1）病因　腮腺炎病毒属于副黏病毒科副黏病毒属的单链 RNA 病毒。抗原结构稳定，仅有一个血清型。其 2～5 分钟能被福尔马林、来苏水灭活，紫外线照射也可将其杀灭，被加热至 56℃持续 20 分钟即失去活性。人是该病毒的唯一宿主。患者及健康带病者为传染源，主要通过直接接触或飞沫传播。

（2）发病机制 腮腺炎病毒从呼吸道侵入人体后，在上呼吸道黏膜上皮组织和淋巴组织中增殖，导致局部炎症和免疫反应，并进入血液引起病毒血症，进而扩散到腮腺和全身各器官。由于病毒对腺体组织和神经组织具有高度亲和性，可使多种腺体（腮腺、舌下腺、颌下腺、胰腺、生殖腺等）发生炎症改变，如侵犯神经系统，可导致脑膜脑炎等严重病变。

（3）病理 腮腺炎属于非化脓性炎症，主要病理特征表现为间质充血、水肿、点状出血、淋巴细胞浸润和腺体细胞坏死。腮腺导管细胞肿胀，管腔中充满坏死细胞及渗出物，使腺体分泌排出受阻，唾液中的淀粉酶经淋巴管进入血流，使血和尿中淀粉酶增高。如发生脑膜脑炎，可见脑细胞变性、坏死和炎症细胞浸润。

2. 中医病因病机 发生腮腺炎时，邪毒壅阻少阳经脉、凝滞腮部为本病的主要病因病机。

外感腮腺炎时邪，先犯卫表，可见轻微恶寒、发热、咽红等表证，后邪入少阳经，邪毒循经上攻腮颊，与气血相搏结，则致耳下腮部漫肿疼痛、咀嚼困难。若感邪较重，热毒炽盛、壅盛内外，可见高热、口渴、腮肿加重。毒邪壅滞经脉，可见左胁下、上腹部疼痛剧烈，胀满拒按。少阳经与厥阴经互为表里，足厥阴肝经循少腹络阴器，邪毒内传厥阴，引睾窜腹，可见睾丸肿痛，或少腹疼痛。若热毒炽盛，邪陷厥阴，蒙蔽心包，扰动肝风，则致高热、神昏、抽搐等症。

【临床表现】

本病潜伏期为 14 ～ 25 天，平均为 18 天。最初的症状通常见头痛、倦怠和发热，亦有体温始终正常者，随后出现腮腺肿胀和疼痛，部分患儿以此为首发症状。

常先见一侧，然后另一侧也相继肿大，位于下颌骨后方和乳突之间，以耳垂为中心，向前、后、下发展，边缘不清，表面发热，触之有弹性感及触痛。1 ～ 3 日达高峰，可持续 5 日左右，然后逐渐消退。张口咀嚼困难，进食酸性食物可促使唾液腺分泌，使疼痛加剧。腮腺导管开口（位于上颌第二白齿对面黏膜上）在早期可有红肿，有助于诊断。颈前下颌处颌下腺和舌下腺明显肿胀，并可触及椭圆形腺体。

【并发症】

流行性腮腺炎是全身性疾病，病毒常侵犯中枢神经系统及其他腺体、器官而出现并发症。甚至某些并发症可不伴有腮腺肿大而单独出现。

1. 脑膜脑炎 最常见的并发症，一般在腮腺炎高峰时，出现发热、头痛、呕吐、颈项强直、Kernig 征阳性。脑脊液改变与其他病毒性脑炎相似。大多预后良好，常在 2 周内恢复正常，多无后遗症。

2. 睾丸炎 是男孩常见的并发症，多表现为单侧睾丸明显肿胀疼痛，常发生腮腺肿大开始消退时。可并发附睾炎、鞘膜积液和阴囊水肿，大多数可伴有高热、寒战等严重的全身反应。一般 10 天左右消退，30%～ 50%的病例睾丸可发生不同程度萎缩，如双侧受累可导致不育症。

3. 卵巢炎 少部分青春期女性患者可并发卵巢炎，症状多较轻，主要表现为腰部酸痛、下腹疼痛和压痛，月经不调，一般不影响受孕。

4. 胰腺炎　常发生于腮腺肿大数日后。表现为上腹疼痛和压痛，伴有体温骤然上升、恶心和呕吐等症。由于单纯腮腺炎可引起血、尿淀粉酶升高，故不宜作为诊断依据。检测血脂肪酶升高有助于胰腺炎诊断。

5. 其他并发症　如心肌炎、乳腺炎、肾炎、胸膜炎、甲状腺炎、关节炎、肝炎、角膜炎、耳聋等。

【辅助检查】

1. 血、尿淀粉酶测定　90%患儿发病早期有血清淀粉酶和尿淀粉酶增高，有助于该病的诊断。无腮腺肿大的脑膜炎患儿，血淀粉酶和尿淀粉酶也可升高。故测定淀粉酶可与其他原因引起的腮腺肿大或其他病毒性脑膜炎相鉴别。血脂肪酶增高，有助于胰腺炎的诊断。

2. 血清学检查

（1）抗体检查　用ELISA检测血清腮腺炎病毒的IgM抗体，可作为早期感染的诊断依据，前提是一个月内未接种过腮腺炎减毒活疫苗。双份血清特异性IgG抗体效价有4倍以上的增高有诊断意义。

（2）病原检查　近年来有应用特异性抗体或单克隆抗体来检测腮腺炎病毒抗原，可用于早期诊断。应用PCR检测腮腺炎病毒RNA，有很高的敏感性。

3. 病毒分离　采集患儿唾液、血、尿或脑脊液，及时接种鸡胚或人胚肾细胞进行病毒分离试验，阳性标本采用红细胞吸附抑制试验或血凝抑制试验进行鉴定。

【诊断与鉴别诊断】

1. 诊断　根据流行病史、接触史，存在典型临床表现（腮腺或其他唾液腺肿大、睾丸炎或卵巢炎），则应考虑流行性腮腺炎。对疑似病例需根据血清学检查或病毒分离试验确诊。

2. 鉴别诊断

（1）化脓性腮腺炎　中医学称为"发颐"。由葡萄球菌或链球菌感染所致，单侧腮腺肿大，双侧同时发生者少见。局部疼痛剧烈拒按，红肿灼热，波动感明显。腮腺导管口可呈现红肿，挤压腮腺有脓液自腮腺管口流出。无传染性。血常规检查白细胞计数和中性粒细胞百分数明显增高。

（2）急性淋巴结炎　耳前、颈部、颌下淋巴结炎，有时易与腮腺炎、颌下腺炎相混淆，应注意鉴别。淋巴结发炎时，局部疼痛较重，肿胀的淋巴结边缘清楚，质地较硬，不以耳垂为中心，局部红肿灼热明显，腮腺管口无红肿，常有头面或口咽部感染灶，周围血象白细胞及中性粒细胞计数升高。

（3）其他病毒性腮腺炎　流感病毒、副流感病毒、肠道病毒中的柯萨奇A组病毒等均可以引起腮腺炎，对再次发生病毒性腮腺炎的病例，需根据血清学检查和病毒分离进行鉴别。

【治疗】

本病为病毒感染的自限性疾病，西医无特异性治疗药物，主要为对症治疗。中医以清热解毒、消肿散结为基本治疗原则，同时配合外治法，可促进腮肿消退。

1. 西医治疗　注意保持口腔清洁，清淡饮食，忌酸性食物，多饮水。流行性腮腺炎没有特效的抗病毒治疗方法，主要是支持治疗、对症退热、止痛治疗。可使用热敷或冷敷来缓解腮腺区的不适。

（1）合并脑膜脑炎时，颅压高者，用甘露醇静脉推注；惊厥者，首选地西泮每次 $0.3 \sim 0.5mg/kg$，静脉注射，可每间隔 8 小时注射 1 次，最多连续应用 3 次，亦可用咪达唑仑首次剂量 $0.2 \sim 0.3mg/kg$，肌内注射，如持续发作，可用 $1 \sim 10\mu g/$（$kg \cdot min$），维持 $12 \sim 24$ 小时。

（2）睾丸炎的治疗包括非甾体抗炎药、炎症睾丸的支持和冷敷。肾上腺皮质激素可使睾丸肿痛在 24 小时后明显减轻。

（3）合并胰腺炎时，应禁食、静脉输液加用抗生素，也可使用干扰素。

2. 中医治疗

（1）辨证论治　本病应辨常证与变证。常证仅见发热、耳下腮肿者，为邪犯少阳证；或壮热不退、耳下腮肿、疼痛明显等热毒壅盛之证。病程迁延数日，若伴神志不清，反复抽搐，或睾丸肿痛，少腹疼痛者，或左胁下、上腹部疼痛者则为变证。

以清热解毒、消肿散结为基本原则。邪犯少阳者属轻症，治以和解少阳，散结消肿；热毒蕴结者属重症，治以清热解毒，软坚散结。变证当以清热解毒，息风开窍，或清肝泻火，活血止痛，或清泄热毒，疏利少阳。此外，可配合外治法，软坚散结，消除局部肿胀。

1）常证

①邪犯少阳

证候：轻微发热恶寒，一侧或双侧耳下腮部，或颌下漫肿疼痛，边缘不清，触之痛甚，咀嚼不便，或有头痛，咽红咽痛，纳少，舌质红，舌苔薄白或薄黄，脉浮数。

辨证：本证为痄腮初起。临床以低热或无发热，耳下腮部肿痛，全身症状不著为特征。

治法：和解少阳，散结消肿。

方药：柴胡葛根汤加减。腮肿明显者，加夏枯草清肝泻火，散结消肿；咽喉红肿者，加马勃、板蓝根、玄参以清热解毒利咽；纳少呕吐者，加竹茹、陈皮降逆止呕；发热恶寒明显者，加白芷、紫苏叶解表。

②热毒壅盛

证候：高热，一侧或双侧耳下腮部漫肿疼痛，范围大，坚硬拒按，触之痛甚，张口咀嚼困难，或有烦躁不安，面赤唇红，口渴欲饮，头痛呕吐，咽红肿痛，颌下肿块胀痛，纳差，便秘溲赤，舌质红，舌苔黄，脉滑数。

辨证：本证为痄腮重症。临床以高热，烦躁，口渴，腮部漫肿疼痛，坚硬拒按，张口咀嚼困难为特征。本证易发生变证，须及早辨识。

治法：清热解毒，软坚散结。

方药：普济消毒饮加减。腮部肿痛加重者，加蒲公英、夏枯草清热散结；腮部肿胀坚硬者，加海藻、牡蛎、赤芍、牡丹皮凉血化瘀，软坚散结；热盛便秘者，加石膏、大黄、芒硝通腑泄热。

2）变证

①邪陷心肝

证候：高热不退，耳下腮部漫肿疼痛，坚硬拒按，头痛项强，烦躁，呕吐剧烈，或神昏嗜睡，反复抽搐，舌质红，舌苔黄，脉弦数。

辨证：本证以腮部漫肿疼痛，高热不退，头痛项强，嗜睡，甚或神昏头痛项强为临床特征。

治法：清热解毒，息风开窍。

方药：清瘟败毒饮加减。神志昏迷者，另服至宝丹清热镇惊开窍；抽搐频作者，加紫雪丹以解毒平肝息风；头痛剧烈者，加龙胆草、石决明清肝泻火；恶心呕吐者，加竹茹、代赭石降逆止呕。

②毒窜睾腹

证候：腮部肿胀同时或腮肿渐消时，男性多有一侧或两侧睾丸肿胀疼痛，女性多有一侧或两侧少腹疼痛，痛时拒按，或伴发热，溲赤便结，舌质红，舌苔黄，脉弦。

辨证：本证以腮部肿胀同时或消退后，出现睾丸肿胀疼痛，或少腹部疼痛为临床特征。

治法：清肝泻火，活血止痛。

方药：龙胆泻肝汤加减。睾丸肿大明显者，可加荔枝核、橘核、青皮、莪术、皂荚以行气散滞，消肿止痛；少腹痛甚伴腹胀便秘者，加大黄、枳壳、木香理气通腑泄热。

③毒结少阳

证候：腮部肿胀数日后，左胁下、上腹部疼痛较剧，胀满拒按，恶心呕吐，发热，大便秘结，舌质红、苔黄，脉弦数。

辨证：本证以腮部肿胀数日后，左胁下、上腹部疼痛较剧，胀满拒按，恶心呕吐为临床特征。

治法：清泄热毒，疏利少阳。

方药：大柴胡汤加减。大便溏泄者，去大黄，加苍术、木香疏肝行气，健脾利湿。腹痛剧烈者，加川芎、红花、牡丹皮行气活血化瘀。

（2）中成药疗法

1）腮腺炎片：用于邪犯少阳证。每次 1～3 片，每日 3 次，口服。

2）蒲地蓝消炎口服液：可用于常证及毒结少阳证。每次＜1 岁为 3mL，1～3 岁为 5mL，3～5 岁为 7mL，＞5 岁为 10mL，每日 3 次，口服。

3）五福化毒丸：用于热毒蕴结证。每次 1 丸，每日 2 次，口服。

4）安宫牛黄丸：用于邪陷心肝证。≤3 岁每服 1/4 丸，3～6 岁每服 1/2 丸，每日 1 次。

5）龙胆泻肝丸：用于毒窜睾腹证。浓缩丸，每次＜3 岁为 2 丸，3～6 岁为 4 丸，＞6 岁为 6 丸，每日 2 次，口服。

（3）针灸疗法

1）体针法：取大椎、翳风、颊车、曲池、合谷穴，针刺泻法，强刺激，不留针，每日1次。热毒壅盛加商阳、曲池、大椎；睾丸肿痛者，加太冲、曲泉；惊厥神昏者，加水沟、十宣；脘腹疼痛者，加中脘、足三里、阳陵泉。

2）耳针法：取穴耳尖，三棱针点刺放血；取对屏尖、面颊、肾上腺等穴位，针刺强刺激，留针20～30分钟，每日1次。

3）耳穴贴压法：取双侧腮腺、皮质下、肾上腺、面颊。用王不留行贴压，并按压刺激每个穴位，以耳郭发热为度，每日按4～5次。

4）灸法：取角孙、翳风、颊车、列缺、合谷、风池、大椎，点燃药线将线头火星对准穴位，每点灸一下为1壮，每穴灸2壮，睾丸肿胀者加曲泉、太冲。或取局部梅花穴（沿局部肿块周边和中心选取的一组穴位），即在肿块范围内点灸5～8壮。或取耳尖穴，在患侧耳尖点灸1壮，如双侧病则点灸双侧，每日灸1次。

（4）中药外敷法

1）取新鲜仙人掌1块，去刺，捣泥或切成薄片，贴患腮，每日1～2次。

2）取新鲜蒲公英、鲜败酱草或鲜马齿苋，捣烂外敷患处，每日1～2次。

3）取青黛散2g、紫金锭（玉枢丹）0.5g或金黄散2g，醋或清水调成糊状，涂患腮，每日2～3次。

【预防与调护】

1. 预防

（1）本病流行期间，少去公共场所，避免感染。有接触史的患儿，应主动及时隔离观察3周。

（2）主动且按时接种麻腮风三联减毒活疫苗。

（3）患儿应及早隔离至腮肿完全消退3天为止。

2. 调护

（1）居室应空气流通，避免复感外邪。

（2）患儿发病期间应隔离治疗，多卧床休息，禁食肥甘厚腻及辛辣刺激之品，以清淡且富含营养的流食、半流食为宜。

（3）注意口腔卫生，餐后可用生理盐水漱口清洗口腔。

（4）并发睾丸炎时可应用丁字带托住阴囊。

八、中毒型细菌性痢疾

中毒型细菌性痢疾（bacillary dysentery，toxic type）是急性细菌性痢疾的危重型，临床以起病急骤、突发高热、反复惊厥、嗜睡、迅速发生休克和昏迷，而肠道症状多不明显甚至无腹痛、腹泻为特征。本病常发于夏、秋两季，多见于2～7岁儿童，病死率高，因此一旦患病须中西医结合积极抢救治疗。急、慢性菌痢患者和带菌者是主要的传染源，以粪口途径传播为主，也可通过生活接触传播，即接触患者和带菌者的生活用具而感染。近年来随着环境卫生的管理和卫生意识的提高，本病的发病率已逐渐减少。本病相当于中医学"疫毒痢"或"暴痢",在中医文献中属于"时疫痢""疫痢""赤白痢"等病范畴。

【西医病因、发病机制及病理与中医病因病机】

1. 西医病因、发病机制及病理

（1）病因 病原为志贺菌属,属于肠杆菌科。根据生化反应和抗原的不同,将志贺菌属分为A、B、C、D四个血清群（痢疾志贺菌、福氏志贺菌、鲍氏志贺菌、宋内志贺菌）,我国以福氏和宋内志贺菌多见。志贺菌致病性及传播性极强,在环境中生存力较强,耐寒、耐湿,在37℃水中可存活20天,在污染物品及瓜果、蔬菜上可存活10～20天。其易出现耐药变异株,但60℃加热10分钟和一般消毒剂（新洁尔灭、过氧乙酸、漂白粉等）均可将其灭活。

（2）发病机制 志贺菌经口进入,穿过胃酸屏障后,侵袭和生长在结肠黏膜上皮细胞,经基底膜进入固有层,并在其中繁殖、释放毒素,引起炎症反应和小血管循环障碍,炎性介质的释放使志贺菌进一步侵入并加重炎症反应,导致黏膜炎症、坏死及溃疡。由黏液、细胞碎屑、中性粒细胞、渗出液和血液形成黏液脓血便。菌体裂变释放出强烈的内毒素作用于肠壁,使其通透性增高,更促进毒素的吸收,内毒素入血后,可以引起发热和毒血症,并可通过释放各种血管活性物质引起急性微循环衰竭,进而引起感染性休克、DIC及重要脏器功能衰竭。脑微循环障碍引起脑水肿甚至脑疝,出现昏迷、抽搐及呼吸衰竭,是中毒性菌痢死亡的主要原因。

（3）病理 肠道病理变化表现为卡他性肠炎或滤泡性肠炎。虽然肠道病理变化较轻,但常于发病后数小时内发生中毒性休克和呼吸衰竭。常由毒力较低的福氏或宋内志贺菌引起。本病多见于小儿,其特点如下。

1）全身中毒症状严重,发病后数小时即可出现中毒性休克,脑组织微循环障碍可致脑缺氧,继而引起脑水肿和颅内压增高,甚至脑疝形成。

2）肠道病变和症状轻,仅有轻度卡他性炎症或滤泡性结肠炎,故消化道症状不明显。

2. 中医病因病机 本病是由于染有疫毒的不洁之物,从口入腹,蕴伏肠胃所致。夏秋之季,暑湿盛行,贪凉饮冷,脾胃受困,秽邪疫毒最易入侵,毒聚肠中,暑为湿困,热因冷伏,酝酿日久,渐郁渐深,由小肠及大肠,疫毒滞于肠腑,蒸腐肠道脂膜,伤及肠络则见赤白下痢。湿胜于热者,病在气分,壅阻气道,伤及脂膏,所下多白;热盛于湿者,病在血分,热为火气,伤及血络,所下多赤;湿热两盛者,气血俱伤,赤白并下。其正气尚盛者,与邪相争,热盛化火,内窜营血,蒙闭心包,扰动神明则见高热神昏;热极生风,风火相煽,引动肝风则见抽搐,此为邪实内闭之证。若正不敌邪,正气不支可使阳气暴脱于外,则突然出现面色苍白,汗出肢冷,呼吸微弱,脉微欲绝,此为内闭外脱之证。邪毒蕴积肠胃,阻滞气机,气机不利则腹痛。

总之,本病由疫毒侵袭,来势急骤,入于营血,蒙闭心神,化火动风,而见高热、痉、厥,伤及气血脂膜故致下痢。本病的病变部位主要在心、肝、肠、脾、胃,病性一般多属毒邪盛、正气实的实热证。

【临床表现】

本病潜伏期多数为 1 ～ 2 天，短者数小时。起病急，发展快，全身中毒症状严重，高热＞40℃，少数患儿体温不升，反复惊厥，迅速发生呼吸衰竭、休克或昏迷；肠道症状表现不明显甚至无腹痛与腹泻，冷盐水灌肠或肛门指检有脓血便；也有患儿在发热、脓血便后 2 ～ 3 天发展为中毒型。脑膜刺激征阴性。根据其临床表现又可分为以下类型。

1. 休克型（皮肤内脏微循环障碍型） 为感染性休克，以周围循环衰竭为主要表现。轻者早期可见精神萎靡、面色灰白、肢端发凉、脉压变小、脉搏细数、呼吸加快、心率增快、心音低钝。重者可见神志模糊或昏迷、面色苍灰、口唇发绀、皮肤花纹、四肢湿冷、血压下降或测不到、脉搏微弱或摸不到，可伴心、肺、血液、肾脏等多系统功能障碍。

2. 脑型（脑微循环障碍型） 以神志改变、反复惊厥为主要表现。早期有嗜睡、头痛、呕吐、萎靡、烦躁，继而出现反复惊厥、神志昏迷、呼吸衰竭、呼吸节律不整、叹息样呼吸、下颌呼吸等；双侧瞳孔大小不等，对光反射迟钝或消失；甚则呼吸停止。此型较重，病死率高。

3. 肺型（肺微循环障碍） 又称呼吸窘迫综合征，以肺微循环障碍为主，常在中毒性痢疾脑型或休克型基础上发展而来，病情危重，病死率高。

4. 混合型 以上两型或三型症状先后出现或同时存在，是最为凶险的类型，病死率高。

严重病例常并发 DIC、肾衰竭，偶可并发溶血尿毒综合征。

【辅助检查】

1. 大便常规检查 通过冷盐水灌肠或肛门指检取大便，有脓血黏液便，镜检可见白细胞（≥15 个 / 高倍视野）、脓细胞和少数红细胞，如有巨噬细胞则有助于诊断。

2. 粪便细菌培养检查 在使用抗生素前采集新鲜标本，取脓血部分及时做细菌培养，培养出志贺菌可以确诊。

3. 血常规检查 白细胞计数增高至（10 ～ 20）×10⁹/L 以上，以中性粒细胞为主，并可见核左移。当有 DIC 时，血小板明显减少。

4. 免疫学检测 目前已有应用荧光物质标记的志贺菌特异性多价抗体来检测大便标本中的致病菌。此法快速、简便，但粪便中抗原成分复杂，易出现假阳性，其特异性有待进一步提高。

【诊断与鉴别诊断】

1. 诊断 有流行病史，发病前有菌痢患者接触史，或有饮食不洁史。2 ～ 7 岁小儿，夏、秋两季突起高热，伴反复惊厥、意识障碍和（或）休克表现，而脑膜刺激征阴性时，应考虑此病，可采用直肠拭子或冷盐水灌肠或肛门指检获取粪便，镜检有大量白细胞（≥15 个 / 高倍视野）、脓细胞和红细胞即可诊断。确诊有赖于粪便培养出痢疾杆菌。

2. 鉴别诊断 应与热性惊厥、流行性乙型脑炎、急性坏死性肠炎相鉴别。

（1）热性惊厥　多见于6个月～3岁小儿，可发生在任何季节，常在上呼吸道感染体温突然升高时出现惊厥，在一次病程中多发生1次，抽搐时间短，多不反复发作，止惊后神志恢复快，一般情况良好，无其他感染中毒症状，大便常规正常。

（2）流行性乙型脑炎　有严格的季节性（7～9月发生），其高热、惊厥、意识障碍与中毒型细菌性痢疾相似，但脑膜刺激征阳性，如颈强直、克氏征阳性、布氏征阳性，很少有循环障碍的症状，脑脊液多有蛋白质及白细胞增高，大便常规检查正常，乙脑病毒特异性IgM阳性可资鉴别。

（3）急性坏死性肠炎　发病于任何年龄，多见于4～14岁儿童，其起病急、发热、便血、腹痛、腹泻、感染性休克与中毒性细菌性痢疾相似，但腹泻症状明显，大便多呈赤豆汤样，有特殊腐败腥臭味，很少有黏液脓性便；一般不出现惊厥和昏迷表现。

【治疗】

本病起病急骤，病情危重，发展迅速，但病因明确，故疾病早期以西医抢救治疗为主，采取抗感染、抗休克、防治脑水肿和呼吸衰竭等措施。中医以急则治其标，缓则治其本为指导，待开闭固脱后，再对痢疾进行辨证施治。

1. 西医治疗

（1）降温止惊　①降温：高热易引起惊厥，加重脑缺氧和脑水肿，应选用物理、药物降温或亚冬眠疗法。如用冷盐水灌肠，既可降温，又可获取大便送检。②止惊：惊厥不止者，可肌内注射或静脉注射地西泮，每次0.3～0.5mg/kg（最大剂量每次不超过10mg）；或10%水合氯醛溶液，每次40～60mg/kg稀释灌肠；或肌内注射苯巴比妥钠，每次5～10mg/kg。

（2）抗休克治疗　①扩充血容量，纠正酸中毒，维持水与电解质平衡。②改善微循环。在充分扩容基础上应用血管活性药物以改善微循环，常用药物有东莨菪碱、酚妥拉明、多巴胺等血管活性药物。③应用肾上腺皮质激素。目前主张小剂量、中疗程疗法，如氢化可的松每日3～5mg/kg或甲泼尼龙每日2～3mg/kg，静脉滴注，分2～3次给予。

（3）防治脑水肿和呼吸衰竭　①脱水，首选20%甘露醇，每次0.5～1g/kg，静脉注射，必要时6～8小时重复1次，疗程3～5天。必要时与利尿剂交替使用，可短期静脉注射地塞米松。②改善呼吸：保持呼吸道通畅，吸氧。如出现呼吸衰竭时，应采用呼吸兴奋剂或机械通气。

（4）抗感染治疗　为迅速控制感染，通常选用两种对志贺菌敏感的抗生素静脉滴注。因近年来对氨苄西林、庆大霉素等耐药的志贺菌菌株日益增多，故选用阿米卡星、第三代头孢菌素、含有酶抑制剂的第三代头孢菌素和碳青霉烯类等药物。

2. 中医治疗

（1）辨证论治　本病来势急暴，辨证应注意辨毒邪内闭、内闭外脱之不同，以高热、惊厥、昏迷为主症当为毒邪内闭，以清肠解毒、泄热开窍为主要原则；以面色苍白或青灰、肢厥汗出、皮肤花纹、神志不清为主症当为内闭外脱，应先回阳固脱，或西医抢救治疗，先挽救生命，之后再行其他辨证治疗。

1）湿重于热

证候：腹痛剧烈，甚则伴有呕逆，大便夹有白色黏胨或黏液，肛门重坠感，小便欠利，食欲一般，口黏，舌边红，苔白，脉迟。

辨证：本证以腹痛，伴呕逆，大便夹白色黏胨或黏液为特征。

治法：行气化湿。

方药：加味除湿汤加减。若有身热、恶寒、无汗、头痛、脉浮，病属夹表有风寒，宜逆流挽舟用仓廪汤，有汗口渴，加薄荷、黄芩、槟榔、枳壳、山楂、神曲、木香等。下利纯白，胸膈满闷，痛随便减，脉沉迟有力，多因内伤生冷，加厚朴、枳壳、槟榔、山楂、车前子、莱菔子、炮姜炭。

2）热重于湿

证候：大便一日数十次，便中带血或下脓血，时时欲解，每次便少，后重，腹痛里急；不欲食，小便赤涩，舌苔黄腻，脉滑数。

辨证：本证以下利脓血便，肛门灼热疼痛，小便赤涩为特征。

治法：清热利湿，和血泄热。

方药：黄芩芍药汤加减。若下利纯赤，脉弦数，后重而腹不痛者，合白头翁汤。

3）湿热并重

证候：大便滞涩难下，黏液脓血样便，状如鱼脑，腥臭异常，里急后重，烦渴，腹痛，发热，脉濡而数。

辨证：本证以大便赤白杂下，黏液脓血便，状如鱼脑，腥臭异常为特征。

治法：清热燥湿，调气和血。

方药：芍药汤加减。

4）毒邪内闭

证候：突然高热，壮热口渴，头痛烦躁，谵妄，反复惊厥，甚至神志昏迷或见呼吸困难，节律不整，或恶心呕吐，不能饮食，可有下痢脓血，气味腥臭，或虽未见下痢脓血，但用棉签在肛门内检到黏液粪便，舌质红，苔黄腻，脉滑数。

辨证：本证以夏秋季节突然高热，神志不清或昏迷，反复惊厥为临床特征。

治法：清肠解毒，泄热开窍。

方药：黄连解毒汤合白头翁汤加减。热极动风，惊厥抽搐者，加羚羊角粉、钩藤、石决明；神昏痰鸣者，加天竺黄、竹沥。烦躁，神志不清者，应用安宫牛黄丸、羚角钩藤汤或紫雪丹开窍息风；壮热狂躁，皮肤紫斑者，加水牛角片、牡丹皮、紫草；腹中满痛拒按，大便臭秽难闻者，可加大黄、枳实、芒硝。病势危急，大便排泄不畅，呕吐服药困难者，应及时采用灌肠给药并配合西医抢救治疗。

5）内闭外脱

证候：病情进展迅速，病势凶险，突然面色苍白或青灰，四肢厥冷，皮肤花纹，口唇发绀，汗出不温，尿少，甚者神昏，呼吸浅促，节律不均，喉中痰鸣，脉微弱或脉微欲绝。

辨证：本证以四肢厥冷，汗出不温，皮肤花纹，神志不清为临床特征。

治法：回阳救逆，益气固脱。

方药：四逆汤合参附龙牡救逆汤加味。呼吸浅促不匀者，乃肾不纳气，重用五味子、山茱萸固摄肾气；口唇发绀，皮肤有花纹者，加当归、丹参、赤芍、桃仁、红花。

本证应予以西医抢救治疗，待病情缓解后，再辨证施治。总之，本病病情凶险，变化迅速，临床要密切注意虚实、寒热的相互转化，随证施治。

（2）中成药疗法

1）安宫牛黄丸：用于毒邪内闭证。每次 1～3 岁为 1/4 丸，4～6 岁为 1/2 丸，7～9 岁为 2/3 丸，10～14 岁为 1 丸，每日 1 次，口服。

2）紫雪丹：用于毒邪内闭证。周岁小儿每次 0.3g，5 岁以内小儿每增 1 岁递增 0.3g，5 岁以上小儿酌情服用，每日 1 次，口服。

3）清开灵注射液：重症患儿静脉滴注，每日 20～40mL。2～6 岁为 5mL，6～12 岁为 10mL，以 10% 葡萄糖注射液 200mL 或 0.9% 氯化钠注射液 100mL 稀释后滴注。

4）醒脑静注射液：0.4mL/kg，加入 10% 葡萄糖注射液 200mL 稀释后滴注，每日 1 次。

（3）针灸治疗

1）闭证：热性惊厥者，取穴大椎、十宣放血，人中、百会、内关、风池、曲池、合谷，以中强刺激。每日 1～2 次。

2）脱证：针刺人中、中冲以间歇刺激法，进针后每隔 4～5 分钟捻针 1 次，并可同时在气海、百会加用艾灸，每日 1～2 次。

（4）灌肠法　白头翁汤合芍药汤，水煎取汁，每次 30～50mL 保留灌肠，用于中毒型痢疾呕吐者。

（5）穴位贴敷疗法　脐部贴敷中药（白头翁 9g，黄连 6g，黄柏 9g，秦皮 10g）。腹痛较剧者，加木香；大便血多者，加地榆炭。药物研成粉末，取 0.4g，摊在铜钱大小的胶性面上，贴于神阙穴，每日 2 次。

【预防与调护】

1. 预防

（1）控制传染源，及时隔离患者及带菌者，做好消毒隔离工作。患儿食具、用具、排泄物应予以严格消毒。彻底治疗患者直至粪便连续 2 次培养为阴性。

（2）切断传播途径在流行季节，加强水、饮食、粪便的管理，消灭苍蝇。

（3）保护易感人群流行季节可在集体机构中服用新鲜的马齿苋、地锦叶、凤尾叶、白头翁等单味药煎剂。

2. 调护

（1）保持室内安静、清凉通风。

（2）本病属儿科危急重症，应设专人监护，密切观察患儿神志、血压、脉搏、呼吸节律变化、瞳孔变化和抽搐情况。重症应注意保持肛门周围皮肤清洁、干燥。

（3）昏迷时宜经常翻身，注意保持呼吸道通畅，吸氧，吸痰，进药以鼻饲或灌肠为宜。惊厥者应将头偏向一侧，用多层纱布包裹压舌板放在上下齿间，以防咬伤舌头。

（4）本病主要是饮食不洁、脾胃功能失常所致。因此在护理上应加强对患者饮食的管理，在治疗期间应禁食生冷和甘肥油腻、煎炸及有刺激性食物。开始应喝淡盐水和米汤等，以后逐渐吃些清淡易消化的食物，如粥、汤面，食用油以植物油为宜，应少吃多餐，待腹泻停止后方可逐渐恢复正常饮食，但短时间内禁吃鱼、虾、蟹等荤腥食物，以防诱发或加重病情。

九、传染性单核细胞增多症

传染性单核细胞增多症（infectious mononucleosis，IM）是由 EB 病毒（Epstein-Barr virus，EBV）所致的急性感染性疾病，临床以发热、咽喉痛、淋巴结及肝脾肿大、外周血液中淋巴细胞增多并出现单核样异型淋巴细胞为特征。本病多呈散发性，或见流行于集体儿童机构。本病全年均有发病，以秋末至初春季节多见。本病可发生在任何年龄，以儿童和青少年为多，性别无明显差异，6 岁以下儿童多表现为隐性或轻型感染，15 岁以上感染者则多见典型症状，有时发生严重并发症。患者、隐性感染者及 EB 病毒携带者为传染源，通过口咽分泌物接触传染，偶可通过输血、粪便传染，病后可获得较稳固的免疫力，再次发病者极少。本病在中医文献中无相应病名，但《温病条辨》载"温毒咽痛喉肿，耳前耳后肿，颊肿"，《诸病源候论·小儿杂病诸候》载"风热毒气客于咽喉、额颊之间，与气血相搏，结聚肿痛"。从其发病过程看，本病属于中医学"温病""瘟疫"范畴。

【西医病因、发病机制与中医病因病机】

1. 西医病因、发病机制及病理

（1）病因 病因为 EB 病毒感染。EB 病毒属疱疹病毒属，为一种嗜淋巴细胞的双链 DNA 病毒。EBV 通过易感者与 EBV 携带者亲密接触而传播，人类是其主要宿主。EBV 主要通过唾液途径传播。

该病毒有五种抗原成分，其中与病毒增殖周期相关的两种抗原为早期抗原（early antigen，EA）和病毒衣壳抗原（viral capsid antigen，VCA）。衣壳抗原可产生 IgM 和 IgG 抗体，其中 VCA-IgM 抗体出现较早，在病后 1～2 个月消失，是新近受 EBV 感染的标志；VCA-IgG 出现稍迟于前者，原发 EBV 感染时，几乎所有患者在第 1 个月内可检测到 VCA-IgG 低亲和力抗体，随后逐渐成为高亲和力 VCA-IgG，可持续多年或终生，故 VCA-IgG 阳性不能区别新近感染与既往感染，需要进行抗体亲和力检测以鉴别。早期抗原中的 EA-D 成分为 EBV 活跃增殖的标志。而核心抗原产生的 EBNA-IgG，于病后 3～4 周出现，持续终生，是既往感染的标志。EBV 具有潜伏－激活特点，可于血清抗体出现后很久或临床症状消失后 12～18 个月仍持续地从患者口咽部分泌物中排出。急性期则可出现特异性 IgM 抗体。

（2）发病机制 EBV 进入口腔后，主要累及咽部具有 EBV 受体（CD21）的上皮细胞、B 淋巴细胞、T 淋巴细胞及 NK 细胞。EBV 在咽部细胞中增殖，导致细胞破坏，引起扁桃体炎和咽炎症状，局部淋巴结受累肿大。病毒还可在腮腺和其他唾液腺上皮细胞中繁殖，并可长期或间歇性向唾液中排放，然后进入血液，通过病毒血症或受感染的

B 淋巴细胞进行播散，进而累及周身淋巴系统。被感染的 B 淋巴细胞表面抗原发生改变，引起 T 淋巴细胞的强烈免疫应答从而转化为细胞毒性 T 细胞（TCL）。TCL 细胞在免疫病理损伤形成中起非常重要的作用，它一方面杀伤感染 EBV 的 B 细胞，另一方面可侵犯多个组织器官从而产生一系列的临床表现。患者血中的大量异常淋巴细胞（又称异型细胞）就是这种具有杀伤能力的 T 细胞。本病发病机制主要是由于 B、T 细胞间的交互作用，此外尚有免疫复合物的沉积及病毒对细胞的直接损害等因素。

（3）病理　淋巴细胞的良性增生是本病的基本病理特征。病理可见非化脓性淋巴结肿大、淋巴细胞和单核－巨噬细胞高度增生。心、肝、肾、肺等重要器官均可有淋巴细胞、单核细胞、异常淋巴细胞浸润及局限性坏死病灶。

2. 中医病因病机　本病病因为外感温热邪毒。初起，温热邪毒由口鼻而入，侵于肺卫，结于咽喉，继而传入气营，热毒可炼津成痰，痰热阻络，可伤及营血，加之热邪煎熬，则可血行不畅而成瘀，热、毒、痰、瘀四者可相互搏结，既可内传脏腑，也可流注经络，日久伤及气阴。

（1）邪郁肺卫　温热邪毒从口鼻而入，首犯肺卫，卫气失布，故病初见畏寒发热，肺失宣肃则咳嗽，热邪上壅则头痛、咽红、烦渴；若邪犯胃腑，可见恶心呕吐，不思饮食等；若兼夹湿邪，还可见困倦乏力，脘腹痞闷，面黄肢重等。

（2）热炽气营　热毒进入气分，化毒化火，肺胃热甚，则大热大汗；热毒炽盛，炼液为痰，痰热阻络，痰热瘀互结，流注经络，发为淋巴结肿大，充斥脏腑则腹中积聚痞块（肝脾肿大）；热毒痰火上攻咽喉，发为咽喉肿痛溃烂；热毒内窜营血，迫血妄行，出现皮疹发斑、衄血尿血；热毒内陷心肝，发为抽搐昏迷；痰热内闭于肺，发为咳嗽痰喘；痰火流窜脑络，可致口眼㖞斜、失语瘫痪。

（3）热瘀肝胆　热毒内蕴，灼津成痰，气血瘀滞，发为腹中积聚痞块；湿热熏蒸肝胆，致胆汁外泄入营血分，发为黄疸。

（4）正虚邪恋　热毒之邪易伤气阴，表现为持续低热、盗汗、神疲等气阴两伤、余毒未清等症，使疾病迁延难愈。

总之，本病以卫、气、营、血的规律进行传变，热、毒是主要病因，痰、瘀是主要病理产物。

【临床表现】

本病潜伏期为 5 ～ 15 天，发病或急或缓，症状呈多样性，多数患儿有疲乏、头痛、畏寒、鼻塞、恶心、食欲减退、轻度腹泻等前驱症状。症状轻重不一，年龄越小，症状越不典型。发病期典型表现如下。

1. 发热　几乎均有发热，体温常为 38 ～ 40℃，重者可达 40℃以上。热型不一，一般持续 1 ～ 2 周，然后逐渐下降，少数可达数月。虽高热，但中毒症状多不严重。

2. 淋巴结肿大　大多数患者在病程的第 1 周就可出现淋巴结肿大，全身浅表淋巴结普遍受累，通常呈对称分布，以颈部最为常见。肘部滑车淋巴结肿大常提示有本病的可能。淋巴结肿大可大小不等，很少超过 3cm，硬度中等，不粘连，无明显压痛。肠系膜淋巴结肿大时可引起腹痛。肿大的淋巴结常于热退后数周逐渐消退，少数病例可持续数月。

3. 咽峡炎　咽痛是主要症状之一。绝大多数患儿有咽喉部充血，扁桃体常肿大、充血或小出血点。有些患儿在咽峡、扁桃体表面可见白色渗出物或假膜形成。咽部肿胀严重者可见呼吸及吞咽困难。

4. 肝、脾肿大　肝肿大发生率为 45%～70%，多在肋下 2cm 以内，并伴有急性肝炎的上消化道症状，部分有轻度黄疸。脾肿大发生率为 35%～50%，伴疼痛及轻压痛，偶见脾破裂。

5. 皮疹　幼小儿童较为多见，大多在一周左右出现，呈多形性，以风疹样红色斑丘疹最常见，亦可呈猩红热样皮疹、荨麻疹、多形红斑或出血性皮疹等，以躯干为主，为暂时性，持续 1 周左右消退，消退以后无脱屑，也无色素沉着。

本病病程一般为 2～3 周，也可长至数月。偶见复发，但病程短、病情轻。婴幼儿感染常无典型表现，但血清 EBV 抗体可阳性。

【并发症】

重症患儿可并发神经系统疾病，如脑膜脑炎、吉兰 - 巴雷综合征、颅神经麻痹、周围神经炎等。约 30% 的患者可继发咽部细菌感染。急性期可发生心包炎、心肌炎、EB 病毒相关性噬血细胞综合征等。其他少见的并发症包括间质性肺炎、胃肠道出血、肾炎、血小板减少症、粒细胞缺乏症、自身免疫性溶血性贫血，甚至再生障碍性贫血等。脾破裂虽然少见，但极严重，轻微创伤即可诱发。

【辅助检查】

1. 血常规检查　外周血象改变是本病的重要特征。早期白细胞计数多在正常范围或稍低，发病 1 周后逐渐升高 > $10×10^9$/L，高者可达（30～50）$×10^9$/L。白细胞分类早期中性粒细胞增多，以后淋巴细胞数可多达 60% 以上，并出现异型淋巴细胞。异型淋巴细胞超过 10% 以上或其绝对值超过 $1.0×10^9$/L 时具有诊断意义。部分患儿可见血红蛋白降低和血小板计数减少。

2. 噬异凝集试验　起病 1 周内患儿血清中出现嗜异性 IgM 抗体，测定此抗体滴度可以协助诊断。阳性率达 80%～90%，凝集效价在 1:64 以上，经豚鼠吸收后仍呈阳性者均有诊断价值。5 岁以下儿童多为阴性。

3. EBV 特异性抗体检测　间接免疫荧光和酶联免疫法测定血清中 VCA-IgM、低亲和力 VCA-IgG 和 EA-IgG。VCA-IgM 阳性是新近 EBV 感染的标志，低亲和力 VCA-IgG 阳性是急性原发感染标志，EA-IgG 一过性升高是近期感染或 EBV 复制活跃的标志，均具有诊断价值。

4. EBV-DNA 检测　采用实时定量聚合酶链反应方法能快速、敏感、特异地检测患儿血清中含有高浓度 EBV-DNA，提示存在病毒血症。

5. 其他　部分患儿可见心肌酶升高、肝功能异常、肾功能损害、T 淋巴细胞亚群 CD_4^+/CD_8^+ 比例降低或倒置。

【诊断与鉴别诊断】

1. 诊断　根据流行病学情况、典型临床表现（发热、咽痛、肝脾及淋巴结肿大）、外周血异型淋巴细胞＞10%、嗜异凝集试验阳性、EBV 特异性抗体（VCA–IgM、低亲和力 VCA–IgG、EA–IgG）和 EBV–DNA 检测阳性，可做出临床诊断。特别是 VCA–IgM 阳性，或（和）低亲和力 VCA–IgG 阳性，或（和）急性期及恢复期双份血清 VCA–IgG 抗体效价呈 4 倍以上增高是诊断 EBV 急性感染最特异和最有价值的血清学试验，阳性可以确诊。

2. 鉴别诊断　本病需与巨细胞病毒、腺病毒、支原体、甲肝病毒、风疹病毒等感染所致的淋巴细胞和单核细胞增多相鉴别。

（1）巨细胞病毒感染　长期发热、肝脾肿大等症状类似传染性单核细胞增多症，但很少出现咽痛和淋巴结肿大。血清嗜异性凝集试验阴性。血清特异性巨细胞病毒 IgM 抗体测定和巨细胞病毒分离可确诊。

（2）腺病毒感染　可见发热、咽痛、淋巴结肿大，但一般还伴有结膜炎。血清学检查及病毒分离可确诊。

（3）支原体肺炎　可见发热、咽痛、淋巴结肿大，但呼吸系统症状突出，且不伴肝脾肿大。血清学及肺部 X 线检查可资鉴别。

（4）甲肝病毒感染　以疲乏、发热、食欲下降、肝肿大等为主要表现，部分可见黄疸，血清学检查可资鉴别。

（5）风疹病毒感染　可见发热、咽痛、淋巴结肿大及皮疹，但其皮疹通常于发热 1～2 日后出现，始于面颈部，24 小时可蔓延全身，一般 3 天内即消退，可见较浅色素沉着。血清学检查及病毒分离可确诊。

【治疗】

西医无特效的治疗方法，主要以对症支持治疗为主。中医治疗分卫、气、营、血的不同阶段，以清热解毒、化痰祛瘀为基本治则。

1. 西医治疗

（1）急性期应注意休息，如肝功能损伤明显应卧床休息，并按病毒性肝炎给予护肝降酶治疗。推荐使用非甾体抗炎药来治疗发热。提供足够的液体和营养也很重要。加强护理，避免发生严重并发症。应避免任何可能挤压或撞击脾脏的动作，由于传染性单核细胞增多症后脾脏的病理改变恢复很慢，因此患儿应在症状改善 2～3 个月后才能剧烈运动，以防脾破裂。此外尚需注意：①进行腹部体格检查时动作要轻柔；②注意便秘；③应尽量少用阿司匹林降温，因其可能诱发脾破裂及血小板减少。

（2）抗病毒治疗可降低病毒复制水平和咽部排泌病毒时间，但并不能减轻病情严重程度、缩短病程和降低并发症的发生率。因此，国外对传染性单核细胞增多症并不常规抗病毒治疗。国内也有研究显示，抗病毒治疗不能获得临床效果。病情重、进展快或有并发症者可进行抗病毒治疗，热退后可考虑停用，并发脑炎者可适当延长至 2～3 周。可选用阿昔洛韦、更昔洛韦及伐昔洛韦等药物。

（3）抗生素对本病无效，只用于伴发细菌感染时。可使用敏感抗生素，但忌用氨苄西林和阿莫西林，以免引起超敏反应，加重病情。

（4）在早期静脉注射丙种球蛋白 400mg/kg，每日 1 次，连用 4～5 次，可使临床症状改善，缩短病程。

（5）对严重病例如并发上气道梗阻、脑炎、脑膜炎、心肌炎、溶血性贫血、血小板减少性紫癜等，宜短期应用肾上腺皮质激素，为 3 ～ 7 天，可减轻症状，可选用泼尼松 1mg/（kg·d）（每日最大剂量不超过 60mg）或等效激素。并发心肌炎、严重肝炎、溶血性贫血或因免疫性血小板减少症并有出血时，激素应用可延至 2 周。

（6）α-干扰素亦有一定治疗作用。

（7）发生脾破裂时，应立即输血并行手术治疗。

2. 中医治疗

（1）**辨证论治**　按照卫气营血辨证，抓住热、毒、痰、瘀的病机本质，辨别病情的轻重缓急及所处的不同阶段。热毒重者以高热、咽喉红肿疼痛溃烂为主；痰重者以全身淋巴结肿大为主；血瘀重者以肝脾肿大为主。一般病在初期、中期多为实证，病在卫分，或卫气，或气营；恢复期多为虚证，或虚实兼有。治疗以清热解毒、化瘀祛痰为基本治疗原则，在卫则疏风清热；在气则清热解毒，化痰散结；在营血则清营凉血；后期正虚邪恋则益气养阴，兼清余邪。若兼血瘀则活血化瘀；若兼夹湿则化湿利湿，通络达邪。本病病程较长，表现形式多样，早期诊断、早期治疗十分重要，治疗中应不间断用药，除邪务尽，以防止复发，提高疗效。

1）邪郁肺卫

证候：发热，或见微恶风寒，可持续性微有汗出且汗出热不退，咽红疼痛，颈部瘰疬，鼻塞，流黏或黄涕，头痛，舌边或舌尖稍红，苔薄黄或薄白而干，脉浮数。

辨证：本证见于疾病初期。临床以发热伴咽红疼痛、颈部淋巴结轻度肿大为特征。

治法：辛凉解表，清热利咽。

方药：银翘散加减。咽喉肿痛者，加蝉蜕、僵蚕、山豆根清热利咽；淋巴结肿大者，加蒲公英、夏枯草、重楼解毒散结；高热烦渴者，加生石膏、黄芩、知母清泄邪热；咳嗽痰多者，加浙贝母、杏仁、前胡宣肺止咳；皮疹色红者，加紫草、白鲜皮、蝉蜕；兼寒邪郁表者，加羌活、紫苏叶辛温散寒；兼湿邪郁表者，加藿香、苍术、厚朴、滑石化湿解表。

2）热炽气营

证候：壮热烦渴，咽喉红肿疼痛，乳蛾肿大，甚则溃烂，口疮口臭，面红唇赤，皮疹显露，颈、腋、腹股沟处浅表淋巴结肿大，肝脾肿大，便秘尿赤，严重者咳喘痰鸣，或谵妄抽搐，或尿血，舌质红，苔黄糙，脉洪数。

辨证：本证见于疾病中期。临床以壮热烦渴，咽喉红肿，皮疹色红，浅表淋巴结肿大，肝脾肿大为特征。

治法：清气凉营，解毒利咽。

方药：清瘟败毒饮加减。大便秘结不通者，加大黄、芒硝、枳实通腑泄热；咽喉红肿溃烂严重者，合用六神丸等解毒散结。若热窜心肝，神昏抽搐，或瘫痪失语，口眼㖞斜者，加羚羊角、钩藤、水牛角、人工牛黄、牡丹皮，合用紫雪丹、安宫牛黄丸等清心开窍；淋巴结肿大显著者，加蒲公英、夏枯草、浙贝母，或加用黛蛤散合清肝化痰丸清热化痰、通络散结；肝脾肿大者，加用柴胡、枳壳、三棱、莪术、丹参，或血府逐瘀汤加穿山甲、皂角刺活血软坚散结。

3）热瘀肝胆

证候：高热不退，白睛，软腭，皮肤发黄，汗出不彻全身，小便短而深黄，肝脾肿大明显，胸胁胀痛，恶心呕吐，食欲不振，大便或溏或干结，舌红，苔黄腻，脉弦数。

辨证：本证多见于疾病极期，病情危重。临床以高热不退，肝脾明显肿大，白睛、软腭，皮肤发黄为特征。

治法：清热利湿，化瘀消积。

方药：茵陈蒿汤加减。热重者，加龙胆草、蒲公英、虎杖、败酱草清热解毒；湿重者，加泽泻、滑石、金钱草、苍术、厚朴清热利湿；呕吐者，加竹茹、法半夏、生姜降逆止呕；腹胀者，加厚朴、枳壳、槟榔行气化滞；纳呆者，加谷芽、麦芽、山楂、神曲健脾消食；肝脾肿大疼痛者，加柴胡、枳壳、桃仁、丹参、乳香行气活血；黄疸已退，肝脾肿大长期不消者，可用血府逐瘀汤活血化瘀散结。

4）正虚邪恋

证候：病程日久，发热渐退，或低热起伏，神倦乏力，口唇干燥，大便或干或稀，咽部稍红，淋巴结、肝脾肿大明显缩小，舌红，苔少或剥苔，脉细弱。

辨证：本证为疾病后期及恢复期。临床以发热渐退，或低热起伏，神倦乏力，淋巴结或肝脾肿大明显缩小为特征。

治法：益气养阴，兼清余热。

方药：气虚邪恋选竹叶石膏汤加减；阴虚邪恋选青蒿鳖甲汤加减。易汗出者，加黄芪益气固表；食欲不振者，加谷芽、麦芽；大便干结者，加火麻仁、瓜蒌仁、郁李仁润肠通便；淋巴结肿大者，加夏枯草、海藻、昆布软坚散结；肝脾肿大者，加桃仁、红花、丹参活血散结；血尿者，加白茅根、大小蓟、蒲黄、水牛角凉血止血。

（2）中成药疗法

1）小儿豉翘清热颗粒：用于邪郁肺卫证。每次1岁以下为1/2～1袋，1～3岁为1～1.5袋，4～6岁为1.5～2袋，7～9岁为2～2.5袋，10岁以上为3袋。开水冲服，每日3次。

2）六神丸：用于咽喉肿痛溃烂者。每日3次，温开水吞服；每次1岁为1粒，2岁为2粒，3岁为3～4粒，4～8岁为5～6粒，9～10岁为8～9粒，成年为10粒。

3）五福化毒丹：用于热毒炽盛证。每次2g，每日2～3次。

4）小儿化毒散：用于痰热流注证。每次0.6g，每日1～2次，3岁以内小儿酌减。

5）抗病毒颗粒：用于热毒炽盛，痰热流注证。开水冲服，每次4g，每日3次。

6）安宫牛黄丸：用于热陷心肝证，高热神昏者。每次1～3岁为1/4丸，4～6岁为1/2丸，7～9岁为2/3丸，10～14岁为1丸，每日1～3次，口服。

7）紫雪散：用于热陷心肝证，频繁抽搐者。每次1.5～3g，每日2次；周岁小儿每次0.3g，5岁以内小儿每增1岁，递增0.3g，每日1次，5岁以上小儿酌情服用。

8）生脉口服液：用于恢复气阴两虚证。每次10mL，每日3次。

（3）中药外治法

1）锡类散或冰硼散：适量喷吹于咽喉部位，适用于咽喉红肿溃烂者。

2）金黄散：早期淋巴结肿大，可用金黄散外敷。

3）三黄二香散：黄连、黄柏、生大黄、乳香、没药各适量，共研末，先用浓茶汁调匀湿敷肿大的淋巴结，干后换贴，然后用香油调敷，每日2次，直至淋巴结消失。适用于淋巴结肿大。

【预防与调护】

1. 预防

（1）近年来，国内外正在积极研制 EB 病毒疫苗，除用来预防本病外，尚可用于与 EBV 感染相关的儿童恶性淋巴瘤和鼻咽癌的免疫预防。

（2）对急性期患儿应予隔离，口腔、鼻咽分泌物及其污染物要严格消毒。集体机构发生本病流行，可就地隔离检疫。

2. 调护

（1）急性期患儿应卧床休息2～3周，减少体力消耗。

（2）高热期间多饮水，进食清淡易消化的食物，保证营养及足够热量。

（3）注意口腔清洁卫生，防止口腔、咽部并发感染。

第十五章　寄生虫病 ▷▷▷▷

寄生虫病（parasitic disease）是儿童时期常见病之一，对儿童健康危害大，轻者出现营养不良，重者导致小儿生长发育障碍或出现并发症。本章主要介绍蛔虫病和蛲虫病。

一、蛔虫病

蛔虫病（ascariasis）是小儿时期常见的寄生虫病之一。蛔虫是国内感染率最高、分布最广的寄生虫，我国约有 5.31 亿人感染，平均感染率为 46.99%，最高达 71.12%，农村发病率高于城市，这与粪便污染和卫生习惯不良有密切关系。人群对蛔虫普遍易感，儿童由于脾胃薄弱，未养成良好的卫生习惯，故感染率高于成人，尤多见于 3～10 岁的儿童。轻者多无明显症状，或仅见脐周时有疼痛。但部分患儿可因蛔虫寄生在小肠，出现腹痛、食少等消化道症状；还可出现过敏反应，如血管神经性水肿、顽固性荨麻疹等。异位蛔虫可导致胆道蛔虫病、肠梗阻等严重并发症，甚则危及生命。本病无明显的季节性。

本病属于中医学"蚘虫""长虫"范畴，正如《诸病源候论·蚘虫候》曰："蚘虫者，是九虫内之一虫也。长一尺，亦有长五六寸。"

【西医病因、发病机制与中医病因病机】

1. 西医病因及发病机制　病因为误食感染性蛔虫卵所致。虫卵被吞食后，大多被胃酸杀灭，少数进入小肠发育成胚蚴，胚蚴破壳而出，穿过肠壁移行至肺脏，沿小支气管、气管上行到咽喉，再被吞下，在小肠内发育为成虫。成虫寄生于小肠，对肠壁产生刺激和损伤，引起肠痉挛、肠套叠、蛔虫性肠梗阻，也可窜入胆道、阑尾等引起并发症。

蛔虫病患者是本病的主要传染源，由于雌虫产卵量大及虫卵对外界理化因素抵抗力强，虫卵可在泥土中生存数月到 2 年，食入附有感染性虫卵的食物或用污染的手取食物是主要传染途径。蛔虫卵亦可随灰尘飞扬被吸至咽部而吞入。

2. 中医病因病机　饮食不洁、吞入感染性蛔虫卵是本病的主要病因。蛔虫寄生小肠内，扰乱脾胃气机，吸食水谷精微，故可见面黄少华等气血不足之证。虫聚肠内，脾胃失和，湿浊内生，熏蒸于上，可见寐中磨牙、面部白斑、巩膜蓝斑等症；蛔虫有好动喜钻孔习性，当寒温不当时，蛔虫受扰，则在腹中乱窜引多种病证。如蛔虫钻入胆道，使气机不利，疏泄失常，表现为右上腹部剧烈绞痛，伴有呕吐，或见胆汁，或见蛔虫，甚则肢冷汗出，而形成"蛔厥"证；蛔虫钻入阑门，使气滞血瘀，肉腐血败，则形成"肠痈"；蛔虫数量多时，缠结成团，阻塞肠中，使传化不行，则腑气不通而成"虫瘕"证。

【临床表现】

1. 幼虫移行期症状 蚴虫进入肺泡引起蛔蚴性肺炎或蛔虫性嗜酸性细胞性肺炎，表现为咳嗽、胸闷、喘息、发热等，肺部可闻及干啰音，胸部 X 线检查可见肺部呈点状、片状或絮状阴影，且病灶阴影多变，出现与消失均快，血嗜酸性粒细胞明显增多。偶有幼虫移行至肝、脑、眼等器官，出现肝肿大、右上腹痛、癫痫、眼睑肿胀、视网膜炎等。

2. 成虫引起的症状 常见腹痛，位于脐周，疼痛不剧烈，喜按揉。部分患儿伴食欲不振或多食易饥、腹泻或便秘。大量而长期的蛔虫感染可引起营养不良、贫血、生长发育延缓等，同时出现神志不安、夜惊、磨牙、异食癖、易怒等神经症状；虫体异种蛋白引起的过敏可有荨麻疹、鼻黏膜及咽部瘙痒、哮喘等表现。

【并发症】

1. 胆道蛔虫症（蛔厥） 蛔虫窜入胆道、胆囊可引起胆道蛔虫症，临床表现为突发剑突下或右上腹阵发性剧烈绞痛，痛时患儿屈体弯腰、辗转不安、全身冷汗、面色苍白、恶心、呕吐，可吐出胆汁和蛔虫，腹部触诊多无明显阳性体征或仅有右上腹压痛；随着虫体完全钻入胆道、胆囊，可出现发热、黄疸、外周血白细胞计数升高。若蛔虫窜入肝脏，可导致肝脓肿。其他还可见胆道大出血、胆囊破裂、胆汁性腹膜炎、急性出血性胰腺炎、肠穿孔等并发症。

2. 蛔虫性肠梗阻（虫瘕） 多见于 10 岁以下的儿童，其中 2 岁以下发病率最高。蛔虫扭结成团阻塞肠道，或蛔虫刺激肠壁引起痉挛可造成蛔虫性肠梗阻，多见于回肠下段。表现为急骤起病，脐周或右下腹阵发性剧痛，伴呕吐，腹胀，肠鸣音亢进，可见肠型和蠕动波，可扪及条索状包块；腹部 X 线检查可见肠充气和液平面。

3. 肠穿孔及腹膜炎 多继发于持续较久的蛔虫性肠梗阻或阑尾炎，由于肠壁循环障碍、缺血、坏死而致穿孔，发生腹膜炎。表现为剧烈腹痛，伴以明显的腹膜刺激症状，但当全身衰弱时可只有进行性腹胀；腹部 X 线检查可见膈下游离气体。

【辅助检查】

1. 粪便涂片检查 可查到蛔虫卵。

2. 血常规检查 可有嗜酸性粒细胞增多。

3. 腹部 X 线平片检查 对蛔虫性肠梗阻或穿孔性腹膜炎有较高的诊断价值。

4. B 超检查 有诊断价值。

【诊断】

根据临床症状和体征，特别是有吐蛔虫或排蛔虫史，或粪便检查找到蛔虫卵者，可予确诊；血中嗜酸性粒细胞增多，有助于诊断；有并发症出现时，需与外科其他急腹症相鉴别。

【治疗】

蛔虫病的治疗在于及时有效驱虫，中医治疗在驱蛔杀虫的同时注重调理脾胃。若出现并发症，则应解痉止痛，控制感染；经内科治疗无效时，应及时予以外科手术治疗。

1. 西医治疗

（1）驱虫治疗

1）甲苯达唑：是治疗蛔虫病的首选药物之一，为广谱驱虫药，对成虫、幼虫及虫卵均有作用。2岁以上儿童剂量为每次100mg，每日2次，连服3日。不良反应小，偶见胃肠不适、呕吐、腹泻、头晕、头痛、皮疹等。

2）枸橼酸哌嗪：能阻断虫体神经肌肉接头冲动传递，使蛔虫不能吸附在肠壁而随粪便排出。剂量为每日150mg/kg，全日量不超过3g，空腹或睡前顿服，连服2日，便秘者可加导泻剂。

3）阿苯达唑：为广谱驱虫药。可直接抑制虫体对葡萄糖的摄入，使虫体无法生存，能有效抑制虫卵发育。2岁以上儿童，剂量为每次400mg（2片），睡前1次顿服。治愈率达96%，必要时，10日后可重复1次。不良小，偶可见头晕、头痛、食欲不振、恶心、腹痛等。2岁以下者慎用。

（2）并发症的治疗

1）胆道蛔虫病：治疗原则为解痉止痛、控制感染和驱虫。可用阿托品、颠茄酊或东莨菪碱解痉止痛；并发胆道感染或肝脓肿者，应及早采用有效抗生素以控制感染；驱虫最好选用使虫体肌肉麻痹之驱虫药。内科治疗无效者，可手术治疗。

2）蛔虫性肠梗阻：不完全梗阻可采用禁食、胃肠减压、输液、解痉等处理。腹痛缓解后可予驱虫治疗。完全性肠梗阻时需及时行手术治疗。

3）蛔虫性腹膜炎或阑尾炎：明确诊断后需尽早行手术治疗。

2. 中医治疗

（1）辨证论治　本病以六腑辨证为纲。蛔虫病临床表现有轻有重，病势有缓有急。轻者仅见脐周时有疼痛；伴有并发症者，则较急重，治疗原则为驱蛔杀虫、调理脾胃；出现蛔厥证时先安蛔止痛，继以驱蛔杀虫。

1）蛔虫证

证候：脐周腹痛，时作时止，饮食不振，日见消瘦，面色萎黄，或恶心、呕吐，大便不调，或大便下虫。睡眠不安，寐中磨牙，甚则爱挖鼻孔，咬衣角，嗜食泥土；有的患儿面部出现淡色白斑，巩膜出现蓝色斑点，或下唇出现颗粒样大小白点。粪便镜检有蛔虫卵。

辨证：本证为蛔虫病最常见证型。临床以发作性脐周腹痛，饮食异常，大便下虫或粪检见蛔虫卵为特征。

治法：驱蛔杀虫，调理脾胃。

方药：使君子散加减。腹痛明显者，加延胡索、川楝子、木香行气止痛；腹胀满，大便不畅者，加大黄、青皮，或玄明粉通腑泻下；恶心、呕吐者，加半夏、生姜、竹茹和胃降逆。驱虫药应在空腹时给服，每日1剂，可连续服用2～3日。

2）蛔厥证

证候：具有蛔虫证的一般症状。突然右上腹阵发性绞痛，弯腰曲背，辗转不安，恶心、呕吐，肢冷汗出，呕吐胆汁或蛔虫。重者腹痛持续，畏寒发热，甚则出现黄疸，舌苔黄腻，脉弦数或滑数。

辨证：本证有蛔虫证病史。临床以上腹部绞痛，呕吐，肢冷为特征。

治法：安蛔定痛，继以驱虫。

方药：乌梅丸加减。兼便秘腹胀者，加大黄、玄明粉、枳实通便驱虫；畏寒发热，出现黄疸，舌苔黄腻者，则去附子、桂枝、干姜等温燥之品，酌加茵陈、大黄、栀子、黄芩清热利湿，安蛔退黄。腹部剧烈疼痛时，可用陈米醋口服，每次 20～30mL，每小时服 1 次，连服 3～6 次。待疼痛缓解，可按蛔虫病治法继续驱虫。若为胆道死蛔，可直接予以大承气汤加茵陈蒿汤治疗。

3）虫瘕证

证候：除具有蛔虫证的一般症状外，兼见突然脐腹阵发性剧烈疼痛，频繁呕吐，或呕蛔虫，便秘，腹胀，腹部可扪及质软、无痛的可移动包块。病情持续不缓解者，见腹硬、压痛明显，肠鸣，无矢气。舌苔白或黄腻，脉滑数或弦数。

辨证：本证多有蛔虫证病史。临床以脐腹剧痛，呕吐，腹部条索或团状柔软包块、可移动为特征。

治法：通腑散结，驱蛔下虫。

方药：驱蛔承气汤加减。还可先服生豆油 80～100mL，以润滑肠腑，下虫驱虫。早期考虑药物治疗，疼痛缓解后予驱虫治疗；若完全梗阻，出现腹硬、压痛、腹部闻及金属样肠鸣音或气过水声，应及时行手术治疗。

（2）中成药疗法

1）化虫丸：用于肠蛔虫症。每服 2～8g，每日 1～2 次，空腹或睡前服。

2）使君子丸：用于肠蛔虫症。每服 6～10g，每日 1 次，空腹或睡前服。

3）复方鹧鸪菜散：用于肠蛔虫证。每次 1 岁为 0.3g，2～3 岁为 0.45g，4～6 岁为 0.6g，7～8 岁为 0.9g，10～14 岁为 1.2g，每日 1 次，清晨空腹温开水送服，连服 3 日。

4）乌梅丸：用于蛔厥证。每丸 3g。每次＜3 岁为 1.5g，3～6 岁为 3g，6 岁为 4.5g，每日 2～3 次，温开水送服。

（3）单方验方

1）使君子仁。文火炒黄嚼服，小儿每岁 1～2 粒，最大剂量不超过 20 粒。晨起空腹服，连服 2～3 日。服时忌同时进热汤热食，否则可引起打呃。

2）驱虫粉。使君子肉粉 8 份，生大黄粉 1 份，和匀。每次剂量：年龄 +0.6g，每日服 3 次，饭前 1 小时吞服，连服 3 日。

3）当出现蛔虫性肠梗阻时，可口服麻油 30～60mL，每小时 1 次，连服 3～4 次。

4）新鲜苦楝皮 200g，全葱 100g，胡椒 20 粒。共捣烂如泥，加醋 150mL 炒热，以纱布包裹，置痛处，反复多次，以痛减为度。用于蛔虫病腹痛。

（4）针灸疗法

1）腹痛剧烈：针刺天枢、中脘、足三里。

2）蛔厥证：先刺迎香透四白、胆囊穴；后刺内关、足三里、中脘、水沟。强刺激，泻法。

3）虫瘕证　针刺天枢、中脘、足三里、内关、合谷。强刺激，泻法。

（5）推拿疗法

1）清补脾经，清大肠，按揉内关，揉中脘，揉天枢，摩腹，拿肚角，按揉足三里、三阴交，按揉脾俞、胃俞、大肠俞，捏脊。用于小儿虫积腹痛。

2）按压上腹部剑突下3～4cm处，手法先轻后重，一压一推一松，连续操作7～8次，待腹肌放松时，突然重力推压一次，若患儿腹痛消失或减轻，表明蛔虫已退出胆道，可停止推拿。如使用1～2遍无效，不宜再用此法。用于蛔厥证。

3）用掌心以旋摩法顺时针方向按摩患儿脐部，手法由轻至重。如虫团松动，但解开较慢，可配合捏法帮助松解。一般经过30～40分钟按摩后，虫团即可松解，腹痛明显减轻，梗阻缓解。若推拿前1小时口服植物油50～100mL，可增强疗效。用于虫瘕证。

（6）食疗

1）瓜仁丸：取黑生丝瓜子适量，去皮取仁，空腹温水送服。每次50粒，每日食1次，可安蛔驱蛔。主治蛔虫病，脐周腹痛，时作时止，不思饮食，面黄肌瘦，鼻孔作痒，面有虫斑。

2）菜椒散：取胡萝卜子5g，川椒末5g。将胡萝卜籽微炒香，研末，与川椒末拌匀，空腹服下，每日2次。可健脾驱蛔。主治蛔虫病，脐周腹痛，胃脘嘈杂，恶心呕吐，面黄肌瘦。

3）桃叶汁饮：取鲜桃叶60片。把新鲜桃树叶洗净打烂，开水冲泡，连渣服下。可安蛔驱蛔。主治蛔虫病，小儿脐周腹痛，鼻孔作痒，饮食欠佳，睡中蚧齿流涎，面黄肌瘦。

4）梅椒煎子：取花椒10g，乌梅15g。上两味水煎，每日1剂两煎，分次服。可安驱蛔虫。主治蛔虫病，脐周疼痛，鼻孔作痒，睡中蚧齿流涎，面黄肌瘦，或突然胃脘及右胁部疼痛较剧，恶心呕吐，辗转不安。

5）胡椒绿豆散：取胡椒、绿豆各4大粒。上两味同研成细末，酒调服。可安蛔止痛。主治蛔虫病，突然发生胃脘及右胁部疼痛，痛引背心及右肩，并常伴蛔虫吐出，平时脐周腹痛时作，面黄肌瘦，鼻孔时痒。

【预防与调护】

1. 预防

（1）开展卫生宣传，教育儿童养成良好的卫生习惯，勤剪指甲，勤洗手，不吸吮手指，不在地上爬玩，不吃生冷及未洗净的瓜果。饭前便后洗手。

（2）做好环境卫生，加强粪便管理及污水处理，切断传染途径，减少感染的机会，保证水源及食物不受污染。

2. 调护

（1）空腹服用驱虫药，服药后应注意休息，多饮水和保持大便通畅，注意服药后是否有反应及排虫情况。

（2）密切观察蛔虫病的并发症，及时采取有效措施。蛔厥证时可口服食醋60～100mL，安蛔止痛。

二、蛲虫病

蛲虫又称蠕形住肠线虫。蛲虫病（enterobiasis）是由蛲虫寄生于人体小肠末端、盲肠和结肠所引起的一种常见寄生虫病，临床以夜间肛门周围及会阴部瘙痒，并见到蛲虫为特征。蛲虫感染呈世界性分布，国内感染也较普遍。感染率一般城市高于农村，儿童高于成人，尤其集体生活的儿童感染率更高。

本病西医与中医同名，中医文献最早记载蛲虫病名的《诸病源候论·九虫病诸候》云："蛲虫，至细微，形如菜虫。"又云："居胴肠间。"至今仍沿用此名。

【西医病因、发病机制与中医病因病机】

1. 西医病因及发病机制　蛲虫虫体细小如线头，乳白色。雄虫长0.2～0.5cm，雌虫长0.8～1.3cm。成虫寄生于人体的盲肠、结肠及回肠下段。交配后雄虫很快死亡，雌虫不在肠内产卵，常在夜间患儿入睡后爬出肛门，在肛周、会阴部皮肤皱褶处爬行产卵，引起局部瘙痒难忍。虫卵在肛门周围约6小时发育为感染性虫卵。感染性虫卵经口进入消化道，在胃或十二指肠内孵化出幼虫。幼虫向下移行脱皮2次后在小肠下端及大肠内发育成熟。成虫寿命短，一般不超过2个月。产卵后大多数成虫死亡，少数雌虫可再次进入肛门、阴道、尿道等处，引起异位损害。

蛲虫患者是唯一的传染源。感染性虫卵抵抗力强，在室内可存活3周，虫卵散落在空气、衣物、被褥、凳椅、玩具、食物上，经吞食或空气吸入等方式传播。虫卵也可在肛周皮肤上自行孵化成幼虫，再经肛门入肠内发育为成虫，称为逆行感染。

2. 中医病因病机　蛲虫寄生在肠内，影响脾胃的运化功能，致脾胃失健，运化失司，出现食欲不振、形体消瘦等症；雌虫移行产卵时，使肛门瘙痒，影响睡眠，移行会阴部可产生尿急、尿频、遗尿等症。

【临床表现】

本病常见症状为肛周及会阴部皮肤瘙痒难忍，夜间尤甚，睡眠不安，表现为半夜突然惊哭、烦躁不安、食欲不振、恶心呕吐、腹痛腹泻等。可因搔抓局部皮肤而发生皮炎，以致继发感染。偶有蛲虫侵袭邻近器官引起尿道炎、阴道炎，出现尿频、尿急。若侵入阑尾或腹膜，可致阑尾炎、腹膜炎，若引起蛲虫性肉芽肿，易被误诊为肿瘤。外周血见嗜酸性粒细胞增多。

【辅助检查】

可用棉拭子或玻璃棒拭抹肛门周围皱襞处，然后涂于玻片上，于镜下检查蛲虫卵。

【诊断】

有肛周、会阴瘙痒的典型症状，同时见到成虫或检出虫卵即可确诊。由于雌虫不在肠内产卵，故大便中查虫卵阳性率低，最好于小儿入睡1～3小时后，细致查找肛周、会阴处，找到白色线样成虫；或在肛周皱襞上刮取、粘取虫卵，然后镜检观察虫卵，多次检查可提高阳性率。

【治疗】

蛲虫病的治疗主要在于杀虫止痒，宜采用内服与外治结合的方法。本病还要重视预防，防治结合，才能达到根治的目的。

1. 常用驱虫药物

（1）恩波吡维铵　是治疗蛲虫的首选药物，可抑制虫体的呼吸并阻碍其对葡萄糖的吸收。剂量为 5mg/kg（最大量 0.25g），睡前 1 次顿服，2～3 周后重复 1 次。不良反应轻微，少数有腹痛、腹泻、恶心、呕吐，偶有感觉过敏、肌肉痉挛。口服本品可将粪便染成红色。

（2）噻嘧啶　为广谱高效驱虫药，可麻痹虫体，使其安全排出体外。口服极少吸收，剂量为 11mg/kg（最大量 1g），睡前 1 次顿服，2 周后重复 1 次。不良反应轻微，有恶心、眩晕、腹痛等。严重溃疡病者慎用。

（3）甲苯达唑　是目前治疗蛲虫病主要药物之一，疗效佳，不良反应少。每次 100mg，每日 2 次，连服 3 日，2 周后重复 1 次。

2. 中医治疗

（1）辨证论治　本病以八纲辨证为纲。病初多见实证，轻者仅有肛门及会阴部位瘙痒，夜间明显；重者蛲虫较多，湿热内生，并见烦躁易怒、夜眠不安；病久耗伤气血，则以脾胃虚弱为主，但一般证候较轻。治疗原则为驱虫止痒，常内服、外治相结合，防治结合，方能达到根治目的。

1）虫扰魄门

证候：肛门瘙痒，夜间尤甚，搔抓难忍，夜眠不安，易惊哭闹，舌苔薄白，脉弦滑。

辨证：本证为蛲虫病最常见证型。临床以肛门瘙痒、夜眠不安为特征。病初无明显全身症状，因瘙痒难忍患儿搔抓常可致肛周皮肤破溃、糜烂。

治法：杀虫止痒，内外兼治。

方药：驱蛲汤加减。湿热下注，肛周溃烂者，加黄柏、苍术、百部、苦参、地肤子清热燥湿，杀虫止痒；腹痛者，加延胡索、白芍。外用生百部、苦楝皮、苦参等煎汤保留灌肠。

2）湿热内蕴

证候：肛门及会阴部瘙痒，烦躁易怒，腹胀、腹痛，恶心呕吐，尿频尿急，或女孩前阴瘙痒、分泌物增多，夜寐不安，舌质红，苔黄腻，脉弦滑。

辨证：本证为蛲虫较多，湿热内生。蛲虫爬向前阴或钻入尿道，湿热下注，见阴道分泌物增多，腹胀、腹痛或尿频、尿急、遗尿。临床兼见烦躁易怒为特征。

治法：杀虫止痒，清热除湿。

方药：追虫丸加减。肛周溃烂者，加百部、苦参、地肤子；尿频者，加黄柏、苍术、滑石清热燥湿，利水通淋。

3）脾虚虫扰

证候：肛门瘙痒，夜寐不安，食欲减退，形体消瘦，或见腹胀便溏，舌质淡，苔薄白，脉细弱。

辨证：本证为病久致脾胃虚弱。临床以肛门瘙痒、食欲减退、形体消瘦为特征。

治法：杀虫止痒，运脾养胃。

方药：驱虫粉合参苓白术散加减。面色无华，睡眠不安者，加当归、酸枣仁、夜交藤；大便稀溏者，加炮姜、煨葛根、木香；泄泻者，加黄连、车前子；腹泻者，加黄连、车前子；腹痛者，加陈皮、莪术、川芎；瘙痒者，加白鲜皮、苦参、地肤子、蛇床子。

（2）单方验方

1）驱虫粉。常用使君子粉杀虫，大黄粉泻下虫体，以 8∶1 比例混合。每次剂量：年龄 +0.6g，每日 3 次，饭前 1 小时吞服，每日总量不超过 12g，7 日为 1 个疗程。此后每周服药 1～2 次，可防止再感染。

2）百部煎剂。百部 30g，浓煎灌肠，10 日为 1 个疗程。用于驱杀蛲虫。

3）百部 50g，苦参 25g。共研细末，加凡士林调成膏状，每晚睡前用温水清洗肛门后涂药膏，连用 7 日。用于杀虫止痒。

（3）局部外用药　每次排便后或睡前，用温水洗净肛门，再涂以 2% 氧化氨基汞软膏或 10% 氧化锌软膏，既可止痒，又可减少自身再感染。或用双羟萘酸噻嘧啶栓剂，每粒 0.2g，每晚塞肛 1 粒，连用 3～5 日；或用蛲虫软膏（含百部浸膏 30%，龙胆草 0.2%），每晚涂肛周及肛内，连用 7 日。

【预防与调护】

1. 预防

（1）强调预防为主，培养良好的卫生习惯，饭前便后洗手，勤剪指甲，保持双手清洁，纠正吮指等不良习惯。

（2）加强卫生宣传，婴幼儿尽早穿连裆裤，玩具、用具等经常清洗消毒，改善环境卫生，切断传播途径。

2. 调护

（1）防止重复感染，对彻底治疗蛲虫病具有十分重要的意义。家庭或集体儿童机构中的患儿应同时治疗，勤换衣物及被褥并用开水浸泡或煮蒸后在阳光下暴晒，以避免再感染。

（2）治疗期间应配合清洁环境，湿擦湿扫房间用品，防止虫卵飞扬，清洗并消毒玩具、用具等。

（3）每天早晨清洗患儿肛门；防止患儿用手搔抓肛门。

第十六章　小儿危重症的处理 ▷▷▷▷

一、心搏呼吸骤停与心肺复苏术

心搏呼吸骤停（cardiopulmonary arrest，CPA）是指患儿突然循环及呼吸功能停止，是最危急和最严重的临床疾病状态。心肺复苏术（cardiopulmonary resuscitation，CPR）是指采用急诊医学手段，恢复已中断的呼吸循环功能，为急救技术中最重要而关键的抢救措施。

【病因】

引起小儿心搏呼吸骤停的因素多于成人，心搏与呼吸骤停往往互为因果，可相继发生或同时发生。

1. 心搏骤停的病因

（1）继发于呼吸骤停或呼吸功能衰竭的疾病　如肺炎、窒息、溺水、气管异物等，是小儿心搏骤停最常见的原因。

（2）心脏疾病　病毒性或中毒性心肌炎、严重心律失常、心力衰竭、先天性心脏病等。

（3）严重低血压　失血性休克、感染性休克、重度脱水等。

（4）电解质、酸碱平衡紊乱　严重酸中毒、高血钾、低血钙等。

（5）外伤及意外　颅脑或胸部外伤、电击、烧伤、麻醉意外、心导管检查、纤维支气管镜检查、气管插管或切开，心包穿刺、心脏手术和麻醉等。

（6）药物中毒　洋地黄、氯化钾、奎尼丁、氟乙酰胺类鼠药等药物中毒多见；血清反应等。

（7）迷走神经张力过高　不是小儿心搏骤停的主要原因，但如果患儿因咽喉部炎症，处于严重缺氧状态时，用压舌板检查咽部，可致心搏、呼吸骤停。

（8）其他　婴儿猝死综合征（sudden infant death syndrome，SIDS）。

2. 呼吸骤停的病因

（1）急性气道梗阻　如重症肺炎、气管异物、胃食管反流、喉痉挛、喉头水肿、哮喘持续状态、气道灼伤。

（2）意外　如溺水、严重创伤等。

（3）中毒及药物过敏　如安眠药中毒、一氧化碳中毒、有机磷中毒、箭毒中毒、氰化物中毒、青霉素等药物过敏。

（4）中枢神经系统疾病　颅脑损伤、脑血管意外、颅内炎症、脑肿瘤、脑水肿、脑疝等。

（5）神经肌肉疾病　如急性感染性多发性神经根炎、肌无力、进行性脊髓性肌营养不良、晚期皮肌炎等。

（6）代谢性疾病　低钙性喉痉挛、低血糖、甲状腺功能低下等。

（7）SIDS　SIDS 是发达国家新生儿期后婴儿死亡的常见原因，占 1 个月～1 岁婴儿死亡的 40%～50%。

（8）其他　胸廓损伤或双侧张力性气胸；继发于心搏骤停或惊厥后。

3. 临床难以预料的易触发心搏呼吸骤停的高危因素　如大量持续静脉滴注、不适当的胸部物理治疗（拍背、翻身、吸痰等）、气道吸引、气管插管、呼吸机的撤离等。

【病理生理】

1. 缺氧与代谢性酸中毒　缺氧是呼吸、心搏骤停最突出的问题。心搏一旦停止，氧合血的有效循环中断，随之组织缺氧，引起能量代谢障碍和代谢性酸中毒。严重缺氧时可使心肌传导抑制，引起心律失常及心动过缓；缺氧导致神经细胞代谢紊乱，引起脑损伤。酸中毒可抑制心肌收缩，降低心房纤颤阈值，易发生心室纤颤和停搏。

2. 二氧化碳潴留与呼吸性酸中毒　呼吸心搏骤停后，体内二氧化碳（CO_2）潴留，可造成呼吸性酸中毒。CO_2 浓度增高可抑制窦房结和房室结的兴奋与传导，并兴奋心脏抑制中枢，引起心动过缓和心律失常，还可直接减弱心肌收缩力，并扩张脑血管促使脑水肿形成。CO_2 浓度持续增高可造成 CO_2 麻醉，直接抑制呼吸中枢。

3. 脑损伤

（1）缺氧和酸中毒导致继发性的脑损伤　脑组织耗氧量大，对缺氧最敏感，心脏停搏 1～2 分钟脑循环自动调节功能因酸中毒影响而丧失；在常温下心跳呼吸停止 4～6 分钟，即存在大脑不可逆性损害。

（2）脑血流再灌注损伤　缺氧、酸中毒可使脑血管扩张，心跳恢复后早期脑血流增加，脑过度灌注，造成脑充血、水肿、颅内压增高、血脑屏障功能受损，一些毒性代谢产物可进入脑内。其后因 ATP 不足，钙泵功能无法维持，Ca^{2+} 内流可对脑细胞直接造成损害，并释放生物活性物质，致脑血管强烈收缩，脑灌注降低，脑缺血；再灌注后，自由基生成增多而清除减少，影响细胞膜的结构与功能，致脑细胞进一步损伤。

【诊断】

本病临床表现为突然昏迷，部分有一过性抽搐；大动脉（颈动脉、股动脉、肱动脉）搏动消失；瞳孔扩大，对光反射消失；心音消失或心跳过缓，心音极微弱；呼吸停止或严重呼吸困难，面色灰暗或发绀；心电图表现常见为等电位线、心室颤动、无脉性室速、心电机械分离。

患儿突然昏迷伴大动脉搏动消失或心音消失两项即可诊断为心跳呼吸骤停。对可疑病例应先行复苏，不必反复触摸动脉搏动或听心音，以免贻误抢救时机。

【心肺复苏方法】

心肺复苏技术主要包括基本生命支持（basic life support，BLS）、高级生命支持

（advanced life support，ALS）、复苏后稳定处理 3 个方面。

1. 基本生命支持　是自主循环恢复，挽救患儿生命的基础。BLS 包括防止心跳呼吸骤停，尽早进行心肺复苏和迅速启动急救医疗服务系统 3 个环节。强调黄金 4 分钟，立即现场实施 CPR 十分重要，及时抢救，分秒必争。

（1）评估和启动急救医疗服务系统（EMSS）　包括迅速评估环境对抢救者和患儿是否安全，检查评估反应及呼吸，检查大动脉搏动（儿童触摸颈动脉或股动脉，婴儿触摸肱动脉，10 秒内做出判断），迅速决定是否需要 CPR。同时迅速启动 EMSS 获得帮助。

（2）实施 CPR　总的原则是尽快恢复心跳呼吸，以迅速建立有效的血液循环和呼吸，以保证全身尤其是心、脑、肾等重要器官的血流灌注及氧供应。迅速和高质量 CPR 对于恢复循环呼吸和避免复苏后神经系统后遗症至关重要。《心肺复苏与心血管急救指南》推荐，从胸外按压开始心肺复苏，按 C–A–B 进行为优先程序，即胸外按压（chest compressions/circulation，C）、气道（airway，A）、呼吸（breathing，B）。新生儿心脏骤停主要为呼吸因素所致（已明确为心脏原因者除外），其 CPR 程序为 A–B–C 方法。

1）胸外按压（chest compressions/circulation，C）：是简单易行的复苏措施。其目的是建立人工循环。具体方法：将患儿仰卧置于硬板上，8 岁以上年长儿可用双掌法，即以双手掌重叠置于患儿胸骨中下 1/3 交界处，亦可置于乳头连线下方 1cm，按压时双手肘关节伸直，凭借体重、肩臂之力垂直向患儿脊柱方向有节奏地挤压。下压与放松时间相等，按压时手指不可触及胸壁，放松时手掌不应离开患儿胸骨。注意用力不可过猛，否则可能造成肺、肝、胃破裂及肋骨骨折等。对于 1～8 岁儿童，可用单掌按压法，用一只手固定患儿头部，以便通气，另一只手的手掌根部置于胸骨下半段（避开剑突），手掌根的长轴与胸骨的长轴一致。对于婴儿和新生儿，采用双手环抱按压法，即用双手围绕患儿胸部，双拇指平放或重叠置于乳头连线正下方处按压胸骨，同时其他手指挤压胸背部。按压频率至少 100 次/分。按压幅度至少为胸部前后径的 1/3，对于大多数婴儿相当于大约 4cm，对于大多数儿童相当于大约 5cm，并保证每次按压后充分胸部回弹。

心脏按压有效的指征：①可触及颈动脉或股动脉搏动，动脉血压＞60mmHg；②扩大的瞳孔缩小，光反射恢复；③口唇及甲床颜色转红；④肌张力增强或有不自主运动；⑤出现自主呼吸。

2）开放气道（Airway，A）：建立、维持气道开放和保持足够通气是基本生命支持的重要内容。首先快速清除口咽鼻部的分泌物、呕吐物或异物，保持头轻度后仰位，使气道平直，一般采用仰头抬颏法。怀疑有颈椎损伤，采用托颌手法开放气道。也可放置口腔通气管，使口咽部处于开放状态。

3）建立呼吸（Breathing，B）：借助人工方法进行气体交换，改善缺氧状态。需与心脏按压同时进行。

①口对口人工呼吸：适用于现场急救。操作时患儿平卧，头稍后仰，操作者一只手托住患儿下颌，另一只手拇指与食指捏住患儿鼻孔。操作者深吸气后，对准患儿口腔将

吸入气体吹入，每次送气 1 秒，停止吹气后，放松鼻孔，让患儿肺内气体自动排出。对 1 岁以内的小婴儿，可采用口对口鼻吹气。有效通气的判定标准为能否引起胸部扩张。数次吹气后应缓慢挤压患儿上腹部一次，以排除胃内气体。进行口对口人工呼吸时，即使方法正确，但吸入氧浓度也较低（< 18%），难以保证通气量，故应尽快用复苏器或人工呼吸机代替。

②球囊 – 面罩通气：选择适合的面罩，覆盖患儿口鼻，并托举患儿下颌打开气道。可使用 E-C 钳方式进行球囊 – 面罩通气：左手拇指与食指呈"C"字形将面罩紧扣于患儿面部，中指、无名指、小指呈"E"向面罩方向托颌，另一只手有节律地挤压、放松气囊。在面罩吸氧时，一定程度的头部伸展能保持气道畅通，婴幼儿最好保持在中间的吸气位置，而不要过度伸展头部，以免产生气道压迫梗阻。在操作过程中注意观察胸廓起伏情况以了解辅助通气的效果。

③按压与通气的协调：在未建立高级气道（气管插管）时，心脏按压频率与人工通气频率之比为 15∶2（双人操作）或 30∶2（单人操作）。高级气道建立后，胸外按压与人工呼吸不再进行协调，负责按压者以至少 100 次/分的频率不间断按压，呼吸频率为 8～10 次/分（每 6 秒 1 次呼吸），注意避免过度通气。

4）除颤（defibrillation，D）：在能够获取自动体外除颤仪（automated external defibrillator，AED）或手动除颤仪的情况下进行。目击患儿突发性心脏骤停，或心电监护提示心室颤动或无脉性室性心动过速，可用电击除颤复律。若在医院外发生，且未被目击的心脏骤停，应先予 5 个周期的 CPR（约 2 分钟），然后给予 AED。1 岁以下首选手动除颤仪，次选能量衰减性 AED。1～8 岁儿童使用儿科剂量衰减 AED。初始除颤能量选用 2J/kg，如需 2 次除颤，则能量至少升至 4J/kg，不超过 10J/kg。除颤后立即恢复 CPR，尽可能减少除颤前后的胸外按压中断时间。

2. 高级生命支持（ALS） 指在 BLS 基础上及时转运到有条件的医院或医疗急救中心，建立心电监护、高级气道通气、血管通路、应用药物，对症处理，最大限度地改善预后。

（1）监护 包括心电监控，以及中心静脉压（有条件者）、呼气末 CO_2、有创动脉压监测、脑电图监测等。

（2）高级气道通气 包括放置口咽或鼻咽气道、喉面罩通气道、食管 – 气管联合导气管、气管插管等。其中气管插管人工呼吸是通气效果最佳的人工呼吸方法。当需要持久通气，或面罩吸氧不能提供足够通气量时，可用气管内插管代替面罩吸氧。插管时应选用与年龄相适应的不同内径的导管，如为不带套囊导管，导管内径为 1 岁内 3.5mm、1～2 岁 4mm，大于 2 岁可按公式：内径（mm）=4+ 年龄 /4。如为带囊导管，相同年龄的患儿所选导管内径比不带囊套者减少 0.5mm。插管成功后用人工呼吸机或简易呼吸器进行有效的人工呼吸。

（3）建立血管通路 以周围静脉穿刺最常用，必要时同时建立周围静脉通路和中心静脉路。周围静脉穿刺困难时，应建立骨髓通路，所有需静脉输入的复苏药物均可经骨髓通路给予。

（4）应用药物　在心肺复苏过程中，恰当使用药物有助于促进自主呼吸与心搏的恢复。其目的是提高心、脑灌注压，增加心、脑血流量；提高心室颤动阈值，为除颤创造条件；减少脑再灌注损伤；减轻酸中毒，以利于血管活性药物发挥作用，维持脏器功能。给药途径包括静脉通道（IV）、骨髓（IO）、气管内（ET）。强调不能用药物治疗取代人工呼吸和人工循环。

1）氧：复苏的关键是保证组织器官恢复氧合血灌注，因此将氧视为一种药物。在复苏时短时需要吸入 100% 氧，无须顾及氧中毒。一旦缺氧缓解，只需给予使血氧饱和度稳定在 94% 以上的最低吸氧浓度。

2）肾上腺素：为复苏首选药物，适应于各种原因所致的心搏骤停。有正性肌力和正性频率作用。首次 IV 或 IO 给药剂量 0.01mg/kg（1∶10000 溶液，0.1mL/kg），最大剂量 1mg；气管内（ET）0.1mg/kg；必要时间隔 3～5 分钟可重复 1 次。

3）碳酸氢钠：复苏最初不宜使用，用药指征：确立有效的通气且通气量足够，pH 值 < 7.20，严重肺动脉高压、高血钾、较长时间心停跳可考虑使用。先予 5% 碳酸氢钠 5mL/kg，稀释成等张液后滴入，此后根据血气分析与生化检查结果决定补充量。如果患儿有足够通气量，第一次肾上腺素给药后效果不佳即可考虑使用。

4）阿托品：不建议常规使用。用于心脏复跳后心动过缓、二度房室传导阻滞、预防气管插管引起的迷走神经性心动过缓。可通过静脉、骨髓、气管内给药。IV 或 IO 给药剂量每次 0.02mg/kg，ET 给药剂量为 0.04～0.06mg/kg，间隔 5 分钟可重复使用。最大剂量儿童不超过 1mg，青少年不超过 2mg。

5）葡萄糖：高血糖与低血糖均可导致脑损伤，在心脏复苏时，应快速进行床旁的血糖监测，在低血糖时应立即给葡萄糖，剂量 0.5～1.0g/kg，宜 25% 葡萄糖静脉注射。CPR 后常可见应激性、一过性血糖升高，故在 CPR 期间宜用无糖液，血糖超过 10mmol/L 要干预控制。

6）钙剂：仅在已明确的低钙血症、高钾血症（非洋地黄中毒）、高镁血症、钙通道阻滞剂过量时，可考虑使用。对心跳已停搏者不宜使用。剂量：10% 葡萄糖酸钙 100～200mg/kg（10% 葡萄糖酸钙 1～2mL/kg），每次最大剂量 2.0g。

7）利多卡因：具有抑制心脏自律性和室性异位起搏点、提高心室颤动阈值的作用。用于复发性室性心动过速、心室颤动。剂量：首次剂量为 1mg/kg，负荷量给后即静脉维持，剂量为每分钟 20～50μg/kg。

8）胺碘酮：用于多种心律失常，尤其是室性心动过速。每次 5mg/kg，IV 或 IO 给药。可重复给药 2 次，总剂量 15mg/kg，单次最大剂量为 300mg。用药时应监测心电图和血压。

9）腺苷：抑制窦房结和房室结活性，为终止室上性心动过速的有效药物。首剂 0.1mg/kg（最大剂量 6mg）快速推注，重复剂量 0.2mg/kg（最大剂量 12mg）。禁用于预激综合征和非规则宽 QRS 波群心动过速，因可致心律变为心室颤动。

10）纳洛酮：用于阿片类药物过量。IV 或 IO 给药剂量 0.1mg/kg，必要时 2 分钟重复 1 次，最大剂量 2mg。气管插管内给药剂量为静脉的 2～3 倍。

还可根据病情酌情选用其他血管活性药物、脱水剂、镇静剂、利尿剂、肾上腺皮质激素等。

3. 复苏后稳定处理 经人工呼吸、心脏按压及药物急救治疗后自主循环恢复并能维持者，进入复苏后稳定阶段。还需注意维持有效循环血容量，纠正低血压、心律失常等；积极实施脑复苏，尽量避免神经系统后遗症；维持肾功能及水、电解质平衡；加强呼吸道的管理；防治继发性器官损害；治疗原发病及防治感染等，力争使患儿达到最好的存活状态。

【终止复苏的指征】

经30分钟基本生命支持和进一步生命支持抢救措施后，心电监护仍显示等电位线，可考虑停止复苏术。意识和自主呼吸等中枢神经系统功能未恢复的表现不能作为终止复苏的指征。在复苏期间不做脑死亡判断，必须待心血管功能重新恢复后再做判断。只要心脏对各种刺激（包括药物）尚有反应，CPR应至少持续1小时。

【预防与调护】

1. 预防 对触发心肺骤停的高危因素应以足够重视，及早识别和干预避免其发生。

2. 调护

（1）监测生命体征，注意心率、心律、呼吸、血压、血氧饱和度、血气及电解质的变化。注意神志、精神、瞳孔及周围循环的变化并记录。

（2）加强呼吸管理，定时湿化气道，适时吸痰，保持呼吸道通畅。

（3）准确记录出入水量，保证热量供给。

（4）在气管插管、呼吸机机械通气、中心静脉置管时分别予以相关护理。

二、脓毒性休克（感染性休克）

脓毒症（sepsis）是指感染（可疑或证实）引起的全身炎症反应综合征（SIRS）；严重脓毒症（severe sepsis）是指脓毒症导致的器官功能障碍或组织低灌注；脓毒性休克（septic shock）是指脓毒症诱导的组织低灌注和心血管功能障碍，表现为体循环、微循环功能障碍和心肺为主的多个脏器功能受损改变。

本病相当于中医学"厥证""脱证""脏竭症"等范畴。《伤寒论·辨厥阴病脉证并治》说："凡厥者，阴阳气不相顺接，便为厥。厥者，手足逆冷者是也。"凡阳气不能通达四末，冷不过腕踝者称为厥，冷过肘膝者称为逆。主要是阴阳失调，气血逆乱而致的忽然昏厥、不省人事而伴四肢逆冷的证候。

【西医病因、发病机制与中医病因病机】

1. 西医病因及发病机制

（1）病因

1）多种病原微生物的感染，包括细菌、病毒、支原体、立克次体等均可引起脓毒性休克。其中以革兰氏阴性菌感染多见，如痢疾杆菌、脑膜炎球菌、大肠埃希菌、绿脓杆菌、克雷白菌属等。革兰氏阳性菌常见的有肺炎球菌、金黄色葡萄球菌、链球菌等。近年来，由于广谱抗生素的大量应用，耐药致病微生物所致的脓毒性休克发生率上升。

2）原有白血病、恶性淋巴瘤、肝硬化及其他重病基础的患儿，以及使用激素或免疫抑制剂、细胞毒药物治疗的患儿，在重症监护室经导管插管或各种诊断性穿刺的患儿，均易发生感染导致脓毒性休克。

3）非感染性休克发展为感染性休克，包括以下内容：①混合型休克，意外、中毒、多发性创伤、大手术后、新生儿窒息所致休克；②心源性（心泵衰竭）休克，严重心律失常、重症先心病心衰；③低血容量休克，消化道出血、婴儿肠炎重度脱水、难治性肾病、大手术后出血；④内分泌性休克，糖尿病酮症酸中毒、肾上腺危象；⑤心脏梗阻性休克，心包填塞、心房黏液瘤、先心病（流出道狭窄）、肺梗死。

（2）发病机制　脓毒性休克的发病机理极为复杂，认为是外因和内因作用构成致病网络，机体在全身炎症反应综合征、严重脓毒症和多脏器功能障碍综合征过程中的一个阶段，表现为组织低灌注和（或）低血压，心血管功能障碍。

1）免疫炎性介质的作用：病原微生物作用于血管内皮细胞、单核 – 巨噬细胞、T淋巴细胞、中性粒细胞等，释放一系列促炎和抗感染介质，由于促炎和抗感染平衡失调，产生全身炎症反应综合征（SIRS），或代偿抗感染反应综合征（CARS）。这是产生脓毒性休克的始动机制。

2）微循环障碍：微循环是机体循环系统的终末单位，是贯通动静脉循环的重要通路；微循环又是脏器组织中细胞间物质交换的场所，不同脏器具有各自的微循环特点，以保证正常的脏器组织灌注。感染性休克时微循环障碍表现如下。

休克代偿期（微循环缺血缺氧期）：在细菌内毒素等作用下，内源性儿茶酚胺如肾上腺素、去甲肾上腺素等大量增加，使微血管代偿性收缩，血液经过动静脉间交通支直接流入静脉而不经过毛细血管，形成短路，组织缺血缺氧，血压大致正常，此为休克代偿期。

休克失代偿期（微循环淤血缺氧期）：血中乳酸生成过多而致酸中毒，毛细血管床大量开放，出现微循环淤血，流体静脉压上升，微血管周围的肥大细胞因缺氧而释放组胺，导致毛细血管通透性增高，大量血浆外渗，有效循环量锐减，进入瘀血缺氧期，此为休克失代偿期。

休克难治期（微循环衰竭期）：组织持续低灌注和液体不断向组织间隙漏出，血液浓缩，血液黏滞度增加，促使红细胞聚集和血管内皮细胞广泛损伤，释放促凝物质，启动内外凝血系统诱发DIC，使肺、心、肝、脑、肠、肾等重要器官微血管血流阻塞而发生多器官功能障碍。严重酸中毒和缺氧可使溶酶体酶释放，使细胞自溶，致使重要脏器发生"不可逆"损伤，成为难治性休克。

2. 中医病因病机　病因多为素体正气不足，脏腑功能失调，复感邪毒而致。邪气以温热邪毒为主。邪毒入侵，化热化火，致热毒深陷并内郁，使阳气伏遏，难达肢末，乃致热深厥亦深。热毒内陷心肝，引动肝风，蒙蔽心窍，发为神昏抽搐；热毒炼液为痰，结于气道，则见喉中痰鸣。热炽营血，血液凝滞，造成血瘀之症。热毒痰瘀，耗气伤阴，导致气阴大伤。病情进一步发展，阴液耗竭，阴竭阳无所附，造成阴竭阳脱之证。总之，本病早期表现为热毒内闭，毒热、瘀血、痰浊内阻，"正盛邪亦盛"；极期突出在

"正衰邪盛"及"正衰邪衰"的状态；若正不胜邪，五脏六腑衰败，则由内闭而致外脱，最后阴阳离绝，导致死亡。恢复期多表现为"邪去正虚"或"正虚邪恋"的状态。

【临床表现】

本病除有原发病的临床表现和脓毒症的表现外，尚存在组织灌注不足所致的休克征象。

1. 休克代偿期的表现 神志尚清，表情淡漠，反应迟钝，可烦躁不安，面色苍白，唇、指（趾）端发绀，肢端湿冷，尿量减少，脉搏细数，血压正常或略降低，脉压变小。

2. 休克失代偿期的表现 血压进行性下降，烦躁或意识不清甚至昏迷，面色青灰，四肢厥冷，唇、指（趾）端明显发绀，毛细血管再充盈时间 > 3 秒，少尿甚至无尿，脉搏细弱、频速，皮肤青紫，肌张力低下。甚至可合并 ARDS、DIC、肾功能不全、脑水肿、胃肠功能衰竭等多器官功能障碍。脓毒性休克轻重度的临床表现如下（表 16-1）。

表 16-1　脓毒性休克轻重度的临床表现

项目	轻度	重度
症状体征	轻度神志改变	嗜睡昏迷
	心率增快	心率明显增快
	呼吸加快、通气过度	呼吸困难
	发热	发热或低温
	四肢温暖，皮肤干、红	四肢湿冷，皮肤灰、紫
	脉搏有力、心音强	脉弱、心音低钝
	毛细血管充盈时间延长（1～3 秒）	毛细血管充盈时间明显延长（> 3 秒）
	血压正常	血压降低
	脉压差变化	脉压差变窄
	尿量正常或少尿	少尿或无尿
	心输出量正常或增高	心输出量下降
	体循环血管阻力下降	体循环血管阻力增高
实验室检查	呼吸性碱中毒、代谢性酸中毒可有可无	代谢性酸中毒或混合型酸中毒
	低氧血症	严重低氧血症
	动 - 静脉氧含量差降低	氧供依赖性氧耗
	血乳酸轻度增高或正常	血乳酸明显增高
	轻度凝血异常	DIC
	轻度高或低血糖	低血糖

【诊断与鉴别诊断】

1. 诊断 脓毒症患儿出现组织灌注不足和心血管功能障碍即可诊断脓毒性休克。中华医学会儿科学分会急诊组等于 2015 年发布了《儿童脓毒性休克（感染性休克）诊治专家共识》。

（1）血压＜该年龄组第 5 百分位，或收缩压＜该年龄组正常值 2 个标准差以下。即 1～12 个月＜9.33kPa（70mmHg），1～9 岁＜9.33kPa（70mmHg）+［2×年龄（岁）］，≥10 岁＜12.0kPa（90mmHg）。

（2）需用血管活性药物始能维持血压在正常范围（多巴胺＞5μg/（kg·min）或任何剂量的多巴酚丁胺、去甲肾上腺素、肾上腺素）。

（3）具备下列组织低灌注表现中的 3 条：①心率、脉搏变化，外周动脉搏动细弱，心率、脉搏增快。②皮肤改变，面色苍白或苍灰，皮肤湿冷、大理石样花纹。如暖休克可表现为四肢温暖、皮肤干燥。③毛细血管再充盈时间（CRT）延长（＞3 秒）（需除外环境温度影响），暖休克时 CRT 可以正常。④意识改变，早期烦躁不安或萎靡，表情淡漠。晚期意识模糊，甚至昏迷、惊厥。⑤液体复苏后尿量仍＜0.5mL/（kg·h），持续至少 2 小时。⑥乳酸性酸中毒（除外其他缺血缺氧及代谢因素等），动脉血乳酸＞2mmol/L。

临床分期：①脓毒性休克代偿期，当患儿感染后出现上述 3 条或以上组织低灌注表现，如果血压正常则诊断为脓毒性休克代偿期。②脓毒性休克失代偿期，代偿期的灌注不足表现加重伴血压下降，则为失代偿期。

临床分型：①暖休克，为高动力性休克早期，可有意识改变、尿量减少或代谢性酸中毒等，但面色潮红、四肢温暖、脉搏无明显减弱，毛细血管再充盈时间无明显延长。此期容易漏诊，且很快转为冷休克。②冷休克，为低动力性休克，皮肤苍白、花纹，四肢凉，脉搏快、细弱，CRT 延长。

面对个体的脓毒性休克患儿，诊断是一个"评估/识别→指定目标→干预→再评估"的过程。

2. 鉴别诊断

（1）低血容量性休克　因失血、失液使血容量减少引起的休克，见于大出血、频繁呕吐、腹泻、大面积烧伤时。血容量减少，心输出量减少，血压下降，中心静脉压明显降低，可于扩容后很快纠正。

（2）过敏性休克　因外界抗原性物质进入体内，与体内抗体相互作用发生全身性过敏反应。见于青霉素或其他药物、食物、血制品过敏。患儿多有过敏原接触史，症状发生极为迅速，有时伴发荨麻疹或血管神经性水肿。当喉与支气管水肿时，可发生呼吸困难，甚至窒息死亡。

（3）神经源性休克　又称创伤性休克。多因剧烈疼痛等因素，使神经受强烈刺激，5-羟色胺、缓激肽等血管活性物质释放，而致血管扩张，微循环淤血，有效循环血量减少，血压下降。原发病因在诊断中起决定作用。

（4）心源性休克　因急性心脏排血功能障碍，引起组织器官血液灌注不足，导致休克。常见于心肌炎、心律失常、先天性心脏病等。

【治疗】

早期识别，及早给予指导性、个体化治疗。休克早期以治疗原发病和纠正脏器低灌注并重，休克晚期以减轻细胞损害、纠正代谢紊乱、维护重要器官为重点，配合中医治以清热解毒，活血化瘀，回阳救逆，益气固脱。

1. 西医治疗

（1）初期复苏治疗目标 及时诊断、及早治疗是改善预后、降低病死率的关键。在第1个6小时内达到：CRT ≤ 2秒，血压正常（同等年龄），脉搏正常且外周和中央搏动无差异，肢端温暖，尿量1mL/（kg·h），意识状态正常。初始液体复苏时，血乳酸增高者应复查血乳酸至正常水平，血糖和离子钙浓度维持正常。

（2）呼吸、循环支持

1）呼吸支持：保证有效通气及氧合，充分发挥呼吸代偿作用。及时清理气道，保证气道通畅。休克患儿应立即给予高流量鼻导管或面罩给氧，如鼻导管或面罩氧疗无效，则予以无创正压通气或尽早气管插管机械通气。对难治性脓毒性休克或伴难治性呼吸衰竭者，行体外膜肺氧合（ECMO）。

2）循环支持：通过液体复苏达到最佳心脏容量负荷，应用正性肌力药以增强心肌收缩力，或用血管舒缩药物以调节适宜的心脏压力负荷，最终达到改善循环和维持足够氧输送。

①液体治疗：补充血容量是逆转病情、降低死亡率的关键措施。维持有效循环血量，改善组织灌注；采取早期目标性治疗，强调个体化液体复苏。

常用0.9%氯化钠，首次剂量20mL/kg（体重超重患儿，按理想体重计算），5～10分钟静脉输注。评估循环和组织灌注情况，如循环无改善，可重复给予，每次为10～20mL/kg，并适当减慢输注速度，1小时内液体总量最多可达40～60mL/kg。如仍无效或存在毛细血管渗漏或低蛋白血症，可用等量5%白蛋白。液体复苏期间严密监测患儿对容量的反应性，既要重视液量不足，又要关心心肺功能，如出现肺部啰音、肝肿大（容量负荷过度），则停止液体复苏并利尿。液体复苏不推荐应用羟乙基淀粉，因有致急性肾损伤和肾替代治疗的风险。

由于血液重新分配及毛细血管渗漏等，脓毒性休克的液体丢失和低血容量可能持续几日，故继之前的快速补液后仍需继续补液和维持补液，可根据情况减慢补液速度，降低液体张力。

②应用血管活性药物：在液体复苏基础上血压仍低，或有灌注不良表现时可考虑选用血管活性药物。

a. 多巴胺：用于血容量足够和心脏节律稳定的组织低灌注和低血压患儿。

对心血管的作用与剂量相关，小剂量1～5μg/（kg·min）扩张肾及内脏血管；中剂量5～9μg/（kg·min）增加心肌收缩力，用于心输出量降低者；大剂量10～20μg/（kg·min）使血管收缩，血压增加，用于休克失代偿期。根据血压监测情况及时调整剂量，最大不宜超过20μg/（kg·min）。

b. 多巴酚丁胺：正性肌力和扩血管作用。常用剂量为5～20μg/（kg·min）。多巴酚丁胺无效者可选择肾上腺素。

c. 肾上腺素：$0.05 \sim 0.2\mu g/$（kg·min）兴奋 β 受体，具有正性肌力、正性频率和扩张血管作用。$0.5 \sim 2.0\mu g/$（kg·min）以兴奋血管 α 受体为主，使血管阻力增加，血压升高。冷休克或有多巴胺抵抗时首选肾上腺素。

d. 去甲肾上腺素：收缩血管，具有正性肌力作用。剂量为 $0.05 \sim 2\mu g/$（kg·min），暖休克或有多巴胺抵抗时首选去甲肾上腺素。当需要增加剂量以维持血压时，建议加用肾上腺素或用肾上腺素替换。

e. 氨力农：具有正性肌力及扩血管作用。对脓毒性休克并心功能不全时，若存在儿茶酚胺抵抗可选用氨力农。可先予负荷量 0.75mg/kg，维持量 $5 \sim 10\mu g/$（kg·min）。

f. 莨菪类药物：可调节微循环舒缩紊乱，既能解除儿茶酚胺所致血管痉挛，又可对抗乙酰胆碱的扩血管作用。首选山莨菪碱（654-2），每次 $0.5 \sim 1mg/kg$，$10 \sim 15$ 分钟 1 次，至面色转为红润，肢暖，血压回升，尿量增多。

g. 硝普钠：具有扩血管作用，心功能严重损害且同时存在外周高阻力者，在扩容及应用正性肌力药物基础上可选用，以降低心室后负荷。每分钟 $0.5 \sim 8\mu g/kg$，应从小剂量开始，避光使用。

（3）积极抗感染和清除病灶　强调在诊断后的 1 小时内应静脉使用有效抗微生物制剂。根据流行病学特点及地方病原流行特点，选择尽可能覆盖所有病菌的药物治疗，并尽可能在应用抗生素前取血培养，或体液、分泌物培养。降钙素、CRP 检测有助于指导抗生素治疗。其抗生素应用原则：早期、足量、联合、静脉给药，疗程足够，以迅速彻底控制感染。同时注意保护肾功能，并及时清除病灶。

（4）应用肾上腺皮质激素　大多主张在重症休克、对液体复苏无效或对儿茶酚胺抵抗型休克、疑有肾上腺皮质功能低下时使用。常用剂量：甲泼尼龙每次 $1 \sim 2mg/kg$，氢化可的松 $3 \sim 5mg/$（kg·d），地塞米松每次 0.5mg/kg。

（5）其他综合措施　保护重要脏器的功能，防治脑水肿、心功能不全、急性呼吸窘迫综合征（ARDS）及急性肾功能不全等。预防应对应激性溃疡、控制血糖、营养支持等。

（6）效果评价　达到治疗目标的指征：①CRT < 2 秒；②外周及中央动脉搏动均正常；③四肢温暖；④意识状态良好；⑤血压正常；⑥每小时尿量 > 1mL/kg。

2. 中医治疗　本病以八纲辨证为主。早期以实证为多；极期为"正衰邪盛"虚实夹杂之证；恢复期以虚证为多，或虚实兼有。本病治疗应"急则治其标，缓则治其本"，早期以清热解毒、活血化瘀为主，急救以益气回阳、救阴固脱为主，兼以祛邪。因本病属危症，早期诊断、早期治疗截断病势是提高疗效的关键。

（1）热毒内闭

证候：高热，烦躁，或精神萎靡，甚则神志昏迷，强直抽搐，喉中痰鸣，胸腹灼热，口渴喜饮，面色苍白，手足厥冷，小便短赤，大便秘结，舌红，苔黄燥，脉数。

辨证：本证多见于休克代偿期。临床以高热烦躁，喉中痰鸣，面色苍白，手足厥冷，口渴喜饮，溲赤便秘，苔黄燥为特征。

治法：清热解毒，通腑开窍。

方药：清瘟败毒饮合小承气汤加减，并配用安宫牛黄丸、紫雪丹、至宝丹等开窍醒神。痛处固定不移、夜间加重，肿块，出血，舌边瘀斑者，加以红花、赤芍、牡丹皮、生地黄、当归、侧柏叶、茜草等活血化瘀，凉血散血。

（2）气阴亏竭

证候：神志不清，面色苍白，呼吸促而弱，皮肤干燥，尿少口干，四肢厥冷，唇舌干绛，苔少而干，脉细数而无力。

辨证：本证多见于休克的失代偿期。临床以神志不清，面色苍白，四肢厥冷，尿少，脉细数而无力为特征。

治法：益气养阴，救逆固脱。

方药：生脉散加减。兼见大片瘀斑扩大融合者，是气脱血瘀之证，加丹参、赤芍、川芎，并重用人参益气固脱化瘀。

（3）阴竭阳脱

证候：神志不清，面色青灰，皮肤紫花或大片瘀斑，体温不升，皮肤湿冷，四肢冰凉过肘膝，汗出如油，呼吸不整，唇紫发青，苔白滑，脉微欲绝，或指纹淡隐。

辨证：本证多见于正虚邪盛患儿，多见于休克晚期。临床以神志不清，面色青灰，皮肤湿冷，四肢冰凉过肘膝，汗出如油，唇紫发青，脉微欲绝为特征。

治法：益气回阳，救逆固脱。

方药：参附汤或参附龙牡救逆汤加减。

【预防与调护】

1. 预防 增强体质，提高机体防御外邪的能力；积极治疗原发病。

2. 调护 严密观察病情变化，定时测体温、脉搏、呼吸、血压、尿量及末梢循环状况并做好记录。有高热、惊厥、呼吸衰竭、气管插管时，应给予相应的特殊护理。

三、充血性心力衰竭

充血性心力衰竭（congestive heart failure）是指心脏工作能力（心肌收缩或舒张功能）下降，即心排血量绝对或相对不足，不能满足全身组织代谢的需要的病理状态。心力衰竭是儿童时期的危重症之一。

【病因】

小儿时期心力衰竭以1岁以内发病率最高，其中尤以先天性心脏病引起者最多见。在先天性心脏病中，流出道狭窄可导致后负荷增加，某些流入道狭窄的作用相同。左向右分流和瓣膜反流则导致前负荷增加。心力衰竭也可继发于病毒性心肌炎、川崎病、风湿性心脏病、心肌病、心内膜弹力纤维增生症等。贫血、营养不良、电解质紊乱、严重感染、心律失常和心脏负荷过重等都是儿童心力衰竭发生的诱因（表16-2）。

表 16–2　心力衰竭的病因

分期	心脏疾病	非心脏疾病
胎儿期	先天性完全性房室传导阻滞	严重贫血
	室上性心动过速	
新生儿期	左室发育不良综合征	新生儿呼吸窘迫综合征
	完全性大动脉转位	低血糖
	主动脉缩窄	酸中毒
	完全性肺静脉异位引流	窒息
	房室通道	
	病毒性心肌炎	
婴儿期	室间隔缺损	毛细支气管炎
	动脉导管未闭	重症肺炎
	房室通道	维生素 B_1 缺乏症
	动静脉瘘	静脉输液过快过量
	肺动脉瓣狭窄	
	心内膜弹力纤维增生症	
	感染性心肌炎	
	室上性心动过速	
	高原性心脏病	
	川崎病	
幼儿期及儿童期	风湿性心肌炎及瓣膜病	急性肾炎
	感染性心肌炎	严重贫血
	感染性心内膜炎	甲状腺功能亢进症
	原发性心肌病	
	肺源性心脏病	
	心脏手术后	
	心包炎	
	高血压	
	克山病	

【病理生理】

心脏功能从正常发展到心力衰竭，经过一段代偿过程，心脏出现心肌肥厚、心脏扩大和心率增快。由于心肌纤维伸长和增厚，使收缩力增强，排血量增多。如病因持续存在，则代偿性改变相应发展，心肌能量消耗增多，冠状动脉血供相对不足，心肌收缩速度减慢和收缩力减弱。心率增快超过一定限度时，舒张期缩短，心排血量反而减少。心排血量通过代偿不能满足身体代谢需要时，即出现心力衰竭。

心力衰竭时，心输出量减少到低于正常休息时的心排血量，称为低输出量心力衰竭。但由甲状腺功能亢进症、组织缺氧、严重贫血、动静脉瘘等引起的心力衰竭，体循环量增多，静脉回流量和心排血量高于正常；心力衰竭发生后，心排血量减少，但仍可超过正常休息时的心排血量，则称为高输出量心力衰竭。

心力衰竭时，由于心室收缩期排血量减少，心室内残余血量增多。舒张期充盈压力增高，可同时出现组织缺氧，以及心房和静脉淤血。组织缺氧时，交感神经活性增加，引起皮肤内脏血管收缩，血液重新分布，以保证重要器官的血供。肾血管收缩后，肾血流量减少，肾小球滤过率降低，肾素分泌增加，继而醛固酮分泌增多，使近端和远端肾曲小管对钠的重吸收增多，体内水钠潴留，引起血容量增多、组织间隙等处体液淤积。近年来对神经内分泌在心力衰竭发生和发展过程中的调节作用有了新的认识。心力衰竭时，心排血量减少，可通过交感神经激活肾素－血管紧张素－醛固酮系统，从而引起β受体－腺苷酸环化酶系统调节紊乱，使外周血管收缩，水钠潴留，以致加剧心室重塑，促进心力衰竭的恶化。

心室负荷过重可分为容量负荷过重和压力负荷过重。前者在轻度或中度时心肌代偿能力较后者好些，如房间隔缺损虽然有时分流量很大，但属舒张期负荷过重，在儿童期很少发生心力衰竭；肺动脉瓣狭窄属收缩期负荷过重，心力衰竭出现更早些；主动脉缩窄伴动脉导管未闭则兼有收缩期和舒张期负荷过重，故在新生儿时期可致死。

【临床表现】

年长儿心力衰竭的症状与成人相似，主要表现为乏力、食欲缺乏、活动后气急和咳嗽。安静时心率增快，呼吸浅表、增速，颈静脉怒张，肝大、有压痛，肝颈反流试验阳性。病情较重者尚有端坐呼吸、肺底部可闻及湿啰音，并出现水肿，尿量明显减少。心脏听诊除原有疾病产生的心脏杂音和异常心音外，常可听到心尖区第一心音减低和奔马律。

婴幼儿心力衰竭的临床表现有一定特点，常见症状为呼吸快速、表浅、频率可达50～100次/分，喂养困难，体重增长缓慢，烦躁多汗，哭声低弱，肺部可闻及干啰音或哮鸣音。水肿首先见于颜面、眼睑等部位，严重时鼻唇三角区呈现青紫。

【诊断】

1.临床诊断依据 ①安静时心率增快，婴儿＞180次/分，幼儿＞160次/分，不能用发热或缺氧解释；②呼吸困难，青紫突然加重，安静时呼吸达60次/分以上；③肝大，达肋下3cm以上，或在密切观察下短时间内较前增大，而不能以横膈下移等原因解释；④心音明显低钝，或出现奔马律；⑤突然烦躁不安、面色苍白或发灰，而不能用原有疾病解释；⑥尿少、下肢水肿，已经除外营养不良、肾炎、维生素B_1缺乏症等原因。

2.其他检查 上述前4项为临床诊断的主要依据，尚可结合其他几项下列检查进行综合分析。

（1）胸部 X 线检查　心影多呈普遍性扩大，搏动减弱，肺纹理增多，肺门或肺门附近阴影增加，肺部淤血。

（2）心电图检查　不能表明有无心力衰竭，但有助于病因诊断及指导洋地黄的应用。

（3）超声心动图检查　可见心室和心房腔扩大，M 型超声心动图显示心室收缩时间延长，射血分数降低。心脏舒张功能不全时，彩色多普勒超声心动图对诊断和引起心力衰竭的病因判断有帮助。

【治疗】

1. 一般治疗

（1）减轻心脏负担　充分休息，采取平卧或取半卧位，避免患儿烦躁哭闹，必要时可适当应用镇静剂，苯巴比妥、吗啡（0.05mg/kg）皮下或肌内注射常能取得满意效果，但需警惕呼吸抑制。适当限制液体摄入量。给予容易消化及富有营养的食品，饮食中应减少钠盐，但很少需要严格的极度低钠饮食。

（2）吸氧　有助于缓解组织缺氧状态。

（3）纠正水、电解质及酸碱平衡紊乱　心力衰竭时易发生水钠潴留、酸中毒、低血糖和低血钙，新生儿时期更是如此，应予及时纠正。

2. 应用洋地黄类药物　迄今为止，洋地黄仍是儿科临床上广泛使用的强心药物之一。洋地黄作用于心肌细胞上的 Na^+-K^+ATP 酶，抑制其活性，使细胞内 Na^+ 浓度升高，通过 Na^+-Ca^{2+} 交换，使细胞内 Ca^{2+} 升高，从而加强心肌收缩力，使心室舒张终末期压力明显下降，静脉淤血症状减轻。洋地黄能直接抑制过度的神经内分泌活性（主要抑制交感神经活性作用），具有负性传导、负性心率等作用。洋地黄对左心瓣膜反流、心内膜弹力纤维增生症、扩张型心肌病和某些先天性心脏病等所致的充血性心力衰竭均有效。尤其是对合并心率增快、心房扑动、房颤者更有效。对贫血、心肌炎引起者疗效较差。

小儿时期常用的洋地黄制剂为地高辛（digoxin），可口服和静脉注射，作用时间较快，排泄亦较迅速，因此剂量容易调节，药物中毒时处理也比较容易。地高辛酏剂口服吸收率更高。早产儿对洋地黄比足月儿敏感，后者又比婴儿敏感。婴儿的有效浓度为 $2 \sim 4ng/mL$，大年龄儿童为 $1 \sim 2ng/mL$。洋地黄治疗要个体化，常用剂量和用法见表 16-3。

表 16-3　洋地黄类药物的临床应用

洋地黄制剂	给药法	洋地黄化总量（mg/kg）	每日平均维持量	效力开始时间	效力最大时间	中毒消失时间	效力完全消失时间
地高辛	口服	< 2 岁为 0.03～0.05 > 2 岁为 0.05^+～0.06 （总量不超过 1.5mg）	1/5 洋地黄化量，分 2 次	2 小时	4～8 小时	1～2 天	4～7 天
	静脉注射	口服量的 1/3～1/2	—	10 分钟	1～2 小时	—	—

续表

洋地黄制剂	给药法	洋地黄化总量（mg/kg）	每日平均维持量	效力开始时间	效力最大时间	中毒消失时间	效力完全消失时间
毛花苷 C	静脉注射	< 2 岁为 0.02 ～ 0.03 > 2 岁为 0.03⁺ ～ 0.04	—	15 ～ 30 分钟	1 ～ 2 小时	1 天	2 ～ 4 天

（1）洋地黄化　如病情较重或不能口服者，可选用毛花苷 C 或地高辛静脉注射，首次给洋地黄化总量的 1/2，余量分 2 次，每隔 4 ～ 6 小时给予，多数患儿可于 8 ～ 12 小时达到洋地黄化。能口服的患者可给予口服地高辛，首次给洋地黄化总量的 1/3 或 1/2，余量分 2 次，每隔 6 ～ 8 小时给予。慢性心力衰竭也可从口服地高辛维持量开始，5 ～ 7 天后血浓度与使用负荷量后再用维持量的效果相似，而不易发生地高辛中毒。

（2）维持量　洋地黄化后 12 小时可开始给予维持量，每次给负荷量的 1/10 ～ 1/8，每天 2 次，间隔 12 小时。维持量的疗程视病情而定，短期难以去除病因者，如心内膜弹力纤维增生症或风湿性心瓣膜病等，则应注意随患儿体重增长及时调整剂量，以维持小儿血清地高辛的有效浓度。

（3）使用洋地黄的注意事项　用药前应了解患儿在 2 ～ 3 周的洋地黄使用情况，以防药物过量引起中毒。各种病因引起的心肌炎患儿对洋地黄耐受性差，一般按常规剂量减去 1/3，且饱和时间不宜过快。未成熟儿和 < 2 周的新生儿因肝肾功能尚不完善，易引起中毒，洋地黄化剂量应偏小，可按婴儿剂量减少 1/3 ～ 1/2。钙剂对洋地黄有协同作用，故用洋地黄类药物时应避免用钙剂。此外，低血钾可促使洋地黄中毒，应予注意。

（4）洋地黄毒性反应　心力衰竭越重、心功能越差者，其治疗量和中毒量越接近，故易发生中毒。肝肾功能障碍、电解质紊乱、低钾、高钙、心肌炎和大剂量利尿之后的患儿均易发生洋地黄中毒。小儿洋地黄中毒最常见的表现为心律失常，如房室传导阻滞、室性期前收缩和阵发性心动过速等；其次为恶心、呕吐等胃肠道症状；神经系统症状，如嗜睡、头晕、色视等较少见。

洋地黄中毒时应立即停用洋地黄和利尿剂，同时补充钾盐。小剂量钾盐能控制洋地黄引起的室性期前收缩和阵发性心动过速。轻者每日用氯化钾 0.075 ～ 0.1g/kg，分次口服；严重者每小时 0.03 ～ 0.04g/kg 静脉滴注，总量不超过 0.15g/kg，滴注时用 10% 葡萄糖稀释成 0.3% 浓度。肾功能不全和合并房室传导阻滞时忌静脉给钾。

3. 应用利尿剂　水钠潴留为心力衰竭的一个重要病理生理改变，故合理应用利尿剂为治疗心力衰竭的一项重要措施。当使用洋地黄类药物而心力衰竭仍未完全控制，或伴有显著水肿者，宜加用利尿剂（表 16-4）。对急性心力衰竭或肺水肿者，可选用快速强效利尿剂，如呋塞米或依他尼酸，可排出较多的 Na^+，而 K^+ 的损失相对较少。慢性心力衰竭一般联合使用噻嗪类与保钾利尿剂，并采用间歇疗法维持治疗，防止电解质紊乱。

表 16–4　各种利尿剂的临床应用

药名	剂量和方法	作用时间	并发症及注意事项	作用强弱
碱性利尿剂				
依他尼酸 （25mg/ 支、 20mg/ 支）	静脉注射：每次 1mg/kg，稀释 成 2mg/mL，5～10 分钟缓推， 必要时 8～12 小时可重复 口服：2～3mg/（kg·d），分 2～ 3 次	静脉注射后 15 分钟，口服 30 分钟开始起作用，1～2 小时为利尿高峰	可引起脱水、低血 钾、碱中毒。肾衰 竭者用依他尼酸有 耳聋危险，婴儿慎 用	++++
噻嗪类药物				
氢氯噻嗪 （25mg/ 片）	口服：1～5mg（kg·d），分 2～ 3 次，维持治疗服 4 天停 3 天， <6 个月者，0.5～0.75mg/（kg·d）， 分 2～3 次	1 小时开始，4～6 小时达 高峰，持续 12 小时	常用可致低电解质 紊乱（低血钾、低 血氯）、心律失常 及粒细胞减少	+++
保钾利尿剂				
螺内酯 （20mg/ 粒）	口服：1～2mg/（kg·d），分 2～ 3 次	8～12 小时开始，3～4 小 时达高峰，持续 2～3 天	有保血钾、保血氯 作用，和噻嗪类使 用可增强疗效	+
氨苯蝶啶 （50mg/ 片）	口服：2～4mg/（kg·d），分 2～ 3 次	1 小时开始，4～6 小时达 高峰，持续 12 小时		+

　　4. 应用血管扩张剂　近年来应用血管扩张剂治疗顽固性心力衰竭取得一定疗效。小动脉的扩张使心脏后负荷降低，从而可能增加心排血量，同时静脉的扩张使前负荷降低，心室充盈压下降，肺充血的症状亦可能得到缓解，对左心室舒张压增高的患者更为适用。

　　（1）血管紧张素转换酶抑制剂　通过减少循环中血管紧张素 Ⅱ 的浓度来发挥效应，能有效缓解心力衰竭的临床症状，改善左心室的收缩功能，防止心肌重构，逆转心室肥厚，降低心力衰竭患者的死亡率。

　　（2）硝普钠　能释放一氧化氮，使 cGMP 升高而松弛血管平滑肌，扩张小动脉、静脉的血管平滑肌，作用强、起效快、持续时间短。硝普钠对急性心力衰竭（尤其是急性左心衰竭、肺水肿）伴周围血管阻力明显增加者效果显著。在治疗体外循环心脏手术后的低心排综合征时，联合多巴胺效果更佳。本品应在动脉压力监护下使用。

　　（3）酚妥拉明　为 α 受体阻断药，以扩张小动脉为主，兼有扩张静脉的作用。

　　（4）其他药物　心力衰竭伴有血压下降时可应用多巴胺，这有助于增加心排血量，提高血压而心率不一定明显增快。

　　5. 病因治疗　应重视病因治疗，手术治疗往往是解除先天性心脏病患者心力衰竭的根本措施。如心力衰竭由甲状腺功能亢进症、重度贫血或维生素 B_1 缺乏症、病毒性或中毒性心肌炎等引起，则需及时治疗原发性疾病。

第十七章　儿科中医病证 ▷▷▷▷

一、慢性咳嗽

慢性咳嗽是指以咳嗽为主要或唯一的临床表现，病程＞4周，胸部 X 线片未见明显异常的一类疾病。中医学无慢性咳嗽的病名，因其病程较长，可归属中医学"久咳""久嗽""顽咳"等范畴。本病一年四季均可发生，冬、春二季发病率较高，发病年龄以 6 个月～ 6 岁多见。本病一般预后良好，部分患者易于反复发作，迁延难愈。近年来，受空气、水源、食品、环境污染等因素影响，慢性咳嗽的发病率呈现持续增长的趋势。临床上常见的咳嗽变异性哮喘、上气道咳嗽综合征、感染后咳嗽、胃食管反流性咳嗽、心因性咳嗽等多种可引起慢性咳嗽的疾病，可参考本节内容进行辨证论治。

【病因病机】

慢性咳嗽多见于中医学中的内伤咳嗽，为正气不足，屡感六淫之邪，深伏肺络，或脏腑功能失调，风痰食瘀诸邪上犯于肺，气机失常而致咳嗽反复迁延。

1. 风伏肺络　小儿脏腑娇嫩，卫外不固，素有痰湿，屡感六淫，邪壅肺络，气机不宣，清肃失司，肺气上逆，则致咳嗽。日久正气耗伤，无力祛邪，余邪恋肺，则肺气更虚，迁延反复发展为慢性咳嗽。

2. 痰湿郁肺　小儿脾常不足，易为乳食、生冷所伤，脾失健运，水湿内停，酿湿成痰，上贮于肺，肺失宣降，则致咳嗽痰多，痰色白而稀，此即"脾为生痰之源，肺为贮痰之器"。

3. 痰热蕴肺　小儿肺脾虚弱，气不化津，痰易滋生。若素有食积内热，或心肝火盛，或外感邪热稽留，炼液生痰，痰热互结，阻于气道，肺失清肃，则致咳嗽痰多，痰稠色黄，不易咳出。

4. 食火犯肺　饮食因素是小儿慢性咳嗽特有的病因病机。小儿脾常不足，易为乳食所伤，过食肥甘厚味、生冷海鲜、冰镇饮料、滋补营养之品，均可损伤脾胃失于健运，致饮食停滞形成食积，食积日久，郁而化热，形成脾胃伏火，灼津为痰，上犯于肺，均可导致肺失宣肃，肺气上逆而致咳嗽。

5. 肝火犯肺　小儿心有所欲，日久未遂，肝失疏泄，气机不畅，肝郁气滞化火，耗伤肺阴，肺气失宣，肺气上逆，形成咳嗽。此外，小儿"心肝有余"，心肝盛而未实，神气怯弱，受生活环境、教育环境影响，易于急躁发怒，心神不敛，肝气不舒，上逆犯肺，而发生咳嗽。

6. 肺脾气虚　小儿先天不足，素体虚弱，或后天调护失当，或久咳耗伤正气后，致使肺脾气虚，肺虚气不布津，脾虚运化失司，痰液内生，蕴于肺络，宣肃失常，肺气上逆则致久咳不止，咳嗽无力，痰白清稀。

7. 肺阴亏虚　小儿外感咳嗽，日久不愈，正虚邪恋，肺热伤津，燥热耗液，肺阴受损，或素体阴虚，肺失濡润，肺气上逆而致久咳不止，干咳无痰，声音嘶哑。

总之，小儿慢性咳嗽的病程较长，易反复迁延，病因复杂，病机虽有实证、虚证、虚实夹杂之分，但基本病机为肺失宣肃，肺气上逆；病理因素为风、痰、虚、瘀；病位在肺，与脾、胃、心、肝等多脏功能失调关系密切，故《素问·咳论》云："五脏六腑皆令人咳，非独肺也。"

【辨病思路】

临床上引起儿童慢性咳嗽的病因甚多，既可单独存在，亦可合并存在，且具有一定的年龄特点，辨病时应详细询问病史，结合临床表现、体格检查、实验室检查、胸部 X 线检查等进行诊断和鉴别诊断。引起慢性咳嗽的常见病因有以下几种。

1. 咳嗽变异性哮喘（cough variant asthma，CVA）　是一种以慢性咳嗽为唯一表现的特殊类型的哮喘。其临床特征：①持续咳嗽 > 4 周，通常为干咳，常在夜间或清晨发作，运动、遇冷空气后咳嗽加重，临床无感染征象，或经较长期抗生素治疗无效。②支气管舒张剂诊断性治疗可使咳嗽症状明显缓解。③肺通气功能正常，支气管激发试验阳性提示气道高反应性。④有过敏性疾病史或家族过敏史，过敏原检测阳性可辅助诊断。⑤除外其他原因引起的慢性咳嗽。

2. 上气道咳嗽综合征（upper airway cough syndrome，UACS）　是一组疾病的总称，各种鼻炎、鼻窦炎、慢性咽炎、腭扁桃体和（或）增殖体肥大、鼻息肉等上气道疾病（在儿童以细菌性鼻窦炎和感染后鼻炎较为多见）由于炎症分泌物后流到咽后壁、会厌甚至气管内等，直接或间接刺激咳嗽感受器，可引起慢性咳嗽。其临床特点：①持续咳嗽 > 4 周，伴白色泡沫痰（过敏性鼻炎）或黄绿色脓痰（鼻窦炎），咳嗽以清晨或体位改变时为甚，伴有鼻塞、流涕、咽干并有异物感和反复清咽等症状；②咽后壁滤泡明显增生，有时可见鹅卵石样改变，或见黏液样或脓性分泌物附着。

3.（呼吸道）感染后咳嗽（post-infection cough，PIC）　是引起幼儿和学龄前儿童慢性咳嗽的常见原因，许多病原微生物如病毒（特别是呼吸道合胞病毒、副流感病毒、巨细胞病毒）、肺炎支原体、衣原体、结核杆菌等引起的呼吸道感染是儿童慢性咳嗽常见的原因。其临床特征：①近期有明确的呼吸道感染病史。②咳嗽持续 > 4 周，呈刺激性干咳或伴有少许白色黏痰。③胸部 X 线检查无异常或仅显示双肺纹理增多。④肺通气功能正常，或呈现一过性气道高反应。⑤咳嗽通常有自限性，如果咳嗽时间超过 8 周，应考虑其他诊断。⑥除外其他原因引起的慢性咳嗽。

4. 胃食管反流性咳嗽（gastroesophageal reflux cough，GERC）　常引起婴儿期和幼儿期慢性咳嗽，由于胃酸和其他胃内容物反流进入食管，导致以咳嗽为突出表现的临床综合征。其临床特征：①阵发性咳嗽最好发的时间在夜间。②咳嗽也可在进食后加剧。③ 24 小时食管下端 pH 值监测呈阳性。④除外其他原因引起的慢性咳嗽。长期咳嗽也可能导致儿童胃食管反流。

5. 心因性咳嗽（psychogenic cough）　常见于学龄期和青春期的儿童。咳嗽可由习惯或精神因素引起。其临床特征：①年长儿多见。②以日间咳嗽为主，专注于某件事情或夜间休息咳嗽消失，可呈雁鸣样高调的咳嗽。③常伴有焦虑症状，但不伴有器质性疾病。④除外其他原因引起的慢性咳嗽。

【治疗】

1. 辨证论治　本病多从风、痰、食、虚、瘀进行辨证。风证应辨外风与内风。因脏腑虚损，屡感风邪或特禀体质，致风邪羁留体内，久生内风，伏于肺络而成，以刺激性咳嗽为主，干咳少痰，可突然发作，咽痒咽干，遇冷空气、油烟、灰尘等容易诱发。痰证需辨别痰湿与痰热；虚证有肺气虚、肺阴虚、脾气虚之分。此外，还需辨别食火与瘀血。

本病治疗，总以宣降肺气为基本法则，应辨别病因、病位、病性，结合脏腑虚实特点辨证施治。此外，应辨证与辨病结合进行治疗，以提高疗效。除内服汤药外，还可应用中成药、针灸、推拿等疗法。

（1）风伏肺络

证候：久咳，以早晚咳嗽为主，遇冷空气或活动后加重，干咳为主，痰少，咳剧易喘，咽痒，晨起鼻塞鼻痒，流涕喷嚏，舌质淡红，苔薄白，脉浮数。过敏体质，多有过敏性疾病家族史。

辨证：本证因屡感风邪，肺卫受邪，卫气闭遏，久则风邪伏于肺络，郁而化热，肺气不宣，肺气上逆所致。临床以咳嗽，喉中有痰，鼻塞鼻痒，流涕喷嚏，有过敏史为特征。

治法：疏风通窍，宣肺止咳。

方药：三拗汤合苍耳子散加减。流清涕者，加荆芥、防风、淡豆豉疏风通窍；有黄脓涕者，加金银花、连翘、鱼腥草清热化痰；咳频者，加地龙、僵蚕、胆南星消风化痰解痉；鼻咽痒者，加蝉蜕、玄参疏风利咽。

（2）痰湿郁肺

证候：久咳，咳嗽重浊，痰多色白而稀，滑而易出，喉间痰鸣，神疲肢倦，胸闷纳呆，口不渴，大便溏薄，舌质淡，苔白腻，脉滑或指纹紫滞。

辨证：本证因由脾虚湿盛，聚湿生痰，痰湿上渍于肺，肺失宣降所致。临床以痰多壅盛，色白而稀为特征。

治法：燥湿化痰，肃肺止咳。

方药：二陈汤合三子养亲汤加减。湿盛者，加苍术、薏苡仁燥湿健脾；咳嗽重者，加款冬花、紫菀化痰止咳；纳呆者，加佛手、麦芽、焦山楂醒脾消食。

（3）痰热蕴肺

证候：久咳痰多，痰稠色黄难咳，甚则喉间痰鸣，发热口渴，烦躁不安，尿少色黄，大便干结，舌质红，苔黄腻，脉滑数或指纹紫。

辨证：本证因外邪入里化热，或食积内热，或肝热心火，灼津炼液成痰，痰热内蕴于肺，肺失清肃而致。临床以咳痰多，痰液色黄黏稠、难以咳出为特征。

治法：清肺化痰，肃肺止咳。

方药：清金化痰汤加减。痰多色黄，黏稠难咳出者，加瓜蒌皮、胆南星、葶苈子清肺化痰；咳重，胸胁疼痛者，加郁金、青皮理气通络；心烦口渴者，加石膏、竹叶清心除烦；大便秘结者，加瓜蒌仁、制大黄润肠通便。

久病入络，痰瘀互阻，症见面色晦暗，舌质紫暗，有瘀点瘀斑，脉弦涩者，加桃仁、红花、当归、丹参活血化瘀之品。

（4）肝火犯肺

证候：咳嗽日久不愈，咳吐黄痰，晨起及夜间明显，咽痒阵咳，情志变化时咳甚，烦躁易怒，胸胁胀痛，夜卧不安，口苦，咽干，舌红，苔少，脉弦细数。

辨证：本证因小儿心肝有余，易化热化火，心有所欲不遂，日久肝郁化火，逆而犯肺所致。临床以咳嗽日久，咳吐黄痰，胸高气粗，烦躁易怒，口苦咽干，脉弦为辨证要点。

治法：清肝泻肺，润肺止咳。

方药：泻青丸合泻白散加减。清肝，加青黛、栀子、夏枯草；清肺，加黄芩、桑白皮、生石膏；滋阴润肺，加沙参、麦冬、百合等，或甚者咳伤血络，痰中带血，合咳血方。

（5）食火犯肺

证候：咳嗽迁延，咳黄痰，恶心呕吐，口有异味，脘腹饱胀，手足心热，大便干，小便黄，舌红，苔白厚或黄垢腻，脉滑数。

辨证：本证多因食积化火，上犯于肺，肺失宣肃所致。临床以脘腹饱胀，手足心热，大便干，小便黄，苔白厚或黄垢腻，脉滑数为特征。

治法：消食导滞，化痰止咳。

方药：保和丸合二陈汤加减。食积化热者，加胡黄连、连翘、栀子清热泻火；呕吐重者，加姜半夏、姜竹茹降逆止呕；腹满者，加厚朴、山楂、麦芽理气行滞；苔厚腻者，加藿香、砂仁、蔻仁化湿行气；腹痛者，加白芍、木香、枳壳行气止痛。

（6）肺脾气虚

证候：咳嗽日久，反复不已，咳声无力，痰白清稀，面白神疲，气短懒言，语声低微，自汗恶风，反复感冒，纳少便溏，舌质淡，苔白，脉沉细无力。

辨证：本证因肺虚则气无所主，气不布津，津聚为痰；脾虚运化失司，痰液内生，蕴于肺络，肺失清肃所致。临床以咳嗽反复不已，咳而声低无力，痰白清稀泡沫多，四肢倦怠，气短懒言为特征。常由痰湿咳嗽转化而来。

治法：健脾益气，补肺固表。

方药：玉屏风散合异功散减。汗出不温者，加桂枝、白芍、炙甘草调和营卫，煅龙骨、煅牡蛎敛汗固表；咳重痰多清稀者，加法半夏、白前燥湿化痰；食少纳呆者，加焦山楂、焦神曲和胃消食。

（7）肺阴亏虚

证候：咳嗽日久，干咳无痰或痰少而黏，不易咳出，或痰中带血，口渴咽干，喉痒，声音嘶哑，午后潮热或手足心热，舌红，少苔，脉细数。

辨证：本证因正虚邪恋，阴虚肺失濡润，或热伤肺络，肺失宣肃所致。临床以干咳无痰，喉痒声嘶，舌红少苔为特征。常由痰热咳嗽转化而来。

治法：养阴清热，润肺止咳。

方药：沙参麦冬汤加减。久咳无痰者，加五味子、乌梅敛肺止咳；咳嗽重者，加炙紫菀、川贝母润肺止咳；咽干音哑者，加蝉蜕、玄参滋阴清咽；咳嗽咯血者，加阿胶、白茅根润肺凉血；低热者，加银柴胡、地骨皮养阴清热。

2. 西医对症处理

（1）持续干咳　夜间和（或）清晨发作明显者，可雾化吸入布地奈德 1 ~ 2mL，每日 2 次，连用 3 天。

（2）过敏性（变应性）鼻炎　口服抗组胺药物及鼻喷糖皮质激素。

（3）感染后咳嗽　抗生素治疗无效者，可口服白三烯受体拮抗剂或吸入糖皮质激素等治疗。

3. 中成药疗法

（1）金振口服液　用于痰热咳嗽。每次 6 个月 ~ 1 岁为 5mL，2 ~ 7 岁为 10mL，8 ~ 14 岁为 15mL，每日 3 次，口服。

（2）鲜竹沥　用于痰热咳嗽。每次 5 ~ 10mL，每日 3 次，口服。

（3）半夏露　用于痰湿咳嗽。每次 5 ~ 10mL，每日 2 ~ 3 次，口服。

（4）橘红痰咳液　用于痰湿咳嗽。每次 5 ~ 10mL，每日 3 次，口服。

（5）养阴清肺口服液　用于阴虚咳嗽。每次 6 岁以下为 5 ~ 10mL，6 岁以上为 20mL，每日 2 ~ 3 次，口服。

（6）蛇胆川贝枇杷膏　用于阴虚咳嗽。每次 1 ~ 3 岁为 5mL，4 ~ 6 岁为 10mL，7 岁以上为 15mL，每日 3 次，口服。

（7）蛇胆陈皮散　用于风痰咳嗽。每次 0.1 ~ 0.3g，每日 2 ~ 3 次，口服。

4. 针灸疗法　取穴：太渊、肺俞、天突、丰隆；操作：背部腧穴宜斜刺、浅刺，以防伤及内脏；天突穴点刺，切勿进针过深或向两旁斜刺；其他穴位常规针刺。每日 1 次。

5. 拔罐疗法　取身柱、风门、肺俞用三棱针点刺大椎穴位，以微出血为佳，然后用中型火罐拔于穴位上，以侧卧横拔为宜，5 ~ 10 分钟起罐，隔日 1 次。

6. 推拿疗法

（1）开天门，推坎宫，揉太阳，清肺经，分推膻中，揉肺俞、膻中，补脾经、肾经，运内八卦。用于外感咳嗽。风寒者，加推三关，揉外劳宫，揉掌小横纹；风热者，加清天河水，退六腑，揉掌小横纹。

（2）补肺经，补脾经，运内八卦，揉膻中、乳旁乳根、中脘，揉肺俞，揉足三里。用于内伤咳嗽。久咳体虚者，加补肾经，推三关；阴虚咳嗽者，加揉二马；痰吐不利者，加揉丰隆，揉天突。

7.穴位贴敷疗法 敷贴法是用药物制成软膏、药饼，或研粉撒于普通膏药上，敷贴于相应穴位的一种外治法。常用贴敷药物有白芥子、延胡索、甘遂、细辛等，常用穴位有肺俞、脾俞、心俞、膈俞、膏肓、定喘、大椎、天突、膻中等。

【临证思维与启迪】

1.注重风邪在慢性咳嗽的重要性 风有外风、内风之别，久病还需注重伏风发病。外风者为六淫之风，侵袭肌表，郁遏咽喉，咳嗽咽痒，或微恶风寒，舌淡红，苔白，脉浮，可选用荆芥、白芷、杏仁、桔梗、牛蒡子、金银花、连翘疏风清热，解表利咽；内风因肝气阳偏旺化火动风，风淫上扰咽喉所致者，表现为咳嗽阵作，时发时止，咽痒作咳，多以干咳或呛咳为特征，可选加僵蚕、钩藤、菊花、黄芩、石菖蒲平肝息风，清热化痰；伏风为久病风邪入肺经之里，脏腑虚衰，痰湿水饮内生，风邪被郁遏伏于肺经，此后邪气引动而易发，则犯肺而咳嗽。

2.治咳当重宣通肺窍 宣肺不必拘泥于咳嗽初起，在慢性咳嗽中，只要症见咳嗽不爽、胸闷、肺窍不利等肺气不宣的表现，应以宣肺为要。宣肺的常用药物有麻黄、紫苏叶、桑叶、杏仁、桔梗、前胡等。

3.痰是慢性咳嗽的治疗关键 痰既是咳嗽的病理产物，也可作为咳嗽缠绵难愈的病理因素，痰饮阻于气道，气道壅塞，气逆于上导致咳嗽，故治痰是其重要法则之一。治痰需分寒痰、湿痰、热痰、燥痰之别。寒痰、湿痰，用半夏、茯苓、橘红、杏仁、细辛、紫菀、款冬花等；热痰、燥痰，用瓜蒌、枇杷叶、海浮石、黛蛤散、知母、百部、浙贝母等。

4.久咳酌加活血化瘀之品 肺主气，朝百脉，肺失宣降，气滞血瘀；久咳伤气，气虚血行迟缓，瘀阻肺络，咳喘不已。故治疗久咳可加用活血化瘀之品，使气行血畅，有利于肺气的宣降。常用的活血药有桃仁、丹参、当归、红花、赤芍等，既能活血化瘀，又可止咳。

二、乳蛾

乳蛾是以咽痛或咽部不适感，喉核（腭扁桃体）肿大，或伴红肿疼痛，甚至化脓溃烂为主要特征的疾病。本病是临床常见多发病，以儿童及青少年为多见。乳蛾一名首见于宋代，《仁斋直指方论》曰："咽以咽物，喉以喉气，理一而分殊也。"其指出咽、喉不可混淆，并在附方吹喉散后提出乳蛾一名。历代医著有关乳蛾的名目繁多，如乳蛾、单蛾、双蛾、连珠乳蛾、烂乳蛾、活乳蛾、死乳蛾、阳蛾、阴蛾等。乳蛾常见于西医学的急慢性扁桃体炎等病。

【病因病机】

起病急骤者，多为风热邪毒从口鼻而入，侵袭咽喉；或素体肺胃热炽，复感外邪，邪毒上攻咽；或邪热伤阴，素体阴虚，虚火上炎；或肺脾气虚，卫表不固，反复不愈。乳蛾的病位主要在肺胃，可累及于肾。病理因素为热毒，病机为热毒壅结咽喉，气血壅滞，肌膜灼伤受损。

1. 风热外袭　咽喉为肺胃之门户，风热邪毒外袭，肺气不宣，肺经风热循经上犯，结聚于喉核，气血壅滞，脉络受阻，肌膜受灼，而发为乳蛾。

2. 肺胃热盛　因饮食不节，脾胃蕴热，热毒上攻，蒸灼喉核而为病；或先天禀受母体胃热，均可造成胃火内炽，上熏咽喉。若复感外邪，或风热犯肺失治，邪热入里，循经上攻咽喉，搏结于喉核，灼腐肌膜，故可见喉核溃烂化脓，咽喉肿痛，发为乳蛾。

3. 肺肾阴虚　乳蛾缠绵日久邪热伤阴，或温热病后阴液亏损、余邪未清，或素体肺肾阴虚，津液不足，喉核失养，加之虚火上炎，上灼喉核而发病。

4. 脾胃虚弱　素体脾胃虚弱，不能运化水谷精微，气血生化不足，喉核失养，加之脾失运化，湿浊内生，结聚于喉核而为病。

5. 痰瘀互结　饮食不节，脾胃损伤，痰湿内生；情志不遂，气滞血瘀，痰瘀互结喉核，脉络闭阻而为病。

6. 肺脾气虚　患儿素体气虚，卫表不固，反复外感，屡发乳蛾，损脾伤气。肺脾气虚，引起乳蛾反复急性发作，而发作后又不能收敛复原，肥大而不收。

【辨病思路】

1. 急性扁桃体炎　是扁桃体的急性非特异性炎症，是上呼吸道感染的一种类型，同时伴有程度不等的咽部黏膜和淋巴组织急性炎症。该病在春、秋两季及气候变化时容易发病，可发生在任何年龄，多见于学龄前期和学龄期儿童。本病相当于中医学"急乳蛾""风热乳蛾"范畴。乙型溶血性链球菌为急性扁桃体炎主要致病菌，其次为非溶血性链球菌、葡萄球菌、肺炎双球菌、流感杆菌，也可以是腺病毒或鼻病毒等感染。细菌与病毒混合感染者不少见。平素咽部黏膜与扁桃体隐窝内常存留某些共生性细菌。急性扁桃体炎时，病原体可通过飞沫或直接接触而传染，潜伏期为2～4天。

2. 慢性扁桃体炎　是扁桃体的慢性非特异性炎症，多因急性扁桃体炎反复发作，使隐窝内上皮坏死，炎性渗出物积聚其中，隐窝引流不畅，感染演变为慢性过程而成为本病。本病相当于中医学"慢乳蛾""虚火乳蛾"范畴。常见病菌为链球菌及葡萄球菌，也可继发于猩红热、麻疹、流感、白喉、鼻腔及鼻窦感染。

【西医诊断与鉴别诊断】

1. 诊断　根据常有急性扁桃体炎反复发作史，经常存在的咽痛、咽部不适等症状，以及扁桃体检查所见的典型体征，本病诊断不难。

2. 鉴别诊断

（1）生理性扁桃体肥大　多见于儿童和青少年，多无自觉症状，扁桃体表面光滑、无充血，隐窝口无分泌物潴留，触之柔软，与周围组织无粘连，无反复炎症发作史。

（2）扁桃体角化症　由于扁桃体隐窝口上皮过度角化而出现的白色尖形沙粒样物，触之坚硬，不易擦去。咽后壁或舌根等处也可见此类角化物。

（3）扁桃体肿瘤　一侧扁桃体迅速增大，或扁桃体肿大并有溃疡，常伴有周围淋巴结肿大，活检可确诊。还应注意，即使双侧扁桃体肿大，也不能完全排除肿瘤的可能性，需活检确诊。

【中医诊断与鉴别诊断】

1.诊断 本病有两种表现形式：急骤发作者，常有受凉、疲劳、外感病史，咽痛剧烈，吞咽困难，痛连耳窍，可伴有畏寒、高热、头痛、纳差、乏力、周身不适等症状，小儿可有高热、抽搐、呕吐、昏睡等症状。检查见喉核红肿，喉核上有黄白色脓点，重者喉核表面腐脓成片，但不超出喉核范围，且易拭去，颌下多有臖核。慢性发作者，常见咽干痒不适，哽哽不利，或咽痛、发热反复发作。检查见喉关暗红，喉核肥大或干瘪、表面凹凸不平、暗红、上有白星点，挤压喉核，有白色腐物自喉核溢出。

2.鉴别诊断 本病应与喉痹、白喉、鹅口疮相鉴别。

（1）乳蛾与喉痹 两者症状非常相似，但乳蛾的病位在喉核，故见喉核红肿、表面有脓点；喉痹的病位在咽部，可见喉底有颗粒状突起，喉核一般无明显红肿及脓点。《喉科心法·单蛾双蛾》一语道出了乳蛾与喉痹的鉴别要点："凡红肿无形为痹，有形是蛾。"

（2）乳蛾喉核表面腐脓成片时与白喉 白喉病喉核上可见灰白色假膜，假膜可超越腭弓，覆盖软腭、悬雍垂或咽后壁，假膜与组织紧密粘连，不易剥离，如强行剥离则易出血；乳蛾的白色分泌物一般不超出喉核范围，且易于拭去。

（3）乳蛾与鹅口疮 鹅口疮的病原体为白色念珠菌，主症为口腔白屑，查体可见舌、两颊内侧黏膜、软腭、咽喉有白屑而不易清除。乳蛾病原体以链球菌为主，主症为发热、咽痛，查体可见腭扁桃体肿大充血，或化脓。

【辨证及治疗】

本病辨证，重在辨表里、虚实，同时还有轻重的辨别。发病急骤，病程短者，多为实证、热证，如风热外袭或肺胃热盛；病程迁延或反复发作者，喉核肥大不收，多为虚证或虚实夹杂证，如肺肾阴虚、脾胃虚弱、痰瘀互结、肺脾气虚等。起病急骤，喉核赤肿甚，溃烂化脓，壮热不退，全身症状重，则病重；起病缓慢，喉核赤肿不甚，无溃烂化脓，发热不甚，全身症状不明显，则病轻。反复发作或经久不愈者，应当注意观察和辨别是否有毒侵心肾变证（风湿热、急性肾炎等）。

1.辨证论治

（1）风热外袭

证候：咽部灼热、疼痛，吞咽时痛甚，单侧或双侧喉核赤肿，咽痒不适，鼻塞流涕，表面有少量黄白色腐物，发热，恶风，微恶寒，头痛身痛，咳嗽，舌质红，苔薄黄或白，脉浮数，指纹青紫。

辨证：风热邪毒搏结于喉核，气血壅滞，故咽喉灼热、疼痛，喉核红肿；病初起，火热不甚，故喉核表面黄白色腐物不多；风热在表，故发热、微恶寒、头痛、鼻塞流涕；风热袭肺，宣降失职，故咳嗽；舌质红、苔薄黄或白、脉浮数或指纹青紫皆为风热在表之象。

治法：疏风清热，消肿散结。

方药：银翘马勃散加减。热重者，加黄芩、石膏、栀子；喉核赤肿者，加桔梗、山豆根、板蓝根；声音嘶哑者，加木蝴蝶、玄参、芦根；咳甚痰多者，加前胡、瓜蒌皮、竹沥。

（2）肺胃热盛

证候：咽部疼痛剧烈、连及耳根，吞咽困难，烦躁不安，痰涎较多，喉核红肿，有黄白色脓点，甚者喉核表面腐脓成片，颌下有瘰核，高热，口渴引饮，咳嗽痰黄稠，口干口臭，腹胀，便秘，溲黄，舌质红，苔黄厚，脉洪大而数，指纹青紫。

辨证：肺胃热盛，火毒上攻咽喉，则见喉核红肿，咽部疼痛剧烈、连及耳根，吞咽困难；火毒灼伤，化腐成脓，则有黄白色脓点，甚至腐脓成片；热灼津液成痰，痰火郁结，故痰涎多、颌下有瘰核；邪热传里，胃腑热盛，则发热、烦躁、口干口臭、腹胀；热盛伤津，则口渴引饮，痰稠而黄；热结于下，则大便秘结、小便黄赤；舌质红、苔黄厚、脉洪数或指纹青紫为热盛之象。

治法：泄热解毒，泻火利咽。

方药：牛蒡柑橘汤加减。壮热烦渴者，加石膏、知母、大黄；溃烂化脓明显者，加黄连、蒲公英、紫花地丁、鱼腥草、虎杖；舌质红绛者，加地黄、赤芍、牡丹皮。

（3）肺肾阴虚

证候：喉核暗红肿大或有少许脓液附着，咽部干燉，咽喉痒微痛，哽哽不利，午后症状加重，喉核肿大或干瘪，表面不平，色潮红，或有细白星点，喉核被挤压时，有黄白色腐物溢出，午后低热，颧红，手足心热，失眠多梦，或干咳痰少而黏，腰膝酸软，大便干，舌红少苔，脉细数，指纹青紫。

辨证：肺肾阴虚，津不上承，咽喉失于濡养，加之虚火上扰，故见咽喉干燉、微痒微痛、哽哽不利等症；阳明经气旺，阴分受克制，故午后症状加重；虚火灼腐喉核，气血不畅，故见喉核肿大暗红或干瘪，隐窝口有黄白色腐物，喉关亦暗红肥厚；阴虚火旺，故见午后低热、颧红、手足心热、失眠多梦、大便干等症；肺阴虚则干咳痰少而黏；肾阴虚则腰膝酸软；舌红少苔、脉细数或指纹青紫为阴虚之象。

治法：滋阴降火，清利咽喉。

方药：养阴清肺汤加减。喉核肿大明显者，加夏枯草、海藻、板蓝根；干咳无痰者，加天冬、桔梗、紫菀、芦根；低热起伏者，加地骨皮、胡黄连。

（4）脾胃虚弱

证候：咽干痒不适，异物梗阻感，喉核淡红或淡暗肥大，溢脓白黏，易恶心呕吐，口淡不渴，纳呆便溏，神疲乏力，舌质淡，苔白，脉缓弱。

辨证：脾气虚，清阳不升，喉核失养，故咽部干痒不适；浊阴不降，气机不利，故有异物梗阻感、易恶心呕吐；脾虚湿困，则见喉核淡红或淡暗肥大，溢脓白黏；脾胃虚弱，运化失职，则见纳呆便溏、口淡不渴等症；脾虚气血化生不足，则神疲乏力；舌淡苔白、脉缓弱为脾虚之象。

治法：健脾和胃，祛湿利咽。

方药：六君子汤加减。痰湿重者，加厚朴、石菖蒲宣畅气机，祛湿利咽；喉核肿大不消者，加浙贝母、牡蛎。

（5）痰瘀互结

证候：咽干涩不利，或刺痛胀痛，痰黏难咳，迁延不愈，喉关暗红，喉核肥大质韧，表面凹凸不平，咳嗽痰白，胸脘痞闷，舌质暗有瘀点，苔白腻，脉细涩。

辨证：痰瘀互结于喉核，气机不畅，故咽干涩不利、刺痛胀痛、喉关暗红、喉核肥大质韧、表面凹凸不平；痰湿阻滞，肺气不得宣畅，则咳嗽痰白、痰黏难咳、胸脘痞闷；舌质暗有瘀点、苔白腻、脉细涩为内有痰瘀之象。

治法：活血化瘀，祛痰利咽。

方药：会厌逐瘀汤合二陈汤加减。喉核暗红、质硬不消者，加昆布、莪术；复感热邪，溢脓黄稠者，加黄芩、蒲公英、车前子等。

（6）肺脾气虚

证候：喉核肥大，色泽淡白，经久不消，反复外感，引起乳蛾屡发，面黄少华，常自汗出，疲乏少力，食欲不振，唇口色淡，舌质淡红，苔薄白，脉无力，指纹淡。

辨证：本证见于平素气虚，乳蛾屡发之小儿。由于小儿肺脾两虚，日久生化乏源，宗气不足，卫外不固，以致乳蛾反复发作，而急性症状缓解后喉核肥大淡白经久不消。其肺虚为主者屡感外邪，喉核淡白肥大，多汗；脾虚为主者面黄少华，疲乏少力，食欲不振；舌质淡红、苔薄白、脉无力、指纹淡为气虚之象。

治法：补肺固表，健脾益气。

方药：玉屏风散合异功散加减。余邪未清者，可加板蓝根、黄芩、玄参、浙贝母；汗多者，加麻黄根、龙骨、浮小麦；食欲不振者，加山楂、鸡内金、谷芽；大便溏薄者，加炒薏苡仁、芡实、山药。

2. 西医对症处理　以溶血性链球菌感染为主，使用规范的抗生素治疗为主要原则，抗生素疗法首选青霉素，肌内注射或静脉给药。用药 2 ～ 3 天病情无好转者，应改用其他广谱抗生素，或酌用激素。

3. 中成药疗法　卡他型者可以服用喉咽清口服液、新癀片等中成药制剂，化脓性型而表现胃热熏咽（喉）者，可以服用六神丸、八宝丹等制剂，风热外袭者可以服用清开灵口服液、双黄连口服液等制剂，肺胃热盛者可以口服小儿咽扁冲剂颗粒、开喉剑喷雾剂等制剂，肺肾阴虚者可以口服金果饮等制剂。

4. 针灸疗法

（1）体针法

1）实热乳蛾：主穴，合谷、内庭、少商。配穴，天突、少泽、鱼际，少商点刺出血，高热配合谷、曲池。每次选 2 ～ 3 穴，中强刺激，每日 1 次。

2）虚火乳蛾：主穴，大杼、风门、百劳、身柱、肝俞。配穴，合谷、曲池、足三里、颊车。每次选 2 ～ 3 穴，中度刺激，每日 1 次。

（2）耳针法　实热证，取扁桃体、咽喉、肺、胃、肾上腺，强刺激，留针 10 ～ 20 分钟；或取扁桃体穴埋针，每日按压数次以加强刺激。虚证，取咽喉、肾上腺、皮质下、脾、肾等穴，用王不留行籽贴压，每日以中强度按压 2 ～ 3 次，以加强刺激。

（3）三棱针法　取少商、商阳、耳背静脉，点刺出血。

5. 推拿疗法

（1）清肺经，清胃经，清大肠经，清天河水，推天柱骨，掐少商，点揉扁桃体。用于急乳蛾。风热邪毒者，加掐揉二扇门，拿风池；肺胃热毒者，加揉膻中，揉板门。

（2）补肺经，补脾经，补肾经，清天河水，推三关，拿肩井，捏脊。用于慢乳蛾。肺脾气虚者，加揉外劳宫，揉一窝风，开璇玑，横擦腰骶，揉足三里；肺肾阴虚者，加清心经、肝经，揉二马、三阴交，掐揉小横纹、四横纹。

6. 其他治法

（1）刺割法　应用毫针或针刀，刺割喉核表面；或用三棱针点刺耳尖、少商、商阳穴放血，有泄热消肿的功效。

（2）吹药法　可选用清热解毒、利咽消肿的中药粉剂吹入喉核患处，每日数次。

（3）含漱法　用金银花、甘草、桔梗适量，或荆芥、菊花适量煎水含漱，每日数次。

（4）含噙法　可用清热解毒利咽的中药含片或丸剂含服。

（5）蒸汽吸入法　用清热解毒利咽的中草药煎水，蒸汽吸入，每日 1～2 次。

（6）烙治法　适用于久病乳蛾、喉核肥大者，经多次烙治后可使喉核逐渐缩小，并消除咽喉不适的症状，从而免于手术。

（7）啄治法　适用于久病乳蛾、喉核肥大者，多次啄治后可达到与烙治类似的效果。

【预防与调护】

1. 预防　注意起居有常，增强体质，避免感冒诱发乳蛾。

2. 调护

（1）乳蛾急发者应彻底治愈，以免迁延日久，缠绵难愈。

（2）注意饮食有节，患病期间饮食宜清淡，避免肥甘厚腻的食物，实热证者忌辛燥食物。

【预后及转归】

乳蛾经积极治疗，大多预后良好。若反复发作，缠绵难愈，可成为病灶，引起局部及全身的并发症，局部并发症有喉痈等，全身并发症有低热、痹证、心悸、怔忡、水肿等。

【知识拓展】

宋代开始医书中有关于乳蛾的论述，明清以后论述渐多，但名称不统一，"乳蛾"是使用最广的名称，乃因喉核肿胀突出于喉关两侧，形似乳头，或如蚕蛾，故称为喉蛾。因"蛾"与"鹅"同音，故有时又写为"乳鹅"。发病急骤者，称急蛾、鹅风、飞鹅。从发病部位来分，单侧发病者称单蛾，双侧发病者称双蛾；从形态来分，喉核溃腐作烂者，称为烂乳蛾或烂头乳蛾；喉核红肿，时轻时重者，称为活乳蛾；喉核肥大，阻于喉关，不红不痛，日久妨碍饮食、呼吸者，称为死乳蛾、乳蛾核或石蛾；从病因来分，有风热乳蛾、虚火乳蛾或阴虚乳蛾之称；以其阴阳属性来分，又有阳蛾与阴蛾之称；若喉核肿痛定时发作，并见脚跟酸痛者，称为脚跟喉风或根脚喉风。古代不少医籍中将乳蛾与喉痹、喉风等病证混淆，因此 1964 年出版的《中医喉科学讲义》一书对乳蛾的概念进行了明确的规范"乳蛾又名喉蛾，其发病部位在咽喉部两侧的喉核处，症见红肿疼痛，表面或有黄白色脓样分泌物，因其形状如乳头，或如蚕蛾，故名乳蛾"。

三、鼻鼽

鼻鼽是以突发和反复发作的鼻痒、打喷嚏、流清涕、鼻塞等为主要特征的鼻部疾病，常伴发过敏性结膜炎、湿疹、哮喘、腺样体肥大、鼻窦炎、鼻出血、中耳炎及睡眠呼吸障碍等疾病。鼻鼽作为病名，首见于《黄帝内经》，如《素问·脉解》载："所谓客孙脉则头痛、鼻鼽、腹肿者，阳明并于上，上者则其孙络太阴也，故头痛、鼻鼽、腹肿也。"金代刘完素在《素问玄机原病式》中解释了鼽嚏的含义："鼽者，鼻出清涕也。"又曰："嚏，鼻中因痒而气喷作于声也。"在古代文中尚有"鼽鼻""鼽水""鼻流清水"等别称。本病为临床常见病和多发病，可常年发病，亦可呈季节性发作，春、秋、冬三季多发，以儿童、青少年居多。若积极治疗，可以控制症状，但极易反复发作。鼻鼽常见于西医学的变应性鼻炎、血管运动性鼻炎、嗜酸性粒细胞增多性非变应性鼻炎等疾病。

【病因病机】

早在西周时期，人们就发现"鼻鼽"的发生与气候的变化、自然环境的关系密切。《礼记·月令》中有"季秋行夏令，则其国大水，冬藏殃败，民多鼽嚏"的记载。肺气通于鼻，《济生方》曰："夫鼻者肺之候……和则吸引香臭矣……致鼻气不得宣调，清道壅塞。其为病也，为衄……为清涕，为窒塞不通，为浊脓，或不闻香臭。"此表明鼻衄的发生与肺脏关系密切。此外，鼻衄的发生与脾、肾亦有密切关系，脾虚则脾气不能输布于肺，肺气之根在肾，肾虚则摄纳无权，风邪得以内侵。故鼻衄发病部位在鼻窍，主要病机是正气不足，卫不固表，风邪侵袭，气息出入失调，鼻窍不通，发为本病。总而言之，鼻鼽的病因可分为内因和外因，内因多由肺、脾、肾等脏腑虚损，正气不足，腠理疏松，卫表不固，使人体对外界环境的适应性降低所致；外因多为风、寒、异气之邪侵犯鼻窍所致。

1. 内因为主

（1）肺气虚寒，卫表不固　小儿胎禀虚弱，肺气虚寒，卫表不固，则腠理疏松，风寒乘虚而入，肺失宣降，水湿停聚鼻窍，遂致打喷嚏、流清涕、鼻塞等，发为鼻鼽。

（2）肺脾气虚，清阳不升　小儿喂养不当，脾胃运化能力减弱，脾为后天之本，脾气虚弱，则气血化生不足，清阳不升，水湿不化，鼻窍失养，易致外邪、异气侵袭而发为鼻鼽。

（3）肺肾两虚，温煦失职　小儿先天禀赋不足，肾阳式微，则摄纳无权，气不归原，温煦失职，腠理、鼻窍失于温煦，则外邪、异气易侵，而发为鼻鼽。

（4）肺经伏热，上犯鼻窍　小儿乳食不节，食积化热，郁火内伏于肺经，燥热引动而发作，肃降失职，外邪上犯鼻窍，亦可发为鼻鼽。

2. 外因为主 异气所动，引动风邪，先天禀赋有异，体内素有伏风，外风、异味或异物触发，伏风则随之引动，发为本病。

【辨病思路】

本病的辨病应详细询问病史，结合临床表现、体格检查及相应的实验室检查等进行诊断鉴别。首先应注意变应性鼻炎与普通感冒、急性细菌性鼻-鼻窦炎之间的鉴别，其次应注意常见伴随疾病的症状及体征。

1. 常见鉴别诊断

（1）变应性鼻炎与普通感冒的鉴别 变应性鼻炎可常年发作，亦可呈季节性发作，春、秋、冬三季节多发，症状持续时间＞2周，无发热、全身不适及咽痛症状，多数患儿有眼痒及鼻痒，鼻涕为清水样，血常规检查白细胞计数正常，嗜酸性细胞多数升高，过敏原检测阳性，可有湿疹、反复咳嗽、过敏史及家族过敏史。普通感冒一般冬、春两季高发，病程7～10天，多数有发热、咽痛及全身不适，无明显眼痒及鼻痒，鼻涕初为白色后转为黄色，白细胞计数正常或略低，嗜酸细胞正常，过敏原检测阴性，个人及家族史无特殊。

（2）变应性鼻炎与急性细菌性鼻-鼻窦炎的鉴别 变应性鼻炎以打喷嚏、流清水样涕、鼻痒和鼻塞为主要症状；体征可见双侧鼻黏膜苍白、水肿，鼻腔有水样分泌物，过敏性黑眼圈、过敏性敬礼症、过敏性眼皮起皱褶；常见的病因有接触过敏原（屋尘螨、粉尘、花粉、猫与狗皮毛或皮屑及食物等）、过敏史（对动物毛发、螨虫等过敏）、家族史等。急性细菌性鼻-鼻窦炎以鼻塞、黏（脓）性鼻涕、颜面部疼痛或头痛，严重者多伴发热为主要症状；体征可见鼻甲黏膜充血肿胀、鼻腔及鼻道有黏（脓）性分泌物、并可见咽后壁黏（脓）性分泌物附着、颜面部鼻窦部位压痛等；常见的诱因有链球菌感染、非典型性嗜血杆菌感染、革兰氏阴性菌感染、厌氧菌鼻窦感染和真菌感染等。

2. 常见伴随疾病的症状及体征 支气管哮喘反复发作，喘息，气急，伴或不伴胸闷或咳嗽，夜间和晨间多发，发作时双肺可闻散在或弥漫性哮鸣音。过敏性结膜炎眼部瘙痒、流泪、充血、灼热感、异物感、分泌物（含有嗜酸性粒细胞）增多，分泌物呈透明黏丝状，重者伴有眼睑的肿胀等；可见结膜充血、球结膜水肿、眼睑肿胀、滤泡及乳头增生、球结膜及穹隆部结膜色泽的改变、眼周青斑、黑眼圈、角膜缘胶样增生。慢性鼻窦炎见鼻塞、黏性或黏脓性鼻涕，可有头面部胀痛、嗅觉减退或丧失；鼻内镜检查可见黏性或黏脓性分泌物，鼻黏膜充血、水肿或有息肉。上气道咳嗽综合征见咳嗽，常感觉有分泌物从鼻咽部流到喉咽部，或因喉咽部异物感而经常需要清嗓子，鼻塞和流鼻涕也是很常见的伴随症状；检查时可以观察鼻腔分泌物增多，并由咽后壁引流到咽喉部，有时咽喉部黏膜表面呈鹅卵石状。阻塞性睡眠呼吸暂停低通气综合征见睡眠打鼾、张口呼吸、憋气、反复惊醒、遗尿、多汗、多动等，偶可白天发生嗜睡；咽腔狭窄、扁桃体肿大、悬雍垂粗大、腺样体增生，患儿长期张口呼吸可以导致明显的颌面部发育畸形，形成"腺样体面容"。特应性皮炎见皮肤干燥、慢性湿疹样皮炎和剧烈瘙痒；婴儿期（出生～2岁）表现为婴儿湿疹，分布于两面颊、额部和头皮，皮疹可干燥或渗出；儿童期（2～12岁）变应性皮炎多发生于肘窝、腘窝和小腿伸侧；急性期表现为红斑、渗出和结痂，慢性期还可表现出苔藓样变。

【诊断与鉴别】

本病具有突然发作和反复发作的特点，发作时以鼻痒、打喷嚏、流清涕为主要症状，常伴有鼻塞，部分患者伴有嗅觉减退、耳痒、眼痒、咽痒、哮喘等症状。检查可见鼻黏膜肿胀，颜色淡白或苍白，部分患者亦可充血色红，鼻腔有较多清水样分泌物。在间歇期以上特征不明显。

本病应与伤风鼻塞相鉴别。鼻鼽与伤风鼻塞均有打喷嚏、流清涕、鼻塞等症状。伤风鼻塞常在受凉后起病，初起时打喷嚏、流清涕，后鼻涕渐转为黄稠且喷嚏停止，鼻黏膜充血肿胀，多伴有恶寒、发热、头痛等表证，病程一般在1周左右，痊愈后短期内不易再发；而鼻鼽的特点是症状突然发作，每次发作时均为打喷嚏、流清涕，或有鼻塞，鼻黏膜大多为苍白水肿，无恶寒、发热等表证，症状可迅速消失，但容易反复发作。

【治疗】

1. 辨证论治　本病应八纲辨证和脏腑辨证相结合。首辨寒、热、虚、实，其次结合兼症，辨别归属脏腑。鼻黏膜色淡，鼻甲肿胀，多属气虚或阳虚；鼻黏膜色红，鼻甲肿胀，多属热证。鼻塞，鼻痒，喷嚏频作，流清涕，常在闷热天气发作，伴咳嗽，咽痒，口干烦热，鼻腔黏膜色红或暗红，鼻甲肿胀，多属肺经伏热；鼻涕量多，清涕如水，伴嗅觉减退，畏风怕冷，自汗，气短懒言，或咳嗽痰稀，鼻腔黏膜淡白或灰白，鼻甲肿大，鼻道水样分泌物，多属肺气虚寒；清涕连连，喷嚏突发，伴嗅觉减退，面色萎黄无华，消瘦，食少纳呆，腹胀便溏，倦怠乏力，少气懒言，鼻腔黏膜淡白或灰白，鼻甲肿大光滑，鼻道水样分泌物，多属肺脾气虚；喷嚏频频，清涕长流，面色苍白，形寒肢冷，腰膝酸软，神疲倦怠，小便清长，鼻腔黏膜淡白，鼻甲肿大，鼻道水样分泌物，多属肺肾虚弱。

本病治以扶正为主、祛邪为辅、兼以通窍三者兼顾。发作期当消风通窍，攻邪以治其标；间歇期应补虚固表，扶正以治其本。根据辨证，分别治以清宣肺气，通利鼻窍；温肺散寒，益气固表；益气健脾，升阳通窍；温补肺肾，通利鼻窍。

（1）肺气虚寒，卫表不固

证候：鼻痒、打喷嚏频频突发，清涕如水，鼻塞，嗅觉减退，鼻黏膜淡红或苍白，下鼻甲肿大光滑，畏风怕冷，自汗，气短懒言，语声低怯，面色苍白，或咳嗽痰稀，舌质淡，舌苔薄白，脉虚弱。

辨证：本证多发于寒冷季节，肺气虚寒，卫表不固为本，风寒乘虚而入为标，邪正相争，争而不胜，则打喷嚏频频；肺失清肃，气不摄津，津液外溢，则清涕自流不收；水湿停聚，肺卫不固，腠理疏松，故恶风自汗；因风寒束肺，肺气不宣，则咳嗽痰稀；水湿停聚鼻窍，则鼻黏膜苍白、肿胀，鼻塞不通；肺气虚弱，精微无以输布，则面色苍白、气短懒言、语声低怯；苔薄白、脉虚弱为气虚之象。

治法：温肺散寒，益气固表。

方药：温肺止流丹加减。鼻痒甚者，可酌加僵蚕、蝉蜕；若畏风怕冷，清涕如水者，可酌加桂枝、干姜、大枣等。临床上亦可用玉屏风散合桂枝汤加减。

（2）肺脾气虚，清阳不升

证候：鼻痒，喷嚏突发，清涕连连，鼻塞，鼻黏膜淡白，下鼻甲肿胀，面色萎黄无华，消瘦，食少纳呆，腹胀便溏，倦怠乏力，少气懒言，舌淡胖，边有齿痕，苔薄白，脉弱。

辨证：脾气虚弱，清阳不升，鼻窍失养为本，风寒、异气乘虚而袭，正邪相争，争而不胜，则鼻痒、打喷嚏频频；脾气虚弱，水湿不运，停聚鼻窍，故鼻塞、清涕连连、下鼻甲肿大、黏膜淡白；脾胃虚弱，受纳、腐熟、输布之功能失职，则腹胀便溏、食少纳呆；少气懒言、倦怠乏力、舌质淡、舌体胖、舌边有齿痕、脉弱均为脾气虚之象。

治法：益气健脾，升阳通窍。

方药：补中益气汤加减。若腹胀便溏、清涕如水、点滴而下者，可酌加山药、干姜、砂仁等；若畏风怕冷，遇寒则打喷嚏频频者，可酌加防风、桂枝等。

（3）肺肾两虚，温煦失职

证候：清涕长流，鼻痒、打喷嚏频频，鼻塞，鼻黏膜苍白、肿胀，面色苍白，形寒肢冷，腰膝酸软，小便清长，或见遗精早泄，舌质淡，苔白，脉沉细。

辨证：肾阳不足，温煦失职，鼻窍失于温养，外邪及异气易于入侵，正邪相争，争而不胜，则鼻痒、打喷嚏频作；肾阳虚弱，气化失职，寒水上泛鼻窍，故清涕长流不止、鼻塞、下鼻甲肿大、黏膜苍白；阳虚不能温煦肌肤，则形寒肢冷、面色苍白；腰为肾之府，肾虚则腰膝酸软；肾阳虚气化无权，则小便清长；肾阳虚不能固摄，则遗精早泄；舌质淡、苔白、脉沉细为阳气虚之象。

治法：温肺补肾，通利鼻窍。

方药：肾气丸加减。若鼻痒多涕者，加乌梅、五味子；清涕长流者，加苍术、桂枝；畏风易感者，加黄芪、白术、防风；多汗者，加龙骨牡蛎。

（4）肺经伏热

证候：鼻痒，喷嚏频频突发，流清涕，鼻塞，常在闷热天气发作，鼻黏膜色红或暗红，鼻甲肿胀，或见咳嗽，咽痒，口干烦热，舌质红，苔白或黄，脉数。

辨证：肺经伏热，肃降失职，外邪上犯鼻窍，故鼻痒、打喷嚏、流清涕、鼻塞；肺气上逆，故咳嗽、咽痒；肺热煎熬津液，故口干烦热；舌质红、苔白或黄、脉数为内热之象。

治法：清宣肺气，通利鼻窍。

方药：辛夷清肺饮加减。鼻流脓涕者，加蒲公英、鱼腥草；咽痒者，加蝉蜕、牛蒡子；咽红肿者，加金银花；咳嗽者，加前胡、桔梗。

2. 西医对症处理　目前，药物治疗是控制变应性鼻炎症状的首选措施，免疫治疗则为其根本疗法。

（1）避免接触变应原　对已明确的变应原，应设法避免接触或食用。如花粉症患者，可在花粉季节减少外出或迁移他地；对动物皮屑、羽毛过敏者，应避免接触宠物、禽鸟；对真菌屋尘过敏者，应保持室内通风、干爽。

（2）应用抗组胺药　常用组胺受体 H_1 拮抗剂，主要用于治疗间歇性变应性鼻炎，可控制鼻痒、打喷嚏和流鼻涕等症状，但对缓解鼻塞作用较弱。口服用药起效一般需1～2小时，药效可持续12～24小时。第一代抗组胺药如氯苯那敏、赛庚啶、异丙嗪等，有嗜睡不良反应。第二代抗组胺药如阿司咪唑、西替利嗪、氯雷他定、特非那定等，其不良反应小，但要注意不能过量用药，不能与酮康唑、伊曲康唑和红霉素合用。第三代抗组胺药如地氯雷他定、左旋西替利嗪、左旋卡巴斯汀、去甲阿斯咪唑、弗克芬德，理论上无中枢镇静作用。口服抗组胺药在儿童变应性鼻炎治疗中的作用尤为重要。近年已有鼻腔局部应用的抗组胺药盐酸氮䓬斯汀、左卡巴斯汀制剂用于临床。鼻用抗组胺药在缓解鼻部症状方面效力不及鼻用皮质类固醇，但在缓解眼部症状方面作用相当。

（3）应用肾上腺糖皮质激素　该疗法被认为是目前治疗变应性鼻炎等变应性疾病最有效的药物疗法，临床上多采纳鼻用糖皮质激素喷雾制剂。该类药物通常起效较慢，需12～24小时，而最佳药效则在数日，甚至数周后才能达到。其特点是对鼻腔黏膜局部效应强而吸收入血甚少，肝脏首过效应效率高，因而全身效应很低，按推荐剂量使用可将全身不良反应降至最低，安全性得以保障。常用者有丙酸倍氯米松、布地奈德、丙酸氟替卡松和糠酸莫米松等。对常年性和季节性变应性鼻炎的疗效无明显差异。儿童患者应尽量降低使用剂量并将疗程限制在2～6周，可参考《儿童变应性鼻炎诊断和治疗指南》控制用药。

3. 中成药疗法

（1）辛芩颗粒、通窍鼻炎颗粒　用于肺气虚寒证。

（2）玉屏风颗粒　用于肺脾气虚证。

（3）辛夷鼻炎丸　用于肺经伏热。

4. 中药外治法

选用芥子、细辛、辛夷、甘遂、冰片（比例5:5:5:5:1）等药物研粉，在夏季三伏中分3次用生姜汁调成膏状，敷贴于大椎、迎香、肺俞等穴位，每次贴30～60分钟。3年为1个疗程。

5. 针灸疗法

（1）体针　选迎香、印堂、风池、风府、合谷等为主穴，以上星、足三里、禾髎、肺俞、脾俞、肾俞、三阴交等为配穴。每次主穴、配穴各选1～2穴，用补法，留针20分钟。

（2）灸法　选足三里、命门、百会、气海、三阴交、涌泉、神阙、上星等穴，悬灸或隔姜灸，每次2～3穴，每穴20分钟。

6. 耳穴贴压

选神门、内分泌、内鼻、肺、脾、肾等穴，以王不留行籽贴压以上穴位，两耳交替。

7. 穴位注射

可选迎香、合谷、风池等穴，药物可选当归注射液、丹参注射液，或维生素 B_1、维丁胶性钙等，每次1穴（双侧），每穴0.5～1mL。

8. 穴位敷贴

可用斑蝥打粉，取少许撒于胶布，敷贴于内关或印堂穴，12～24小时后取下（亦可视皮肤反应程度而定）。若有水疱可待其自然吸收，或用注射器抽吸。

9. 推拿疗法

通过推拿以疏通经络，使气血流通，驱邪外出，宣通鼻窍。方法：患者先自行将双手大鱼际摩擦至发热，再贴于鼻梁两侧，自鼻根至迎香穴往返摩擦，至局部有热感为度；或以两手中指于鼻梁两边按摩 20～30 次，令表里俱热，早晚各 1 次；再由攒竹向太阳穴推按至热，每日 2～3 次，患者亦可用手掌心按摩面部及颈后、枕部皮肤，每次 10～15 分钟；或可于每晚睡觉前，自行按摩足底涌泉穴至发热，并辅以按揉两侧足三里、三阴交等。

9. 其他治法

（1）滴鼻法　可选用芳香通窍的中药滴鼻剂滴鼻。

（2）嗅法　可用白芷、川芎、细辛、辛夷共研细末，置于瓶内，时时嗅之。

（3）吹鼻法　可用碧云散吹鼻，亦可用皂角研极细末吹鼻。

（4）塞鼻法　细辛膏，棉裹塞鼻。

（5）经验效穴治疗法　针刺蝶腭穴促进腺体分泌使鼻腔黏膜保持湿润光滑，或抑制腺体分泌以减轻鼻部炎症反应，缓解鼻塞、流涕等症状。

（6）外用喷鼻剂法　可用人参、甘草、白芷、柴胡、乌梅等药物制成水剂，置于瓶中，喷入鼻腔。

【预防与调护】

1. 养成良好的起居习惯，增强体质，以提高人体对环境变化的适应能力。

2. 注意饮食有节，避免过食生冷寒凉及高蛋白食物。

3. 保持环境清洁，避免或减少粉尘、花粉、羽毛、兽毛、蚕丝等刺激。

【预后及转归】

本病经积极防治，可控制症状，但容易反复，部分患者可合并鼻息肉、哮喘等疾病。

【知识拓展】

"鼽"字读音为 qiú，有三种含义：一是人体解剖部位的名称，指面颊、颧骨处，如《素问·气府论》曰："面鼽骨空各一。"二是指鼻塞不通，如《说文解字》曰："鼽，病寒鼻窒也。"《释名》曰："鼻塞曰鼽。鼽，久也，涕久不通，遂至窒塞也。"三是指鼻流清涕，如《素问玄机原病式》曰："鼽者，鼻出清涕也。"前两种含义较少用，第三种含义应用较多。本书中鼻鼽的"鼽"字亦取第三种含义。

四、腹痛

腹痛是指胃脘以下、脐周及耻骨以上部位发生的疼痛。根据疼痛部位的不同，分为大腹痛、脐腹痛、少腹痛和小腹痛。大腹痛，指胃脘以下、脐部以上腹部疼痛；脐腹痛，指脐周部位疼痛；少腹痛，指小腹两侧或一侧疼痛；小腹痛，指下腹部的正中部位疼痛。腹痛是小儿常见的证候，可见于任何年龄与季节。婴幼儿不能言语，腹痛常表现为啼哭，如《古今医统·腹痛》说："小儿腹痛之病，诚为急切。凡初生二三个月及一周之内，多有腹痛之患。无故啼哭不已或夜间啼哭之甚，多是腹痛之故。"《诸病源候论·小儿杂病诸候·腹痛候》曰："小儿腹痛，多由冷热不调，冷热之气与脏器相击，故痛也。"后世一般将腹痛分为寒、热、虚、实四大类，以便于临床掌握。诱发腹痛的原因很多，一般分功能性与器质性两种。其中功能性腹痛占腹痛患儿总数的

50%～70%，主要为再发性腹痛。本节内容以功能性腹痛为主。

【病因病机】

小儿脾胃薄弱，经脉未盛，易为各种病邪所干扰。脾喜运而恶滞，六腑以通降为顺，经脉以流通为畅，若感受寒邪、乳食积滞、脾胃虚寒、情志刺激、外伤等，皆可使脾胃纳化失司，肠腑气机壅滞，不通则痛，而出现腹痛。

1. 感受寒邪　由于护理不当，衣被单薄，腹部为风冷之气所侵，或因过食生冷瓜果，中阳受戕。寒主收引，寒凝气滞，则经络不畅，气血不行而腹痛。

2. 乳食积滞　小儿脾常不足，运化力弱，乳食又不知自节，故易伤食。如过食油腻厚味，或强进饮食，或临卧多食，致乳食停滞，郁积胃肠，气机壅塞，故痞满胀痛。或平时过食辛辣香燥、膏粱厚味，胃肠积滞，或积滞日久化热，热结阳明，而致气滞不行。

3. 脏腑虚冷　素体脾阳虚弱，脏腑虚冷，或寒湿内停，损伤阳气。阳气不振，温煦失职，阴寒内盛，气机不畅，腹部绵绵作痛。

4. 气滞血瘀　由于外伤或腹部手术，局部络脉受损，致瘀血内阻，气滞不行，故出现腹痛。

由于病因不同，小儿素体差异，形成病机属性有寒、热、虚、实之分。一般感受寒邪，或过食生冷，或素体阳虚而腹痛者，属于寒性腹痛；过食辛辣香燥或膏粱厚味而成积滞，热结阳明而腹痛者，属于热性腹痛。其发病急，变化快，因寒、热、食积等损伤所致者，多为实证；其起病缓，变化慢，常因脏腑虚弱所致者，多为虚证。两者亦可相互转化，实证未得到及时治疗，可以转为虚证；虚证复感寒邪或伤于乳食，又可成虚实夹杂之证。

【辨病思路】

腹痛的病因很多，辨病时首先要鉴别腹痛的病因是器质性病变，还是功能性病变。若因腹部器官引起的腹痛，一定要注意与外科急腹症相鉴别。应详细询问患儿的年龄，腹痛起病的缓急、病程长短，以及腹痛的性质、部位、发作的诱因等。此外，腹痛的伴随症状在鉴别诊断中也具有相当重要的意义。

1. 全身性疾病及腹部以外器官疾病产生的腹痛　①呼吸系统疾病引起的腹痛常伴有咳嗽、扁桃体肿大、肺部啰音等。②心血管系统疾病引起的腹痛常伴有心悸、心脏杂音、心电图异常等。③神经系统疾病引起的腹痛常反复发作，脑电图异常。④血液系统疾病引起的腹痛常伴有血常规及骨髓象异常。⑤代谢性疾病引起的腹痛，如糖尿病有血糖、尿糖增高；铅中毒有指甲、牙齿染黑色；卟啉病有尿呈红色、曝光后色更深等特点，可助诊断。

2. 器质性疾病产生的腹痛　①胃肠道感染，如急性阑尾炎、肠炎、肠寄生虫病，除有腹痛外，还有饮食不调及感染史，大便及血常规检查有助于诊断。②胃肠道梗阻、肠套叠、嵌顿性腹股沟斜疝，有腹痛、腹胀及梗阻现象，全腹压痛，腹肌紧张，肠鸣音消失，X线和B超检查可助诊断。③肝胆疾病，如胆道蛔虫、肝炎、胆囊炎、胆结石症，常有右上腹阵痛和压痛，肝功能及B超检查等可协助诊断。④泌尿系统疾病。如泌尿系感染、泌尿系结石、尿路畸形、急性肾炎等，常有腰痛、下腹痛、尿道刺激症状、尿检异常、X线及B超检查可协助诊断。⑤下腹痛对少女要注意是否卵巢囊肿蒂扭转、痛经。⑥肝脾破裂，有外伤史，常伴有休克等。配合实验室及医学影像检查，可以做出诊断。

3. 功能性再发性腹痛　可见如下特点：①腹痛突然发作，持续时间不长，能自行缓解。②腹痛以脐周为主，疼痛可轻可重，但腹部无明显体征。③无伴随的病灶器官症状，如发热、呕吐、腹泻、咳嗽、气喘、尿频、尿急、尿痛等。④有反复发作的特点，每次发作时症状相似。

【治疗】

1. 辨证论治　首辨气、血、虫、食：腹痛属气滞者，腹部胀痛，时聚时散、痛无定处；属血瘀者，有跌仆损伤或手术史，腹部刺痛，痛有定处，按之痛剧，局部满硬；属虫积者，有大便排虫史，或镜检有虫卵，脐周疼痛，时作时止；属食积者，有乳食不节史，脘腹胀满，嗳腐吞酸，呕吐不食。

再辨寒、热、虚、实：若暴痛而无间歇，得热痛减，兼有口不渴，下利清谷，小便清利，舌淡苔白滑润，脉迟或紧，指纹红者属寒；若疼痛阵作，得寒痛减，兼有口渴引饮，大便秘结，小便黄赤，舌红苔黄少津，脉洪大而数，指纹紫者属热；若为慢性腹痛，其痛无定处，喜按，痛缓而无形，兼有闷胀，舌淡少苔，脉弱无力者属虚；若痛有定处，拒按，痛剧而有形，兼有胀满，脉大而有力者属实。

治疗以调理气机、疏通经脉为主要原则，根据不同的证型分别采用温中散寒、消食导滞、通腑泄热、温中理脾、活血化瘀之法。除内服药外，还常使用推拿、针灸等疗法配合治疗，可提高疗效。

（1）腹部中寒

证候：腹部疼痛，阵阵发作，得温则舒，遇寒痛甚，肠鸣辘辘，面色苍白；痛甚者，额冷汗出，唇色紫暗，肢冷，或兼吐泻，小便清长，舌淡红，苔白滑，脉沉弦紧，或指纹红。

辨证：患儿以往常有类似发作病史，有外感寒邪或饮食生冷病史。临床以腹部疼痛，得温则缓，遇寒痛甚为特征。

治法：温中散寒，理气止痛。

方药：养脏散加减。腹胀者，加砂仁、枳壳理气消胀；恶心呕吐者，加法半夏、藿香和胃止呕；兼泄泻者，加炮姜、煨肉豆蔻温中止泻；抽掣阵痛者，加小茴香、延胡索温中活血止痛。

（2）乳食积滞

证候：脘腹胀满，疼痛拒按，不思乳食，嗳腐吞酸，或时有呕吐，吐物酸馊，或腹痛欲泻，泻后痛减，矢气频作，大便秽臭，夜卧不安，时时啼哭，舌淡红，苔厚腻，脉象沉滑，或指纹紫滞。

辨证：有伤乳伤食病史。临床以脘腹胀满，疼痛拒按，腹痛欲泻，泻后痛减，不思乳食，吐物酸馊，粪便秽臭为特征。

治法：消食导滞，行气止痛。

方药：香砂平胃散加减。腹胀明显，大便不通者，加槟榔、莱菔子通导积滞；兼感寒邪者，加藿香、干姜温中散寒；食积郁而化热者，加生大黄、黄连清热通腑，荡涤肠胃之积热。

（3）胃肠结热

证候：腹部胀满，疼痛拒按，大便秘结，烦躁不安，烦热口渴，手足心热，唇舌鲜红，舌苔黄燥，脉滑数或沉实，或指纹紫滞。

辨证：本证以腹痛胀满拒按，便秘为特征。若痞、满、燥、实、坚皆俱者，为阳明燥结已成。若为热病后，舌红少津者，为热邪伤津化燥。

治法：通腑泄热，行气止痛。

方药：小承气汤加减。若痞、满、燥、实、坚皆俱者，可选用大承气汤；若口干，舌质红少津者，加玄参、麦冬、生地黄以增水行舟。

（4）脾胃虚寒

证候：腹痛绵绵，时作时止，痛处喜温喜按，面白少华，精神倦怠，手足不温，乳食减少，或食后腹胀，大便稀溏，唇舌淡白，脉沉缓，或指纹淡红。

辨证：本证以腹痛绵绵，喜按喜温，病程较长，反复发作为特征。

治法：温中理脾，缓急止痛。

方药：小建中汤合理中丸加减。气血不足明显者，加黄芪、当归补益气血；肾阳不足者，加附子、肉桂温补元阳；伴呕吐清涎者，加丁香、吴茱萸温中降气。脾虚兼气滞者，用厚朴温中汤温中行气，燥湿除满。

（5）气滞血瘀

证候：腹痛经久不愈，痛有定处，痛如锥刺，舌紫暗或有瘀点，脉涩，或指纹紫滞。

辨证：本证常有外伤、手术史。临床以痛有定处，痛如锥刺，拒按或腹部癥块为特征。

治法：活血化瘀，行气止痛。

方药：少腹逐瘀汤加减。兼胀痛者，加川楝子理气止痛；有癥块或有手术、外伤史者，加三棱、莪术散瘀消癥。

2. 西医对症处理 引起小儿腹痛疾病的诱发因素多样，在对应治疗的过程中，需根据实际病因，选择合理的治疗措施。同时，加强对疾病的观察，找出正确的发病因素，及时进行对症治疗。腹痛明显者，给予山莨菪碱解痉；发热者，给予退热处理；呕吐者或伴有肠道感染者，给予补液，维持水、电解质酸碱平衡。

3. 中成药疗法

（1）大山楂丸 用于乳食积滞证。每次 3g，每日 3 次，口服。

（2）附子理中丸 用于脾胃虚寒证。每次 2～3g，每日 2～3 次，口服。

（3）元胡止痛片 用于气滞血瘀证。每次 2～3 片，每日 2～3 次，口服。

（4）越鞠丸 用于气滞腹痛。每次 3～7 岁 2g，7 岁以上 3g，每日 2 次，口服。

4. 针刺法 取足三里、天枢、中脘。寒证腹痛者，加灸神阙；食积者，加针刺内庭；呕吐者，加针刺内关。快速进针，平补平泻，捻转或提插，年龄较大儿童可留针15～20分钟，留至腹痛消失。

5. 推拿疗法

（1）揉一窝风，揉外劳宫，摩腹，拿肚角。用于腹部中寒证。

（2）清脾胃，运内八卦，推四横纹，清板门，清大肠，分腹阴阳。用于乳食积滞证。

6. 中药外治法

（1）公丁香 3g，白豆蔻 3g，肉桂 2g，白胡椒 4g，共研细末，过 100 目筛，贮瓶备用。用时取药末 1～1.5g，填敷脐中，再外贴万应膏。用于腹部中寒证、脾胃虚寒证。

（2）香附 60g，食盐 6g，生姜 9g，混合捣烂炒热，用布包成 2 份，轮流熨腹部。用于腹部中寒证。

五、积滞

积滞是指小儿内伤乳食，停聚中焦，积而不化，气滞不行所形成的一种脾胃疾病，以不思乳食，食而不化，脘腹胀满，嗳气酸腐，大便溏薄或秘结酸臭为临床特征。《素问·痹论》提出："饮食自倍，肠胃乃伤。"其说明饮食不节可以损伤胃肠。《万氏幼科发挥·调理脾胃》指出："伤之轻者，损谷自愈。伤之重者，则消导之。"这些论述对积滞的辨证论治有指导作用。本病一年四季均可发生，以婴幼儿多见。禀赋不足，脾胃素虚，人工喂养及病后失调者更易罹患。本病一般预后良好，个别患儿可因积滞日久，迁延失治，进一步损伤脾胃，导致气血化源不足，营养及生长发育障碍而转化为疳证，故前人有"积为疳之母，无积不成疳"之说。西医学没有相应的病名，消化不良的主要临床表现与本病相似。

【病因病机】

本病病因主要为乳食不节，伤及脾胃，致脾胃运化功能失调，或脾胃虚弱，腐熟运化不及，乳食停滞不化。其病位在脾胃，基本病理机制为乳食停聚中脘，积而不化，气滞不行。

1. 乳食内积 小儿脾常不足，乳食不知自节。若调护失宜，喂养不当，则易为乳食所伤。伤于乳者，多因乳食不节、过急过量，或冷热不调。伤于食者，多由饮食过量或过食膏粱厚味，煎炸炙煿，或贪食生冷、坚硬难化之物，或添加辅食过多过快，或喂养不当，偏食偏嗜，暴饮暴食等。盖胃主受纳，为水谷之海，其气主降；脾主运化，为生化之源，其气主升。若乳食不节，脾胃受损，受纳运化失职，升降失调，宿食停聚，积而不化，则成积滞。正如《证治准绳·幼科·宿食》所说："小儿宿食不消者，胃纳水谷而脾化之，儿幼不知撙节，胃之所纳，脾气不足以胜之，故不消也。"伤于乳者，为乳积；伤于食者，则为食积。

2. 脾虚夹积 若禀赋不足，脾胃素虚，或病后失调，脾气亏虚，或过用寒凉攻伐之品，致脾胃虚寒。脾胃虚弱，腐熟运化不及，乳食稍有增加，即停滞不化，而成积滞。

此即《诸病源候论·小儿杂病诸候》所言："宿食不消由脏气虚弱，寒气在于脾胃之间，故使谷不化也，宿谷未消，新谷又入，脾气既弱，故不能磨之。"

若积久不消，迁延失治，则可进一步损伤脾胃，导致气血生化乏源，营养及生长发育障碍，形体日渐消瘦而转为疳证。

【辨病思路】

腹胀是积滞的主要临床表现，而引起腹胀的原因比较复杂，内科疾病可以引起，如感染性疾病、低氧血症、水电解质紊乱及酸碱平衡失调等。同时，腹胀也是外科疾病的常见症状，如下消化道梗阻、气腹、血腹、肿瘤等。对于积滞一病，应注意临床症状特点，以明确原发性疾病，血常规、血培养等有助于明确诊断。

本病应与厌食进行鉴别，厌食表现为长期食欲不振，厌恶进食，一般无脘腹胀满、大便酸臭等症。积滞是以不思乳食、食而不化、脘腹胀满、嗳气酸腐、大便酸臭为特征的消化道疾病，本病临床除积滞主症外，可伴有烦躁不安、夜间哭闹或呕吐等症。大便常规化验检查，可见不消化食物残渣或脂肪滴。

【治疗】

1. 辨证论治　本病病位在脾胃，病多属实证，但若患儿素体脾气虚弱，可呈虚实夹杂之证。病初多实，积久易虚实夹杂。若素体脾虚，腐熟运化不及，乳食停留不消，多为虚中夹实证。积滞内停，又有寒积或化热的演变。若患儿喜食肥甘辛辣之品，致不思乳食，脘腹胀满或疼痛，得热则甚，遇凉稍缓，口气臭秽，呕吐酸腐，面赤唇红，烦躁易怒，大便秘结臭秽，手足胸腹灼热，舌红，苔黄厚腻，此系热证；若素体阳虚，或贪食生冷，或过用寒凉药物，致脘腹胀满，喜温喜按，面白唇淡，四肢欠温，朝食暮吐，或暮食朝吐，吐物酸腥，大便稀溏，小便清长，舌淡，苔白腻，此系寒证。

治疗本病以消食化积、理气行滞为基本法则。正如《幼幼集成·食积证治》所言："夫饮食之积必用消导，消者散其积也，导者行其气也。"具体当临证治之，实证以消食导滞为主，积滞化热者，佐以清解积热；偏寒者，佐以温阳助运。积滞较重，或积热结聚者，当通腑导滞，泻热攻下，但应中病即止，不可过用。虚实夹杂者，宜消补兼施。本病治疗，除内服药外，推拿及外治等也是常用疗法。该病在治疗时，一定要指导家长合理喂养。

（1）乳食内积

证候：不思乳食，嗳腐酸馊或呕吐，脘腹胀满，疼痛拒按，大便酸臭，或便秘，肚腹热甚，心烦，夜眠不安，低热，手足心热，苔白厚腻，或苔黄腻，脉象弦滑，或指纹紫滞。

辨证：本证是新积之证，往往有明显的乳食不节史。临床以不思乳食，脘腹胀满，嗳吐酸腐，大便酸臭等为特征。从患儿所伤乳食种类，可以区别伤乳与伤食。若出现大便秘结，肚腹热甚，夜眠不安，低热，手足心热，苔黄腻，此为食积化热之证。

治法：消乳化食，和中导滞。

方药：乳积者，选消乳丸加减。食积者，选保和丸加减。腹胀明显者，加木香、厚朴、枳实行气除胀；腹痛拒按，大便秘结者，加大黄、槟榔导滞下行；恶心呕吐者，加竹茹、生姜和胃降逆止呕；大便稀溏者，加扁豆、薏苡仁健脾渗湿，消补兼施；若积热内盛，舌红苔黄者，加胡黄连、连翘、栀子清热泻火；低热口渴者，加石斛、天花粉清热生津止渴。

（2）脾虚夹积

证候：面色萎黄，形体消瘦，神疲肢倦，不思乳食，食则饱胀，腹满喜按，大便稀溏酸腥，夹有乳片或不消化食物残渣，舌质淡，苔白腻，脉细滑，或指纹淡滞。

辨证：本证有素体脾虚、病后失调或过用寒凉药物史；或由乳食内积证日久不愈转化而来。临床以面黄神疲、腹满喜按之脾虚证候，以及嗳吐酸腐、大便酸腥稀溏不化、指纹紫滞之食积证候为特征。

治法：健脾助运，消食化滞。

方药：健脾丸加减。呕吐者，加生姜、丁香、半夏温中和胃，降逆止呕；大便稀溏者，加山药、薏苡仁、苍术健脾化湿；腹痛喜温喜按者，加干姜、白芍温中散寒，缓急止痛；舌苔白腻者，加藿香、佩兰芳香醒脾化湿。

2. 西医对症处理　当小儿出现消化不良症状时，可在医师指导下适当吃一些助消化类药物，帮助儿童将胃里的食物排除出去，减轻胃痛、胃胀等症状。同时，饮食方面要食用清淡易消化的食物，如粥类、面条等，清除胃肠道内残留的食物，使患儿消化不良的症状得以矫正。

3. 中成药疗法

（1）化积口服液　用于乳食内积证。每次1岁以下5mL，1～5岁10mL，每日2次，口服。每次5岁以上10mL，每日3次，口服。

（2）小儿化食丸　用于积滞化热证。每次1岁以内1/2丸，1岁1丸，2岁以上2丸，每日2次，口服。

（3）小儿香橘丸　用于脾虚夹积证。每次1丸，每日2～3次，口服。

4. 针灸疗法

（1）体针　取足三里、中脘、四缝。乳食内积者，加内庭、天枢；积滞化热者，加曲池、大椎；烦躁者，加神门；脾虚夹积者，加脾俞、胃俞、气海。每次取3～5穴，中等刺激，不留针，实证用泻法为主，辅以补法；虚证用补法为主，辅以泻法。

（2）耳穴　取胃、大肠、神门、交感、脾。每次选3～4穴，用王不留行籽贴压，左右交替，每日按压3～4次。

5. 推拿疗法

（1）清胃经，揉板门，运内八卦，推四横纹，揉按中脘、足三里，推下七节骨，分腹阴阳。用于乳食内积证。

（2）以上取穴，加清天河水，清大肠。用于食积化热证。

（3）补脾经，运内八卦，揉中脘，清大肠，揉按足三里。用于脾虚夹积证。

以上各证均可配合使用捏脊疗法。

6. 中药外治法

（1）玄明粉3g，胡椒粉0.5g。研细粉拌匀。置于脐中，外盖纱布，胶布固定。每日换 1 次。用于乳食内积证。

（2）神曲 30g，麦芽 30g，山楂 30g，槟榔 10g，生大黄 10g，芒硝 20g。共研细末。以麻油调上药，敷于中脘、神阙穴，先热敷 5 分钟后继续保留 24 小时。隔日 1 次，3 次为 1 个疗程。用于积滞腹胀者。

六、厌食

厌食是以较长时期的食欲减退，厌恶进食，食量减少，甚至拒食为临床特征的一种病证。古代中医文献中的"恶食""不思食""不嗜食""不饥不纳"等病证的主要临床表现与本病相似。本病可发生于任何季节，但夏季暑湿当令易于困遏脾气，可使症状加重。厌食多发生于 1～6 岁的小儿，城市发病率较高。患儿除食欲不振外，一般无其他明显不适，预后良好，但长期不愈者，可使气血生化乏源，抗病能力下降，而易罹患他症，甚或影响生长发育。该病进一步发展，可以转化为积滞或疳证。

本病相当于西医学的厌食症。

【病因病机】

本病多由喂养不当、他病伤脾、先天不足等引起，其病变脏腑主要在脾胃。胃司受纳，脾主运化，脾胃调和，则口能知五谷饮食之味，正如《灵枢·脉度》所说："脾气通于口，脾和则口能知五谷矣。"若脾胃失健，纳化不和，则造成厌食。

1. 喂养不当 小儿脏腑娇嫩，脾常不足，乳食不知自节。若家长缺乏育婴保健知识，片面强调高营养饮食，如过食肥甘、煎炸炙煿之品，超越了小儿脾胃的正常纳化能力；或过于溺爱，纵其所好，恣意零食、偏食、冷食；或饥饱无度；或滥服滋补之品，均可损伤脾胃，产生厌食。如《素问·痹论》所说："饮食自倍，脾胃乃伤。"

2. 他病伤脾 脾为阴土，喜燥恶湿，得阳则运；胃为阳土，喜润恶燥，得阴则和。若患他病，误用攻伐；或过用苦寒损伤脾阳；或过用温燥耗伤胃阴；或病后未能及时调理；或夏伤暑湿，脾为湿困，均可使受纳运化失常，而致厌恶进食。

3. 先天不足 胎禀不足，脾胃薄弱之儿，往往生后即表现不欲吮乳，若后天失于调养，则脾胃怯弱，乳食难于增进。

【辨病思路】

厌食的病因多样，临诊时应详细询问患儿平时的食欲情况、每日进食量、有无腹胀、体重有无增长、大便情况；婴幼儿应询问喂养方式、喂养情况等。以上情况还要进行详细的体格检查及必要的实验室检查。

另外，受全身性疾病、药物及某些内分泌系统疾病影响，可使消化液减少、酶活性下降和胃肠平滑肌舒缩功能紊乱，以致消化功能降低，而引起的厌食不在本病范围内，应注意加以鉴别。同时，也应注意与夏季热相鉴别，夏季热又称暑热症，是婴幼儿在暑天发生的特有季节性疾病，临床表现除食欲不振外，可见精神倦怠、大便不调，或偶有发热等症。在秋凉以后，症状多能自行消退。

【治疗】

1. 辨证论治 本病应以脏腑辨证为纲，主要从脾胃辨证，应区别是以运化功能失健为主，还是以脾胃气阴亏虚为主。凡病程短，仅表现纳呆食少，食而乏味，饮食稍多即感腹胀，形体尚可，舌质正常，舌苔薄腻者，为脾失健运；病程长，食而不化，大便溏薄，伴面色少华，乏力多汗，形体偏瘦，舌质淡，苔薄白者，为脾胃气虚；若食少饮多，口舌干燥，大便秘结，舌红少津，苔少或花剥者，为脾胃阴虚。

厌食的治疗以运脾开胃为基本法则，宜以轻清之剂解脾胃之困，脾胃调和，脾运复健，则胃纳自开。脾运失健者，治以运脾和胃；脾胃气虚者，治以健脾益气；脾胃阴虚者，则施以滋脾养胃之法。此外，理气宽中、消食开胃、化湿醒脾之品也可酌情应用。需注意的是，消导不宜过峻，燥湿不宜伤津，补益不宜呆滞，养阴不宜滋腻，以防损脾碍胃，影响纳化。在药物治疗的同时，应注意饮食调养，纠正不良的饮食习惯，方能取效。

（1）脾失健运

证候：食欲不振，厌恶进食，食而乏味，或伴胸脘痞闷，嗳气泛恶，大便不调，偶尔多食后则脘腹饱胀，形体尚可，精神正常，舌淡红，苔薄白或薄腻，脉尚有力。

辨证：本证为厌食初期表现，临床除厌恶进食症状外，其他症状不著，精神、形体如常。若失于调治，病情迁延，损伤脾气，则易转为脾胃气虚证。

治法：调和脾胃，运脾开胃。

方药：不换金正气散加减。脘腹胀满者，加木香、莱菔子理气宽中；舌苔白腻者，加佩兰、白豆蔻等燥湿醒脾；暑湿困阻者，加荷叶、扁豆花消暑化湿；嗳气泛恶者，加竹茹和胃降逆；大便偏干者，加枳实、莱菔子导滞通便；大便偏溏者，加山药、薏苡仁健脾祛湿。

（2）脾胃气虚

证候：不思进食，食而不化，大便偏稀夹不消化食物，面色少华，形体偏瘦，肢倦乏力，舌质淡，苔薄白，脉缓无力。

辨证：本证多见于脾胃素虚，或脾运失健迁延失治者。临床以不思乳食，面色少华，肢倦乏力和形体偏瘦为特征。若迁延不愈，气血耗损，形体羸瘦，则应按疳证辨治。

治法：健脾益气，佐以助运。

方药：异功散加味。便稀，苔腻者，去白术，加苍术、薏苡仁燥湿健脾；大便溏薄者，加炮姜、肉豆蔻温运脾阳；饮食不化者，加焦山楂、炒谷芽、炒麦芽消食助运；汗多易感者，加黄芪、防风益气固表；情志抑郁者，加柴胡、佛手解郁疏肝。

（3）脾胃阴虚

证候：不思进食，食少饮多，皮肤失润，大便偏干，小便短黄，甚或烦躁少寐，手足心热，舌红少津，苔少或花剥，脉细数。

辨证：本证见于温热病后或素体阴虚，或嗜食辛辣伤阴者。临床以食少饮多，大便偏干，舌红少苔为特征。

治法：滋脾养胃，佐以助运。

方药：养胃增液汤加减。口渴烦躁者，加天花粉、芦根、胡黄连清热生津除烦；大便干结者，加火麻仁、郁李仁、瓜蒌仁润肠通便；夜寐不宁，手足心热者，加牡丹皮、莲子心、酸枣仁清热宁心安神；食少不化者，加谷芽、神曲生发胃气；兼脾气虚弱者，加山药、太子参补益气阴。

2. 西医对症处理 儿童长期厌食可影响生长发育，导致矮小、营养不良、贫血等，严重影响其身心健康，应早做诊治。西医治疗厌食常采用口服维生素、微量元素及益生菌等治疗，虽在一定程度上可改善患儿的临床症状，但存在效果不够理想、停药后复发的风险，故临床上多配合中药汤剂内服，以及小儿推拿、穴位敷贴等外治法综合治疗，能有效提升本病的总体疗效。

3. 中成药疗法

（1）神曲消食口服液 用于脾失健运证。每次 1～4 岁为 5mL，每日 3 次；每次 5～14 岁为 10mL，每日 3 次，口服，餐后半小时服用。

（2）益气健脾口服液 用于脾胃气虚证。每次 10mL，每日 2 次，口服。

（3）山葡健脾颗粒 用于脾失健运证。每次 10mg，每日 1 次，口服。

4. 针灸疗法

（1）体针 ①取四缝（点刺）、足三里、三阴交，用平补平泻法。用于脾失健运证。②取脾俞、胃俞、足三里、三阴交，用补法。用于脾胃气虚证。③取足三里、三阴交、阴陵泉、中脘、内关，用补法。用于脾胃阴虚证。以上各型均用中等刺激不留针，每日 1 次，10 次为 1 个疗程。

（2）耳穴 取脾、胃、肾、神门、皮质下。用王不留行籽贴按于穴位，隔日 1 次，双耳轮换，10 次为 1 个疗程。每日按压 3～5 次，每次 3～5 分钟，以稍感疼痛为度。用于各证型。

5. 推拿疗法

（1）补脾土，运内八卦，清胃经，掐揉掌横纹，摩腹，揉足三里。用于脾失健运证。

（2）补脾土，运内八卦，揉足三里，摩腹，捏脊。用于脾胃气虚证。

（3）揉板门，清胃经，运内八卦，分手阴阳，揉上马，揉中脘。用于脾胃阴虚证。以上各证均可配合使用捏脊法。

6. 中药外治法

（1）高良姜、青皮、陈皮、荜茇、苍术、薄荷、蜀椒各等量，研为细末，做成香袋，佩带于胸前。

（2）牙皂 30g，砂仁、茯苓、焦麦芽、神曲、焦山楂、肉豆蔻各 12g，人参、白术各 10g，川朴 9g，广木香 6g，冰片 2g，麝香 0.4g。粉碎，以凡士林调成膏状。敷于中脘、气海穴上，每日 1 换，3 日为 1 个疗程。

七、便秘

便秘是指大便秘结不通，排便次数减少或时间延长，或大便艰涩不畅的一种病证。它可以作为一种独立的疾病，也可以是其他疾病的症状之一。本病一年四季均可发生，在 2～14 岁的儿童中发病率为 3.8%，且呈上升趋势，可能与目前儿童食谱和生活习惯的改变有关，如粗纤维类饮食明显减少、日常活动量明显不足等。本病经合理治疗，一般预后良好，少数迁延不愈者，可引起肛裂、脱肛或痔疮等。西医学认为，便秘包括器质性便秘与功能性便秘两大类。功能性便秘是指结肠、直肠未发现明显器质病变而以功能性改变为特征的排便障碍，占儿童便秘的 90% 以上。其发生可能与肠道刺激不够、肠动力缺乏而引起的肠黏膜应激力减弱等有关。

【病因病机】

便秘的常见病因有饮食因素、情志因素、燥热内结及正虚因素等。其主要病位在大肠，常涉及脾、肝、肾三脏，病机关键是大肠传导功能失常。大肠主津，为传导糟粕通道，饮食由口入胃，经脾胃腐熟运化，其精微吸收后，糟粕部分在大肠形成粪便，由肛门排出体外，如脾胃功能失常，大肠传导必然受累；肝主疏泄，与脾胃功能关系密切；肾司二便。故凡能影响脾、肝、肾三脏功能者，皆可致大肠传导功能失常而成便秘。

1. 乳食积滞　小儿脾常不足，乳食不知自节，若喂养不当，乳食无度，或进食过快，冷热不调，或过食肥甘、生冷、坚硬难化之物，或添加辅食过多过快，以致脾胃受损，纳化失职，升降失调，食停中焦，久而成积，积久化热，积热内蕴，导致肠道传导功能失常，发为便秘。

2. 燥热内结　小儿稚阴稚阳，若过食辛辣炙煿之品，或过用辛温香燥之药，肠胃积热；或患热病之后，燥热阴伤，内结肠腑，传导失常，则大便干结。

3. 气机郁滞　小儿神气怯弱，若失调护，卒受惊吓打骂，或所欲不遂，或环境、生活习惯突然改变，情志怫郁；或久坐少动，均可致气机郁滞，脾胃纳化功能失司，肠腑传导功能失常，糟粕内停，不得下行，而大便秘结。

4. 气血不足　小儿脏腑娇嫩，形气未充，若先天禀赋不足，或后天调护失宜，或疾病影响、药物克伐等，皆可致脏腑虚损，气血不足。气虚则肠腑传导无力；血虚则肠道失养干涩。若病久及肾，耗损真阴，则肠道更为干涸；阴损及阳，不能蒸化津液温润肠道，则便秘由生。

【辨病思路】

便秘确诊后要注意排除由器质性疾病引起的便秘。

1. 先天性巨结肠　患儿有胎便排出延缓或排尽时间延迟史，主要表现为顽固性便秘及腹胀，腹部常扪及横结肠，有时可扪及粪块。部分患儿伴呕吐，消瘦，生长发育落后等。肛门指诊有空虚感。钡灌肛检查显示近直肠 - 乙状结肠处狭窄，上段结肠异常扩大。

2. 机械性肠梗阻　主要表现为急性便秘，伴阵发性剧烈腹痛、腹胀、恶心呕吐及肠鸣音亢进，腹部 X 线检查见多个扩张肠袢及较宽液平面，而结肠远端及直肠无气。

【治疗】

1. 辨证论治　本病应以八纲辨证为纲，首先重点辨别实证、虚证。实证多由乳食积滞、燥热内结和气机郁滞所致，一般病程短，粪质多干燥坚硬，常腹痛拒按。虚证多因气血不足、肠失濡润和传导无力引起，一般病程长，粪质虽不甚干结，但多欲便不出或便出不畅，腹胀喜按。其中由气虚所致者，伴神疲气短，面白多汗；由血虚引起者，伴头晕心悸，唇甲色淡。其次应分清寒热。热证多面赤身热，口渴尿黄，喜凉恶热；寒证多面白肢冷，小便清长，喜热恶凉。

本病以润肠通便为基本法则。临证宜根据病因不同，分别采用消食导滞、清腑泄热、疏肝理气、益气养血等治法。治疗用药应注意通下不可太过，以免损伤正气。

（1）乳食积滞

证候：大便秘结，脘腹胀痛，不思饮食，手足心热，小便黄少，或恶心呕吐，舌质红，苔黄厚，脉沉有力，或指纹稍紫。

辨证：本证有伤食或伤乳史，食积日久，积热内蕴肠道所致。临床以便秘同时兼见脘腹胀痛，不思饮食，手足心热为特征。

治法：消积导滞，清热通便。

方药：乳积者，消乳丸加减；食积者，保和丸加减；大便干结甚者，加熟大黄、郁李仁、瓜蒌仁清热润肠通便；腹胀甚者，加枳实、厚朴理气除胀；恶心呕吐者，加藿香、竹茹和胃止呕。

（2）燥热内结

证候：大便干结，排出困难，甚至便秘不通或如羊屎状，腹胀不适，或面赤身热，小便短黄，或口干口臭，或口舌生疮，舌质红，苔黄燥，脉数有力，或指纹色紫。

辨证：本证多见于热病之后，或素喜辛辣炙煿之品，或过用辛温香燥、甘温补益之剂者。临床以便秘较重，面赤身热，口臭口疮为特征。

治法：清腑泄热，润肠通便。

方药：麻子仁丸加减。纳差，口臭者，加炒莱菔子、焦山楂、鸡内金消积导滞；口干甚者，加天花粉、沙参、麦门冬养阴生津止渴；身热面赤者，加葛根、黄芩解肌清热；口舌生疮者，加黄连、栀子清热泻火解毒；腹胀痛者，加木香、槟榔行气导滞；若痞、满、燥、实、坚俱备者，加芒硝软坚散结。

（3）气机郁滞

证候：大便秘结，欲便不得，甚或腹胀疼痛，胸胁痞满，嗳气频作，舌质红，苔薄白，脉弦或指纹滞。

辨证：本证多见于年长儿，有情志失和或久坐少动史。临床以欲便不得，胸胁痞满，嗳气频作为特征。

治法：疏肝理气，导滞通便。

方药：六磨汤加减。腹胀痛者，加青皮、厚朴破气化滞；嗳气不除者，加旋覆花、降香、紫苏梗顺气降逆；若气郁化火者，口苦咽干者，加黄芩、栀子清肝泻火。

（4）气虚不运

证候：时有便意，大便不干结，但努挣难下，挣时汗出气短，便后疲乏，神疲气怯，面色黄白，舌淡苔薄，脉虚弱或指纹淡红。

辨证：本证多见于禀赋不足或病后失调儿，临床以时有便意，大便不干结，但努挣难下，面白气短为辨证要点。

治法：健脾益气，润肠通便。

方药：黄芪汤加减。汗多气短者，合生脉散益气生津，敛阴止汗；气虚下陷脱肛者，重用黄芪，加升麻、柴胡益气升阳举陷；若病久及肾，肾阳不足，不能蒸化津液温润肠道，而见大便不干，排出困难，腹中冷痛，四肢欠温者，改用温脾汤温阳通便。

（5）血虚肠燥

证候：大便干燥，艰涩难下，面白无华，唇甲色淡，头晕心悸，舌质淡，苔薄白，脉细弱或指纹淡。

辨证：本证多见于因病后过用汗、下伤津，或素来血虚的患儿。临床以大便干燥，艰涩难下，面白无华，唇甲色淡为特征。

治法：滋阴养血，润肠通便。

方药：润肠丸加减。大便干燥甚者，可合用增液汤以增水行舟；心悸者，加酸枣仁、柏子仁养心安神；唇甲色淡者，加阿胶滋阴补血；血虚有热，口干心烦者，加玄参、牡丹皮、栀子滋阴凉血清热；兼气虚者，加黄芪、党参益气养血；若血虚已复，大便仍干燥者，可用五仁丸润肠通便。

2. 西医对症处理　为有效缓解便秘的症状，患儿可在医师指导下口服缓泻剂及促胃肠动力药，也可予以口服益生菌调节胃肠动力及肠道内环境，而对顽固性便秘的患儿，往往需要先进行灌肠治疗。除了药物治疗以外，患儿良好排便习惯的培养也对改善便秘症状有着重要作用，患儿的饮食也需要个体化、有针对性地进行调整，摄入足量的膳食纤维，适量增大运动量、增强腹肌及盆底肌肉的协调作用均有助于排便。

3. 中成药疗法

（1）保和丸　用于乳食积滞证。每次 1 ～ 3 岁为 1g，4 ～ 6 岁为 2g，7 ～ 9 岁为 3 ～ 4g，10 ～ 14 岁为 5 ～ 6g，每日 2 次，口服。

（2）麻子仁丸　用于燥热内结证。每次 1 ～ 3 岁为 3g，4 ～ 9 岁为 6g，10 ～ 14 岁为 9g，每日 1 ～ 2 次，口服。

（3）木香槟榔丸　用于气机郁滞证。每次 6 岁以下为 1 ～ 2g，7 ～ 10 岁为 2 ～ 3g，11 ～ 14 岁为 3 ～ 6g，每日 2 ～ 3 次，口服。

（4）补中益气口服液　用于气虚不运证。每次 6 岁以下为 5mL，7 岁以上为 10mL，每日 2 ～ 3 次，口服。

（5）通便灵　用于血虚肠燥证。每次 1 ～ 3 岁为 1 粒，4 ～ 6 岁为 2 粒，7 ～ 9 岁为 3 粒，10 ～ 14 岁为 4 粒，每日 1 次，口服。

4. 针灸疗法　主穴：大肠俞、天枢、支沟、上巨虚。配穴：热证者，加合谷、曲池；气滞者，加中脘、行间；气血虚弱者，加脾俞、胃俞。实证用泻法，虚证用补法。

5. 推拿疗法

（1）清大肠，按揉膊阳池，摩腹，退六腑，清脾经。用于燥热内结证。

（2）清胃经，揉板门，拿肚角，推下七节骨，运内八卦，分腹阴阳。用于乳食积滞证。

（3）推肝经，退下六腑，揉膊阳池，推四横纹，推肺金。用于气机郁滞证。

（4）揉中脘、脾俞、肾俞，摩腹，推脾经、肾经，推下七节骨。用于气虚不运证。

【预防与调护】

1. 预防

（1）合理喂养，科学添加辅食。适当摄入粗粮蔬菜，避免过食辛辣、煎炸等食物，不可过食寒凉生冷之物。

（2）鼓励按时排便，养成良好的排便习惯。

（3）避免久坐少动，鼓励参加体育活动，适当多饮水。

2. 调护

（1）适当调整饮食结构，饮食多样化。适当增加摄入水果蔬菜等富含粗纤维的食品，可尝试空腹喝蜂蜜水，适量进食酸奶。

（2）顺时针按摩腹部，便秘严重者可临时予开塞露等通便，不宜常用；如需应用泻剂，需在医师指导下进行。

（3）密切观察病情变化。如有肛裂、脱肛或痔疮等发生，及时专科诊疗。

八、尿血

尿血是指小便中混有血液或尿中夹有血丝或血块而无疼痛为特征的一种病证，又称"溺血""溲血""小便血"。随出血量的多少及尿性质的不同，尿色可呈鲜红色、洗肉水色及酱油色等。本病一年四季均可发生，以 2～7 岁儿童多见。其预后由于病因不同而有较大差异。

尿血在西医学称为血尿，包括肉眼血尿和镜下血尿，是常见的临床症状，多见于泌尿系统疾病如肾小球肾炎、紫癜性肾炎、IgA 肾病、泌尿系各类型损伤及畸形、泌尿系结石、特发性高钙尿等，另外某些全身性疾病也可出现的血尿。一般认为，尿血者排尿无疼痛，若兼见小便频数短涩、淋沥刺痛等症，可参照中医学"淋证"辨证论治。

【病因病机】

小儿尿血病因主要有感受外邪、饮食所伤、禀赋不足、脏腑虚损。病位在肾与膀胱。病机关键为热伤血络，或气不摄血，导致血溢脉外，随尿排出。

1. 风热伤络　外感风热之邪，郁而不解，化热化火，蓄结于肾与膀胱，伤及血络而发病。

2. 下焦湿热　感受湿热时邪，或饮食不节，湿热内蕴，蓄结于肾与膀胱，损伤血络而致尿血。

3. 脾不统血　脾主统血，脾气健旺则血在脉中正常循行。若小儿素体脾虚，或疾病损伤，或用药攻伐过度，或喂养不当，皆可致脾气亏虚，气虚不摄，统血无权，血溢肾或膀胱脉外，发为尿血。

4. 脾肾两虚　肾为先天之本，脾为后天之本。饥饱劳倦伤脾，久病失养伤肾。脾虚则中气不足，统血无权，血随气陷；肾伤则下元空虚，封藏失职，固摄无力，血随尿出。

5. 阴虚火旺　先天禀赋不足，肝肾阴亏，或久病、热病，阴津伤耗，气阴不足，虚火内盛，灼伤血络，血溢脉外，遂成尿血。

其他如尿路的结石、畸形、肿瘤、外伤等，均可因尿路血络受损而出现尿血。

总之，尿血的病位在肾与膀胱，主要的病机是湿热蓄于肾与膀胱，伤及血络所致。

【辨病思路】

血尿的病因可分为泌尿系统本身器质或功能改变、全身性疾病和尿路邻近器官疾病。临床诊断先确定是否为真性血尿，然后鉴别血尿的来源。

1. 排除假性血尿　主要见于非泌尿系统出血而混入尿液。如食物或药物中色素使尿液呈红色、卟啉尿、血红蛋白尿或肌红蛋白尿等，以上尿检查均无红细胞可资鉴别，另外，外阴损伤或月经血污染也应注意排除。

2. 真性血尿　应注意区别血尿是肾小球性和非肾小球性。

（1）首先判断血尿的来源，然后确定原发病因。应注意询问近期感染史和疾病史，如过敏性紫癜、乙型肝炎等，近期用药史及家族史等。

常用实验室检查方法：①尿沉渣红细胞形态学检查，若以畸形红细胞为主（＞60%）则提示为肾小球性血尿。②尿中红细胞平均体积测定，若 MCV＜72fl 且呈小细胞分布，说明血尿来源于肾小球。③尿沉渣检查若见到红细胞管型和肾小管上皮细胞，表明血尿为肾实质性。④尿中免疫球蛋白的颗粒管型，多表示肾实质性出血。

（2）肾小球性血尿原发性疾病的诊断步骤。

1）结合临床资料分析：肾小球性血尿的鉴别诊断应特别注意详细询问血尿的伴随症状及体征。新近有皮肤感染、咽喉炎后出现血尿，首先要考虑急性链球菌感染后肾小球肾炎，其次为 IgA 肾病；有血尿家族史，应考虑薄基底膜肾病；伴有紫癜，应考虑紫癜性肾炎；伴有高度水肿和大量蛋白尿，应考虑肾病综合征。

2）结合血、尿生化分析：血 ASO 升高伴有补体 C3 下降，应考虑急性链球菌感染后肾炎；血清补体持续下降，考虑原发性膜增生性肾炎、狼疮性肾炎、乙肝病毒相关性肾炎、慢性肾小球肾炎；ANA、Anti-dsDNA，ANCA 等阳性，应考虑狼疮性肾炎；伴血 HBsAg（＋）和（或）HBeAg（＋），肾组织中有乙肝病毒抗原沉积，可诊断为乙肝病毒相关性肾炎；尿蛋白成分分析中以高分子蛋白尿为主，多见于急、慢性肾小球肾炎及肾病综合征；小分子蛋白尿为主，提示可能为间质性肾炎。

3）结合肾活检检查分析：肾活检病理检查对血尿的病因诊断具有极其重要的价值，儿童中常见 IgA 肾病、薄基底膜肾病、轻微病变型肾病及局灶节段性肾小球硬化。

（3）非肾小球性血尿原发性疾病的诊断步骤。

1）结合尿三杯实验：第一杯红细胞增多，则为前尿道出血；第三杯红细胞增多，则为膀胱基底部、前列腺、后尿道或精囊出血；三杯均有出血，则为膀胱颈以上部位出血。

2）结合临床资料分析：伴有尿频、尿急、尿痛，应考虑泌尿系统感染；伴有低热、盗汗、消瘦，应考虑肾结核；伴有皮肤黏膜出血，应考虑出血性疾病；伴有出血、溶血、循环障碍及血栓症状，应考虑 DIC 或溶血尿毒综合征；血尿伴尿流中断见于膀胱和尿道结石；血尿伴肾肿块，可见于肿瘤和肾囊肿。

3）结合辅助检查分析：两次尿培养阳性，尿菌落计数＞ 10^5/mL，可诊断泌尿道感染；尿培养检出结核杆菌，对诊断肾结核有重要价值；由于肾结石引起，可采用全尿路X线平片检查，对于尿酸结石和X线检查阴性者，可行B超检查；对于怀疑上尿路病变者，可行静脉肾盂造影（IVP）；IVP阴性而持续血尿者，应行B超或CT检查，以排除小的肾肿瘤、小结石、肾囊肿及肾静脉血栓形成；左肾静脉受压综合征，可行彩色多普勒检查以确诊。

【治疗】

1. 辨证论治　尿血的辨证以八纲辨证为主，结合脏腑辨证，其中辨别虚实甚为关键。实证尿血发病急、病程短、尿色鲜红，根据病史及全身症状又有风热伤络、下焦湿热之不同；虚证尿血起病缓或病程长，尿色淡红，有阴虚、气虚或脾肾两虚之不同。治疗上实证尿血以祛邪为主，在疏风散邪、清热利湿的基础上，佐以凉血止血；虚证尿血则以扶正为要，在补中益气、滋阴清热的基础上，配以凉血、固涩之法。

（1）风热伤络

证候：起病较急，尿血鲜红，恶风，常有皮肤紫癜，颜色鲜明，偶有腹痛、关节痛，舌红，苔薄黄，脉浮数。

辨证：本证因外感风热之邪，化热化火，入里蕴于下焦，灼伤下焦血络而致。临床以起病较急，尿血鲜红，伴风热表证为特征。

治法：疏风散邪，清热凉血。

方药：连翘败毒散加减。腹痛者，加甘草缓急和中；关节肿痛者，加三七、牛膝活血祛瘀；尿血甚者，加小蓟、白茅根凉血止血。

（2）下焦湿热

证候：起病急骤，尿血鲜红，或伴发热，口渴喜饮，遍身酸痛，少腹胀痛，舌质红，苔黄腻，脉滑数，指纹紫滞。

辨证：本证因湿热蓄结于肾与膀胱，血络受伤而致。临床以起病急骤，尿血鲜红，或伴发热，舌质红，苔黄腻为特征。

治法：清热利湿，凉血止血。

方药：小蓟饮子加减。尿血多者，加白茅根、茜根、栀子凉血止血；口干渴甚者，加石斛、芦根、知母清热养阴生津；少腹胀痛者，加延胡索、川楝子理气止痛。

（3）脾不统血

证候：久病尿血，面色萎黄，食少，体倦乏力，气短声低，或兼见齿衄、皮肤瘀斑色淡，舌质淡，脉细弱。

辨证：本证因脾气不足，统血无力，血不循经，渗于膀胱而致。临床以尿血日久不愈，面色萎黄，纳呆体倦，舌质淡，脉细弱为特征。

治法：补中健脾，益气摄血。

方药：归脾汤加减。气虚下陷而且少腹坠胀者，可加升麻、柴胡，也可合用补中益气汤以益气升阳。

（4）脾肾两虚

证候：尿血淡红，小便频数，纳食减少，精神疲惫，面色苍黄，气短声低，头晕耳鸣，腰膝酸软，形寒肢冷，便溏或见浮肿，或伴齿衄、肌衄，舌质淡，苔白，脉沉弱。

辨证：本证因劳倦或久病伤及脾肾两脏，中气下陷，脾虚统摄无力，肾虚不能固摄，血溢脉外，渗入水道而致。临床以尿血淡红，小便频数，腰膝酸软，形寒肢冷，舌淡苔白，脉沉弱为特征。

治法：健脾固肾。

方药：济生肾气丸加减。尿血量多者，酌加阿胶、炒蒲黄、仙鹤草、墨旱莲止血；尿血日久不止者，可加牡蛎、龙骨、金樱子，加强固摄之力；气虚下陷，下腹胀滞者，可加升麻、柴胡，配合原方中之人参、黄芪、白术益气升阳；腰脊酸痛，畏寒神怯者，加鹿角片、狗脊，温补督脉。

（5）阴虚火旺

证候：尿血反复，迁延日久，口干咽红，五心烦热，或有低热，颧红，盗汗，形体消瘦，口干多饮，舌红，苔少或光剥苔，脉细数。

辨证：本证因先天不足或久病缠绵，致肝肾阴亏，阴虚火旺，灼伤脉络而致。临床以反复尿血，口干咽红，五心烦热，舌红，苔少或光剥苔为特征。

治法：滋阴清热，凉血止血。

方药：知柏地黄丸加减。尿血甚者，加茜根炭、侧柏炭，加强止血之功；低热盗汗者，加地骨皮、银柴胡清虚热；兼腰膝酸软者，加山萸肉、桑寄生滋补肾阴；口干甚者，加麦门冬、玄参养阴生津。

2. 西医对症处理　本病西药无特效治疗方法，临床根据患儿的原发性疾病，采取不同的治疗方法，目的是保护肾脏功能，减慢病情进展。积极预防和治疗上呼吸道感染较为重要，一般不需要应用激素及免疫抑制剂，血尿明显时要注意休息。

3. 中成药疗法

（1）银翘解毒丸　功用辛凉解表，清热解毒。用于风热伤络证。每次1丸，每日2～3次，口服。

（2）黄葵胶囊　功用清利湿热，解毒消肿。用于下焦湿热证。每次2～5粒，每日3次，口服。

（3）归脾丸　功用益气健脾，养血安神。用于脾不统血证。每次3g，每日3次，口服。

（4）六味地黄丸　功用滋阴补肾。用于阴虚火旺证。每次3～6g，每日2次，口服。

4. 针灸疗法　可针刺血海、三阴交、关元、中极、气海、肾俞等以补肾气，疏通气机而止血。

九、遗尿

遗尿，又称尿床，是指5周岁以上的小儿睡中不自主排尿，每周2次以上，并持续 3 个月以上的一种病证。本病多见于 10 岁以下的儿童，男性发病率较女性高，且有明显的家族遗传倾向。本病虽然每年以 15% 的比例自愈，但仍有 1%～2% 患儿的症状持续到成人。西医学目前对小儿遗尿的发病机制尚未明确，认为主要与以下因素有关：①排尿控制中枢发育不全或发育迟缓；②睡眠和觉醒功能发育迟缓；③神经内分泌因素；④遗传因素；⑤精神心理因素；⑥不良的排便习惯；⑦膀胱功能障碍、解剖因素及尿道因素等。

【病因病机】

遗尿病位主在膀胱，主要为膀胱失约所致，主要原因如下。

1. 下元虚寒 肾为先天之本，司二便，与膀胱相表里，膀胱为州都之官，主藏溺，膀胱气化功能的正常发挥有赖于肾的气化功能来调节。若先天禀赋不足，后天病后失调，则肾气不固，下元虚寒，膀胱气化功能失调而致遗尿。

2. 肺脾气虚 肺为水之上源，有通调水道，下输膀胱的作用；脾主运化水湿而能制水，肺脾功能正常，方能维持人体水液的正常输布和排泄。若病后失调，致肺脾宣散、转输功能失调，上虚不能制下，下虚不能上承，水道制约无权而见遗尿。

3. 心肾不交 心主神明，内寄君火，肾主水液，内藏相火，心火下移以温肾水，肾水升腾以济君火，水火既济则心有所主，肾有所藏。若情志失调，致心神不宁，水火不济，故夜梦纷纭，梦中遗尿，或欲醒不能，小便自遗。

4. 肝经湿热 湿热郁滞肝经，肝失疏泄，湿热下注，移热于膀胱，致膀胱开合失司而遗尿。

总之，遗尿的病位主要在膀胱，病机主要是肾和膀胱的气化功能失常，与肺脾的宣发转输失调、心肾不交、水火不济和肝的疏泄失职密切相关。

【辨病思路】

应除外生理性尿床，如婴幼儿对排尿控制能力差而出现遗尿，学龄儿童因白日游戏过度，精神疲劳，或睡前多饮偶尔发生遗尿，皆为生理现象。部分患儿腰骶部正位 X 片提示有脊柱隐裂。此外要注意与以下疾病相鉴别。

1. 尿失禁 尿液自遗而不分寐寤，不论昼夜，出而不禁，多为先天发育不全或脑病后遗症的患儿。

2. 尿频（神经性尿频） 其特点是白天尿频，量不多，入睡后不尿床，尿常规检查正常。

3. 热淋（尿路感染） 常伴有尿频、尿急和排尿痛等尿路刺激症状，小便常规检查有白细胞增多或发现脓细胞。

【治疗】

1. 辨证论治 遗尿的辨证重在辨清虚实寒热。遗尿日久，小便清长，量多次频，兼见形寒肢冷、面白神疲、乏力自汗者，多为虚寒；遗尿初起，尿黄短涩，量少灼热，形体壮实，睡眠不宁，多为实热。本病以固涩止遗为治疗总则，下元虚寒以温补肾阳，固涩止遗；肺脾气虚则以健脾补肺，固摄止遗；心肾不交则以清心滋肾，安神固脬；肝经湿热则以清热利湿，缓急止遗。

（1）下元虚寒

证候：睡中遗尿，醒后方觉，每晚1次以上，小便清长，面白虚浮，腰膝酸软，形寒肢冷，智力可较同龄儿稍差，舌淡，苔白，脉沉迟无力。

辨证：本证多由下元虚寒，膀胱失约所致。临床以遗尿日久，次数较多，伴见形寒肢冷，智力较差为特征。

治法：温补肾阳，固涩止遗。

方药：菟丝子散加减。方中附子性热，不宜久服。补骨脂为治遗尿之要药，可作单方应用。

（2）肺脾气虚

证候：睡中遗尿，白天尿频，面白无华，神疲乏力，少气懒言，食欲不振，大便溏薄，自汗出，易感冒，舌淡，苔薄白，脉缓弱。

辨证：本证多因病后失调，肺脾气虚，上虚不能制下所致。临床以睡中遗尿，白天尿频，伴少气乏力，自汗出，易感冒等肺脾气虚之证为特征。

治法：健脾补肺，固摄止遗。

方药：补中益气汤合缩泉丸加减。可加入炙麻黄，加强其宣发温煦之功，肺气得宣，膀胱得固，则遗尿可止。

（3）心肾不交

证候：梦中遗尿，寐不安宁，易哭易惊，白天多动少静，记忆力差，或五心烦热，形体较瘦，舌红少苔，脉沉细而数。

辨证：本证由为心肾不交，心火偏亢，肾阴不足，膀胱失约所致。临床以梦中遗尿，易哭易惊，白天多动少静，舌红少苔为特征。

治法：清心滋肾，安神固脬。

方药：交泰丸合导赤散加减。嗜寐难醒者，加石菖蒲、远志。若系阴阳失调而梦中遗尿者，可用桂枝加龙骨牡蛎汤调和阴阳。

（4）肝经湿热

证候：睡中遗尿，小便黄而少，性情急躁，夜梦纷纭，或夜间龂齿，手足心热，面赤唇红，口渴多饮，甚或目睛红赤，舌红苔黄腻，脉滑数。

辨证：本证为湿热内蕴，郁于肝经，下迫膀胱所致。临床以尿少而黄，夜间龂齿，性情急躁，目睛红赤为特征。

治法：清热利湿，缓急止遗。

方药：龙胆泻肝汤加减。若夜卧不宁，龂齿梦呓显著者，加黄连、连翘、茯神清心安神；若久病不愈，耗伤阴液，肝肾亏损，而见消瘦、低热、盗汗、舌红、脉细数者，用知柏地黄丸滋阴降火。

2. 中成药疗法

（1）缩泉丸　功能补肾缩尿，用于下元虚寒之轻症；每次3～6g，每日3次，口服。

（2）补中益气丸　功能补中益气，用于肺脾气虚证；每次1/2丸，每日2～3次，口服。

（3）龙胆泻肝丸　功能清泻肝胆实火，清利肝经湿热，用于肝经湿热证。

3. 推拿疗法

（1）补脾经，补肺经，补肾经，推三关，揉丹田，揉膀胱俞，横擦腰骶部透热为度。用于肺脾气虚证。

（2）补肾经，推三关，揉外劳宫，揉丹田，揉肾俞、膀胱俞，揉命门，横擦腰骶部透热为度。用于下元虚寒证。

（3）清心经，清小肠，清天河水，补肾经，揉二马，捣小天心，揉五指节，揉三阴交，揉膀胱俞，横擦腰骶部透热为度。用于心肾不交证。

（4）清肝经，清心经，清小肠，清天河水，补肾经，揉二马，揉内劳宫，揉三阴交，揉膀胱俞，横擦腰骶部透热为度。用于肝经湿热证。

4. 捏脊疗法　从长强穴开始沿督脉两侧由下向上捏到大椎穴处为1遍，捏12遍，第7遍开始用"捏三提一"法，重点提捏膀胱俞、肾俞处。捏完后用拇指沿督脉的命门至大椎和两侧膀胱经从膀胱俞至肝俞各直推100次，然后在命门、膀胱俞、肾俞处各揉按约1分钟。每日1次。

5. 针灸疗法

（1）体针　取穴肾俞、膀胱俞、关元、中极、三阴交，针后加灸，每日1次。睡眠较深者，加神门、心俞。

（2）手针　针刺夜尿点（在掌面小指第二指关节横纹中点处），每次留针15分钟。

（3）耳针及耳穴贴压法　主穴选遗尿点（在肾点与内分泌点之间，食道点的下方）。配穴选肾点、皮质下、膀胱、三焦、心、神门。针刺或王不留行籽贴之，隔日两耳交替。10次为1个疗程。

6. 中药外治法

（1）五倍子、何首乌各3g，研末，用醋调敷于脐部，外用纱布覆盖，每晚1次，连用3～5次。

（2）覆盆子、金樱子、菟丝子、五味子、仙茅、山茱萸、桑螵蛸各60g，肉桂30g，研末，装瓶备用。每次1g，填入脐中，滴1～2滴白酒后，外用暖脐膏固定，3天换药1次。

十、尿频

尿频是儿科常见病证，临床以小便频急而数为特征，一年四季均可发病，多发于学龄前儿童，尤以婴幼儿期发病率较高，其发病率约占各年龄组发病总数的70%以上，学龄期儿童亦可发病，但发病率较低。女孩发病率高于男孩。

本病属中医学"淋证"范畴，其中以热淋证居多。西医学中的许多疾病均可出现尿频等症，如泌尿道感染、结石、肿瘤、某些先天性疾病及白天尿频综合征（神经性尿频）等，儿科临床以泌尿道感染和白天尿频综合征为常见。但1岁以内婴儿，因脏腑之气未足，气化功能尚未完善，小便次数较多，无尿急及其他所苦，则不为病态。

【病因病机】

小儿尿频病因主要为湿热之邪流注下焦；或因脾肾本虚，运化失健，气化不利，水湿内停，湿浊蕴结，下注膀胱。病位在肾与膀胱。病机关键为肾气化不利，膀胱失约。

1. 湿热下注　产生湿热下注的病理状态主要有两方面：一为感受湿热之邪，包括六淫外邪和湿热不正之气的感触，多由口鼻而入；或因不懂卫生，坐地嬉戏，由下部（尿道）感染湿热邪毒而上侵。二为内生湿热之邪，多因小儿脾常不足，若伤于饮食，积滞内蕴，化为湿热，或嗜食辛热甘腻，热留心脾，心热移于小肠。无论何种原因所致，均使湿热内蕴，下注肾与膀胱，气化不利，开合失司，排尿失常，则产生尿频、尿急、尿痛等症。

2. 脾肾气虚　因先天不足，或病后失调，导致脾肾气虚。肾主闭藏而司二便，肾气虚则下元不固，气化不利，开合失司；脾为中土，主运化而制水，脾气虚则中气下陷，运化失健，水失制约。《灵枢·口问》云："中气不足，溲便为之变。"故无论肾虚、脾虚，均可使膀胱失约，而产生尿频、尿多等症。

3. 阴虚内热　尿频日久不愈，湿热久恋不去，可损伤肾阴；或脾肾阳虚，日久阳损及阴，而致肾阴不足；或初为阳虚而过用辛温，损伤肾阴；或素为阴虚体质，肾阴不足，虚热内生，虚火客于膀胱，膀胱失约导致尿频。

本病湿热内蕴日久，注于下焦，可损伤肾气，也可损伤肾阴，出现虚实夹杂之证，尿频也因而加重；也可损伤血络，肾与膀胱血络受伤，则产生血淋之证；也可因湿热煎熬，尿液受其熏灼，而结为砂石，产生石（砂）淋之证。脾肾气虚日久，损及脾肾之阳，阳不化气，气不化水，而产生水肿之证。另外，脾肾气虚日久，卫外不固，易招外邪，而使尿频之证反复发作，加重病情。

总之，尿频病位在肾与膀胱。主要病机是肾之气化不利，膀胱约束无能，气化不宣所致尿频。

【辨病思路】

本病临床主要表现为小便次数增多，轻者一昼夜十几次，重者可达数十次；小便次数增多以白天为主，夜间睡眠之后则减少；每次小便时常急胀难忍，或上厕所不及时而遗于裤中。此外，有的患儿可伴有尿痛、尿道灼热而红、恶寒发热等症；有的患儿则见精神不振、头晕面黄、眼睑浮肿、小便余沥不尽等症。新生儿和婴幼儿的临床症状极不典型，多以全身症状为主，局部排尿刺激症状多不明显。

1. 泌尿道感染的诊断　①病史：多有外阴不洁或坐地嬉戏病史。②症状：起病急，小便频数，淋沥涩痛，或伴发热、腰痛等全身症状。新生儿和婴幼儿临床症状极不典型，多以全身症状为主，局部排尿刺激症状多不明显。③实验室检查：尿常规见白细胞增多或见脓细胞，尿蛋白较少或无蛋白尿。凡具有真性菌尿者，即清洁中段尿定量培养菌落数 $\geq 10^5/mL$ 或球菌 $\geq 10^3/mL$，或耻骨上膀胱穿刺尿定性培养有细菌生长，即可确立诊断。

2. 白天尿频综合征（神经性尿频）的诊断　①年龄：多见于婴幼儿时期。②症状：白天醒时尿频，点滴淋沥，甚至数分钟 1 次，但入睡后即消失。无痛苦，饮食、发育均正常。③实验室检查：尿常规、尿培养无阳性发现。

3. 鉴别诊断 首先要将泌尿道感染和白天尿频综合征鉴别开来。除此之外，泌尿系结石、肾结核和肿瘤也能引起尿频，反复泌尿道感染发作者需除外泌尿道畸形，应该结合尿液细菌学检查，以及 B 超、CT 及泌尿系造影等影像学检查进行鉴别。

【治疗】

1. 辨证论治 本病辨证，关键在于辨虚实。病程短，起病急，小便频数短赤，尿道灼热疼痛，伴发热、烦躁口渴、恶心呕吐者，为湿热下注所致，多属实证；病程长，起病缓，小便频数，淋沥不尽，但无尿热、尿痛之感，多属虚证。若见低热、盗汗、颧红、五心烦热等症，则为阴虚内热之证。治疗上，实证治以清热利湿，通利膀胱；虚证治以益气补肾，升提固摄；阴虚内热治以滋阴清热；若病程日久或反复发作者，多为本虚标实、虚实夹杂之候，治疗要标本兼顾，攻补兼施。

（1）湿热下注

证候：起病较急，小便频数短赤，尿道灼热疼痛，尿液淋沥浑浊，小腹坠胀，腰部酸痛，婴儿则时时啼哭不安，常伴有发热，烦躁口渴，头痛身痛，恶心呕吐，舌质红，苔薄腻微黄或黄腻，脉数有力。

辨证：临床以起病急，小便频数短赤，尿痛，小腹坠胀，舌质红、苔薄腻微黄或黄腻，脉数有力为特征。

治法：清热利湿，通利膀胱。

方药：八正散加减。若小便带血，尿道刺痛者，可加金钱草、大蓟、小蓟、白茅根、海金砂以清利湿热止血。若小便赤涩，溲时尿道灼热刺痛，口渴烦躁，舌红少苔者，为心经热盛，移热于小肠，可用导赤散以清心火，利小便。如肝气郁滞，少腹作胀，尿下不利者，为肝失疏泄，可加川楝子、柴胡、延胡索以疏肝理气。

（2）脾肾气虚

证候：疾病日久，小便频数，淋沥不尽，尿清或尿液不清，精神倦怠，面色苍黄，饮食不振，甚则形寒怕冷，手足不温，大便稀溏，眼睑微浮，舌质淡或有齿痕，舌苔薄腻或薄白，脉细弱。

辨证：临床以病程长，小便频数淋沥不尽，神倦面黄，纳少便溏，形寒怕冷，手足不温，舌质淡或有齿痕，舌苔薄腻或薄白，脉细弱为特征。

治法：益气补肾，升提固摄。

方药：缩泉丸加减。若以脾气虚弱为主者，伴见面色萎黄，饮食不振，大便稀薄，小便频数，尿液浑浊，苔白脉软，可用参苓白术散加减以健脾益气，和胃渗湿。若以肾阳虚为主者，伴见面色㿠白，形寒怕冷，手足不温，下肢及眼睑浮肿，小便频数而短，尿液尚清，苔薄脉弱，可用济生肾气丸温阳补肾，利水消肿。

（3）阴虚内热

证候：病程迁延日久，小便频数或短赤，五心烦热，咽干口渴，伴有低热、盗汗，唇干舌红，舌苔少，脉细数。

辨证：临床尿频的同时常伴有低热，盗汗，颧红，五心烦热，舌红少苔，脉细数等阴虚内热的全身证候为特征。

治法：滋阴清热。

方药：知柏地黄丸加减。若有尿急、尿痛、尿赤不缓解者，加黄连、淡竹叶、萹蓄、瞿麦以清心火，利湿热；低热者，加青蒿、地骨皮以退热除蒸；盗汗者，加鳖甲、龙骨、牡蛎以敛阴止汗。

湿热留恋不去的治疗一般较难掌握，因为滋阴之品多滋腻，易滞湿恋邪；清利之品又易耗伤阴液，在临床应用中要仔细辨别虚实的孰轻孰重，斟酌应用。尿频若缠绵日久，耗伤正气，往往形成虚实夹杂证，此时更要分清虚实，或以补为主，或以清为主，或攻补兼施，应当仔细辨证而施治。

2. 中成药疗法

（1）济生肾气丸　温肾化气。用于脾肾气虚证。每次3g，每日2～3次。

（2）知柏地黄丸　滋阴降火。用于肾阴不足证兼有膀胱湿热者。每次3g，每日2～3次。

（3）六味地黄丸　滋阴补肾。用于肾阴不足证。每次3g，每日2～3次。

3. 推拿疗法　揉丹田，摩腹，揉龟尾。较大儿童可用擦法，横擦肾俞、八髎，以热为度，用于脾肾气虚证。

4. 针灸疗法

（1）急性期　取委中、下髎、阴陵泉、束骨。热重者，加曲池；尿血者，加血海、三阴交；少腹胀痛者，加曲泉；寒热往来者，加内关；腰痛者，取耳穴肾、腰骶区。

（2）慢性期　取委中、阴谷、复溜、照海、太溪。腰背酸痛者，加关元、肾俞；多汗者，补复溜、泻合谷；尿频、尿急、尿痛者，加中极、阴陵泉；气阴虚者，加中脘、照海；肾阳不足者，加关元、肾俞。

5. 中药外治法　金银花30g，蒲公英30g，地肤子30g，艾叶30g，赤芍15g，生姜15g，通草6g，水煎坐浴。每日1～2次，每次30分钟。用于尿频、尿急、尿痛者。

十一、惊风

惊风是小儿时期常见的一种急重病证，临床上以抽搐、昏迷为主要症状。其证候可归纳为四证八候，四证即痰、热、惊、风；八候即搐、搦、颤、掣、反、引、窜、视。惊风发作时四证常混同出现，难以截然分开；但八候不一定同时出现；若八候出现时提示惊风已在发作。

本病尤以1～5岁小儿多见，可见于多种疾病之中；其原发性疾病有一定的季节特点，如冬、春两季常见急性上呼吸道感染、肺炎、低钙血症、麻疹、流行性腮腺炎等；夏季好发于流行性乙型脑炎；夏、秋两季多见中毒性细菌性痢疾、秋季腹泻。年龄越小，发病率越高。惊风发作次数少，持续时间短，一般预后较好；若抽搐发作频繁，抽搐时间长，发作后神志不清则预后不良。本病证常见于西医小儿惊厥。

惊风分为急惊风和慢惊风。凡起病急骤，属阳属实属热者，统称为急惊风；凡起病缓，病程久，属阴属虚属寒者，统称为慢惊风。

（一）急惊风

急惊风来势急骤，临床表现以高热伴抽搐、神昏为特征，痰、热、惊、风四证皆俱。

急惊风常见于高热惊厥、颅内感染性疾病及全身其他脏器严重感染引起的中毒性脑病等。凡上述疾病病程中出现以惊厥为主症时，可参考本节内容进行辨证论治。

【病因病机】

病因主要包括外感风热、感受疫疠时邪及暴受惊恐。病位主要在心和肝。病机关键为邪陷厥阴，蒙蔽心包，引动肝风。

1. 外感风热 小儿腠理稀疏，卫外失固，冬春之季，气候突变，寒温失调，风热之邪从口鼻或皮毛而入，束于肌表，郁而化热，小儿神怯筋弱，热灼筋脉，扰动心、肝二经，可见神昏、抽搐。

2. 感受疫疠时邪 外感温邪疫毒，皆能致惊。风温、春温、暑温及四时温邪，侵犯人体，易化热化火，入营入血，内陷心包，引动肝风，出现高热、神昏、痉厥、吐衄及发斑；若感受湿热疫毒之邪，多夹积滞，蕴阻肠胃，郁而化火，内陷心包，引动肝风，临床出现高热、呕吐、腹痛腹泻、神昏、抽搐等。

3. 暴受惊恐 小儿元气未充，神气怯弱，若目见异物，耳闻异声或不慎跌仆，暴受惊恐，惊则伤神，恐则伤志，神明受扰则神志不宁，惊惕不安，则见神昏、抽搐。

【辨病思路】

详细询问外感六淫疫疠疾病史、暴受惊恐病史；3 岁以下婴幼儿多见，5 岁以上逐渐减少；注意临床症状特点以明确原发性疾病。血培养、脑脊液和神经系统检查有助于明确中枢神经系统感染性疾病；血常规、尿常规、大便常规及大便培养等检查有利于诊断相关感染性疾病。

1. 癫痫 任何年龄段都可发病。发作时无发热，可见口吐白沫、喉中异声、醒后如常人等特异性表现，具有反复性、发作性、自然缓解性等特点。脑电图可见棘波、尖波、棘 – 慢波等痫性放电。

2. 中枢神经系统（CNS）感染及其毒素引起的惊厥 此类惊厥发病年龄、季节与原发病密切相关。惊厥常呈反复发作，持续时间长，发作时多伴有意识障碍、嗜睡、烦躁、呕吐及昏迷等，甚至呈惊厥持续状态。4 岁以下的患儿中枢神经系统感染引发惊厥的比例大，约占 45%；乙型脑炎多发生在夏季；流行性脑脊髓膜炎多在冬、春两季发生，且皮肤伴发出血性皮疹；化脓性脑炎、脑膜炎，无明显季节性；神经系统检查阳性体征，血常规及脑脊液检查可协助诊断。

常见疾病有细菌性脑膜炎和脑脓肿、结核性脑膜炎、病毒性脑炎、脑膜炎和脑寄生虫病等。

3. 非 CNS 急性严重感染引起的惊厥 此类惊厥由全身严重感染引起的急性中毒性脑病诱发脑细胞缺血、脑组织水肿所致。常见疾病有重症肺炎、消化道感染（细菌性、病毒性胃肠炎）、泌尿道感染（急性肾盂肾炎）、败血症和传染性疾病（麻疹、猩红热、手足口病）等。

【治疗】

1. 辨证论治 首辨轻重，再辨病邪。轻者表现为发作次数少，抽搐时间短，发作后无神志、运动障碍；重者表现为发作次数多，抽搐时间长，发作后伴神志不清，甚至出现运动、感觉障碍。外感风邪者，表现为热性惊厥；感受温热疫毒者，多有手足口病、流行性腮腺炎等疫病接触史及特征表现，惊风属该类疾病的变证；暴受惊恐者，有惊吓病史，兼有惊叫急啼、惊惕不安等表现。

本病以痰、热、惊、风四证为主要临床特点。然痰有痰热、痰浊之分，故治有清热涤痰、豁痰开窍之别；热有表热、里热之分，治有清热解表、苦寒泻热之异；风有外风、内风之分，治有疏风、息风之别。此外，还应重视原发性疾病的治疗，辨清标本缓急，辨病与辨证相结合。临床上常是痰、热、惊、风并俱，故以清热、豁痰、镇惊、息风为基本治疗原则。

（1）风热动风

证候：发热，头痛，咳嗽，咽红，鼻塞流涕，烦躁不安，突然痉厥昏迷，舌红，苔薄黄，脉浮数。

辨证：本证为风邪郁而化热，热扰心肝二经而致。临床以风热表证伴一过性神昏抽搐为特征。

治法：疏风清热，息风定惊。

方药：银翘散加减。高热不退者，加石膏、柴胡；抽搐较重者，可加羚羊角、钩藤、白僵蚕；大便秘结者，加大黄；痰蒙清窍者，加天竺黄、石菖蒲清心化痰开窍。

（2）温热疫毒

1）邪陷心肝

证候：在原发温热疾病基础上，出现高热不退，头痛尖叫，颈项强直，囟填，呕吐如喷，突然肢体抽搐，神志昏迷，面色发青，甚则肢冷脉伏，烦躁口渴，溲赤，舌红，苔黄腻，脉数。

辨证：本证多见于原发温热疾病（重症肺炎、流行性腮腺炎、手足口病等），由温热之邪炽盛，内陷心肝，心神受扰，肝风内动而致。临床以原发急性温热疾病过程中出现发热、头痛、神昏抽搐等症为特征。

治法：平肝息风，清心开窍。

方药：羚角钩藤汤合紫雪丹加减。高热者，加栀子、黄芩、黄连、生石膏清热解毒；昏迷狂躁者，加安宫牛黄丸清心开窍；痰盛者，加石菖蒲、天竺黄、胆南星化痰开窍或合用小儿回春丹；大便秘结者，加大黄、芦荟通腑泄热，釜底抽薪；抽痉频繁者，加山羊角、全蝎息风解痉；头痛剧烈者，加夏枯草、龙胆草清肝泻火；呕吐不止者，加半夏、玉枢丹降逆止呕。

2）气营两燔

证候：病来急骤，高热，狂躁不安，剧烈头痛，神昏谵妄，抽痉，颈项强直，壮热口渴，斑疹隐现，面赤唇红，大便干燥，舌质深红或红绛，苔黄燥或起芒刺，脉数。

辨证：本证多见于夏至之后，感受春温伏毒或暑热疫毒之邪，邪热炽盛，内陷厥阴所致。临床以春温、暑温疾病过程中出现高热、神昏抽搐、头痛项强等症为特征。

治法：清气凉营，息风开窍。

方药：清瘟败毒饮加减。频繁抽搐者，加羚羊角、全蝎、僵蚕、钩藤平肝息风；神志昏迷者，加服至宝丹、紫雪丹、安宫牛黄丸清心开窍；呕吐频繁和便秘者，加芒硝；若昏愦不语，喉间痰鸣者，加石菖蒲、郁金、竹沥清热涤痰。

（3）湿热疫毒

证候：持续高热，神志昏迷，嗜睡或沉睡，谵妄烦躁，反复抽搐，腹痛拒按，呕吐，大便黏腻或夹脓血，面色灰白，手足不温，舌红，苔黄腻，脉滑数，指纹紫滞。

辨证：本证多见于夏秋之季，感受湿热疫毒之邪，犯于肠腑，陷于心肝所致。临床以高热、神昏抽搐、腹痛呕吐、下痢赤白脓血等症为特征。

治法：清热化湿，解毒息风。

方药：黄连解毒汤合白头翁汤加减。便下脓血较著，加白头翁、葛根；若大便黏腻者，加生大黄、厚朴清肠导滞，化湿解毒；呕吐频繁者，加半夏、玉枢丹辟秽解毒止吐；若出现面色苍白、精神淡漠、四肢厥冷、呼吸浅促、脉微欲绝等内闭外脱之证，可急服参附龙牡救逆汤回阳救逆。

（4）暴受惊恐

证候：平素胆小易惊，暴受惊恐后突然抽痉，面色乍青乍白，夜寐不宁，筋惕肉𥆧，甚则神志不清，四肢厥冷，大便色青，苔薄白，脉数疾乱，指纹青。

辨证：本证由于小儿元气不足，神气怯弱，暴受惊恐，神明受扰所致。临床以有惊吓病史，突然抽搐，面色时青时白为特征。

治法：镇惊安神，平肝息风。

方药：琥珀抱龙丸加减。本方用量不宜过大，也不宜长期服用，以免耗伤正气。若风痰入络者，选用茯苓、朱砂、石菖蒲、远志、龙齿化痰安神，镇惊息风；呕吐者，加竹茹、半夏；若面白少华，神疲乏力，唇甲色淡者，宜加黄芪、茯苓、当归、白芍益气养血安神。

2. 西医对症处理 惊厥急症处理的目的是防止脑损伤、减少后遗症，但在对症治疗的同时，积极查明原因，针对病因治疗是解除惊厥发作的根本。治疗的基本原则：维持生命功能；药物控制惊厥发作；寻找并治疗引起惊厥的病因；预防惊厥复发。

（1）一般处理

1）体位。抽搐发作时，切勿强力牵拉，导致瘫痪或强直等后遗症。将患儿平放于床，头侧位，并用纱布包裹压舌板置于上、下牙齿之间，以防咬伤舌体。

2）保持呼吸道通畅。痰涎壅盛者，随时吸痰，并给予吸氧。

3）密切观察患儿生命体征。注意观察患儿的面色、呼吸、血压、脉搏的变化。

4）控制高热。应用退热药，首选对乙酰氨基酚 10 ～ 15mg/kg，或布洛芬 5 ～ 10mg/kg；物理降温（用湿毛巾敷额头，必要时用冰袋放在额头、枕部或双腋窝）。

5）维持营养及体液平衡。

（2）抗惊厥药物的应用　当一种抗惊厥药物疗效不满意时，可以重复应用一次或与其他药物更替使用，但不可反复连续使用同一药物，以免引起蓄积中毒。

1）地西泮：首选药。本药的优点是对惊厥持续状态有效，而且比较安全，作用快，静脉给药数秒钟可进入脑组织，数分钟内于血和脑组织达到峰值，但缺点是作用短暂，30分钟后很快下降，剂量过大可引起呼吸抑制，特别是与苯巴比妥合用时可能发生呼吸暂停和血压下降，故应进行呼吸、血压监测。地西泮静脉注射，剂量为每次0.25～0.5mg/kg，速度不超过每分钟1～2mg，新生儿每分钟0.1～0.2mg（最大剂量不超过10mg，婴幼儿不超过2mg），必要时可在20分钟后重复静脉注射。

2）苯巴比妥：止惊效果好，维持时间长，不良反应少，负荷剂量15～20mg/kg，分2次静脉注射（速度每分钟＜50mg），24小时后给维持剂量每日3～5mg/kg。本药与地西泮重叠应用时应监测呼吸、血压、血气和脑电图，并准备气管插管。

3）苯妥英钠：一般在地西泮、苯巴比妥处理无效后使用，对惊厥持续状态时可用15～20mg/kg，分2次静脉注射，速度不超过每分钟1.0mg/kg，24小时后给予5mg/kg维持量。需要监测血压和心电图。

4）10％水合氯醛：可用10％水合氯醛（0.5mL/kg）稀释后灌肠。

（3）对症治疗

1）降低颅压：严重而反复惊厥者常有脑水肿存在，可给予20％甘露醇每次0.5～1.0g/kg静脉注射，并加利尿药呋塞米以脱水治疗；同时应用肾上腺皮质激素以减轻脑水肿，降低颅内压，减轻颅内炎症，给予地塞米松每日0.2～0.6mg/kg，分次静脉注射，连用3～5天。

2）对于原因不明的新生儿惊厥，病因治疗比抗惊厥药物的使用更重要。低血糖引起的新生儿惊厥，应立即给10％葡萄糖2～4mL/kg静脉滴注；低血钙引起的新生儿惊厥可给予10％葡萄糖酸钙1～2mL/kg加入5％葡萄糖12倍稀释，缓慢静脉滴注，以纠正可能存在的低血糖、低血钙。新生儿惊厥频繁时，也可能是由于维生素B_6缺乏症或依赖症造成的，病因治疗采用静脉注射维生素B_6 50～100mg，惊厥发作可立即停止。

3. 中成药疗法

（1）小儿回春丸　用于外感风热证。每次1～2岁为2粒，3～4岁为3粒，10岁以上为5粒，每日1～3次，口服。

（2）小儿牛黄散　用于风热动风证。每次0.3～0.9g，每日2次，口服。

（3）安宫牛黄丸　用于邪陷心肝证。每次1～3岁为1/4丸，4～6岁为1/2丸，7～9岁为2/3丸，10～14岁为1丸，每日1次，口服。

（4）牛黄镇惊丸　用于暴受惊恐证。每次1/2～1丸，每日1～2次，口服。

4. 推拿疗法　掐人中、端正、老龙、十宣、威灵，拿合谷、肩井、仆参、曲池、承山、委中、百虫。高热者，加推三关，退六腑，清天河水；昏迷者，加捻耳垂，掐委中；肝风内动者，加推天柱骨，推脊，按阳陵泉；痰湿内阻者，加清肺经、揉膻中、天突、中脘、丰隆、肺俞；抽搐者，加掐天庭、人中、拿曲池、肩井；惊厥者，身向前屈加掐委中，身向后仰加掐膝眼；牙关不利，神昏窍闭者，加掐合谷。

5. 针灸疗法

（1）体针　外感风热者取人中、合谷、内关、曲池、大椎、百会等穴；高热取手十二井穴或十宣穴点刺放血。感受湿热疫毒者，可加丰隆穴、中脘、曲池穴；牙关紧闭者，取下关、颊车穴；暴受惊恐者，取百会、印堂、内关、神门、阳陵泉穴。均采取提插捻转泻法，强刺激，留针不超过 20 分钟。

（2）耳针　取穴神门、脑（皮质下）、心、脑点、交感，强刺激手法，每隔 1 日 10 分钟捻转 1 次，留针 60 分钟。

（二）慢惊风

慢惊风来势缓慢，抽搐无力，时作时止，反复难愈，常伴昏迷、瘫痪等症。

慢惊风常见于水电解质紊乱、代谢性疾病、中毒及各种原因引起的脑缺氧等疾病。凡上述疾病出现以惊厥为主症时，可参考本节内容进行辨证论治。

【病因病机】

慢惊风多由素体虚弱、大病、久病导致脾胃虚弱，土虚木亢，肝旺生风；或脾肾阳虚，失于温煦，形成慢脾风；或热病后伤阴筋脉失于濡养，肝肾阴虚，水不涵木，则阴虚风动。其病位主要在脾、肝、肾，病性以虚为主。

1. 脾虚肝旺　由于暴吐暴泻，或他病过用峻利之品，导致脾胃虚弱，气血生化不足，肝失所养，脾虚肝旺，肝亢而化风，形成慢惊风。

2. 脾肾阳虚　久吐久泻，或喂养不当，日久伤脾，脾阳虚日久，累及肾阳，导致脾肾阳虚，筋脉失于温煦，而致时时抽动之慢脾风。

3. 阴虚风动　急惊风迁延失治，或温热病后期，热邪久羁，阴液亏耗，肝肾阴虚，筋脉失于濡养，以致虚风内动。

【辨病思路】

慢惊风应注意与抽动障碍相鉴别，后者表现为运动性抽动和发声抽动，运动性抽动表现为突然、快速、多变、难以控制、反复发生、无节律的抽动；发声抽动表现为清嗓、清鼻腔音或重复语言、唠叨等，可因情绪激动、紧张而加重，睡眠及注意力转于其他活动时抽动明显减少。

慢惊风的病因分析十分重要，可见于西医多种疾病。首先仔细询问病史，多具有反复呕吐、长期泄泻、佝偻病史；既往有无外伤史，有无家族惊厥史。根据小儿年龄特点，新生儿期慢惊风首先考虑急性缺氧缺血性脑病、代谢紊乱（低血糖、低血钙、低血镁、维生素 B_6 缺乏症或依赖症等）。2 岁以上的小儿慢惊风多为代谢性疾病，还需进行血液生化检测、头颅 CT 及核磁共振（MRI）等相关检测，以协助诊断。

1. 水、电解质紊乱　水中毒、低钠血症、高钠血症、低镁血症及低钙血症等。

2. 代谢性疾病　低血糖症、半乳糖血症、苯丙酮尿症、维生素 B_6 依赖症和高氨基酸血症等。

3. 中毒　儿童由于误服药物、毒物或药物过量，毒物直接作用于中枢神经系统或毒物导致人体代谢紊乱引起惊厥。常见的中毒药物有阿托品、氨茶碱和马钱子等；植物性毒物有发芽马铃薯、霉变甘蔗和毒蕈等；其他毒物有有机磷、金属（铅、汞、铜）等。

4.其他　各种原因引起的脑缺氧、窒息、心源性急性脑缺氧等。

【治疗】

1.辨证论治　慢惊风一般属于虚证，多起病缓慢，时抽时止，有时仅表现摇头或面部肌肉抽动，或某一肢体反复抽动，患儿面色苍白或萎黄，精神疲倦，嗜睡或昏迷。辨证时以脏腑辨证和八纲辨证相结合，既要辨清肝、脾、肾等所在脏腑，又要辨明阴、阳的虚衰。慢惊风的治疗，重在治本，其治疗原则以温中健脾、温阳逐寒、育阴潜阳和柔肝息风为主。

（1）脾虚肝旺

证候：面色萎黄，形神疲惫，神志不清，反复抽搐，时作时止，抽搐无力，不欲饮食，大便稀溏，色带青绿，时有肠鸣，四肢欠温，面部轻度浮肿，舌质淡，苔白润，脉沉弱，指纹淡红。

辨证：本证由于脾虚肝旺，肝阳亢而生风所致。临床以抽搐无力，神疲面痿，嗜睡露睛和纳呆便溏为特征。

治法：温中健脾，柔肝息风。

方药：缓肝理脾汤加减。纳呆食少者，加焦神曲、炒麦芽、砂仁；四肢不温，大便稀溏者，可加附子、肉桂、炮姜温阳补虚；夜寐不安者，加生牡蛎、生龙骨；若抽搐频发者，可加钩藤、天麻、白芍、菊花柔肝息风。

（2）脾肾阳衰

证候：精神萎靡，嗜睡或昏睡，手足震颤或蠕动，面白或灰滞，口鼻气冷，额汗不温，四肢厥冷和大便澄澈清冷，舌质淡，苔薄白，脉沉细无力。

辨证：本证为脾肾阳衰的危重阶段，即所谓"纯阴无阳"的慢脾风证。由脾肾阳衰，肝经失于温煦所致。临床以神昏，面白，四肢厥冷，手足震颤，溲清便溏为特征。

治法：温补脾肾，回阳救逆。

方药：固真汤加减。汗多者，加煅龙骨、煅牡蛎；恶心呕吐者，加吴茱萸、半夏；气脱甚者，宜用炮附子助温阳之力；慢惊但见阳虚阴盛、纯阴无阳时，即可投用附子，不必有所顾忌。附子为治慢惊要药。

（3）阴虚风动

证候：倦怠乏力，面色偏黄或潮红，身热消瘦，夜间易汗出，易烦躁，手足心热，肢体拘挛或强直，抽搐时作，大便干结，舌质绛少津，少苔或无苔，脉细数。

辨证：此由急惊风或他病经久不愈而来，热久伤阴，肝肾阴虚，阴不潜阳所致。临床以身热消瘦，手足心热，肢体拘挛或强直，舌红少津为特征。

治法：滋水涵木，育阴潜阳。

方药：大定风珠加减。阴虚潮热者，可加银柴胡、地骨皮、青蒿清虚热；夹痰热而见泛吐痰涎，胸闷气粗者，可加清心涤痰汤，或加胆南星、石菖蒲、黄连、竹茹；强直性瘫痪者，可选用虫类搜风药物，如全蝎、乌梢蛇、地龙、僵蚕搜风剔邪，但风药多燥，故宜佐当归、白芍等养血润燥之品。

2. 推拿疗法　补脾经，清肝经，揉二马，捣小天心，揉膊阳池，捏脊。痰盛者，加运内八卦，揉掌小横纹；腹痛者，加揉外劳宫；腹痛腹泻，完谷不化者，加揉外劳宫，清补大肠。

3. 针灸疗法

（1）体针　①取脾俞、胃俞、中脘、天枢、气海、足三里、太冲穴，其中太冲采用泻法，其余穴位采用补法，用于脾虚肝旺证。②取脾俞、肾俞、关元、气海、百会穴，诸穴采用补法，用于脾肾阳虚证。③取关元、百会、肝俞、肾俞、三阴交、太溪穴，诸穴采用补法，用于阴虚风动证。

（2）灸法　取大椎、脾俞、命门、关元、气海、百会、足三里穴。用于脾虚肝亢证或脾肾阳虚证。

（3）耳针　交感、神门、心、肝、脾、皮质下，毫针中刺激；或王不留行籽贴压。

【临证思维与启迪】

惊风为儿科危急重症，可能是多种疾病的一种证候，在临床诊疗中，要注意疾病的诊断与鉴别诊断。原发性疾病的确诊，能协助判断病程及预后并选择合理的治疗方法。热性惊厥是小儿惊风的常见证候，既往有感冒夹惊病史的患儿再次罹患风热感冒时，在辨证施治过程中，宜配合疏风止惊的药物能很好地预防惊风再发。急则治其标，在惊风急性发作过程中，应配合西医的紧急处理措施缓解症状，然后进行辨证施治。对于处于昏迷状态的患儿，可应用鼻饲安宫牛黄丸等传统方药进行抢救。

十二、夜啼

夜啼是指小儿白天能安静入睡，入夜则啼哭不安，时哭时止，或每夜定时啼哭，甚或通宵达旦的一种病证，常见病因为脾寒、心热和惊恐。本病一年四季均可发生，其预后由于病因不同而预后不同，多见于新生儿和＜6个月的婴儿。小儿夜啼属于西医学睡惊症，该病属于异态睡眠，是婴幼儿心肝系统常见病因，生理性啼哭和因发热、口疮、疖肿、腹痛和外伤等其他疾病引起的啼哭，应审因论治，不属于本病范围。

【病因病机】

本病主要病因为脾寒、心热和惊恐。

1. 脾寒气滞　是夜啼常见病因。如孕母素体虚寒，或过食生冷，胎禀不足，脾寒内生；或用冷乳哺食，寒滞中焦脾胃；或护理不当，腹部受凉，均致寒邪直中脾胃。寒主收引，寒凝气滞，不通则痛，因痛作啼。由于夜间属阴，脾为阴中之至阴，入夜阴盛则脾寒愈甚，故腹痛阵作而啼哭不止。

2. 心经蕴热　若孕母素体内热，或喜食辛辣香燥，或产后乳母过食辛热，火热内蕴，易遗热于胎儿，内踞心经。心主神志，主火属阳，若心经火旺，阳气亢盛，致夜间阳不入阴，而不能寐；或心火过亢，阴不能制阳，故夜不能寐而啼哭不宁。

3. 暴受惊恐　心藏神而主惊，小儿神气怯弱，智慧未充，若乍见异物，忽闻异声，暴受惊恐，惊则气乱，恐则气下，扰动神明，则心神不宁，神志不安，惊惕叫扰，啼哭不止。

总之，寒则痛而啼，热则烦而啼，惊则不安而啼，本病因寒、因热、因惊所致，成为主要病因病机，病位在心、在脾，以实证居多。

【辨病思路】

1. 生理性啼哭　因饥饿、惊恐、尿片潮湿、衣着过冷或过热等引起的啼哭，可通过给予乳食、安抚、更换尿片和调节冷暖后，啼哭即止，属生理性啼哭。此种啼哭声多洪亮有力。而有些婴儿的不良习惯，如习惯点灯而寐、摇摆而寐、怀抱而寐等，一旦改变也可引起啼哭不止，此为拗哭，应注意纠正。

2. 病理性啼哭　凡能引起身体不适或疼痛的任何疾病，均可致小儿哭闹不安。除外生理性啼哭，若小儿长时间反复啼哭不止，则应考虑为病理性啼哭。临证必须详细询问病史，仔细进行体格检查，必要时辅以有关实验室检查。引起病理性啼哭的常见疾病有：

（1）中枢神经系统疾病　有啼哭音调高、哭声急的"脑性尖叫"声，常见有缺氧缺血性脑病、颅内出血、脑炎、脑膜炎、核黄疸和脑积水等疾病。

（2）急腹痛　啼哭阵作，昼夜无明显差异，伴面色苍白、出汗、呕吐和腹泻等。常见有肠痉挛、肠套叠、疝气和阑尾炎等疾病。

（3）佝偻病　夜间啼哭，易惊，烦躁不安，睡眠不宁等，需结合相关体征及理化检查。

（4）其他　如感冒鼻塞、口腔疱疹或溃烂、中耳炎、皮肤疖肿或瘙痒、腹股沟斜疝、关节脱臼、蛲虫病等感染，均可导致小儿啼哭，应对小儿进行全身详细检查以鉴别。

【治疗】

1. 辨证论治　以哭声的强弱、持续时间及兼症等来辨别。一般哭声低弱而短为寒，哭声响亮而长为热；哭声绵长，伴面白肢冷，睡卧蜷曲，腹喜揉按为寒啼；哭声清扬，延续不休，伴面赤身热，烦躁不安为热啼；哭声尖厉，骤然发作，面色青灰，表情恐惧，时作惊惕为惊啼。婴儿夜啼以实证为多，虚证较少。辨证要与辨病相结合，不可将他病引起的啼哭误作夜啼，延误病情。本病临证按脾寒、心热、惊恐辨治，分别以温脾、清心和镇惊为基本治疗原则。

（1）脾寒气滞

证候：夜间啼哭，哭声低弱，时哭时止，睡喜蜷曲，腹喜揉按，面白唇淡，四肢欠温，吮乳无力，便溏尿清，舌质淡白，舌苔薄白，指纹淡红。

辨证：本证以初生儿或小婴儿多见，多为受寒受冷，脾阳受损，寒凝气滞所致。临床以夜啼声低，睡喜蜷曲，腹喜揉按，面白唇淡，四肢欠温，大便溏薄为特征。

治法：温脾散寒，行气止痛。

方药：乌药散合匀气散加减。若大便稀溏者，加太子参、茯苓、白术、苍术等健脾益气。

（2）热扰心经

证候：夜间啼哭，哭声洪亮，见灯尤甚，面赤唇红，烦躁不安，身腹俱暖，大便干结，小便短赤，舌尖红，苔薄黄，指纹紫滞。

辨证：本证为心有积热，心火上扰神明所致。临床以哭声洪亮，面赤唇红，身腹俱暖，大便干结为特征。

治法：清心导赤，泻火安神。

方药：导赤散加减。大便干结，烦躁不安者，加生大黄通腑泻火，除烦；热盛烦闹者，加黄连、连翘、栀子清心泻火；腹部胀满，呕恶或乳食不化者，加莱菔子、焦山楂、枳实消食导滞。

（3）暴受惊恐

证候：夜间啼哭，哭声尖厉阵作，神情不安，面色乍青乍白，惊惕惊乍，舌苔正常，指纹青紫。

辨证：本证因小儿神气怯弱，暴受惊恐所致。临床以睡中突然啼哭，哭声尖厉，面色乍青乍白，神情不安为特征。

治法：定惊安神，补气养心。

方药：远志丸加减。睡中时时惊惕者，加钩藤、菊花以息风镇惊；喉有痰鸣者，加僵蚕、郁金化痰安神，也可用琥珀抱龙丸以安神化痰。

2. 西医对症处理 根据患儿的原发性疾病，采取不同的治疗方法。

3. 中成药疗法 琥珀抱龙丸用于暴受惊恐证。每次 1/2 丸，每日 2～3 次；新生儿每次服 1/4 丸，每日 2～3 次，温水化服。

4. 推拿疗法 主穴分阴阳，运八卦，平肝木，揉百会、安眠（翳风与风池连线之中点）。配穴：脾寒者，补脾土，揉足三里、关元；心热者，泻小肠、揉小天心、内关、神门；惊恐者，清肺金，揉印堂、太冲、内关。或由轻到重、交替按摩百会、四神聪、风池（双）。

5. 针灸疗法 针刺中冲、内关穴位，不留针，浅刺出血。用于心经积热证。艾灸神阙，将艾条燃着后在神阙周围温灸，不触及皮肤，以皮肤潮红为度。每日 1 次，连灸 7 日，用于脾寒气滞证。

6. 其他疗法

（1）中药外敷法 丁香、肉桂、吴茱萸等量。研细末，置于普通膏药上，贴于脐部。用于脾寒气滞证。

（2）食疗法

1）脾寒气滞型：常用的食疗食物有扁豆、韭菜、生姜、糯米、葱白、莲子、羊肉、鸡肉等；

2）热扰心经和暴受惊恐型：常用的食疗食物有赤小豆、莲子心、绿豆、小麦、百合、竹笋、菊花、龙眼等。

十三、汗证

汗证是儿科常见病证，临床以安静状态下全身或局部较正常儿童汗出过多为主要表现，一般包括"自汗"与"盗汗"，常并见。不分寤寐，汗出过多者，称为自汗；寐则汗出，醒时汗止者，称为盗汗。本病多见于 2 ～ 6 岁儿童，一年四季均可发病。小儿形气未充，腠理疏薄，较成人易汗出，尤其头额汗出较多，或入睡时微汗，为正常现象。小儿汗证与西医学甲状腺功能亢进症、自主神经功能紊乱、反复呼吸道感染等疾病相关；多汗也是维生素 D 缺乏性佝偻病、结核病、风湿病等疾病的常见症状。

【病因病机】

本病病因病机责之于虚实两端，虚者先天禀赋不足，后天护养失宜，腠理疏松，汗液外溢；实者内热壅盛，迫津外泄而致。

1. 虚汗　包括肺卫不固、营卫失调、气阴两虚及阴虚火旺。

小儿肺气虚弱，腠理不密，卫表不固，津液失藏而外泄。卫为阳，营为阴，营卫失调，卫气不固，营阴不能内守而妄泄于外。汗为心之液，热病或久病之后，心之气阴两伤，气虚不能敛阴，血虚心失所养，心液失藏，汗自外泄。素体阴液不足，虚火内生，热迫津液外泄。

2. 实汗　多因湿热蒸迫所致，如素食肥甘厚腻，积滞生湿，食积化热，脾胃湿热蒸腾，迫津外出而为汗。

总之，汗证的病位在心、肺、脾、胃，主要病机是肺卫不固、营卫失调、气阴两虚、阴虚火旺、湿热蒸腾脾胃，迫津外出。

【辨病思路】

小儿汗证临床可见于多种疾病，如甲状腺功能亢进症、自主神经功能紊乱、反复呼吸道感染、维生素 D 缺乏性佝偻病等，应注意与原发病的鉴别及诊断。

1. 维生素 D 缺乏性佝偻病　多见于 2 岁以内患儿，有维生素 D 储备不足或阳光照射不足病史，早期会出现多汗、烦躁、睡眠不安等表现，可伴枕后脱发。血清 25-（OH）D_3 明显下降是早期最可靠的诊断指标。

2. 反复呼吸道感染　是指 1 年以内发生上、下呼吸道感染的次数频繁，超出正常范围。经常于汗后出现，与先天或后天免疫功能低下有密切关系，同时也受维生素 D 代谢异常、慢性疾病等因素的影响。

【治疗】

1. 辨证论治　本病以八纲辨证为纲，首先辨别虚实。汗证以虚证为多，气虚、阳虚多出现自汗，阴虚血虚多出现盗汗。实证因食滞化火或湿热内蕴等所致。小儿自汗、盗汗常同时并存，故本病辨证主要从汗出时间、性质、部位、颜色，以及伴随症状等方面辨别其虚实。治疗原则为虚则补之，实则泻之。肺卫不固者益气固表，营卫失调者调和营卫，气阴两虚者益气养阴，阴虚火旺者滋阴降火，湿热迫蒸者清热泻脾。

（1）肺卫不固证

证候：自汗为主，以头颈、胸背部汗出明显，稍动则汗出不止，或伴盗汗，神疲乏力，少气懒言，面色少华，易患感冒，舌质淡、苔薄白，脉弱，指纹淡。

辨证：自汗为主，神疲乏力，动则汗出，平素易感冒。

治法：益气固表。

方药：玉屏风散合牡蛎散加减。便溏者，加山药、白扁豆益气健脾，渗湿止泻；畏寒肢冷者，加炮姜、枸杞子益气温阳。

（2）营卫失调证

证候：自汗为主，遍身微汗出，恶风，或伴盗汗，四肢不温，精神疲倦，食少纳呆，舌质淡红，苔薄白，脉缓。

辨证：自汗，或伴盗汗，汗出遍身，轻微怕风。

治法：调和营卫。

方药：黄芪桂枝五物汤加减。神疲乏力，面色少华者，加太子参、山药、白术益气养血健脾；口渴，虚烦不眠者，加酸枣仁、石斛、柏子仁除烦安神。

（3）气阴两虚证

证候：盗汗为主，或伴自汗，汗出遍身，心烦少寐，寐后汗多，口干，手、足心灼热，神疲乏力，舌淡红，苔少，脉细弱或细数，指纹淡。

辨证：盗汗为主，精神疲倦，舌质淡红，苔少。

治法：益气养阴。

方药：生脉散加减。精神疲倦、面色少华、自汗者，去麦冬，加山药、白术、益智仁益气摄津；口干、心烦、手足心热、盗汗者，加白芍、牡丹皮、地骨皮滋阴清热，敛阴止汗。

（4）阴虚火旺证

证候：盗汗为主，头身汗多，形体消瘦，口渴，夜寐不安，烦躁易怒，手足心热，便秘，舌尖红起刺，苔少，脉细数。

辨证：盗汗为主，心烦易怒，手足心热，舌质红，苔少。

治法：滋阴降火。

方药：当归六黄汤加减。兼见自汗者，加白术、防风益气固表止汗；舌苔厚腻者，去熟地黄，加二陈汤健脾化湿。

（5）湿热迫蒸证

证候：自汗与盗汗并见，额、心胸汗出为甚，汗出肤热，汗液黏腻，汗渍色黄，口臭，口渴不欲饮，小便色黄，舌质红，苔黄腻，脉滑数，指纹紫。

辨证：自汗、盗汗常并见，汗出肤热，汗渍色黄，舌红，苔黄腻。

治法：清热泻脾。

方药：泻黄散加减。大便干燥，舌苔黄腻者，加槟榔、枳壳、胡黄连行气清热化湿。

2. 中成药疗法

（1）玉屏风颗粒　用于肺卫不固证。每次6岁及以下为2.5g，6岁以上为5g，每日3次，口服。

（2）生脉饮口服液　用于气阴两虚证。每次6岁及以下为5mL，6岁以上为10mL，每日3次，口服。

（3）虚汗停颗粒　用于气阴两虚证。每次5g，每日2～3次，口服。

3. 敷贴疗法　五倍子、煅牡蛎适量，自汗者，可加入防风、白术、黄芪等；盗汗者，可加入五味子、丁香等；研磨细粉拌匀，用醋调成糊状，敷于神阙穴或涌泉穴，纱布固定，夜敷晨取，每日更换 1 次。

4. 推拿疗法 补肺经，补脾经，补肾经，揉中脘、足三里，推三关，摩脐，捏脊，用于肺卫不固证；补肾经，揉肾顶，揉肾俞，揉二人上马，揉小天心，分阴阳，运内劳宫，清天河水，用于阴虚火旺证。

5. 食疗方法

（1）气虚出汗　糯米、小麦加红糖适量煮粥，早起空腹服。

（2）营卫失调　生姜 3 片，红枣 10 个（焙干去核），炒食盐适量，煮水当茶饮。

附 录

一、正常小儿体格发育衡量标准

附表1 中国7岁以下年龄别身长或身高的百分位数值（cm）

中 华 人 民 共 和 国 卫 生 行 业 标 准

7岁以下男童年龄别身长或身高的百分位数值（cm）						7岁以下女童年龄别身长或身高的百分位数值（cm）				
年龄	P_3	P_{25}	P_{50}	P_{75}	P_{97}	年龄	P_3	P_{25}	P_{50}	P_{75}	P_{97}
0月	47.6	49.9	51.2	52.5	54.8	0月	46.8	49.1	50.3	51.6	53.8
1个月	51.3	53.8	55.1	56.5	59.0	1个月	50.4	52.8	54.1	55.4	57.8
2个月	54.9	57.5	59.0	60.4	63.0	2个月	53.8	56.3	57.7	59.1	61.6
3个月	58.0	60.7	62.2	63.7	66.4	3个月	56.7	59.3	60.8	62.2	64.8
4个月	60.5	63.3	64.8	66.4	69.1	4个月	59.1	61.7	63.3	64.8	67.4
5个月	62.5	65.4	66.9	68.5	71.3	5个月	61.0	63.8	65.3	66.9	69.6
6个月	64.2	67.1	68.7	70.3	73.2	6个月	62.7	65.5	67.1	68.7	71.5
7个月	65.7	68.7	70.3	71.9	74.9	7个月	64.2	67.1	68.7	70.3	73.1
8个月	67.1	70.1	71.7	73.4	76.4	8个月	65.6	68.5	70.1	71.7	74.7
9个月	68.3	71.4	73.1	74.7	77.8	9个月	66.8	69.8	71.5	73.1	76.1
10个月	69.5	72.6	74.3	76.0	79.1	10个月	68.1	71.1	72.8	74.5	77.5
11个月	70.7	73.8	75.5	77.3	80.4	11个月	69.2	72.3	74.0	75.7	78.8
1岁	71.7	74.9	76.7	78.5	81.6	1岁	70.4	73.5	75.2	77.0	80.1
1岁1个月	72.8	76.0	77.8	79.6	82.8	1岁1个月	71.4	74.6	76.4	78.2	81.4
1岁2个月	73.8	77.1	78.9	80.7	84.0	1岁2个月	72.5	75.7	77.5	79.3	82.6
1岁3个月	74.8	78.1	80.0	81.8	85.1	1岁3个月	73.5	76.8	78.6	80.5	83.8
1岁4个月	75.8	79.2	81.0	82.9	86.3	1岁4个月	74.6	77.9	79.7	81.6	84.9
1岁5个月	76.8	80.2	82.1	84.0	87.4	1岁5个月	75.5	78.9	80.8	82.7	86.1
1岁6个月	77.7	81.2	83.1	85.0	88.5	1岁6个月	76.5	79.9	81.9	83.8	87.2
1岁7个月	78.6	82.1	84.1	86.1	89.6	1岁7个月	77.5	80.9	82.9	84.8	88.3
1岁8个月	79.6	83.1	85.1	87.1	90.6	1岁8个月	78.4	81.9	83.9	85.9	89.4
1岁9个月	80.5	84.1	86.1	88.1	91.7	1岁9个月	79.3	82.9	84.9	86.9	90.4
1岁10个月	81.4	85.0	87.0	89.1	92.7	1岁10个月	80.2	83.8	85.8	87.9	91.5
1岁11个月	82.2	85.9	88.0	90.0	93.7	1岁11个月	81.1	84.7	86.8	88.8	92.5
2岁	82.4	86.1	88.2	90.3	94.0	2岁	81.2	84.9	87.0	89.1	92.8
2岁3个月	84.8	88.6	90.8	93.0	96.8	2岁3个月	83.6	87.4	89.5	91.7	95.5
2岁6个月	87.0	91.0	93.2	95.4	99.4	2岁6个月	85.7	89.7	91.9	94.1	98.1
2岁9个月	89.0	93.1	95.4	97.7	101.8	2岁9个月	87.7	91.8	94.1	96.4	100.5
3岁	90.9	95.1	97.5	99.9	104.1	3岁	89.7	93.9	96.2	98.5	102.7
3岁3个月	92.7	97.0	99.5	101.9	106.2	3岁3个月	91.5	95.8	98.2	100.6	104.9
3岁6个月	94.4	98.8	101.3	103.8	108.3	3岁6个月	93.2	97.6	100.1	102.5	106.9
3岁9个月	96.0	100.6	103.1	105.7	110.2	3岁9个月	94.9	99.4	101.9	104.4	108.9
4岁	97.6	102.3	104.9	107.5	112.2	4岁	96.5	101.1	103.7	106.3	110.9
4岁3个月	99.2	104.0	106.6	109.3	114.1	4岁3个月	98.1	102.8	105.4	108.1	112.8
4岁6个月	100.8	105.7	108.4	111.1	116.0	4岁6个月	99.7	104.5	107.2	109.9	114.7
4岁9个月	102.4	107.4	110.2	113.0	117.9	4岁9个月	101.3	106.2	109.0	111.8	116.7
5岁	104.1	109.1	112.0	114.8	119.9	5岁	103.0	108.0	110.8	113.6	118.6
5岁3个月	105.7	110.9	113.7	116.6	121.8	5岁3个月	104.6	109.7	112.6	115.4	120.6
5岁6个月	107.2	112.5	115.5	118.4	123.7	5岁6个月	106.1	111.3	114.3	117.2	122.4
5岁9个月	108.8	114.1	117.1	120.2	125.5	5岁9个月	107.6	112.9	115.9	118.9	124.2
6岁	110.3	115.7	118.8	121.9	127.3	6岁	109.0	114.5	117.5	120.6	126.0
6岁3个月	111.7	117.3	120.4	123.5	129.1	6岁3个月	110.4	116.0	119.1	122.2	127.7
6岁6个月	113.1	118.8	122.0	125.2	130.8	6岁6个月	111.8	117.4	120.6	123.7	129.4
6岁9个月	114.5	120.3	123.5	126.7	132.5	6岁9个月	113.2	118.9	122.1	125.3	131.0

附表 2　中国 7 岁以上身高发育等级划分标准（cm）

中华人民共和国卫生行业标准

7岁以上男生身高发育等级划分标准（cm）

年龄（岁）	-2SD	-1SD	中位数	+1SD	+2SD
7岁	113.51	119.49	125.48	131.47	137.46
7岁3个月	114.72	120.75	126.79	132.83	138.87
7岁6个月	115.93	122.01	128.10	134.19	140.27
7岁9个月	117.14	123.27	129.41	135.54	141.68
8岁	118.35	124.53	130.72	136.90	143.08
8岁3个月	119.45	125.72	131.99	138.26	144.53
8岁6个月	120.55	126.90	133.27	139.63	145.98
8岁9个月	121.64	128.09	134.54	140.99	147.43
9岁	122.74	129.27	135.81	142.35	148.88
9岁3个月	123.75	130.40	137.05	143.70	150.35
9岁6个月	124.77	131.52	138.29	145.05	151.81
9岁9个月	125.78	132.65	139.52	146.40	153.28
10岁	126.79	133.77	140.76	147.75	154.74
10岁3个月	127.69	134.88	142.07	149.27	156.47
10岁6个月	128.59	135.99	143.39	150.79	158.19
10岁9个月	129.49	137.09	144.70	152.30	159.92
11岁	130.39	138.20	146.01	153.82	161.64
11岁3个月	131.41	139.48	147.55	155.62	163.70
11岁6个月	132.44	140.77	149.10	157.43	165.77
11岁9个月	133.46	142.05	150.64	159.23	167.83
12岁	134.48	143.33	152.18	161.03	169.89
12岁3个月	136.61	145.40	154.18	162.97	171.76
12岁6个月	138.75	147.47	156.19	164.91	173.64
12岁9个月	140.88	149.53	158.19	166.84	175.51
13岁	143.01	151.60	160.19	168.78	177.38
13岁6个月	146.62	154.77	162.91	171.06	179.22
14岁	150.22	157.93	165.63	173.34	181.05
14岁6个月	152.74	160.04	167.33	174.63	181.92
15岁	155.25	162.14	169.02	175.91	182.79
15岁6个月	156.49	163.15	169.80	176.46	183.12
16岁	157.72	164.15	170.58	177.01	183.44
17岁	158.76	165.07	171.39	177.70	184.01
18岁	158.81	165.12	171.42	177.73	184.03

7岁以上女生身高发育等级划分标准（cm）

年龄（岁）	-2SD	-1SD	中位数	+1SD	+2SD
7岁	112.29	118.21	124.13	130.05	135.97
7岁3个月	113.43	119.43	125.43	131.44	137.44
7岁6个月	114.56	120.65	126.74	132.82	138.91
7岁9个月	115.70	121.87	128.04	134.21	140.37
8岁	116.83	123.09	129.34	135.59	141.84
8岁3个月	117.95	124.35	130.73	137.12	143.51
8岁6个月	119.07	125.60	132.13	138.65	145.18
8岁9个月	120.19	126.86	133.52	140.18	146.84
9岁	121.31	128.11	134.91	141.71	148.51
9岁3个月	122.58	129.53	136.48	143.43	150.38
9岁6个月	123.85	130.95	138.05	145.14	152.24
9岁9个月	125.11	132.36	139.61	146.86	154.11
10岁	126.38	133.78	141.18	148.57	155.97
10岁3个月	127.81	135.27	142.73	150.18	157.64
10岁6个月	129.24	136.75	144.27	151.78	159.30
10岁9个月	130.66	138.24	145.82	153.39	160.97
11岁	132.09	139.72	147.36	154.99	162.63
11岁3个月	133.60	141.11	148.62	156.13	163.65
11岁6个月	135.10	142.49	149.89	157.28	164.67
11岁9个月	136.61	143.88	151.15	158.42	165.69
12岁	138.11	145.26	152.41	159.56	166.71
12岁3个月	139.52	146.42	153.33	160.23	167.13
12岁6个月	140.93	147.59	154.24	160.90	167.55
12岁9个月	142.34	148.75	155.16	161.56	167.97
13岁	143.75	149.91	156.07	162.23	168.39
13岁6个月	144.97	150.95	156.93	162.91	168.89
14岁	146.18	151.98	157.78	163.58	169.38
14岁6个月	146.60	152.36	158.13	163.89	169.65
15岁	147.02	152.74	158.47	164.19	169.91
15岁6个月	147.31	153.00	158.70	164.40	170.09
16岁	147.59	153.26	158.93	164.60	170.27
17岁	147.82	153.50	159.18	164.86	170.54
18岁	148.54	154.28	160.01	165.74	171.48

WS/T 612—2018

二、0 ~ 18 岁骨龄图谱

(一) 0 ~ 18 岁女童骨龄图谱

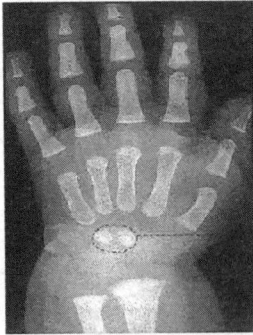
6月龄

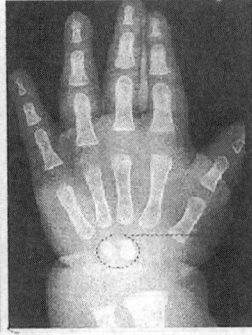
9月龄

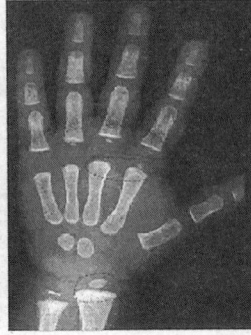
1岁

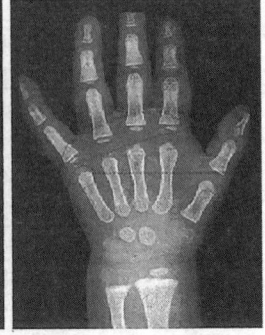
1岁6个月

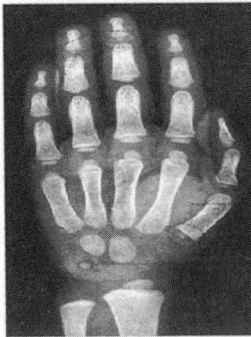
2岁

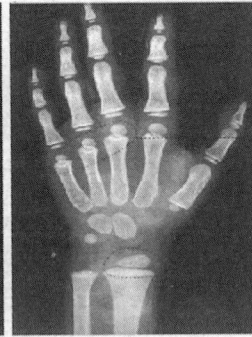
2岁6个月

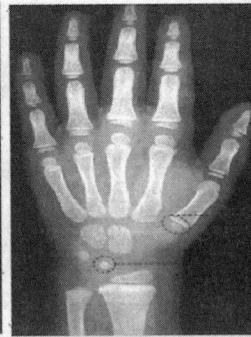
3岁

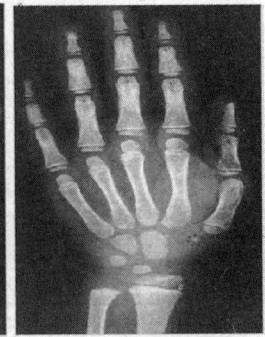
3岁6个月

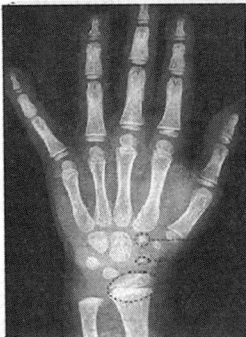
4岁

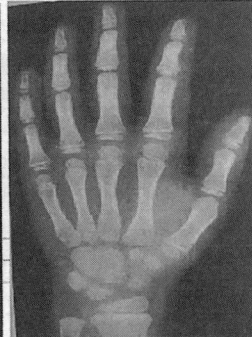
6岁

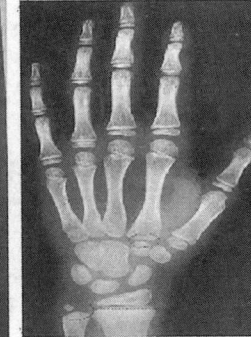
7岁

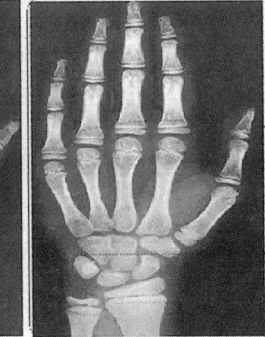
9岁

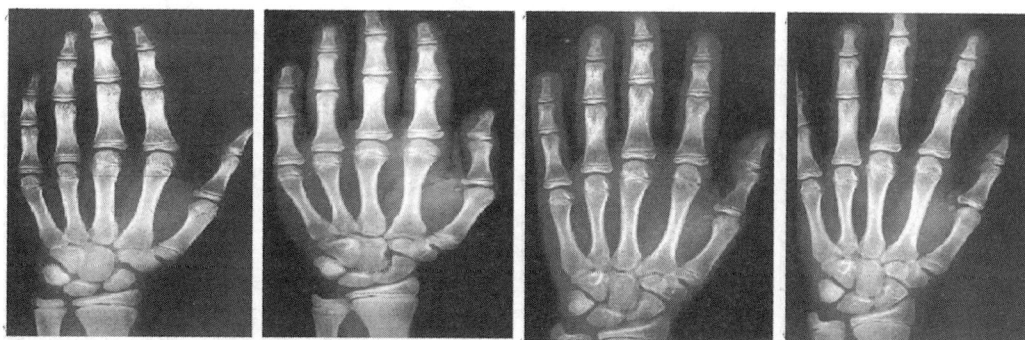

10岁　　　　11岁　　　　12岁　　　　13岁

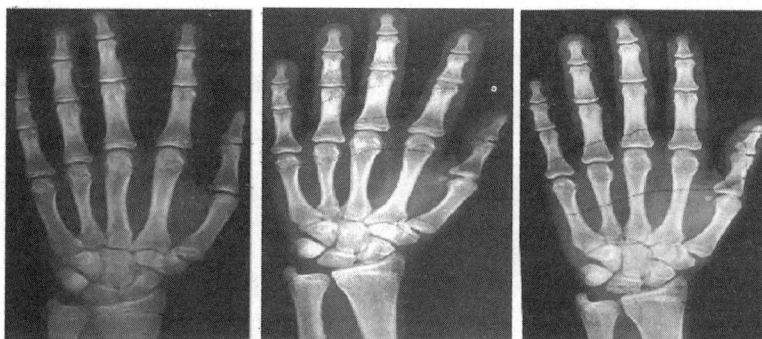

13岁6个月　　　　14岁　　　　15岁

（二）0 ~ 18 岁男童骨龄图谱

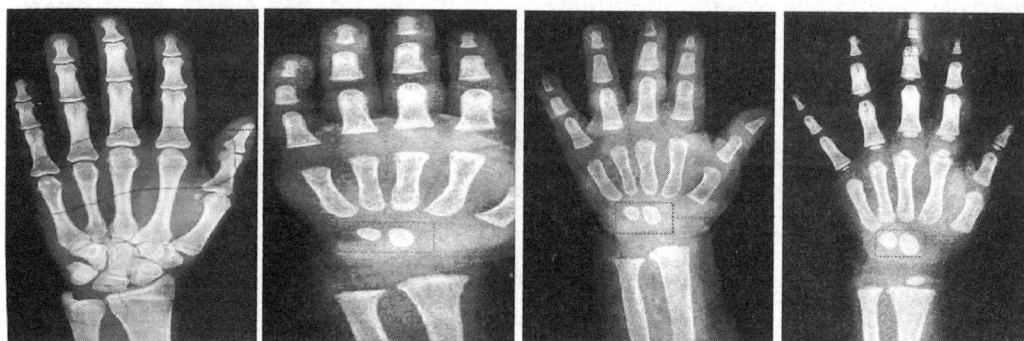

6个月　　　　9个月　　　　1岁　　　　2岁

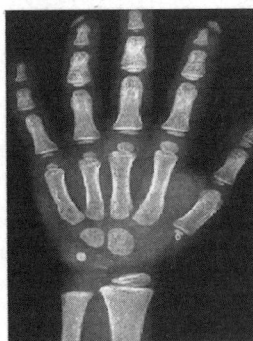
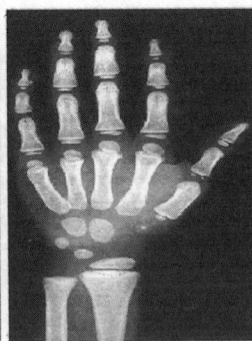
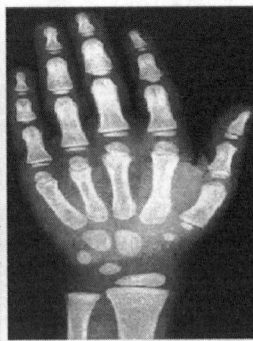
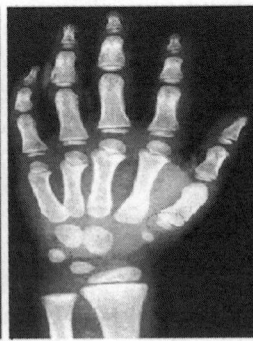

3岁　　　　　4岁　　　　　4岁6个月　　　　　5岁

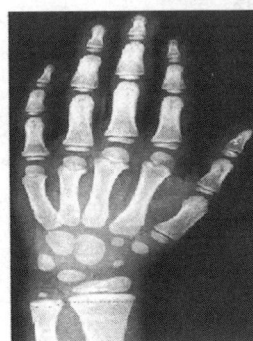
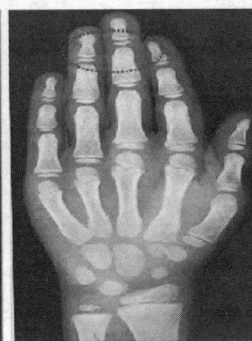
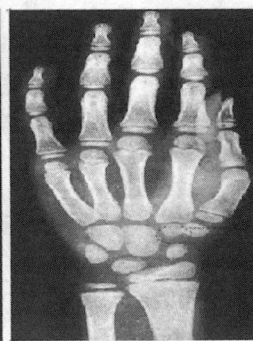
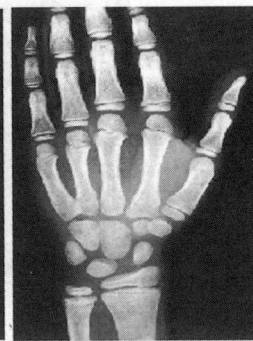

6岁　　　　　7岁　　　　　8岁　　　　　9岁

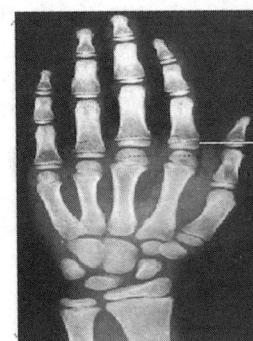
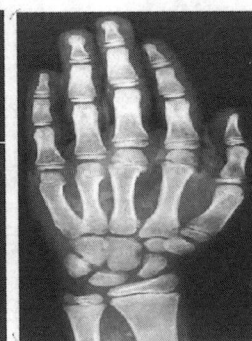
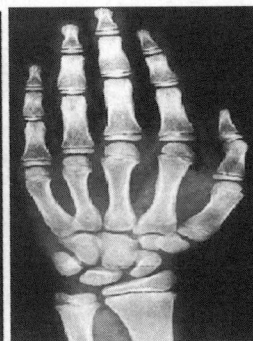
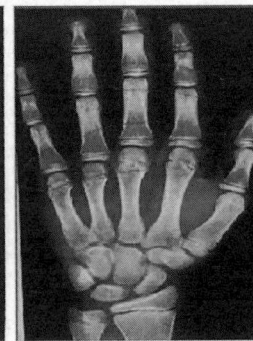

10岁　　　　　11岁　　　　　11岁6个月　　　　　12岁

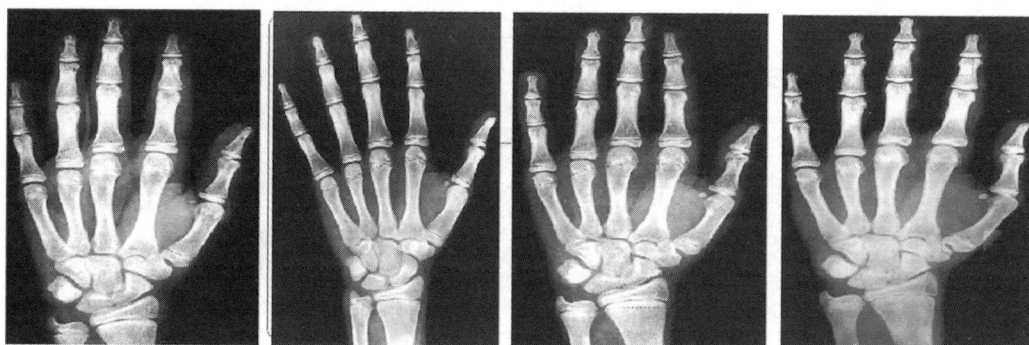

13岁　　　　　13岁6个月　　　　14岁　　　　　15岁

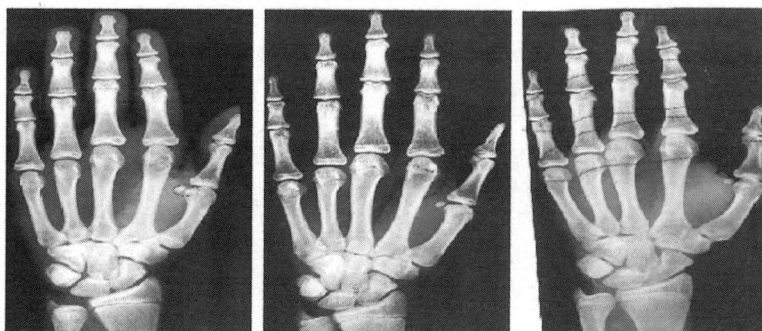

15岁6个月　　　　16岁　　　　　17岁

三、小儿临床检验正常参考值

附表 3　中国儿童血细胞分析参考区间

项目	单位	年龄	静脉血		末梢血	
			男	女	男	女
白细胞计数（WBC）	$\times 10^9$/L	28 天～< 6 个月	4.3 ～ 14.2		5.6 ～ 14.5	
		6 个月 $^+$ ～< 1 岁	4.8 ～ 14.6		5.0 ～ 14.2	
		1 $^+$ ～< 2 岁	5.1 ～ 14.1		5.5 ～ 13.6	
		2 $^+$ ～< 6 岁	4.4 ～ 11.9		4.9 ～ 12.7	
		6 $^+$ ～< 13 岁	4.3 ～ 11.3		4.6 ～ 11.9	
		13 $^+$ ～ 18 岁	4.1 ～ 11.0		4.6 ～ 11.3	

续表

项目	单位	年龄	静脉血		末梢血	
			男	女	男	女
中性粒细胞绝对值	$\times 10^9$/L	28 天～6 个月	0.6～7.5		0.6～7.1	
		6 个月$^+$～1 岁	0.8～6.4		0.8～6.1	
		1$^+$～2 岁	0.8～5.8		0.9～5.5	
		2$^+$～6 岁	1.2～7.0		1.3～6.7	
		6$^+$～13 岁	1.6～7.8		1.7～7.4	
		13$^+$～18 岁	1.8～8.3		1.9～7.9	
淋巴细胞绝对值	$\times 10^9$/L	28 天～6 个月	2.4～9.5		3.2～10.7	
		6 个月$^+$～1 岁	2.5～9.0		2.8～10.0	
		1$^+$～2 岁	2.4～8.7		2.7～9.1	
		2$^+$～6 岁	1.8～6.3		2.0～6.5	
		6$^+$～13 岁	1.5～4.6		1.7～4.7	
		13$^+$～18 岁	1.2～3.8		1.5～4.2	
单核细胞绝对值	$\times 10^9$/L	28 天～6 个月	0.15～1.56		0.25～1.89	
		6 个月$^+$～1 岁	0.17～1.06		0.15～1.24	
		1$^+$～2 岁	0.18～1.13		0.20～1.14	
		2$^+$～6 岁	0.12～0.93		0.16～0.92	
		6$^+$～13 岁	0.13～0.76		0.15～0.86	
		13$^+$～18 岁	0.14～0.74		0.15～0.89	
嗜酸性粒细胞绝对值	$\times 10^9$/L	28 天～1 岁	0.07～1.02		0.06～1.22	
		1$^+$～18 岁	0.00～0.68		0.04～0.74	
嗜碱性粒细胞绝对值	$\times 10^9$/L	28 天～2 岁	0.00～0.10		0.00～0.14	
		2$^+$～18 岁	0.00～0.07		0.00～0.10	
中性粒细胞百分数	%	28 天～6 个月	7～56		7～51	
		6 个月$^+$～1 岁	9～57		9～53	
		1$^+$～2 岁	13～55		13～54	
		2$^+$～6 岁	22～65		23～64	
		6$^+$～13 岁	31～70		32～71	
		13$^+$～18 岁	37～77		33～74	

续表

项目	单位	年龄	静脉血		末梢血	
			男	女	男	女
淋巴细胞百分数	%	28 天～6 个月	26～83		34～81	
		6 个月 +～1 岁	31～81		37～82	
		1 +～2 岁	33～77		35～76	
		2 +～6 岁	23～69		26～67	
		6 +～13 岁	23～59		22～57	
		13 +～18 岁	17～54		20～54	
单核细胞百分数	%	28 天～6 个月	3～16		3～18	
		6 个月 +～2 岁	2～13		2～14	
		2 +～18 岁	2～11		2～11	
嗜酸性粒细胞百分数	%	28 天～1 岁	1～10		0.8～11	
		1 +～18 岁	0～9		0.5～9	
嗜碱性粒细胞百分数	%	28 天～18 岁	0～1		0～1	
红细胞计数（RBC）	$\times 10^{12}$/L	28 天～6 个月	3.3～5.2		3.5～5.6	
		6 个月 +～6 岁	4.0～5.5		4.1～5.5	
		6 +～13 岁	4.2～5.7		4.3～5.7	
		13 +～18 岁	4.5～5.9	4.1～5.3	4.5～6.2	4.1～5.7
血红蛋白（Hb）	g/L	28 天～6 个月	97～183		99～196	
		6 个月 +～1 岁	97～141		103～138	
		1 +～2 岁	107～141		104～143	
		2 +～6 岁	112～149		115～150	
		6 +～13 岁	118～156		121～158	
		13 +～18 岁	129～172	114～154	131～179	114～159
血细胞比容（Hct）	%	28 天～6 个月	28～52		29～57	
		6 个月 +～1 岁	30～41		32～45	
		1 +～2 岁	32～42		32～43	
		2 +～6 岁	34～43		35～45	
		6 +～13 岁	36～46		37～47	
		13 +～18 岁	39～51	36～47	39～53	35～48

续表

项目	单位	年龄	静脉血		末梢血	
			男	女	男	女
平均红细胞体积（MCV）	fl	28 天～6 个月	73～104		73～105	
		6 个月⁺～2 岁	72～86		71～86	
		2⁺～6 岁	76～88		76～88	
		6⁺～13 岁	77～92		77～92	
		13⁺～18 岁	80～100		80～98	
平均红细胞血红蛋白含量（MCH）	pg	28 天～6 个月	24～37		24～37	
		6 个月⁺～6 岁	24～30		24～30	
		6⁺～18 岁	25～34		26～34	
平均红细胞血红蛋白浓度（MCHC）	g/L	28 天～6 个月	309～363		305～361	
		6 个月⁺～18 岁	310～355		309～359	
血小板计数（PLT）	×10⁹/L	28 天～6 个月	183～614		203～653	
		6 个月⁺～1 岁	190～579		172～601	
		1⁺～2 岁	190～524		191～516	
		2⁺～6 岁	188～472		187～475	
		6⁺～12 岁	167～453		177～446	
		12⁺～18 岁	150～407		148～399	

注："#"代表白细胞分类的绝对值。

附表 4 中国儿童临床常用生化经验项目参考区间

项目	单位	年龄	参考区间	
			男	女
血清丙氨酸氨基转移酶（ALT）	U/L	28 天～1 岁	8～71	
		1⁺～2 岁	8～42	
		2⁺～13 岁	7～30	
		13⁺～18 岁	7～43	6～29
血清丙氨酸氨基转移酶（ALT）（含 5'-磷酸吡哆醛）	U/L	28 天～1 岁	10～80	
		1⁺～2 岁	11～47	
		2⁺～13 岁	8～30	
		13⁺～18 岁	8～46	6～29

项目	单位	年龄	参考区间	
			男	女
血清天冬氨酸氨基转移酶（AST）	U/L	28天～1岁	21～80	
		1⁺～2岁	22～59	
		2⁺～13岁	14～44	
		13⁺～18岁	12～37	10～31
血清天冬氨酸氨基转移酶（AST）（含5'-磷酸吡哆醛）	U/L	28天～1岁	29～80	
		1⁺～2岁	27～60	
		2⁺～13岁	18～45	
		13⁺～18岁	15～40	13～33
血清γ-谷氨酰基转移酶（GGT）	U/L	28天～6个月	9～150	
		6个月⁺～1岁	6～31	
		1⁺～13岁	5～19	
		13⁺～18岁	8～40	6～26
血清碱性磷酸酶（ALP）	U/L	28天～6个月	98～532	
		6个月⁺～1岁	106～420	
		1⁺～2岁	128～432	
		2⁺～9岁	143～406	
		9⁺～12岁	146～500	
		12⁺～14岁	160～610	81～454
		14⁺～15岁	82～603	63～327
		15⁺～17岁	64～443	52～215
		17⁺～18岁	51～202	43～130
血清总蛋白（TP）	g/L	28天～6个月	49～71	
		6个月⁺～1岁	55～75	
		1⁺～2岁	58～76	
		2⁺～6岁	61～79	
		6⁺～13岁	65～84	
		13⁺～18岁	68～88	
血清白蛋白（Alb）	g/L	28天～6个月	35～50	
		6个月⁺～13岁	39～54	
		13⁺～18岁	42～56	

续表

项目	单位	年龄	参考区间	
			男	女
血清球蛋白（Glb）	g/L	28 天～ 6 个月	9 ～ 27	
		6 个月 ⁺～ 1 岁	10 ～ 30	
		1 ⁺～ 2 岁	12 ～ 32	
		2 ⁺～ 6 岁	15 ～ 34	
		6 ⁺～ 13 岁	18 ～ 38	
		13 ⁺～ 18 岁	19 ～ 40	
白蛋白 / 球蛋白比值（A/G）	—	28 天～ 6 个月	1.6 ～ 3.8	
		6 个月 ⁺～ 1 岁	1.4 ～ 3.9	
		1 ⁺～ 2 岁	1.3 ～ 3.5	
		2 ⁺～ 6 岁	1.2 ～ 3.0	
		6 ⁺～ 18 岁	1.2 ～ 2.5	
血清钾（K）	mmol/L	28 天～ 2 岁	4.2 ～ 5.9	
		2 ⁺～ 3 岁	3.9 ～ 5.4	
		3 ⁺～ 16 岁	3.7 ～ 5.2	
		16 ⁺～ 18 岁	3.5 ～ 4.9	
血清钠（Na）	mmol/L	28 天～ 6 个月	135 ～ 150	
		6 个月 ⁺～ 1 岁	134 ～ 143	
		1 ⁺～ 18 岁	135 ～ 145	
血清氯（Cl）	mmol/L	28 天～ 6 个月	100 ～ 116	
		6 个月 ⁺～ 18 岁	98 ～ 110	
血清尿素（Urea）	mmol/L	28 天～ 6 个月	0.8 ～ 5.3	
		6 个月 ⁺～ 1 岁	1.1 ～ 5.9	
		1 ⁺～ 2 岁	2.3 ～ 6.7	
		2 ⁺～ 18 岁	2.7 ～ 7.0	2.5 ～ 6.5
血清肌酐（Crea）	μmol/L	28 天～ 2 岁	13 ～ 33	
		2 ⁺～ 6 岁	19 ～ 44	
		6 ⁺～ 13 岁	27 ～ 66	
		13 ⁺～ 16 岁	37 ～ 93	33 ～ 75
		16 ⁺～ 18 岁	52 ～ 101	39 ～ 76
血清钙（Ca）	mmol/L	28 天～ 18 岁	2.1 ～ 2.8	

续表

项目	单位	年龄	参考区间	
			男	女
血清无机磷（IP）	mmol/L	28 天～ 6 个月	1.60 ～ 2.51	
		6 个月 ～ 1 岁	1.48 ～ 2.20	
		1⁺～ 2 岁	1.42 ～ 2.13	
		2⁺～ 6 岁	1.37 ～ 1.99	
		6⁺～ 12 岁	1.25 ～ 1.93	
		12⁺～ 15 岁	1.15 ～ 2.01	1.03 ～ 1.86
		15 ～ 18 岁	0.84 ～ 1.71	0.93 ～ 1.61

注：参考 2021 年 04 月 19 日中华人民共和国国家卫生健康委员会发布的儿童临床常用生化经验项目参考区间

附表 5　小儿尿液一般检测正常参考值

项目	正常值	项目	正常值
蛋白	阴性（定量 24 小时＜ 40mg）	酮体	阴性
糖	阴性	亚硝酸盐	阴性
比重	1.015 ～ 1.025	尿沉渣检查	
酸度（pH）	5 ～ 7	白细胞	＜ 5 个 / 高倍视野
潜血	阴性	红细胞＜ 3 个 / 高倍视野	＜ 3 个 / 高倍视野
尿胆原	1：20 以上稀释阴性	管型	无或偶见
尿胆素	阴性		

附表 6　小儿脑脊液检测正常参考值

项目	正常值		备注
	法定单位	旧制单位	
总量			
新生儿	5mL		
儿童	100 ～ 150mL		
压力			
新生儿	0.29 ～ 0.78kPa	30 ～ 80mmH$_2$O	
儿童	0.69 ～ 1.96kPa	70 ～ 200mmH$_2$O	

续表

项目	正常值		备注
	法定单位	旧制单位	
细胞数			红细胞计数：0×10^6/L
新生儿	$(0 \sim 34) \times 10^6$/L	$0 \sim 34$/mm^3	白细胞计数：儿童$(0 \sim 15) \times 10^6$/L；新生儿$(0 \sim 30) \times 10^6$/L
婴儿	$(0 \sim 20) \times 10^6$/L	$0 \sim 20$/mm^3	细胞分类：淋巴细胞：新生儿$5\% \sim 35\%$；单核细胞：新生儿$50\% \sim 90\%$；中性粒细胞：新生儿$< 8\%$
儿童	$(0 \sim 10) \times 10^6$/L	$0 \sim 10$/mm^3	
蛋白质总量			腰椎穿刺：$0.2 \sim 0.4$g/L
新生儿	$0.2 \sim 1.2$g/L	$20 \sim 120$mg/dL	脑室穿刺：$0.05 \sim 0.15$g/L（磺基水杨酸 – 硫酸钠比浊法）
儿童	$0.2 \sim 0.4$g/L	$20 \sim 40$mg/dL	
糖			腰椎穿刺：$2.5 \sim 4.4$mmol/L
婴儿	$3.9 \sim 5.0$mmol/L	$70 \sim 90$mg/dL	脑室穿刺：$3.0 \sim 4.4$mmol/L 儿童脑脊液葡萄糖：$2.8 \sim 4.5$mmol/L（$50 \sim 80$mg/dL）
儿童	$2.8 \sim 4.5$mmol/L	$50 \sim 80$mg/dL	
氯化物			
婴儿	$110 \sim 122$mmol/L	$650 \sim 720$mg/dL	
儿童	$117 \sim 127$mmol/L	$690 \sim 750$mg/dL	
比重	$1.005 \sim 1.009$		腰椎穿刺：$1.006 \sim 1.008$ 脑室穿刺；$1.002 \sim 1.004$

四、儿童预防接种免疫程序表

附表 7　国家免疫规划疫苗儿童免疫程续表（2021 年版）

可预防疾病	疫苗种类	接种途径	剂量	英文缩写	接种年龄														
---	---	---	---	---	出生时	1月	2月	3月	4月	5月	6月	8月	9月	18月	2岁	3岁	4岁	5岁	6岁
乙型病毒性肝炎	乙型肝炎病毒疫苗	肌内注射	10 或 20μg	HepB	1	2					3								
结核病	卡介苗	皮内注射	0.1mL	BCG	1														
脊髓灰质炎	脊灰灭活疫苗	肌内注射	0.5mL	IPV			1	2											
	脊灰减毒活疫苗	口服	1 粒或 2 滴	bOPV					3								4		
百日咳、白喉、破伤风	百白破疫苗	肌内注射	0.5mL	DTaP				1	2	3				4					
	白破疫苗	肌内注射	0.5mL	DT															5
麻疹、风疹、流行性腮腺炎	麻腮风疫苗	皮下注射	0.5mL	MMR								1		2					
流行性乙型脑炎	乙型脑炎减毒活疫苗	皮下注射	0.5mL	JE-L								1			2				
	乙型脑炎灭活疫苗	肌内注射	0.5mL	JE-I								1，2			3				4
流行性脑脊髓膜炎	A 群流脑多糖疫苗	皮下注射	0.5mL	MPSV-A							1		2						
	A 群 C 群流脑多糖疫苗	皮下注射	0.5mL	MPSV-AC												3			4
甲型病毒性肝炎	甲型肝炎减毒活疫苗	皮下注射	0.5 或 1.0mL	HepA-L										1					
	甲型肝炎灭活疫苗	肌内注射	0.5mL	HepA-I										1	2				

注：1. 主要指结核性脑膜炎、粟粒性肺结核等。2. 选择乙型脑炎减毒活疫苗接种时，采用两剂次接种程序。选择乙型脑炎灭活疫苗接种时，采用四剂次接种程序。乙型脑炎灭活疫苗第 1、2 剂同隔 7～10 天。3. 选择甲型肝炎减毒活疫苗接种时，采用一剂次接种程序。选择甲型肝炎灭活疫苗接种时，采用两剂次接种程序。

五、小儿推拿疗法

小儿推拿疗法历史悠久，明清时期已自成一体，是儿科常用外治法之一。由于小儿推拿无针药之苦，易为患儿接受；其安全可靠、疗效显著、无创伤，也易为被家长接受，因此在群众中有较好的应用基础。小儿推拿临床需根据疾病不同、证候特点不同，辨证用穴。小儿推拿手法虽与成人推拿有相似之处，但由于儿童年龄、生理病理特点、小儿疾病谱等不同，推拿在手法操作、次数、频率、穴位、适应证上与成人也有不同之处。小儿推拿手法应轻快柔和，切忌使用蛮力、暴力。

（一）常用手法

1. 推法　用拇指面（正、侧两面均可）或食指、中指面或掌根，在选定的穴（部）位上做直线推动，称为直推法；用双手拇指面在同一穴位起向两端分开推，称为分推法。用拇指螺纹在穴（部）位上做旋转移动，速度比运法快，用力比指揉法轻，这种推法称旋推法。操作要领为"轻而不浮，快而着实"。

2. 揉法　用拇指指端或食指指端或食指、中指、无名指指端紧紧附着于穴位上，带动皮肉筋脉作旋转回环活动，称为揉法。除用指端外，还可运用鱼际或掌根或掌心作揉法。本法轻柔缓和，刺激量小，适用于全身各部的穴位，是小儿推拿的主要手法。操作要领为"柔而均匀，不离皮肤"。

3. 捏脊法　用双手的中指、无名指和小指握成半拳状，食指半屈，拇指伸直对准食指前半段然后顶住患儿皮肤，拇指、食指前移，提拿皮肉，此为第一种捏脊法。或用双手拇指和食、中两指，指腹相向，三指对称用力捏拿肌肤，此为第二种捏脊法，一般小儿捏脊常用第二种捏脊法。自尾椎两旁双手交替向前，至大椎两旁（龟尾、大椎），为捏脊一遍，此法多用于小儿疳积，故又称"捏积"。

4. 推脊法　用食指、中指（并拢）自患儿大椎起循脊柱向下直推至腰椎处，称为推脊法，此法为泻法，适用于高热。

5. 摩法　用手掌面或食指、中指、无名指指面或掌面附着于一定部位或穴位，以腕关节连同前臂作顺时针或逆时针方向带动掌或指作有节律的环形摩动，摩法要求轻柔不浮，重而不滞。在用摩法的基础上配以药膏，称为摩膏。

6. 拿法　用拇指和食指、中两指指端或拇指指端与其余四指指端相对用力，提拿一定的部位和穴位，进行一松一紧的拿捏，称为拿法。操作要领为"刚中有柔，刚柔相济"。

（二）常用穴位

小儿推拿的常用穴位见附表8。

附表 8　小儿推拿常用穴位表

穴名	位置	手法	次数	频率	作用	适应证
天门	两眉中点（印堂）直上至前发际（神庭）呈一直线	直推法：用两拇指侧面自印堂推至神庭，两手交替直推24次，称为"开天门"	24～72次	150～200次/分	祛风散寒，醒脑明目，镇惊安神	外感发热，头痛，感冒，精神萎靡，惊惕不安，眼疾
坎宫	自眉头至眉梢一横线上源，左右两穴	直推法：用两拇指指腹从印堂沿着眉头向眉梢分推24次，称为"推坎宫"	24～72次	150～200次/分	祛风散寒，醒脑明目，止头痛	外感发热，惊风，头痛，目赤肿痛
太阳	眉梢与眼外角中间，向后约一寸凹陷处	直推法：用两拇指桡侧分别在左右太阳穴处向后直推24次左右。按揉法：用左手或右手的中指端按揉太阳穴，向耳的方向揉转。揉中加按，揉4按2，共24次左右	24～72次	150～200次/分	祛风散寒，醒脑明目，发汗解表，止汗	外感发热，头痛，目赤肿痛，汗证，热厥
耳后高骨	耳后入发际处，乳突后缘下凹陷中	按揉法：用拇指或中指指端按揉，揉2按2，共24次左右	24～72次	150～200次/分	疏风解表，止咳化痰，安神除烦	咳嗽，头痛，惊风，烦躁不安
总筋	手腕掌侧横纹中央	按揉法：用拇指指端按揉，称为按揉总经法24次左右。	24～72次	150～200次/分	清心经热，散结止惊，调气机	惊风，抽搐，夜啼，口舌生疮，潮热牙痛等
阴阳	位于手腕掌纹两旁，小指侧称为阴，相当于阴池，"阴池"，拇指侧称为阳，又名于阳，相当于"阳池"，相当于太渊	分推法：用两手拇指从总筋处向左右两侧分推20～30次，又名"分阴阳"	20～30次	150～200次/分	调和阴阳	寒热往来，腹胀，吐泻，食积，痢疾，烦躁不安
脾经	拇指末节螺纹面；或拇指桡侧缘，从拇指尖至指根呈一直线	推法：拇指桡侧缘从指尖向指根方向直推为补脾经；反之清脾经	100～300次	100～150次/分	补脾经：健脾胃，补气血；清脾经：清热利湿，化痰止吐	补脾经：脾胃虚弱，气血不足所致食欲不振，肌肉消瘦，消化不良等。清脾经：湿热熏蒸之皮肤发黄，恶心呕吐，腹泻痢等

穴名	位置	手法	次数	频率	作用	适应证
大肠经	食指桡侧缘,自食指尖至虎口呈一直线	推法:从食指尖直推向虎口为补大肠;反之为清大肠	100~300次	100~150次/分	补大肠:涩肠固脱,温中止泻;清大肠:清利肠府,除湿热,导积滞	补大肠:虚寒之腹泻、脱肛等症;清大肠:湿热、积食滞留肠道之身热、腹痛、大便秘结等
胃经	拇指掌面近掌端第1节;或大鱼际桡侧赤白肉际处	推法:自拇指根向掌根方向直推为补胃经;反之为清胃经	100~300次	100~150次/分	清胃经:清中焦湿热、和胃降逆;补胃经:健脾胃、助运化	补胃经:脾胃虚弱之纳呆腹胀等症;清胃经:脾胃湿热或胃气不和之呕恶、脘腹胀满、发热频渴、便秘纳呆等
肾经	小指末节螺纹面	推法:自指根向指尖方向直推为补肾经;反之为清肾经	100~300次	100~150次/分	补肾经:补肾益脑、温养下元;清肾经:清利下焦湿热	补肾经:先天不足之久病体虚、肾虚之久泻、多尿、遗尿;清肾经:膀胱蕴热之小便赤涩
四横纹	掌面食、中、无名、小指第1指间关节横纹处	掐法或推法 掐法拇指甲掐揉穴位;推法四指并拢,从食指横纹推向小指横纹	掐各5次;推100~300次	100~150次/分	掐法:退热除烦、散瘀结;推法:调中行气、和气血,消胀满	疳积、腹痛、消化不良等症。刺四横纹治疗疳积
板门	手掌大鱼际平面	推法或揉法	100~300次	100~150次/分	健脾和胃、消食化滞,止泻、止呕	乳食停积、食欲不振或嗳气、腹泻、呕吐
小天心	在内劳宫与总筋之间正中处	按揉法:用拇指端或中指指端按揉小天心	20~30次	100~150次/分	镇惊安神、清热除烦	惊风、抽搐、烦躁不安、夜啼、虚热内热
内八卦	以手掌心为圆心,从圆心至中指根横纹约2/3处为半径做圆周	运法:顺时针方向运,称为运内八卦	100~300次	100~150次/分	宽胸利膈、理气化痰,行滞消食	咳嗽痰喘、胸闷纳呆、乳食内伤、腹胀呕吐
一窝风	手背腕横纹正中凹陷处	按揉法:用中指指端按揉,称为按揉一窝风	100~150次	100~150次/分	祛风散寒、温中行气、止疼痛、利关节	外感无汗、腹痛、关节痹痛、盛痒

续表

穴名	位置	手法	次数	频率	作用	适应证
天河水	前臂掌侧正中，腕横纹中点与肘横纹中点连线	推法：食中二指并拢，自腕横纹中点推向肘。点推向肘横纹中点为为清天河水	100～300次	80～100次/分	本穴性微寒，清热解表，泻火除烦	实热、高热等热性病证。感冒发热，五心烦热，口燥咽干，唇舌生疮，夜啼
三关	前臂桡侧边缘，腕横纹与肘横纹连线	推法：用拇指桡侧面或食中指并拢自腕部推向肘	100～300次	80～100次/分	本穴性温热，补气行气，温阳散寒，发汗解表	一切虚寒病证。气血虚弱，命门火衰，或四肢厥冷、食欲不振，吐泻
六腑	前臂尺侧边缘，腕横纹与肘横纹连线	推法：用拇指桡侧面或食中指并拢自肘推向腕	100～300次	80～100次/分	本穴性寒凉，清热，凉血，解毒	温病营血证，脏腑郁热积滞之壮热烦渴，腮腺炎等实热
二扇门	掌背中指掌指关节两侧凹陷处	掐法：拇指，食指甲掐后加揉，称为掐二扇门。按揉法：拇指偏峰按揉，或用食、中二指指端按揉，称为按揉二扇门	50～100次	100～150次/分	发汗，退热，镇惊止搐	急惊抽搐，口眼㖞斜，身热无汗
二马	手背无名指及小指掌指关节后凹陷处	按揉法：用拇指指端按揉，称为按揉二马	100～150次	100～150次/分	滋阴补肾，利尿通淋	虚热咳喘，小便赤涩淋沥，腹痛，睡时磨牙
天突	胸骨切迹上缘凹陷中	按揉：用中指指端按揉	20～50次	100～150次/分	化痰平喘，顺气止呕	痰壅气急，咳喘胸闷，恶心呕吐
膻中	胸骨中线。两乳头连线中点处	推胸法：用拇指或中指指端按揉膻中；揉后再用两手中指从膻中左右分推，称分推膻中；继用食指，中指，无名指由胸骨切迹往下推，名直推膻中；接着食指，中指分开由锁骨下一助间起按压每个助间，名按压助间，以上推法称为"推胸法"	按揉100～150次 分推100～300次 直推100～300次 按压3～5次	100～150次/分 100～150次/分 100～150次/分 100～150次/分	宽胸理气，止咳化痰，降逆止呕	胸闷，吐逆，咳喘，痰鸣
腹	腹部	摩法：掌心贴于脐，大小鱼际和掌根贴于脐周，做顺时针或逆时针环形摩动	3～5分钟	100次/分	健脾和胃，理气消积	小儿腹泻，呕吐、恶心、厌食、胀腹痛，食积等

穴名	位置	手法	次数	频率	作用	适应证
中脘	上腹部，前正中线上，当脐中上4寸	揉法：用指端或掌根揉	100~300次	200~300次/分	健脾和胃，消食和中	胃痛，胃胀，呕吐，消化不良
天枢	平肚脐，前正中线旁开2寸，左右各一	按法、揉法：用食指、无名指同时按揉	100~300次	200~300次/分	通调大肠，理气消滞	腹痛、腹泻、恶心、呕吐、食积、腹胀、便秘
肚角	脐下2寸，旁开2寸	拿肚角：用双手拇指、食指、中指做拿法，称拿肚角	3~5次		止痛，止泻	腹痛，腹泻
箕门	大腿内侧，膝盖上缘至腹股沟呈一直线	直推法：用食、中指自膝盖上缘至腹股沟作直线推法，称推箕门	100~300次	200~300次	利尿通淋	小便短赤，尿闭，水泻
足三里	小腿前外侧，外膝眼下3寸，距胫骨前缘一横指	揉法：用拇指端揉	50~100次	200~300次/分	健脾和胃，调中理气，导滞通络	腹痛、腹泻、便秘、下肢冷痹、高血压
丰隆	小腿外侧，外踝尖上8寸，条口外，胫骨前缘2横指	按揉法：拇指或中指端按揉，称按揉丰隆	50~100次	100~200次/分	化痰止咳，平喘	咳嗽，痰鸣，气喘
三阴交	内踝尖上3寸，胫骨内侧缘后方	按揉法：用拇指或食、中指端按揉，称按揉三阴交	50~100次	100~200次/分	通脉活络，清利湿热，补脾助运	遗尿，癃闭，小便频数涩痛不利，下肢痹痛、惊风、消化不良
涌泉	足掌心前1/3与后2/3交界处"人"字凹陷中	按揉法：按揉涌泉	50~100次	100~200次/分	清热除烦，止吐止泻	发热，呕吐，腹泻，五心烦热
脊	大椎至长强呈一直线	推脊用推法：食中二指并拢自上而下直推。捏脊用捏法，自下而上	推法100~300次，捏脊3~5遍		捏脊：调阴阳，理气血，和脏腑，通经络，培元气 推脊：清热	捏脊：先后天不足慢性病证；小儿疳积、腹泻等 推脊：小儿感冒、发热

续表

穴名	位置	手法	次数	频率	作用	适应证
肺俞	第三胸椎棘突下旁开1.5寸	推背法：用拇指或中指面按揉，称按揉肺俞；两拇指分别自肩胛骨内缘从上向下呈"介"字形推，称推肺俞；用盐分别自肩胛骨内缘从上向下擦之，以皮肤发红为度，称为盐擦"八"字	按揉20～30次，推介字50～100次	100～200次/分	宣肺止咳，化痰退热	咳喘，痰鸣，胸闷，胸痛，发热
七节骨	第4腰椎至尾椎骨端（长强）呈一直线	推法：拇指桡侧面或食中二指并拢自下向上为推上七节骨；反之为推下七节骨	100～300次	100～200次/分	推上七节骨：温阳止泻 推下七节骨：泻热通便	推上七节骨：虚寒之腹泻，久痢等 推下七节骨：肠热之便秘或痢疾等
龟尾	尾椎骨端	拇指端，偏峰或中指端按揉，称为按揉龟尾	100～300次	100次/分	止泻，固脱，通便	泄泻，便秘，脱肛，遗尿

六、方剂名录

二画

二至丸（《证治准绳》）：墨旱莲　女贞子

二陈汤（《太平惠民和剂局方》）：半夏　橘红　茯苓　炙甘草

二妙丸（《丹溪心法》）：苍术　黄柏

十全大补汤（《太平惠民和剂局方》）：人参　茯苓　白术　甘草　川芎　当归　白芍　地黄　黄芪　肉桂　生姜　大枣

丁氏清络饮（《丁甘仁医案》）：白薇　石斛　赤芍　忍冬藤　生地黄　地骨皮　牡丹皮　青蒿　桑枝　地龙　威灵仙　丝瓜络　羚羊角

七味白术散（《小儿药证直诀》）：藿香　木香　葛根　人参　白术　茯苓　甘草

人参五味子汤（《幼幼集成》）：人参　白术　茯苓　五味子　麦冬　炙甘草　生姜　大枣

人参乌梅汤（《温病条辨》）：人参　莲子　炙甘草　乌梅　木瓜　山药

八正散（《太平惠民和剂局方》）：木通　萹蓄　车前子　瞿麦　滑石　甘草　大黄　栀子　灯心草

八珍汤（《正体类要》）：当归　川芎　熟地黄　白芍　人参　白术　茯苓　甘草　生姜　大枣

三画

三子养亲汤（《韩氏医通》）：紫苏子　白芥子　莱菔子

三仁汤（《温病条辨》）：杏仁　薏苡仁　豆蔻　滑石　通草　竹叶　厚朴　半夏

三甲复脉汤（《温病条辨》）：炙甘草　干地黄　生白芍　麦冬　阿胶　麻仁　生牡蛎　生鳖甲　生龟甲

三拗汤（《太平惠民和剂局方》）：麻黄　杏仁　甘草

三黄二香散（《温病条辨》）：黄连　黄柏　生大黄　乳香　没药

大山楂丸（验方）：六神曲　山楂　麦芽

大补阴丸（《丹溪心法》）：熟地黄　龟甲　知母　黄柏　猪脊髓

大青龙汤（《伤寒论》）：麻黄　桂枝　杏仁　炙甘草　石膏　生姜　大枣

大定风珠（《温病条辨》）：白芍　阿胶　龟甲　地黄　火麻仁　五味子　牡蛎　麦冬　炙甘草　鳖甲　鸡子黄

大承气汤（《伤寒论》）：大黄　芒硝　厚朴　枳实

大秦艽汤（《素问病机气宜保命集》）：秦艽　甘草　川芎　当归　白芍　细辛　羌活　防风　黄芩　石膏　白芷　白术　生地黄　熟地黄　茯苓　独活

大柴胡汤（《伤寒论》）：柴胡　大黄　枳实　黄芩　半夏　白芍　大枣　生姜

小儿化毒散（《中国药典》）：牛黄　珍珠　雄黄　大黄　黄连　甘草　天花粉　川贝母　赤芍　乳香　没药　冰片

小青龙汤（《伤寒论》）：麻黄　白芍　细辛　干姜　甘草　桂枝　五味子　半夏

小建中汤（《伤寒论》）：桂枝　白芍　甘草　生姜　大枣　饴糖

小承气汤（《伤寒论》）：大黄　厚朴　枳实

小蓟饮子（《重订严氏济生方》）：生地黄　小蓟　滑石　木通　蒲黄　藕节　淡竹叶　当归　栀子　炙甘草

己椒苈黄丸（《金匮要略》）：防己　椒目　葶苈子　大黄

四画

木香槟榔丸（《医方集解》）：木香　槟榔　青皮　陈皮　枳壳　莪术　黄连　三棱　大黄　黄柏　香附　玄明粉　黑丑

不换金正气散（《太平惠民和剂局方》）：苍术　厚朴　陈皮　甘草　藿香

五仁丸（《世医得效方》）：杏仁　桃仁　柏子仁　松子仁　郁李仁　陈皮

五皮饮（《三因极一病证方论》）：桑白皮　生姜皮　陈皮　大腹皮　茯苓皮

五苓散（《伤寒论》）：白术　桂枝　猪苓　泽泻　茯苓

五虎汤（《医宗金鉴》）：麻黄　杏仁　石膏　甘草　细茶　生姜

五味消毒饮（《医宗金鉴》）：野菊花　金银花　蒲公英　紫花地丁　紫背天葵

五福化毒丸（《中国药典》）：水牛角浓缩粉　连翘　青黛　黄连　牛蒡子　玄参

止痉散（验方）：全蝎　蜈蚣　天麻　僵蚕

少腹逐瘀汤（《医林改错》）：肉桂　炒干姜　小茴香　蒲黄　五灵脂　赤芍　当归　川芎　延胡索　没药

牛黄夺命散（《幼幼集成》）：白牵牛　黑牵牛　大黄　槟榔

牛黄清心丸（《痘疹世医心法》）：牛黄　黄芩　栀子　黄连　郁金　朱砂

化斑汤（《温病条辨》）：石膏　知母　生甘草　玄参　犀角（用代用品）　白粳米

化斑解毒汤（《外科正宗》）：石膏　玄参　知母　连翘　牛蒡子　黄连　升麻　人中黄　淡竹叶　甘草

丹栀逍遥散（《太平惠民和剂局方》）：当归　白芍　白术　柴胡　茯苓　甘草　煨姜　薄荷　牡丹皮　栀子

匀气散（《医宗金鉴》）：陈皮　桔梗　炮姜　砂仁　木香　炙甘草　红枣

乌药散（《小儿药证直诀》）：乌药　白芍　香附　高良姜

乌梅丸（《伤寒论》）：乌梅　黄连　黄柏　人参　当归　附子　桂枝　蜀椒　干姜　细辛

六一散（《伤寒标本》）：滑石　生甘草

六君子汤（《医方考》）：人参　白术　茯苓　甘草　陈皮　半夏

六味地黄丸（《小儿药证直诀》）：熟地黄　山萸肉　山药　茯苓　牡丹皮　泽泻

六神丸（验方）：麝香　牛黄　冰片　珍珠　蟾酥　雄黄　百草霜

六磨汤（《世医得效方》）：槟榔　沉香　木香　乌药　大黄　枳壳

双合汤（《杂病源流犀烛》）：桃仁　红花　当归　川芎　熟地黄　白芍　陈皮　半夏　白芥子　茯苓　竹沥　甘草　姜汁

五画

玉女煎（《景岳全书》）：石膏　熟地黄　麦冬　知母　牛膝

玉枢丹（《百一选方》）：山慈菇　千金子霜　大戟　麝香　雄黄　朱砂　五倍子

玉屏风散（《丹溪心法》）：防风　黄芪　白术

玉真散（《外科正宗》）：防风　天南星　白芷　天麻　羌活　白附子

甘麦大枣汤（《金匮要略》）：甘草　小麦　大枣

甘露消毒丹（《温热经纬》）：滑石　茵陈　石菖蒲　黄芩　川贝母　连翘　藿香　射干　木通　豆蔻　薄荷

左归丸（《景岳全书》）：熟地黄　山药　枸杞子　山茱萸　川牛膝　鹿角胶　龟甲胶　菟丝子

右归丸（《景岳全书》）：熟地黄　山药　山茱萸　枸杞子　菟丝子　鹿角胶　杜仲　肉桂　当归　附子

石斛夜光丸（《原机启微》）：天冬　人参　茯苓　麦冬　熟地黄　地黄　菟丝子　菊花　草决明　杏仁　干山药　枸杞子　牛膝　五味子　白蒺藜　石斛　肉苁蓉　川芎　枳壳　青葙子　防风　川黄连　犀牛角（今用水牛角代）　炙甘草

龙胆泻肝汤（《兰室秘藏》）：龙胆草　泽泻　木通　车前子　当归　柴胡　甘草　生地黄

归脾汤（《校注妇人良方》）：白术　黄芪　龙眼肉　茯苓　酸枣仁　人参　当归　木香　远志　炙甘草　生姜　大枣

四君子汤（《太平惠民和剂局方》）：人参　白术　甘草　茯苓

四妙丸（《成方便读》）：苍术　黄柏　牛膝　薏苡仁

四妙散（《丹溪心法》）：威灵仙　羊角灰　白芥子　苍耳

四物汤（《太平惠民和剂局方》）：当归　川芎　白芍　熟地黄

四神丸（《证治准绳》）：补骨脂　肉豆蔻　吴茱萸　五味子　生姜　大枣

生脉散（《内外伤辨惑论》）：麦冬　五味子　人参

失笑散（《太平惠民和剂局方》）：五灵脂　蒲黄

白头翁汤（《伤寒论》）：白头翁　秦皮　黄连　黄柏

白虎加人参汤（《伤寒论》）：人参　石膏　知母　粳米　甘草

白虎汤（《伤寒论》）：生石膏　知母　栀子　粳米

白金丸（《医方考》）：白矾　郁金

瓜蒌薤白半夏汤（《金匮要略》）：瓜蒌　薤白　半夏　白酒

六画

托里透脓汤（《医宗金鉴》）：人参　白术　穿山甲　白芷　升麻　甘草节　当归　生黄芪　皂角刺　青皮

芍药甘草汤（《伤寒论》）：芍药　甘草

至宝丹（《太平惠民和剂局方》）：朱砂　麝香　犀角（今用水牛角代）　冰片　牛黄　琥珀　雄黄　玳瑁　安息香　金箔　银箔

当归四逆汤（《伤寒论》）：桂枝　细辛　白芍药　当归　炙甘草　通草　大枣

回阳救急汤（《伤寒六书》）：熟附子　干姜　肉桂　人参　白术　茯苓　陈皮　炙甘草　五味子　制半夏　麝香

竹叶石膏汤（《伤寒论》）：人参　麦冬　石膏　竹叶　甘草　半夏　粳米

华盖散（《太平惠民和剂局方》）：麻黄　杏仁　甘草　桑白皮　紫苏子　赤茯苓　陈皮

血府逐瘀汤（《医林改错》）：当归　生地黄　牛膝　红花　桃仁　柴胡　枳壳　赤芍　川芎　桔梗　甘草

交泰丸（《韩氏医通》）：川连　桂心

安宫牛黄丸（《温病条辨》）：牛黄　郁金　犀角（今用水牛角代）　黄连　栀子　朱砂　雄黄　冰片　麝香　珍珠　黄芩

羊肝丸（《眼科秘书》）：羊肝　甘菊　木贼　草决明　蕤仁　蒙花　花椒　防风　蝉蜕

冰硼散（验方）：煅硼砂　冰片

防己黄芪汤（《金匮要略》）：防己　黄芪　白术　生姜　大枣　甘草

异功散（《小儿药证直诀》）：人参　白术　茯苓　甘草　陈皮

导赤散（《小儿药证直诀》）：生地黄　木通　竹叶　甘草

七画

远志丸（《圣济总录》）：远志　麦门冬　人参　熟干地黄　地榆　甘草

苍耳子散（《济生方》）：辛夷　苍耳子　白芷　薄荷

苏合香丸（《太平惠民和剂局方》）：朱砂　青木香　苏合香油　诃子肉　荜茇　沉香　香附　麝香　犀角（今用水牛角代）　檀香　丁香　冰片　白术　安息香　熏陆香

杏苏散（《温病条辨》）：紫苏叶　半夏　茯苓　前胡　桔梗　杏仁　陈皮

杞菊地黄丸（《医级》）：熟地黄　山茱萸　茯苓　山药　牡丹皮　泽泻　枸杞子　菊花

连翘败毒散（《伤寒全生集》）：防风　连翘　柴胡　川芎　桔梗　薄荷　羌活　栀子　玄参　升麻　当归　黄芩　芍药　牛蒡子　红花

沙参麦冬汤（《温病条辨》）：沙参　玉竹　冬桑叶　麦冬　生扁豆　花粉　生甘草

良附丸（《良方集腋》）：高良姜　香附

补天大造丸（《医学心悟》）：人参　白术　当归　酸枣仁　炙黄芪　远志　白芍　山药　茯苓　枸杞子　紫河车　龟甲　鹿角　大熟地

补中益气汤（《脾胃论》）：黄芪　人参　白术　甘草　当归　陈皮　升麻　柴胡　生姜　大枣

补阳还五汤（《医林改错》）：黄芪　当归　赤芍　地龙　川芎　红花　桃仁

补肾地黄丸（《医宗金鉴》）：熟地黄　泽泻　牡丹皮　山萸肉　牛膝　山药　鹿茸　茯苓

附子泻心汤（《伤寒论》）：附子　大黄　黄芩　黄连

附子理中丸（《太平惠民和剂局方》）：附子　人参　炮姜　炙甘草　白术

附子理中汤（《三因极一病证方论》）：人参　白术　干姜　（炮）附子　炙甘草

驱蛔承气汤（《新急腹症学》）：大黄　玄明粉　槟榔　川楝子　乌梅　木香　苦参　川椒

八画

青蒿鳖甲汤（《温病条辨》）：青蒿　鳖甲　知母　生地黄　牡丹皮

苓桂术甘汤（《金匮要略》）：茯苓　桂枝　白术　甘草

虎潜丸（《丹溪心法》）：黄柏　龟甲　知母　白芍　锁阳　虎骨（用代用品）　生地　干姜　陈皮

固真汤（《证治准绳》）：人参　白术　茯苓　炙甘草　黄芪　附子　肉桂　山药

知柏地黄丸（《医宗金鉴》）：熟地黄　山萸肉　山药　茯苓　牡丹皮　泽泻　知母　黄柏

使君子散（《证治准绳》）：炒使君子　芜荑　苦楝子　甘草

金水六君煎（《景岳全书》）：熟地黄　当归　茯苓　陈皮　法半夏　炙甘草　射干　莱菔子

金沸草散（《南阳活人书》）：金沸草　前胡　荆芥　细辛　姜半夏　茯苓　炙甘草　生姜　大枣

金匮肾气丸（《金匮要略》）：干地黄　山茱萸　山药　泽泻　茯苓　牡丹皮　桂枝　附子

肥儿丸（《医宗宝鉴》）：麦芽　胡黄连　人参　白术　茯苓　黄连　使君子　神曲　炒山楂　芦荟　炙甘草

炙甘草汤（《伤寒论》）：炙甘草　人参　干地黄　桂枝　阿胶　麦冬　麻仁　生姜　大枣

定喘汤（《摄生众妙方》）：白果　麻黄　半夏　款冬花　桑白皮　紫苏子　黄芩　甘草　杏仁

定痫丸（《医学心悟》）：天麻　川贝母　半夏　茯苓　茯神　胆南星　石菖蒲　全蝎　僵蚕　琥珀　陈皮　远志　丹参　麦冬　辰砂

实脾饮（《济生方》）：白术　茯苓　大腹皮　木瓜　厚朴　木香　草果仁　附子　干姜　甘草　生姜　大枣

河车八味丸（《幼幼集成》）：紫河车　熟地黄　枣皮　牡丹皮　泽泻　鹿茸　茯苓　山药　川熟附　桂枝　五味子　麦冬

河车大造丸（《景岳全书》）：紫河车　熟地黄　龟甲　天冬　麦冬　山药　牛膝　杜仲　黄柏　砂仁　茯苓

泻心导赤散（《医宗金鉴》）：木通　生地黄　黄连　生甘草　灯心草

泻白散（《小儿要证直诀》）：桑白皮　地骨皮　生甘草　粳米

泻青丸（《小儿药证直诀》）：当归　冰片　川芎　栀子　大黄　羌活　防风　竹叶

泻黄散（《小儿药证直诀》）：藿香叶　栀子仁　石膏　防风　甘草

参术汤（《证治准绳》）：人参　白术　黄芪　茯苓　陈皮　炙甘草

参附龙牡救逆汤（验方）：人参　附子　龙骨　牡蛎　白芍　炙甘草

参附汤（《校注妇人良方》）：人参　附子　生姜　大枣

参苓白术散（《太平惠民和剂局方》）：白扁豆　白术　茯苓　甘草　桔梗　莲子　人参　砂仁　山药　薏苡仁

参蛤散（《普济方》）：人参　蛤蚧

九画

荆防败毒散（《摄生众妙方》）：荆芥　防风　羌活　独活　川芎　柴胡　前胡　桔梗　枳壳　茯苓　甘草

茜根散（《证治准绳》）：茜根　地榆　生地黄　栀子　黄芩　黄连　犀角（今用水牛角代）　当归

茵陈理中汤（《张氏医通》）：茵陈　干姜　党参　白术　甘草

茵陈蒿汤（《伤寒论》）：茵陈　栀子　大黄

厚朴温中汤（《内外伤辨惑论》）：厚朴　陈皮　炙甘草　茯苓　草豆蔻仁　木香　干姜

指迷茯苓丸（《丹溪心法》）：茯苓　枳壳　半夏　风化硝　生姜

胃苓汤（《丹溪心法》）：猪苓　泽泻　白术　茯苓　桂枝　苍术　厚朴　陈皮　甘草

钩藤汤（《诚书》）：橘红　钩藤　胆南星　天麻　僵蚕　人参　远志　石菖蒲　犀角（用代用品）

香苏散（《太平惠民和剂局方》）：香附　苏叶　甘草　陈皮

香砂六君子汤（《时方歌括》）：木香　砂仁　陈皮　半夏　党参　白术　茯苓　甘草

香砂平胃散（《医宗金鉴》）：香附　苍术　陈皮　厚朴　砂仁　山楂　神曲　麦芽　白芍　枳壳　甘草

保和丸（《丹溪心法》）：山楂　六神曲　半夏　茯苓　陈皮　连翘　莱菔子

追虫丸（《普济方》）：雷丸　白芜荑　槟榔　使君子　白术　黑牵牛　大黄　当归

独参汤（《十药神书》）：人参　大枣

独活寄生汤（《备急千金要方》）：独活　桑寄生　杜仲　牛膝　细辛　秦艽　茯苓　肉桂心　防风　川芎　人参　甘草　当归　白芍　干地黄

宣毒发表汤（《医宗金鉴》）：升麻　葛根　枳壳　防风　荆芥　薄荷　木通　连翘　牛蒡子　竹叶　生甘草　前胡　桔梗　杏仁

宣痹汤（《温病条辨》）：防己　杏仁　滑石　连翘　栀子　薏苡仁　半夏　晚蚕沙　赤小豆皮

养胃增液汤（《经验方》）：沙参　玉竹　石斛　乌梅　白芍　甘草

养脏散（《医宗金鉴》）：当归　沉香　木香　肉桂　川芎　丁香

济生肾气丸（《济生方》）：附子　白茯苓　山茱萸　山药　车前子　牡丹皮　官桂

川牛膝　熟地黄　泽泻

珠黄散（《绛囊撮要》）：犀牛黄　冰片　珍珠　煅石膏

都气丸（《医宗己任编》）：熟地黄　山萸肉　山药　茯苓　牡丹皮　泽泻　五味子

真武汤（《伤寒论》）：茯苓　芍药　白术　生姜　附子

桂枝甘草龙骨牡蛎汤（《伤寒论》）：桂枝　甘草　龙骨　牡蛎

桂枝加龙骨牡蛎汤（《金匮要略》）：桂枝　龙骨　牡蛎　芍药　生姜　大枣　甘草

桃仁汤（《备急千金要方》）：桃仁　大黄　甘草　硝石　蒲黄　大枣

桃红四物汤（《医宗金鉴》）：当归　川芎　桃仁　红花　白芍　地黄

逐寒荡惊汤（《福幼编》）：胡椒　炮姜　肉桂　丁香　灶心土

柴胡六君子汤（《扶寿精方》）：柴胡　黄芩　半夏　茯苓　甘草　人参　白术　陈皮　枳壳（炒）

柴胡葛根汤（《外科正宗》）：柴胡　天花粉　葛根　黄芩　桔梗　连翘　牛蒡子　石膏　甘草　升麻

柴胡疏肝散（《景岳全书》）：陈皮　柴胡　枳壳　白芍　炙甘草　香附　川芎

逍遥丸（《太平惠民和剂局方》）：柴胡　白术　白芍　当归　茯苓　炙甘草　薄荷　煨姜

透疹凉解汤（《中医儿科学》）：桑叶　甘菊　薄荷　连翘　牛蒡子　赤芍　蝉衣　紫花地丁　黄连　藏红花

健脾丸（《医方集解》）：人参　白术　麦芽　山楂　神曲　陈皮　枳实

射干麻黄汤（《金匮要略》）：射干　麻黄　生姜　细辛　紫菀　款冬花　大枣　半夏　五味子

益胃汤（《温病条辨》）：沙参　麦冬　冰糖　细生地　玉竹

益脾镇惊散（《医宗金鉴》）：人参　白术　陈皮　茯苓　朱砂　钩藤

消乳丸（《证治准绳》）：香附　神曲　麦芽　陈皮　砂仁　炙甘草

消积丸（《小儿药证直诀》）：丁香　缩砂仁　乌梅肉　巴豆

润肠丸（《仁斋直指方》）：杏仁　枳壳　麻仁　阿胶　防风

资生健脾丸（《缪仲淳方》）：白术　薏苡仁　人参　桔梗　山楂　神曲　山药　麦芽　枳实　茯苓　黄连　豆蔻　泽泻　枳壳　藿香　炙甘草　莲肉　扁豆

凉营清气汤（《喉痧证治概要》）：犀角尖（今用水牛角代）　鲜石斛　生石膏　鲜生地黄　薄荷叶　生甘草　黄连　栀子　牡丹皮　赤芍　玄参　连翘　竹叶　白茅根　芦根　金汁

凉膈散（《太平惠民和剂局方》）：大黄　朴硝　甘草　栀子　黄芩　薄荷　连翘　竹叶　白蜜

涤痰汤（《奇效良方》）：茯苓　人参　甘草　橘红　胆南星　半夏　竹茹　枳实　菖蒲

通窍活血汤（《医林改错》）：赤芍　川芎　桃仁　红花　红枣　鲜姜　麝香　老葱

桑杏汤（《温病条辨》）：桑叶　杏仁　沙参　贝母　豆豉　栀子皮　梨皮

桑菊饮（《温病条辨》）：桑叶　菊花　杏仁　连翘　薄荷　桔梗　芦根　甘草

桑螵蛸散（《本草衍义》）：桑螵蛸　远志　菖蒲　龙骨　党参　茯神　当归　龟甲

十一画

理中丸（《伤寒论》）：人参　干姜　白术　甘草

黄芪汤（《太平惠民和剂局方》）：绵黄芪　陈皮　大麻仁　白蜜

黄芪建中汤（《金匮要略》）：黄芪　白芍　炙甘草　桂枝　生姜　大枣　饴糖

黄连温胆汤（《备急千金要方》）：半夏　陈皮　茯苓　甘草　枳实　竹茹　黄连　大枣

黄连解毒汤（《肘后备急方》）：黄连　黄柏　黄芩　栀子

菟丝子散（《医宗必读》）：菟丝子　鸡内金　肉苁蓉　牡蛎　附子　五味子

银翘散（《温病条辨》）：金银花　连翘　桔梗　薄荷　牛蒡子　竹叶　荆芥穗　豆豉　鲜芦根　甘草

麻子仁丸（《伤寒论》）：麻子仁　枳实　厚朴　大黄　杏仁　芍药

麻杏石甘汤（《伤寒论》）：麻黄　杏仁　甘草　石膏

麻黄汤（《伤寒论》）：麻黄　桂枝　杏仁　甘草

麻黄连翘赤小豆汤（《伤寒论》）：麻黄　连翘　赤小豆　杏仁　生梓白皮　生姜　大枣　炙甘草

麻黄附子细辛汤（《伤寒论》）：麻黄　附子　细辛

羚角钩藤汤（《重订通俗伤寒论》）：羚羊角（使用代用品）　钩藤　霜桑叶　菊花　白芍　竹茹　茯神　生地黄　贝母　甘草

清心牛黄丸（《医学纲目》）：胆南星　牛黄　黄连　归身　甘草　辰砂

清肝化痰丸（《医门补要》）：生地黄　牡丹皮　海藻　贝母　昆布　柴胡　夏枯草　僵蚕　当归　连翘　栀子

清金化痰汤（《医学统旨》）：黄芩　栀子　知母　桑白皮　瓜蒌仁　贝母　麦冬　橘红　茯苓　桔梗　甘草

清胃解毒汤（《痘疹传心录》）：当归　黄连　生地黄　天花粉　连翘　升麻　牡丹皮　赤芍药

清咽下痰汤（验方）：玄参　牛蒡子　桔梗　瓜蒌　射干　荆芥　马兜铃　贝母　甘草

清热泻脾散（《医宗金鉴》）：栀子　生石膏　黄连　黄芩　生地黄　赤苓　灯心草

清解透表方（验方）：西河柳　蝉蜕　葛根　升麻　紫草根　桑叶　菊花　牛蒡子　金银花　连翘　甘草

清瘟败毒饮（《疫疹一得》）：生石膏　生地黄　犀角（今用水牛角代）　黄连　栀子　桔梗　黄芩　知母　赤芍　玄参　连翘　牡丹皮　鲜竹叶　甘草

清燥救肺汤（《医门法律》）：桑叶　石膏　甘草　胡麻仁　阿胶　枇杷叶　人参　麦冬　杏仁

十二画

琥珀抱龙丸（《活幼心书》）：琥珀　天竺黄　檀香　人参　茯苓　甘草　枳壳　枳实　朱砂　山药　天南星　金箔

越婢加术汤（《金匮要略》）：麻黄　石膏　甘草　大枣　生姜　白术

越鞠丸（《丹溪心法》）：苍术　川芎　神曲　香附　栀子

葛根黄芩黄连汤（《伤寒论》）：葛根　黄芩　黄连　甘草

葶苈大枣泻肺汤（《金匮要略》）：葶苈子　大枣

紫雪丹（《太平惠民和剂局方》）：滑石　寒水石　石膏　磁石　羚羊角　木香　犀角（用代用品）　沉香　丁香　升麻　玄参　朴硝　硝石　辰砂　麝香　金箔　甘草

黑锡丹（《和剂局方》）：黑锡　硫黄　川楝子　葫芦巴　木香　附子　肉豆蔻　补骨脂　阳起石　沉香　茴香　肉桂

普济消毒饮（《东垣试效方》）：牛蒡子　黄芩　黄连　甘草　桔梗　板蓝根　马勃连翘　玄参　升麻　柴胡　陈皮　僵蚕　薄荷

温胆汤（《备急千金要方》）：半夏　陈皮　甘草　枳实　竹茹　生姜

温脾汤（《备急千金要方》）：大黄　桂心　附子　干姜　人参

犀角地黄汤（《备急千金要方》）：犀角　地黄　芍药　牡丹皮

疏肝理脾汤（验方）：北柴胡　白术　香附　党参　首乌　丹参　泽泻　三七粉

缓肝理脾汤（《医宗金鉴》）：桂枝　人参　茯苓　白术　白芍　陈皮　山药　扁豆　炙甘草　煨姜　大枣

十三画

解肌透痧汤（《丁甘仁医案》）：荆芥穗　蝉蜕　射干　生甘草　葛根　牛蒡子　马勃　桔梗　前胡　连翘　僵蚕　豆豉　鲜竹茹　浮萍

新加香薷饮（《温病条辨》）：香薷　厚朴　扁豆　金银花　连翘

十四画

膈下逐瘀汤（《医林改错》）：五灵脂　香附　当归　川芎　桃仁　牡丹皮　赤芍　乌药　延胡索　甘草　红花　枳壳

十五画及十五画以上

镇肝熄风汤（《医学衷中参西录》）：怀牛膝　代赭石　生龙骨　生牡蛎　龟甲　白芍　玄参　天冬　川楝子　生麦芽　茵陈　甘草

镇惊丸（《医宗金鉴》）：茯神　麦冬　朱砂　远志　石菖蒲　枣仁　牛黄　黄连　钩藤　珍珠　胆南星　天竺黄　犀角（今用水牛角代）　甘草

薏苡仁汤（《奇效良方》）：薏苡仁　当归　芍药　麻黄　官桂　甘草　苍术

醒脾散（《古今医通》）：人参　白术　茯苓　木香　全蝎　天麻　僵蚕　白附子　甘草

黛蛤散（验方）：青黛　海蛤壳

藿香正气散（《太平惠民和剂局方》）：藿香　紫苏　白芷　大腹皮　茯苓　白术　陈皮　厚朴　半夏　桔梗　甘草　生姜　大枣

蠲痹汤（《医学心语》）：羌活　独活　秦艽　桑枝　当归　川芎　炙甘草　桂心　海风藤　乳香　木香

七、中成药名录

二画

二妙丸：苍术　黄柏

人参归脾丸：人参　白术（炒）　黄芪（蜜炙）　茯苓　远志（制）　酸枣仁（炒）　龙眼肉　当归　木香　大枣　生姜　甘草（蜜炙）

儿康宁糖浆：党参　黄芪　白术　茯苓　山药　薏苡仁　麦冬　制何首乌　大枣　焦山楂　炒麦芽　桑枝

三画

三七总苷片：纯三七总皂苷

三黄二香散：黄连　黄柏　生大黄　乳香　没药

大山楂丸：山楂　六神曲　炒麦芽

大补阴丸：熟地黄　龟甲　知母　黄柏　猪脊髓

小儿牛黄散：牛黄　麝香　全蝎　僵蚕　钩藤　天麻　朱砂粉　胆南星　竺黄　浙贝母　法半夏　橘红　黄连　滑石　冰片

小儿化食丸：六神曲（炒焦）　焦山楂　焦麦芽　焦槟榔　醋莪术　三棱（制）　牵牛子（炒焦）　大黄

小儿生血糖浆：熟地黄　山药　大枣　硫酸亚铁

小儿回春丹：全蝎　朱砂　蛇含石　天竺黄　川贝母　胆南星　人工牛黄　白附子　天麻　僵蚕　雄黄　防风　羌活　麝香　冰片　甘草　钩藤

小儿咳喘灵泡腾片：麻黄　金银花　苦杏仁　板蓝根　石膏　甘草　瓜蒌

小儿香橘丸：木香　陈皮　苍术（米泔炒）　炒白术　茯苓　白扁豆（去皮）　麸炒山药　莲子　麸炒薏苡仁　炒山楂　炒麦芽　六神曲（麸炒）　姜厚朴　麸炒枳实　醋香附　砂仁　法半夏　泽泻　甘草

小儿肺热咳喘颗粒：麻黄　石膏　苦杏仁　甘草　黄芩　金银花　连翘　麦冬

小儿豉翘清热颗粒：连翘　淡豆豉　薄荷　荆芥　栀子（炒）　大黄　青蒿　赤芍　槟榔　厚朴　黄芩　半夏

小儿紫草丸：金银花　紫草　青黛　羌活　西河柳　升麻　琥珀　石决明　朱砂　牛黄　甜地丁　菊花　玄参　浙贝母　乳香　没药冰片　甘草

小青龙口服液：麻黄　桂枝　白芍　干姜　细辛　半夏　五味子　甘草

四画

元胡止痛片：延胡索　白芷

云南白药：人参　三七等

木香槟榔丸：木香　槟榔　枳壳　陈皮　青皮　香附　三棱　莪术　黄连　牵牛子　芒硝

五福化毒丸：水牛角浓缩粉　连翘　青黛　黄连　牛蒡子　玄参　生地黄　赤芍　甘草

牛黄解毒片：牛黄　雄黄　石膏　大黄　黄芩　桔梗　冰片　甘草

牛黄镇惊丸：牛黄　全蝎　僵蚕　珍珠　麝香　朱砂　雄黄　天麻　钩藤　防风　琥珀　胆南星　白附子（制）　半夏（制）　天竺黄　冰片　薄荷　甘草

化虫丸：玄明粉　大黄　雷丸　槟榔　苦楝皮　芜荑　牵牛子　使君子　鹤虱

化积口服液：鸡内金（炒）　三棱（醋制）　莪术（醋制）　槟榔　雷丸　茯苓（去皮）　海螵蛸　红花　鹤虱　使君子仁

丹参注射液：丹参

六味地黄丸：熟地黄　山茱萸　牡丹皮　山药　茯苓　泽泻

六神丸：蟾酥　麝香　雄黄　牛黄　珍珠　冰片

双黄连口服液：金银花　黄芩　连翘

五画

玉屏风散：黄芪　防风　白术

正柴胡饮冲剂：柴胡　防风　陈皮　生姜　芍药　甘草

龙牡壮骨颗粒：党参　黄芪　麦冬　龟甲　白术　山药　五味子　龙骨　牡蛎　茯苓　大枣　甘草　乳酸钙　鸡内金　维生素 D_1　葡萄糖酸钙

归脾丸：党参　炒白术　炙黄芪　炙甘草　茯苓　制远志　炒酸枣仁　龙眼肉　当归　木香　大枣　辅料为蜂蜜

四妙丸：鱼腥草　桔梗　桑叶　连翘　荆芥　薄荷　苦杏仁　芦根　菊花　甘草

生脉饮口服液：人参　麦冬　五味子

生脉注射液：红参　麦冬　五味子

白及粉：白及

宁血糖浆：花生衣

半夏露：生半夏　枇杷叶　远志（泡）　款冬花　桔梗　麻黄　陈皮　甘草

六画

西瓜霜：西瓜霜　硝石　芒硝

当归龙荟丸：人工麝香　当归　龙胆　芦荟　青黛　栀子　黄连　黄芩　黄柏　大黄　木香

冰硼散：硼砂　冰片　朱砂　玄明粉

安宫牛黄丸：牛黄　水牛角浓缩粉　麝香　珍珠　朱砂　雄黄　黄连　黄芩　栀子　郁金　冰片

七画

杏苏止咳冲剂：紫苏叶　前胡　苦杏仁　陈皮　桔梗　甘草

杞菊地黄丸：枸杞子　菊花　熟地黄　山药　山茱萸　泽泻　牡丹皮　茯苓

医痫丸：生白附子　天南星（制）　半夏（制）　猪牙皂　僵蚕（炒）　乌梢蛇（制）　蜈蚣　全蝎　白矾　雄黄　朱砂

　　尪痹冲剂：地黄　熟地黄　续断　附子（制）　独活　骨碎补　桂枝　淫羊藿　防风　威灵仙　皂角刺　羊骨　白芍　狗脊（制）　知母　伸筋草　红花

　　补中益气口服液：黄芪　党参　甘草　白术　当归　升麻　柴胡　陈皮

　　补中益气丸：黄芪　人参　白术　甘草　当归　陈皮　升麻　柴胡　生姜　大枣

　　附子理中丸：附子　党参　白术　干姜　甘草

　　驱虫粉：使君子　大黄（以 8：1 比例混合）

八画

　　板蓝根颗粒：板蓝根

　　肾炎消肿片：桂枝　泽泻　陈皮　香加皮　苍术　茯苓　姜皮　大腹皮　黄柏　椒目　冬瓜皮　益母草

　　肾炎温阳片：人参　黄芪　附子（盐制）　党参　茯苓　肉桂　香加皮　木香　大黄　白术　葶苈子

　　知柏地黄丸：知母　黄柏　熟地黄　山茱萸　牡丹皮　茯苓　泽泻　山药

　　使君子丸：使君子　制南星　槟榔

　　金振口服液：羚羊角　平贝母　大黄　黄芩　牛黄　青礞石　生石膏　甘草

　　金黄散：大黄　黄柏　姜黄　白芷　南星　陈皮　苍术　厚朴　天花粉　甘草

　　肥儿丸：肉苁蓉　木香　六神曲　炒麦芽　胡黄连　槟榔　使君子仁

　　参麦注射液：红参　麦冬

　　参附注射液：人参　附子

　　参苓白术散：白扁豆　白术　茯苓　桔梗　莲子　人参　砂仁　山药　薏苡仁　甘草

九画

　　茵栀黄口服液：茵陈提取物　栀子提取物　黄芩贰　金银花提取物（以绿原酸汁）

　　胃得安冲剂：白术　香附　黄芩　茯苓　半夏　泽泻　厚朴　砂仁　川芎

　　保和丸：山楂　六神曲　半夏　茯苓　陈皮　连翘　莱菔子　麦芽

　　急支糖浆：鱼腥草　金荞麦　四季青　麻黄　紫菀　前胡　枳壳　甘草

　　养阴清肺口服液：地黄　川贝母　麦冬　白芍　玄参　薄荷　牡丹皮　甘草　辅料为甜菊素山梨酸

十画

　　荷叶丸：荷叶　藕节　大蓟（炭）　小蓟（炭）　知母　黄芩（炭）　地黄（炭）　棕榈（炭）　栀子（焦）　白茅根（炭）　玄参　当归　香墨

　　逍遥丸：柴胡　白术　白芍药　当归　茯苓　薄荷　生姜　甘草

　　健脾生血颗粒：党参　茯苓　白术（炒）　鸡内金（炒）　硫酸亚铁

　　消渴丸：葛根　地黄　黄芪　天花粉　玉米须　五味子　山药　格列本脲

　　通便灵：番泻叶　当归　肉苁蓉

　　通宣理肺口服液：紫苏叶　前胡　桔梗　苦杏仁　麻黄　陈皮　半夏（制）　茯苓　枳壳（炒）　黄芩　甘草

桑菊感冒片：桑叶　菊花　连翘　薄荷脑素油　苦杏仁　桔梗　甘草　芦根

十一画

黄芪注射液：黄芪　辅料为依地酸二钠　碳酸氢钠　甘油

黄栀花口服液：黄芩　金银花　大黄　栀子

蛇胆川贝枇杷膏：蛇胆汁　川贝母　枇杷叶　桔梗　水半夏　薄荷脑　辅料为蔗糖　蜂蜜

银黄口服液：金银花提取物　黄芩提取物　辅料为氢氧化钠　蔗糖

银黄颗粒：金银花　黄芩

麻子仁丸：麻子仁　枳实　厚朴　大黄　杏仁　芍药

清开灵口服液：胆酸　珍珠母　猪去氧胆酸　栀子　水牛角　板蓝根　黄芩苷　金银花

清宁丸：大黄　绿豆　车前草　白术　黑豆　半夏　香附　桑叶　桃枝　牛乳　厚朴　麦芽　陈皮　侧柏叶

清胃黄连丸：黄连　石膏　桔梗　知母　玄参　地黄　牡丹皮　天花粉　连翘　栀子　黄柏　黄芩　赤芍　甘草

维血宁冲剂：虎杖　白芍　仙鹤草　地黄　鸡血藤　熟地黄　墨旱莲　太子参

十二画

琥珀抱龙丸：琥珀　山药　朱砂　天竺黄　檀香　枳壳　茯苓　枳实　胆南星　红参　甘草

越鞠丸：香附（醋制）　川芎　栀子（炒）　苍术（炒）　六神曲（炒）

葛根芩连微丸：葛根　甘草　黄芩　黄连

紫雪丹：石膏　寒水石　滑石　磁石　玄参　木香　沉香　升麻　甘草　丁香　芒硝　水牛角浓缩粉　羚羊角　麝香　朱砂

喉风散：珍珠　人工牛黄　黄连　山豆根　甘草　青黛　人中白（锻）　寒水石

蛲虫软膏：含百部浸膏30%　龙胆草0.2%

童康片：黄芪　白术　山药　牡蛎　防风　陈皮

寒湿痹冲剂：附子（制）　制川乌　黄芪　桂枝　麻黄　白术（炒）　当归　白芍　威灵仙　木瓜　细辛　甘草（制）

湿热痹片：苍术　忍冬藤　地龙　连翘　黄柏　薏苡仁　防风　川牛膝　萆薢　桑枝　防己　威灵仙

疏肝健胃丸：厚朴　青皮　香附　延胡索　槟榔　鸡内金　檀香　香橼　白芍　豆蔻　五灵脂　陈皮　二丑　枳壳　柴胡

十三画

槐杞黄颗粒：槐耳菌质　枸杞子　黄精

雷公藤多苷片：雷公藤苷类

锡类散：冰片　人工牛黄　象牙屑　人指甲

瘀血痹冲剂：乳香（炙）　没药（炙）　威灵仙　川牛膝　片姜黄　当归　川芎　黄

芪（炙）　红花　香附（炙）　丹参

十三画以上

鲜竹沥：鲜竹沥　鱼腥草　生半夏　生姜　枇杷叶　桔梗　薄荷素油

缩泉丸：益智仁　台乌药　山药

橘红痰咳液：化橘红　百部（蜜制）　茯苓　半夏（制）　白前　苦杏仁　五味子　甘草

藿香正气口服液：藿香　紫苏　白芷　大腹皮　茯苓　白术　陈皮　厚朴　半夏　桔梗　生姜　大枣　甘草

主要参考书目

［1］汪受传.中医儿科学［M］.9版.北京：中国中医药出版社，2012.

［2］王天有，申昆玲，沈颖.诸福棠实用儿科学.8版.北京：人民卫生出版社，2022.

［3］桂永浩，罗小平.儿科学.4版.北京：人民卫生出版社，2023.

［4］王卫平，孙锟，常立文.儿科学.9版.北京：人民卫生出版社，2018.

［5］尚红.全国临床检验操作规程.4版.北京：人民卫生出版社，2015.

［6］刘明军，邰先桃.小儿推拿学.3版.北京：中国中医药出版社，2021.

［7］赵霞，李新民.中医儿科学.5版.北京：中国中医药出版社，2021.

［8］王雪峰，郑健.中西医结合儿科学.4版.北京：中国中医药出版社，2021.